国医大师张大宁简介

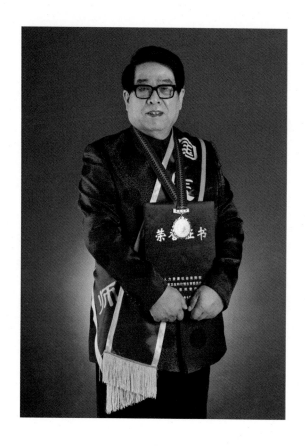

张大宁，生于 1944 年，天津人，国医大师、中央文史馆馆员、国际欧亚科学院院士、优秀中央保健医生。

现任天津市中医药研究院名誉院长、首席专家、天津市中医肾病研究所所长。主任医师、教授、博导、博士后导师、中医肾病学国家授衔专家，首批享受国务院特殊津贴专家，国家卫生和计划生育委员会公共政策专家咨询委员会委员，国家中医药管理局中医药改革发展专家咨询委员会委员。

又任中华中医学会副会长、肾病分会主任委员、中国中医药研究促进会会长、天津中医药学会会长。

曾任第九届、第十届、第十一届全国政协常委，第七届、第八届全国政协委员，第十一届全国政协教科文卫体委员会副主任，第十二届、第十三届、第十四届中国农工民主党中央副主席，第十二届天津市政协副主席，农工党天津市第八届、第九届主委。

作为中医肾病学的奠基人之一，20 世纪 80 年代，张大宁主编了我国第一部《实用中医肾病学》和《中医肾病学大词典》，提出"肾为人体生命之本"、"心-肾轴心系统学说"、"补肾活血法"等理论，并以高超的临床疗效赢得广大患者们的赞誉。

多年来，张大宁著述及论文颇丰。出版了我国第一部中医肾病学专著《实用中医肾病学》和《中医肾病学大辞典》，还有其他如《中医补肾活血法研究》、《补肾活血法与肾脏疾病》、《古今肾病医案精华》、《张大宁医学论文集》、《中医基础学》、《常用中成药》等十余部学术专著，以及发表在国内外重要学术刊物上的百余篇论文，都在中西医学术界产生重要影响，其中有些著作被国外翻译成外文并在国外出版发行。

作为中国中医肾病学的学术带头人，张大宁曾多次主持国际及全国肾脏病学术会议，包括海峡两岸的一些高级学术会议。并应邀赴美国、英国、日本、德国、法国、韩国、澳大利亚以及东南亚等国家著名大学讲学、会诊，广受好评，并为不少外国元首、政要会诊，广受赞誉。

1990 年 8 月，张大宁教授作为中国大陆首位杰出学者应邀赴台湾讲学，半个多月的时间，他走进了台大、荣民总医院、阳明医学院等机构讲学与会诊，广受赞誉，在台湾宝岛引起轰动，使两千多万台湾同胞第一次目睹了大陆学者的风采，架起了隔绝四十多年的海峡两岸的第一座桥梁，受到中央领导好评。以后又多次赴台讲学、会诊，深受中国台湾中西医界以及社会上下层的欢迎。

1998 年 8 月，经中国科学院提名，国际天文联合会批准，将中国科学院发现的 8311 号小行星命名为"张大宁星"，这是世界上第一颗以医学家命名的小行星。

2014 年，由人力资源和社会保障部、卫生部和国家中医药管理局三部门共同组织评选，张大宁教授入选第二届国医大师。

国家出版基金项目
NATIONAL PUBLICATION FOUNDATION

"十二五"国家重点图书出版规划项目

国医大师临床研究

中华中医药学会 组织编写

张大宁学术思想研究

张大宁医学丛书

李树茂 张文柱 张勉之 主编

张勉之 范玉强 总主编

科学出版社
北京

内 容 简 介

本书是"十二五"国家重点图书出版规划项目《国医大师临床研究·张大宁医学丛书》分册之一，获得国家出版基金项目资助。编者系统总结国医大师张大宁学术思想，全书分总论、肾是人体生命之本、张大宁补肾活血法及诊治临床常见肾脏疾病的经验体会等。内容实用性强、理论结合实际。

本书可供临床医生、科研工作者阅读使用。

图书在版编目（CIP）数据

张大宁学术思想研究／张勉之，张文柱，李树茂主编．—北京：科学出版社，2015.12

（国医大师临床研究·张大宁医学丛书）

国家出版基金项目·"十二五"国家重点图书出版规划项目

ISBN 978-7-03-046515-3

Ⅰ.①张… Ⅱ.①张… ②张… ③李…Ⅲ.①中医学–临床医学–研究 Ⅳ.①R24

中国版本图书馆 CIP 数据核字（2015）第 285696 号

责任编辑：郭海燕／责任校对：钟　洋
责任印制：赵　博／封面设计：黄华斌　陈　敬

科 学 出 版 社 出版
北京东黄城根北街 16 号
邮政编码：100717
http://www.sciencep.com
北京厚诚则铭印刷科技有限公司印刷
科学出版社发行　各地新华书店经销

*

2016 年 1 月第 一 版　开本：787×1092　1/16
2024 年 6 月第二次印刷　印张：19 1/2　插页：1
字数：524 000

定价：**98.00** 元
（如有印装质量问题，我社负责调换）

《国医大师临床研究》丛书编辑委员会

《国医大师临床研究》丛书序

2009年6月19日，人力资源和社会保障部、卫生部和国家中医药管理局在京联合举办了首届"国医大师"表彰暨座谈会。30位从事中医临床工作（包括民族医药）的老专家获得了"国医大师"荣誉称号。这是新中国成立以来，中国政府部门第一次在全国范围内评选国家级中医大师。国医大师是我国中医药事业发展宝贵的智力资源和知识财富，在中医药的继承创新中发挥着不可替代的重要作用。将他们的学术思想、临床经验、医德医风传承下来，并不断加以发展创新，发扬光大，是继承发展中医药学，培养造就高层次中医药人才，提升中医药软实力与核心竞争力的重要途径。

为了弘扬中华民族文化，广泛传播和充分利用中医药文化资源，满足中医药人才队伍建设的需要；进一步完善中医药传承制度，将国医大师的学术思想、经验、技能更好地发扬光大。科学出版社精心组织策划了"国医大师临床研究"丛书的选题项目，这个选题首先被新闻出版总署批准为"十二五"国家重点图书出版规划项目，后经科学出版社遴选后申报国家出版基金项目，并在2012年获得了基金的支持。这是国家重视中医药事业发展的重要体现，同时也为中医药学术传承提供良好契机。国家出版基金是国家重大常设基金，是继国家自然科学基金、国家社会科学基金之后的第三大基金，旨在资助"突出体现国家意志，着力打造传世精品"的重大出版工程，在"弘扬中华文化，建设中华民族共有精神家园"方面与中医药事业有着本质和天然的相通性。国家出版基金设立六年以来，对中医药事业给予了持续的关注和支持。

作为我国成立最早、规模最大的中医药学术团体，中华中医药学会长期以来为弘扬优秀民族医药文化、促进中医药科学技术的繁荣、发展、普及推广发挥了重要作用。本丛书编辑出版工作得到了中华中医药学会大力支持。国家卫生和计划生育委员会副主任、国家中医药管理局局长、中华中医药学会会长王国强亲自出任丛书主编。

作为中国最大的综合性科技出版机构，60年来科学出版社为中国科技优秀成果的传播发挥了重要作用。科学出版社为本丛书的策划立项、稿件组织、编辑出版倾注了大量心血，为丛书高水平出版起到重要保障作用。

本丛书同时还得到了各位国医大师及国医大师传承工作室和所在单位的大力支持，并得到各位中医药界院士的支持。在此，一并表示感谢！

本丛书从重要论著、临床经验等方面对国医大师临床经验发掘整理，涵盖了中医原创思维与个性诊疗经验两个方面。并专设《国医大师临床研究概览》分册，总括国医大师临床研究成果，从成才之路、治学方法、学术思想、技术经验、科研成果、学术传承等方面疏理国医大师临床经验和传承研究情况。这既是对国医大师临床研究成果的概览，又是研究国医大师临床经验的文献通鉴，具有永久的收藏和使用价值。

文以载道，以道育人。丛书将带您走进"国医大师"的学术殿堂，领略他们深邃的理论造诣，卓越的学术成就，精湛的临床经验；丛书愿带您开启中医药文化传承创新的智慧之门。

《国医大师临床研究》丛书编辑委员会

2013 年 5 月

陈　序

中国医药学是一个伟大的宝库，是中华民族传统文化的重要组成部分。几千年来，对中华民族的繁衍昌盛和世界医学的发展都作出了巨大的贡献，是世界医学宝库中的一块璀璨的瑰宝。

中医学之所以称之为"伟大的宝库"，一方面它有着独立的系统完整的理论体系；另一方面还有着极其丰富、行之有效的临床实践经验。而这些理论和经验，除了记载在《黄帝内经》、《伤寒论》、《金匮要略》、《神农本草经》四部经典和历代不少名家的医学著作中，还存在于众多的老中医的经验之中，所以完整地继承、整理、研究、发扬他们卓有成效的临床经验和理论，实是当务之急。

国医大师张大宁是我国著名中医学大家、中央文史馆馆员、国际欧亚科学院院士，学术功底深厚，临床经验丰富，尤其在中医肾病学的理论和实践方面造诣颇深。他曾在20世纪80年代主编了我国第一部《实用中医肾病学》和《中医肾病学大辞典》，科学严谨地规范了"中医肾病"的概念、范围及辨证论治的基本规律，并提出"肾为人体生命之本"、"心-肾轴心系统学说"、"补肾活血法"等理论，被誉为中医肾病学的奠基人之一，是一位被医学界和社会公认的、有着高超医术的中医大家。

大宁教授医德高尚，严格律己，善待病人。无论是高官政要、亿万富翁，还是平民布衣、贫困百姓，他都一视同仁，奉为至亲。他经常以孙思邈的《大医精诚论》来要求自己和教育学生，这种崇高的医德在医界和社会上传为佳话。

大宁教授是中国农工民主党党员，曾担任过第十二届、第十三届、第十四届农工党中央副主席，第九届、第十届、第十一届全国政协常委，第七届、第八届全国政协委员，并担任过第十一届全国政协教科文卫体委员会副主任，以及农工党天津市主委、天津市政协副主席等职务。作为担任过中央及地方领导的参政党党员，多年来他不仅努力敬业，做好自己的本职工作，而且积极参政议政，为中央及地方提出很多有价值、有建设性的意见和建议，受到中央领导的多次表扬。

  大宁教授有很多名誉，但他从不自傲，总是谦虚待人，礼贤下士。此次《国医大师临床研究·张大宁医学丛书》的出版，凝聚了他及传承弟子的心血，我衷心地祝贺他，愿我们的医学同道及广大农工党员学习他的高尚医德和敬业精神，为我国医学卫生事业的发展做出新的贡献。

  即将付梓，是为序。

全国人大常委会副委员长
中国农工民主党中央主席
中华医学会会长 陈竺
2015 年 11 月

继承好中医　发展好中医

——写在《张大宁医学丛书》出版的时候

　　《张大宁医学丛书》即将付梓了，丛书编者请我写序，我想了想，写点想法，取名"继承好中医 发展好中医"，放在丛书正文的前面，算是一点感悟吧。

　　时间真快，我现在已经是一位七十多岁的老人了，可以说干了一辈子中医，几乎每一天都没闲着，看病、看书、写书、学习，医、教、研忙个不停，看过的病人可以说"以数十万计"，在长期、大量的临床实践中，总结了一些行之有效的经验，也悟出了一些有关中医理论上的问题，学生们整理起来，编套丛书，算作为一次总结，和同道们的交流吧。

　　我们常说："中医药学有着几千年的悠久历史，长期以来，在中华民族的繁衍昌盛上作出了巨大的贡献"，我想这是无疑的。但如何看待这门学科，如何评价这门学科，人们看法上却不尽相同。与此，我在2007年3月，在向时任中共中央总书记、国家主席胡锦涛汇报中医工作时，有过这样一段话："中医学，从学科的属性来讲，属于自然科学中应用科学的范畴，即属于医学的范畴。但由于它在形成和发展的漫长历史过程中，所具有的特殊历史背景和条件，使其具有浓厚的中华民族传统文化的底蕴和内涵"。意思是说，中医学具有"医学"和"文化"的双重属性，我想这是西医所不具备的。正是因为如此，所以中医学算作"国学"的一部分，可以申请世界的"非遗"；也正是如此，中医学要讲继承，要带徒，要评大师，要读经典。纯属自然科学的学科，是"新的代替老的"，"读最新的、学最新的、用最新的"，而"文化"则不然，"文化"是讲经典，讲"新的老的并存，百花齐放"，《诗经》是诗歌的经典，但没有人分析"唐诗是超过了诗经，还是不如诗经"，没有人分析"现代诗是超过了唐诗，还是不如唐诗"，"文化"需要的是"新的继承老的、发展老的，但新的老的都要存在，要讲传承"，这也许能回答一些西医经常问的问题："为什么中医总是要读古书？"

　　当然，我要说的一点是，中医学虽然是具有传统文化属性，但它根本的属性是"医学"，换言之，是一门防病、治病的科学。我常讲："广义的临床疗效，包括防病、治病、康复、养生、延年益寿等，是任何一门医学的根本宗旨与归宿，离开了这点，作为一门医学将不复存在"，中医学也是如此。两千多年来，中医学之所以产生、所以发展，其根本的原因在于它的"疗效"，在于它能防病治病，能养生，能益寿，如果没有这些，它也就早已灭亡了。但由于前面所说的中医学的特点，中医学的双重属性，所以中医学作为世界医学宝库的一部分，它的"宝"不仅仅在于当代的医疗实践中，而更多的在于中医学的四大经典，在于中医学的历代医学著作，在于现代老中医的经验之中。

不久前，中国中医科学院 85 岁的屠呦呦研究员荣获 2015 年诺贝尔生理学和医学奖，作为中国大陆第一位诺贝尔自然科学奖的获得者，像是一声惊雷，震动整个神州大地，中国人期盼百余年的梦想变成了现实，除了兴奋、激动、高兴之余，又会带来哪些思考呢？我想会很多、很多，但无疑，其中一条重要的思考是：这第一个诺贝尔奖来自于中医，来自于中药，来自于晋代葛洪的《肘后备急方》，一本看起来不显眼的小册子，"肘后"即放在袖子里，"备急"是医生、老百姓都可以"备急"，"方"即中药方剂、药物，《肘后备急方》充其量不过是一本"可以放在袖子里"的"简明内科急救手册"，传承下来，发展出去，却成了每年可以救活数百万人生命的无价之宝，要知道，这只是数以千计、数以万计的中医药著作中的"一本小书"，沧海之一粟，能量竟然如此之大，那整个中医药学的宝库中该有多少"宝"呢？该在世界医学的发展中作出多大的贡献呢？我想，再往大处想，再往远处想，再大也不为大，再远也不为远，真正的宝库啊！

我常和学生们讲："读经典、读历代医学著作，学老中医经验，多临床、多实践、多总结"，这是学中医、用中医、传承中医、发展中医的必由之路，要系统完整的继承好中医，才能科学创新的发展好中医，我们鼓励西医学中医，鼓励中西医结合，鼓励多学科的专家们加入到研究中医、发展中医的队伍中来。

中共中央总书记、国家主席、中央军委主席习近平非常重视中华民族传统文化的继承与发扬，重视作为中华民族传统文化一部分的中医药的传承与发展，习主席指出："中医药学凝聚着深邃的哲学智慧和中华民族几千年的健康养生理念及其实践经验，是中国古代科学的瑰宝，也是打开中华文明宝库的钥匙"。这是总书记站在非常高的高度，对中医药学所做的最科学、最准确的评价，也是对中医药学最重要的指示。

2014 年 10 月 30 日，中共中央政治局委员、国务院副总理刘延东在人民大会堂接见第二届国医大师时，曾做过一段中医学整体定位与发展的重要指示："要把中医药这一独特的卫生资源发展好，潜力巨大的经济资源利用好，具有原创优势的科技资源挖掘好，优秀的文化资源弘扬好，重要的生态资源维护好"，这一段精彩的论述，不仅给悠久的中医药学以科学、完整地定位，而且又以简练、准确的语言对中医药学的发展予以高度的概括。所以后来国家中医药管理局让我代表 30 位国医大师发言时，我以四个"非常"表达了大家的感想和体会，即"非常科学、非常全面、非常严谨、非常准确地表明了中医药学的特色和优势，表明了中医药学在我国医疗卫生事业中的重要作用，表明了中医药学作为原创医学在人体生命科学中的重要内涵，表明了中医药学在中华民族传统文化中的重要位置，表明了中医药学在我国经济、文化、科教，乃至整个社会发展中所作出的，和将进一步做出的更大更重要的贡献"。

在这篇感悟文章的最后，我愿以下面一段发自内心的话，与同道们共勉：

　　我们生活在条件最好的年代里，有这么好的民族，这么好的国家，这么好的制度，这么好的领导，这么好的传统文化，这么好的中医遗产，这么好的老中青结合的队伍，让我们团结起来，"坐下来，安下心，念好书，实好践，多看书、多临床、多研究、多总结"，把我们中华民族传统文化中的瑰宝中医学，系统完整地继承下来、传承下去，科学创新地发展开来，为中国人民、世界人民的健康事业作出贡献，为世界医学宝库增添一份绚丽多彩的礼物。

　　谢谢大家。

张大宁

2015 年 11 月

总　前　言

　　张大宁，我国著名的中医学大家、中医临床家、中医教育家、中医肾病学专家、国医大师、中央文史馆馆员、国际欧亚科学院院士。从20世纪90年代至今，张大宁连续担任中央保健医生，负责中央领导的医疗保健工作，被中央授予优秀中央保健医生，予以表彰。张大宁现任天津市中医药研究院名誉院长、首席专家，天津市中医肾病研究所所长。主任医师、教授、博导、博士后导师、中医肾病学国家授衔专家、首批享受国务院特贴专家、国家卫生和计划生育委员会公共政策专家咨询委员会委员、国家中医药管理局中医药改革发展专家咨询委员会委员。同时，还兼任中华中医药学会副会长、肾病分会主任委员、中国中医药研究促进会会长、天津市中医药学会会长、天津市老卫生科技工作者协会会长，以及《中医杂志》、《中华中医药杂志》等十余种专业学术期刊的编委会主任、副主任。

　　作为中医肾病学奠基人之一的张大宁教授，在20世纪80年代，就主编了我国第一部《实用中医肾病学》和《中医肾病学大辞典》，科学、严谨地规范了"中医肾病"的概念、范围，及辨证论治的基本规律，从而"中医肾病学"从中医内科学中科学地分离出来，形成一门独立的，系统完整的中医临床学科。其中，他提出的"肾为人体生命之本"、"心－肾轴心系统学说"、"肾虚血瘀论和补肾活血法"等理论，已被中西医学术界所公认。尤其是"补肾活血法"的理论，经过三十余年中西医多学科的共同研究，现已在100多种病症中得到广泛使用，获得满意的效果。为此，经全国科协、国家中医药管理局、民政部批准，中华中医药学会于2011年成立了全国自然科学二级学会——中医补肾活血法分会，这是第一个以"个人提出的治法"命名的医学会。张大宁治疗各种肾脏疾病，如慢性肾炎、慢性肾盂肾炎、肾病综合征、糖尿病肾病、慢性肾衰竭等，有着卓著的疗效，在全国乃至国际上都享有盛名。几十年来，经他治愈的患者数以万计，不少国家元首政要都慕名求诊。他医德高尚，严格律己，对待病人，都一视同仁，奉为至亲。门诊看病时，他经常从早上八点看到半夜，仔细认真、一丝不苟，病人感动万分。几十年来，他几乎每天不离病人，有求必应。用他自己的话说："从个体上、现象上看，是病人求医生；但从整体上、本质上看，是医生求病人。脱离了病人，医生就失去了存在的价值"。

　　科研方面，张大宁多年从事中医药治疗肾脏疾病的临床与基础研究，他强调"在临床实践有效的基础上，从事基础研究"。作为首席专家，负责国家"十五"、"十一五"、"十二五"、"十三五"的课题多项，其研究成果证实，中医药对于肾小球硬化、间质纤维化、小管萎缩以及血管病变等，都有着良好的效果，从而打破了西医"不可逆"的理论，也为其他脏器硬化和纤维化的治疗提供了新的思路。其领衔研究的

"肾衰系列方治疗慢性肾衰竭的临床与实验研究"、"TNF-α 对肾间质纤维化细胞表型变化的影响及补肾活血法对 TEMT 的抑制作用"、"补肾活血法在肾间质纤维化上的应用研究"、"补肾活血法治疗系膜增生性肾小球肾炎的临床与基础研究" 等，先后荣获国家各级科技进步一等奖、二等奖等十余项科技成果奖及多项发明专利。他研制的"肾康宁胶囊"、"补肾扶正胶囊"、"活血化瘀胶囊"、"补肾止血胶囊"、"肾衰排毒胶囊"、"糖肾康胶囊" 等二十余种成药，疗效显著，驰名国内外。其他如"碳类药"在慢性肾衰中的应用；中药"脱钾"技术在高血钾患者中的应用等，都堪称国内外一流水平。

1993 年，张大宁用个人款项建立了"张大宁传统医学基金会"，以弘扬祖国传统医学，发扬中医肾病事业。张大宁积极培养接班人，作为博士生导师、博士后导师和全国名老中医，多年来培养了一批又一批的学术接班人，形成完整的学术梯队。

此外，张大宁作为国学大师，对中华民族的传统文化，对国学，尤其是"经学"，有着深厚的功底和研究，他有自己撰写的 96 字的治家格言和各种教人诲人的警句名言，使后学者，包括子女和学生，都能"做人正，做事强，人忠厚，人包容"，以下仅将张大宁的《治家格言》摘录于下，作为本书总前言的结束语以自勉。

治家格言

书香门第，诗礼传家
孝悌为首，忠厚为佳
实力立足，事业为重
勤奋好学，若谷为大
人生挑战，笑而相迎
难得糊涂，粗犷儒雅
宏观人世，似与非似
业绩昭昭，为本中华
女子贤惠，端庄规范
敬老爱夫，教子淑达
家庭和睦，老幼各宜
代代相传，兴旺发达

《张大宁医学丛书》编委会

2015 年 11 月

前　言

　　本书是张大宁老师系统论述中医基础理论的一篇精彩力作。张老师对于中医学的学科归属、学科特点、学科体系等，曾有过一段非常精彩的论述："中医学从学科的属性来讲，属于自然科学中应用科学的范畴，但由于它的形成和发展过程中的特殊历史背景和条件，使其具有浓厚的传统文化的底蕴和内涵。它是一门独立于现代医学之外的完整的医学科学体系。"在这种论述中，既谈了中医学的"自然科学"和"医学"属性，又谈了它的"传统文化"特色和优势，尤其谈到了它"独立于现代医学之外的完整的医学科学体系"，换言之，中医学是一门独立的、系统的、完整的医学科学体系。

　　张大宁老师认为，中医学可分为基础与临床两大部分，临床部分自然有内科、外科、妇科、儿科、针灸科、骨科等诸多学科；而基础部分则由三根支柱构成，即中医基础学、中医诊断学和中药方剂学。中医基础学主要讲述中医学的生理、病理、病因、治疗大法等；中医诊断学则介绍中医学望、闻、问、切的诊察疾病方法，以及判断疾病的性质、阶段，也就是辨证论治的方法等；中药方剂学则主要讲述中药的性能、功效及方剂的配伍等。这三根支柱的融会贯通，交叉使用，即为临床各科病症的治疗、预防、保健、康复等打下坚实的基础。正如孩子们玩的积木一样，灵活多变的积法，构成了丰富多彩的临床各科。

　　在这部书中，张大宁教授以其扎实的基本功，渊博的中医理论知识和对于中医学理论深刻的、入木十分的理解，简要系统地介绍了阴阳五行学说、藏象经络学说、病因病机学说，以及中医的预防原则和治疗原则，平铺直叙中引经据典、旁征博引，传统中医理论的讲述中，附录了大量国内外的最新研究进展，有些论述却是中医理论中的"独树一帜"、读起来让人耳目一新。如对于"疾病"概念的论述，健康、疾病、死亡关系的表格归类，"阴阳学说中医学应用示意图"，"肾与命门的论述"，"心、肝、脾、肺与血的关系"，"气的生理功能表述"等，在20世纪80年代，确有极其独到之处，如今不少理念已被中医学术界所收纳，成为中医学基础理论的一部分。

　　中医学和任何一门学科一样，基础理论是整个学科的基石，要学好这门学科，必须首先学好它的基础理论，所以要继承发扬张大宁的学术思想，这本书的重要位置就可想而知了。

张勉之

2015 年 12 月

目　录

总　　论

肾是人体生命之本

张大宁补肾活血法

张大宁诊治临床常见肾脏疾病的经验体会

其　　他

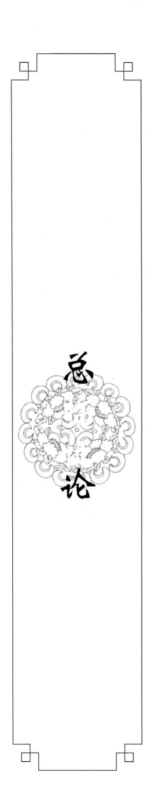

总论

第一章　医德是医生之本

作为本书的第一章，张大宁老师再三强调，一定要把"医德"作为首篇，因为衡量任何一个人，道德是第一位的，"先谈做人，后谈做事"，看一个人，要先看他的品行如何、道德如何、做人如何，然后再看他的水平、他的能力、他的学术，如果"做人"不行，那一切都无从谈起。

医生作为一种关系到人的生命存亡的特殊职业，"做人"的要求应该更为严格，也就是说，道德的要求，品质的要求，更显得重要，"病人的生命，存亡于医生工作的瞬间"，如果没有一个优质的素质，就根本不能作一个医生，哪怕是一个极其普通的医生。张老师曾多次讲过"高尚的医德是作医生的根本，从真正的意义上讲，一个医学专家，应该是一个医德和医术双重高尚的专家，这才能称得上是一个完整的专家"，可以说"医德是医生之本"。

一、医德的概念

医德的概念应当说源于道德。最早记载"道德"一词的是《韩非子·五蠹》篇说"上古竞于道德，中世逐于智谋，当今争于气力"，演变至今，"道德"一词应是指一种社会意识形态，是人类社会在共同生活中形成的对社会成员起到约束和团结作用的准则。细而分之，包括政治道德、社会道德、职业道德和婚姻家庭道德等。医德则属于职业道德的一个分支，从概念上讲，是指"在医疗卫生实践活动（包括医疗、预防、保健等活动）中，医生一方应具有的道德"。具体地讲，医德的范围应该包括四个方面的内容。

1. 正确地认识自己

医生是一个特殊的职业，由于它关系到每个人的身体健康，关系到每个人的生死存亡，无论是什么人，高到最高级的领导、最富有的老板，低到最普通的黎民、最贫穷的百姓，都离不开医生，所以特殊职业的医生，也就决定了其特殊的社会地位。再加上它工作技术上的特点，即"个体工作性强，受各方面牵制、制约比较其他行业为少"，所以过去被称为"自由职业"，这就更显现了它在社会上的特殊位置和地位，呈现出"与众不同"的职业特点。正是由于这个"特点"，所以作为医生的第一个要求，要正确地认识自己，即不仅认识到自己职业的光荣，更要认识自己职业的责任，认识到自己责任的重大。"闻道有先后，术业有专攻"，医学与其他学科一样，只不过是"术业"不同，没有什么比别的专业更高级的地方，作为医生，也就再普通不过了。

2. 待病人如亲人

这一点是医生中最根本、最重要的内容，医生工作的对象就是病人，医患关系是医院中最重要的内容，且是医院中最重要的关系，医患关系的好坏直接影响到整个医院的医疗秩序，影响到医生、病人的心理和安全，影响到医生医疗技术的正常发挥，甚至影响到社会舆论，影响到整个社会的稳定。近年来，由于各方面的影响，医患关系有些紧张，发生不少伤及医护人员的严重事件，引起医务界乃至整个社会的极大关注，各种社会反响、各种相互对立的观点源源而至，层出不穷。在这种情况下，张老师认为，作为我们医生，首要的一点是检讨自己，严格要求自己，"择其善者而从之，其不善者而改之"，不要过多地抱怨别人，抱怨社会，而要从自己做起，把病人作为亲人对待，"年长者父母，年轻者兄弟，年幼者子女"，不问他是什么人，等同待之如亲人，这就是做医生最根本、最重要的医德。

3. 做学问要有一个严谨的科学态度

医学作为自然科学的一部分，有它严谨的学术性和科学性，作为从事这一专业的人，必须有一种严谨的科学素质，一是一，二是二，不可以有半点马虎，从诊断到处方，从调剂到护理，从防病到养生，都必须准确无误，不可有一点点闪失。另外，医生在科研及撰写论文时，也必须都持以严谨的科学态度，不能抄袭、不可大意。再有，作为一种从事传统事业工作的医生，还必须处理好继承与发展的关系，这也是科学态度的一部分。即要系统、完整地继承好中医学的传统理论及经验，又要科学地、创新地发展好中医学，只有这样，中医学才能继承好、传承好、发展好。最后一点，当代的中医，还必须处理好中医与西医的关系，中医是我们的本行，这是"本"，西医也必须参考，这是"标"，要学习、要参考，但绝不可"喧宾夺主"，弄得"不中不西"，要做到中西医的有机结合。

4. 在同行、同业中要做到相互尊重、相互学习

医德的又一表现是指在同行同业中的相互尊重、相互学习。古时候，由于中医工作的特点，"各自为营、各自为战"，往往出现不少相互藐视，甚至相互诋毁的现象，现在不同了，单位作业、系统作业、大医院作业、大部队作业，从门诊到病房，从医生、护理到调剂，完全是大兵团作战，多学科参与，有时一个病人要多个学科会诊，所以医生必须改变过去那种"小作坊、个体户"的职业素质，尊重同行、尊重同仁、互相学习、共同进步。

近年来，有一门专门研究医疗卫生的实践活动，人们的相互关系（主要是医疗卫生人员与病人或活动对象的关系）和这种活动与社会间关系的准则和规范的科学，这就是"医学伦理学"，这已经作为高等医学院校中的一门重要学科，而且这门学科的教育要贯彻到医生学习与工作的终生。作为医生，首先的一点，而且是最重要的一点，就是具有高尚的医德，用张大宁老师的话说，叫"先做人，后做事"，张老师说《弟子规》里叫"弟子规，圣人训，首孝悌，次见闻"，意思也是说圣人教导，首先的一条是孝、悌，是做人，在这个基础上，"次见闻"也就是说做学问，医生更是如此，病人把生命托付给你，你说做什么检查，病人就做什么检查；你说吃什么药，他就吃什么药；你说做手术，他就做手术，没有任何犹豫，没有任何讨价还价，你们素不相识，只是因为你是一个医生，这就是对你最大的信任，实则也就是对医生最大的信任，因此你必须要全心全意、百分之百地，没有一点杂念地对待病人，这才对得起病人，才对得起医生的称号，这就叫医德。

二、诸子百家与医德

春秋战国时代，诸子百家兴起，包括以孔孟为代表的儒家、道家学派的鼻祖老子和庄子、墨家学派的创始人墨子，以及荀子、杨子等，都在不同角度、不同程度上影响了中医医德的形成。

孔子是儒家的创始人，他的思想是中华民族几千年来影响最大、最深远的哲学和伦理的道德思想，其整个思想体系的核心是一个"仁"字，从"仁"字的字训来讲，"二个人即要讲仁"，"仁"字在《论语》中出现一百多次，孔子在不同篇章对"仁"字作过多种解释。如《论语·颜渊》"樊迟问仁，子曰：爱人"。孟子更明确地指出"无恻隐之心，非人也……恻隐之心，仁之端也"（《孟子·公孙丑上》），《中庸》中"仁者人也"，《大学》的"惟善以为宝"等，都是"仁者爱人"的具体论述。实际上这都是讲人与人之间要讲仁义、讲慈善、讲厚道、讲宽容，这也就为医生的道德修养提出了最基本的要求。

老庄哲学指道家学派的创始人老子和庄子。老子以其著作《道德经》，确立了崇尚"自然无为"的伦理思想核心，其继承人庄子继承发展了老子的这一思想，使其更加体系化和具体化。

老子认为，"德"是随人生而来，可是由于后来人有了欲望和知识，"德"就丧失了。因此，知识和欲望是"道德"的大敌，即"罪莫大于可欲，祸莫大于不知足"，"智慧出，有大伪"，只有"复归于婴儿"，才能"常德不离"（均出自《道德经》）。庄子更发展了这一思想，认为在道德最高尚的时代，人们都应当是淡情寡欲并无所作为的，这也体现了人的自然美。所以，老庄哲学提倡知足寡欲，即"见素抱朴，少私寡欲"，顺物必无己，忘怀一切，乃得天道。故应以"无仁义而修，无功名而治"，这样就可以"无不忘也，无不有也，淡然无极而众美从之"，这才是"圣人之德也"（均出自《庄子》）。

老子为此提出了具体方法，即修身的三个法宝："我有三宝，持而保之：一曰慈，二曰俭，三曰不敢为天下先"（《老子·下篇》）。总之，老庄哲学实际上提出了"无欲、无私、慈善、勤俭、谦虚、知足"的基本道德理念，而所谓"无为"，应当理解为相对于"无欲"而言，用今天的话讲，人应当"淡泊名利"，不要"急功近利，太出风头"，诚如诸葛亮在《诫子书》中所论"君子之行，静以修身，俭以养德，非淡泊无以明志，非宁静无以致远"，这种思想从另一个侧面讲述了"道德"的理念，也丰富了"医德"的内容。

墨家的创始人是墨子，他对于道德的最基本内容是集体主义。他的口号是"泛爱，兼利而非攻"，他的行动准则是舍己利人，核心思想是"兼爱互利"，认为"凡天下祸篡怨恨，其所以起者，以不相爱生也"，"人无长幼贵贱，皆天下之臣也"，提出"有力者疾以助人，有财者免以分人，有道者劝以教人"的爱人三条件，医生自然属于"有力者"的范畴，自然"治病救人"成为第一天职，这些论述对中华民族传统医德的形成和发展具有明显的意义。同时，墨子又进一步指出人应该各精其业，尽职尽责，做好自己的专业工作和份内工作，墨子特别指名点姓地提到了医生这个职业，他在《墨子·兼爱上》中指出"圣人以治天下为事者也，如医之攻人之疾者然，必知疾之所自起，焉能攻之，不知疾之所自起，则弗能攻"，论理十分清晰。此外，在道德与物质的关系上，墨子强调义利结合、义利并重，看一个人的行为好坏，主要是看其是否有利于人民，也就是"动机与效果的统一"原理，这在一定程度上，对医生的道德行为效果作出了科学的规范。

此外，战国时期的哲学家杨子，即杨朱，发挥了老子的思想，重视人的生命存在，重视生命是人道主义的核心，提倡医生要把人的生命作为工作的第一要务，与后世"人命贵千金"的论述是完全一致的，唐时期著名医家孙思邈所著《备急千金要方》、《千金翼方》的"千金"即是这个意思。

总之，诸子百家的哲学伦理思想，为中华民族的道德、中华民族的医德奠定了宏厚的理论基础。

三、《黄帝内经》中的医德

《黄帝内经》（简称《内径》）是中医学四大经典之首，是中医学构成全面系统的理论体系的集中表现，自然也对医德作了较为完整的论述，除在各个篇章中都穿插着医德的内容之外，比较集中论述医德的有"疏五过论"、"征四失论"等。

首先，《内经》提出，"医生"这个崇高的职业，不是随便什么人都可以做的，"若视深渊，若迎浮云，视深渊尚可测，迎浮云莫知其际"（《素问·疏五过论》），这样一门"至道在微，变化无穷"的"精光之道，大圣之业"（《素问·灵兰秘典论》），只有那些有"仁人之心"、"聪明好学"、"刻苦钻研"的人，方可"识契真要"，对那些道德不佳的人，切记"其人勿教"。

要求医生要做到的第二点，应该是谦虚好学、博学多才。即踏踏实实、认认真真地学习，以"上知天文，下知地理，中知人事"（《素问·著至教论》），若"受术不通，人事不明"（《素问·疏五过论》），"则灾害至矣"（《素问·阴阳应象大论》）。《素问·征四失论》中对于那些不学无术、虚夸自大、自以为是、不懂装懂的人特别给予了猛烈的抨击"坐持寸口，诊不中五脉，百病所起，始以自怨，遗师其咎。是故治不能循理，弃术于市，妄治时愈，愚心自得"，尤其对那些"受师不卒，妄作杂术，谬言为道，更名自功"的行为，更应坚决地予以打击。

对于医生这一"以人为研究对象"的特殊职业，《内经》继承了古代哲学家的"生命第一"的思想，如《素问·宝命全形论》中所指出的"天覆地载，万物悉备，莫贵于人"，人命之贵，失不再得，医生必须慎之又慎，细之又细，绝不可马虎草率，哪怕有一点点闪失，都会造成不可挽回的后果。要知道"粗工嘻嘻，以为可知"（《素问·至真要大论》）的做法，会造成"言热未已，寒病复始"（《素问·至真要大论》）的不良后果。

同时，《内经》中，还特别提到尊重科学，反对迷信，《素问·宝命全形论》中明确指出"道无鬼神，独来独往"，《素问·五藏别论》更一针见血地指出"拘于鬼神者，不可与言至德，恶于针石者，不可与言至巧。病不许治者，病必不知，治之无功矣"。

在培养下一代医生的问题上，《内经》中也有详尽的论述。《灵枢·官能》中指出"得其人乃传，非其人勿言"，"圣人之为道也，明于日月，微于毫厘，其非夫子，孰能道之也"（《灵枢·逆顺肥瘦》），都说明强调要选择好传授的对象，要把经验学问传授给道德高尚的人。

总之，《内经》中，在全面、系统地论述中医学理论体系的同时，也对医德的论述非常全面、非常深刻，且与论医学之道有机地融为一体，不愧为中医学的首部经典。

四、孙思邈的《备急千金要方·大医精诚论》

中医学至今，最为系统、完整、概括地介绍医德的论述，当推唐代著名医家孙思邈，他在其代表作《备急千金要方·大医精诚论》中的论述，可以说是集儒、道、佛教道德理念为一体的千古绝唱。

孙思邈是一位具有丰富临床经验的医家，同时他又是一位精通诸子百家的哲学大家，他多次拒绝朝廷请他做官的请求，坚持在诊病一线，救治病人。他的病人中，既有高官达人，又有布衣百姓，但他都一视同仁，认真、热情、细致地接待每一个病人，而且从不受礼。正是由于他对生命的重视，所以他的著作才称为《备急千金要方》，千金者，命至千金也。1500多年来，几乎每一个中医学习者，都会熟悉地背诵出孙思邈的《备急千金要方·大医精诚论》"凡大医治病，必当安神定志，无欲无求，先发大慈恻隐之心，誓愿普救含灵之苦；若有疾厄来求救者，不得问其贵贱贫富，长幼妍蚩，怨亲善友，华夷愚智，普同一等，皆如至亲之想；亦不得瞻前顾后，自虑吉凶，护惜身命，见彼苦恼，若己有之，深心凄怆，勿避险巇，昼夜、寒暑、饥渴、疲劳，一心赴救，无作功夫形迹之心，如此可为苍生大医，反此则是含灵巨贼"。

张大宁老师每讲述这段精彩的论述时，都清楚地指出其中的几个要点：一是作一个"大医"，即高尚的医生，必须要有慈善为怀，即"大慈恻隐之心"。二是对病人应当"没有任何不当的欲望和要求"，即"无欲无求"。三是要塌下心来，仔细认真地诊病治病，即"安神定志"。四是待病人一视同仁，无论他的官职高低、庶民百姓，还是达官贵人、富豪地主；无论他长得多么漂亮美丽，还是其丑无比；无论他是成人，还是孩子；无论他是你的至亲善友，还是积怨很深的仇敌；无论他是汉族人、少数民族人，还是外国人；无论他是一个聪明绝顶的病人，还是一个智力低下、甚至愚傻的病人，都应当同等对待，一视同仁，一样认真。五是作为医生，在治疗过程中，应以"治病"为唯一宗旨，唯一目标，不应当瞻前顾后，怕这怕那，考虑个人的得失，应当将病人的痛苦视为自己的痛苦，不怕寒暑、不怕饥饿疲劳、不顾一切艰险苦难，克服一切重重困难，勇往直前，为治好病人的疾病而奋勇直前，做到这几点，才能称得上一个好的医生，一个"大医"。

五、古代医家的高尚医德

应当这样讲，中国古代的著名医家都可以说是崇尚医德的典范。

扁鹊，名秦越人，战国时代名医，中医学经典著作之一《黄帝八十一难经》（简称《难经》）的作者。《史记·扁鹊传》中对于扁鹊高超的医疗水平和崇尚的医德，都有详细的记载，如为齐桓侯看病时不顾个人得失的极度负责任的态度；兵荒马乱时带着弟子走遍中原，随俗而变，发挥内科、外科、妇科、儿科等不同学科专长的做法；专心诊治，救死回生，而当众人称其为神医时所表现出的谦虚态度等，都可以说是后人之楷模。

东汉著名医家张仲景，四大经典中《伤寒杂病论》的作者，中医辨证施治理论体系的奠基者，以救人活命为己任，以仁爱救人为准则，以高尚的医德和高超的医术，赢得后人的崇敬和膜拜，被誉为"医圣"。翻开《伤寒杂病论》的自序，可以看出，张仲景家族原有200多口人，自建安元年以来，不到10的年时间，即有三分之二的人生病死去，其中十分之七的人死于伤寒病。而统治者很不重视医学，社会上除了"企踵权豪，唯名利是务"，便是迷信巫祝，"竞逐荣势"，因此医学得不到应有的重视与发展。一般的医生又多墨守成规，"各承家技，终始顺旧"，庸医们更是"按寸不及尺，握手不及足"，"相对斯须，便处汤药"，结果不少病人白白送了性命。"感往昔之沦丧，伤横夭之莫救"的张仲景立志发奋钻研医学，"勤求古训，博采众方"，刻苦钻研《素问》、《灵枢》、《难经》、《八十一难》、《阴阳大论》、《胎胪药录》等古代医学文献，并诚恳地学习各家临床经验，结合自己的临床体会，撰成流芳万世的医学经典《伤寒杂病论》。可以说《伤寒杂病论》即是张仲景医术和医德的综合结晶。

在以后的近2000年的中华民族历史长河中，出现了王叔和、皇甫谧、葛洪、陶弘景、巢元方、钱乙、沈括、刘完素、张从正、李东垣、朱丹溪、李时珍、张景岳、傅青主、叶天士、吴鞠通、王清任，以及民国年间，新中国成立后的张锡纯、张山雷、丁福保、肖龙友、施今墨、蒲辅周等诸多医家，都以高尚的医德和高超的医术成为我们学习的榜样。

在谈到近代著名医家时，张老师特别谈到了三个人，一是著名医学家吴阶平，吴阶平是毛泽东、周恩来时期的中央保健医生，学术上可谓精益求精，既是泌尿科的泰斗，又是中医学的泰斗，老年时曾担任全国人大副委员长、中国九三学社中央主席，可以说是中国医药界的"Number One"，但就这样一位大家，对人却十分谦虚，十分客气。张大宁老师曾谈到和他交往的两件事，一件事是张老师参加吴阶平主持会诊时的大家风度和对年轻一代的关心；另一件事是命名"张大宁星"时，张老师请吴阶平给"张大宁星雕塑"题字和中国集邮公司发行"张大宁星命名纪念首日封"时题个字，吴老不但很高兴地答应了，而且很快地将题字让秘书送来，当时张老师激动地感谢他时，吴老说："你为中医事业争了光，这也是中医药学的荣誉。"

张老师经常给我们讲到的第二个人是蒲辅周，蒲老是晚清时代人，15岁随祖父学医，以后到四川成都执业，新中国成立后先在西南铁路医院，后调入北京中医研究院工作。蒲老医德高尚，医术精良，德艺双馨，他看病诊脉，一丝不苟，无论中央首长还是平民百姓，他都一视同仁，毫不含糊。1956年河北石家庄暴发流行性乙型脑炎（简称乙脑），蒲老带队亲赴亲场，以白虎汤加减，获得奇效。有趣的是，第二年北京又流行乙脑，同仁们再以白虎汤加减治疗，不但无效，反而加重。于是，蒲老审时度势，仔细分析，发现两地发病是均在暑季，但石家庄市久晴无雨，天气偏热，当属暑温，以白虎汤清热驱邪，适中病机，故很快奏效。但北京是阴雨连绵，湿气冲气，当属湿温，故须改用通阳利湿之法，改用他方，当即取得很好的效果，这是中医学五运六气学说的具体体现。他曾说过这样一段话："俗子日繁，亦必抽闲读书，心君所主，动息有常，度数十年，心中总时刻存一'虚'字，对任何人，任何事，都认为可法可师，有书便读，不拘何家著述，皆喜浏览"。蒲老出的《蒲辅周医案》，张老师多年珍藏，反复阅读，称之为中医药界的楷模。

张老师讲的第三个人是肖龙友。民国期间，北京有"四大名医"，即肖龙友、孔伯华、施金墨、汪逢春，肖龙友居于首位。肖龙友生于1870年，卒于1960年，本名方骏，字龙友，别号息园、息书、息翁，晚年改号不息翁，四川三台人，自幼受于父教，精读经史诸子及名家诗赋，少年时因母亲多病，乃学习中医，1890年赴成都学习，1892年川中霍乱流行，乃与名医陈蕴生沿街巡诊，以中草药治病诊疗，有效地控制了这场疫情的蔓延。民国之后奉调入京，任内务部中医顾问，不仅著书立说，而且终日诊病，受益者数以千计，且无论职务高低、富贵贫贱，都一视同仁，认真负责，广受病人赞誉。1934年又与孔伯华合办北京国医学院，培养弟子数百余人。新中国成立后，历任中医研究院名誉院长、中华医学会副会长、中国科学院生物学地学学部委员、中央文史馆馆员，中央领导的保健医生，学术地位、社会地位都很高，但从不自傲，始终兢兢业业、勤奋治学、谦虚谨慎、厚待病人，实为中医界"德艺双馨"的楷模。2013年，张大宁老师也被国务院李克强总理光荣地聘任为中央文史馆馆员，这是一个很高的终身荣誉，被社会上称为"国学大师"，2014年，张老师又光荣地当选为全国第二届国医大师，10月30日，中共中央政治局委员、国务院副总理刘延东在人民大会堂亲自会见了当选的30名国医大师，并代表习近平总书记和李克强总理表示热烈祝贺，对待这一至高无上的终身荣誉，张老师一再表示向肖龙友老前辈学习，"静以修身，俭以养德"，不断学习、不断实践、不断进取、不断发展，为中医学的发展奉献终身。

总之，张大宁老师在其几十年的临床实践及带教中，一方面系统讲述传授中华民族几千年历史中有关医德的论述、典例，另一方面又以其模范的行动给我们作出了榜样。张老师是一个从不脱离临床实践的人，无论他行政工作多忙，都从不离开临床，几乎每一天都在看病人，用他的话说，"医生不能脱离病人，离开了病人，医生就失去了存在的价值"，"从个体上、现象上讲，似乎是病人求医生，而从整体上、实质上讲，是医生求病人，医生的水平在一定程度上讲，是从病人身上总结得到的，所以对待病人的态度，不仅可以看出医生的水平，而且是他道德品质的重要表现"。张老师正是这样做的，他对待病人，无论是高官老板，还是布衣百姓，都能一视同仁，同样认真、负责、一丝不苟。每次看门诊，都由于病人太多的原因，时间拉得很长，甚至经常从早上8点看到第二天早上4~5点，而且一直到最后一个病人，他是如此认真、如此仔细，感动得病人跪在地上给张老师叩着头、流着泪说："张大夫，您真是大慈大悲啊！"

附　参考文献

《伤寒论·序》曰：余每览越人入虢之诊，望齐候之色，未尝不慨然叹其才秀也。怪当今居世之士，曾不留神医药，精究方术，上以疗君亲之疾，下以救贫贱之厄，中以保身长全，以养其生，但竞逐荣势，企踵权豪，孜孜汲汲，惟名利是务，崇饰其末，忽弃其本，华其外而悴其内，皮之不存，毛将安附焉？卒然遭邪风之气，婴非常之疾，患及祸至，而方震栗。降志屈节，钦望巫祝，告穷归天，束手受败。赍百年之寿命，持至贵之重器，委付凡医，恣其所措。咄嗟呜呼！厥身以毙，神明消灭，变为异物，幽潜重泉，徒为啼泣。痛夫！举世昏迷，莫能觉悟，不惜其命，若是轻生，彼何荣势之云哉？而进不能爱人知人，退不能爱身知己，遇灾值祸，身居厄地，蒙蒙昧昧，蠢若游魂。哀乎！趋世之士，驰竞浮华，不固根本，忘躯徇物，危若冰谷，至于是也！

余宗族素多，向余二百。建安纪年以来，犹未十年，其死亡者，三分有二，伤寒十居其七。感往昔之沦丧，伤横夭之莫救，乃勤求古训，博采众方，撰用《素问》、《九卷》、《八十一难》、《阴阳大论》、《胎胪药录》，并平脉辨证，为《伤寒杂病论》合十六卷。虽未能尽愈诸病，庶可以见病知源。若能寻余所集，思过半矣。

夫天布五行，以运万类；人禀五常，以有五藏。经络府俞，阴阳会通。玄冥幽微，变化难极，自非才高识妙，岂能探其理致哉？上古有神农、黄帝、岐伯、伯高、雷公、少俞、少师、仲文，中世有长桑、扁鹊，汉有公乘阳庆及仓公。下此以往，未之闻也。观今之医，不念思求经旨，以演其所知，各承家技，始终顺旧。省疾问病，务在口给，相对斯须，便处汤药，按寸不及尺，握手不及足，人迎趺阳，三部不参，动数发息，不满五十，短期未知决诊，九候曾无仿佛，明堂阙庭，尽不见察，所谓窥管而已。夫欲视死别生，实为难矣！

孔子云：生而知之者上。学则亚之。多闻博识，知之次也。余宿尚方术，请事斯语。

第二章 中医学的学科属性及其与传统文化的关系

有关中医学的学科属性，尤其是与传统文化的关系，中医学术界及西医界、自然科学界，甚至社会科学界都众说纷纭，莫衷一是。对此，张大宁老师2007年3月在向前总书记胡锦涛同志汇报中医工作时有过如下一段论述："中医学，从学科的属性来讲，属于自然科学中应用科学的范畴，即属于医学的范畴。但由于它在形成和发展的漫长历史过程中，所具有的特殊历史背景和条件，使其具有浓厚的中华民族传统文化的底蕴与内涵。前者为中医学的根本属性，后者为中医学的辅助属性。中医学一是门独立于现代医学之外的完整的医学科学体系"。这是一段前所未有的，非常精彩的，非常科学的，可以说是经典的对中医学学科属性及其与传统文化关系的完整严谨的论述。

一、"科学"与"文化"的概念

"科学"是一个近代词，来源于拉丁语，古代没有这个词。"科"字在古代多作"品类、等级"，"法令、条律"，"官事分曹"等解释，与当今使用的"科学"一词毫无关系。考据"科学"一词可能与古时"格物致知"、"格致之学"有关。《礼·大学》里说："致知在格物，物格而后知至"，"格"，量变、规格的意思；"格物"即对世界万物万事分门别类地进行比较、鉴别、量变的意思。"致知"，朱熹解释为"致，推极也；知，犹识也。推极吾之知识，欲其所知而不尽也"。金元四大家中的滋阴派代表朱丹溪在其代表著作《格致余论》自序中是这样解释他的书名的"古人以医为儒格物致知一事，故目其篇曰：格致余论"。所以在清代末年"科学"一词出现之前，人们对于光、声、化、电之学，皆翻译为"格物致知"或"格致之学"。至于近代使用的"科学"一词，可能系从日本翻译而来。日本明治维新以后，西方各类自然科学成果蜂拥而至，时为大学者的福泽谕吉先生从西方的"分科之学"意思出发，把已经从汉语中融入日本文字的"科"与"学"两个字组合在一起，组成"科学"一词，于是日文中有了"科学"一词。后来，康有为先生首先把"科学"一词引入中国，1893年在他翻译的日本书目中，让国人第一次见到了中文的"科学"。以后1896年，严复在翻译《原富》一书时，将过去译作"格物致知"的地方，全部改为"科学"。最新版的《辞海》中，对"科学"条目的解释是这样的"运用范畴、订立、定律等思维形式反映现实世界各种现象的本质和规律的指示体系。社会意识形式之一。按研究对象的不同，可分为自然科学、社会科学和思维科学，以及总结和贯穿于十三个领域哲学和数学。按与实践的不同联系，可分为理论科学、技术科学、应用科学等。科学来源于社会实践，服务于社会实践。它是一种在历史上起推动作用的革命力量，在现代，科学技术是第一生产力。科学的发展和作用受社会讨论的制约。现代科学正沿着学科高度分化和高度综合的整体化方向蓬勃发展"，这一段文字只能说是大体上解释了"科学"一词的概念和分类，至于当代医学科学家侯灿在其《医学科学研究入门》一书中，所给"科学"下过的这样一个定义"科学是人们正确反映客观实际及其规律性的分科知识体系"等，都没有严谨、准确地给予"科学"以定义和概念，于此，张大宁老师提出"科学"必须具备"三性"，即规律性、可重复性和体系性。

1. 规律性

规律性指"必须能真实地客观地反映事物的存在、发展和变化规律"，这里要强调的是有"规律"，没有规律的东西是不能成为科学的。张老师有时作这样的比喻"很多电影、电视剧都是写父亲、母亲、孩子的，但每个电影、电视剧表现出父亲、母亲、孩子都是不一样的。有这样的父亲，有那样的父亲；有这样的母亲，有那样的母亲；有这样的孩子，有那样的孩子……根本没有一个普遍的规律，存在不一样，发展变化也不一样，结局更是千变万化，那就不是科学，而是文化艺术"，而科学则不然，如自然科学中的各种"定律"则是"规律性"的集中表现，如牛顿的"三定律"、爱因斯坦的定律等，所以"科学"必须有固定的"存在、发展、变化的规律。"

2. 可重复性

可重复性指"对于人们已经达成共识的规律，只要与规律中所订的条件相同，则规律中的结果即可以重现出来，即可以重复"，这种"可重复性"是不问其时间是否改变，环境是否改变，以及其他条件是否改变。牛顿定律在英国适合，在美国也适合；爱因斯坦"$E = MC^2$"的公式在美国公布，在宇宙任何地方都适用……这就是"可重复性"。医学上，如果说某一种药能治某一种病症，只要说所规定的条件一样，张三用之有效，李四用之也应当有效。张仲景定的"太阳病，或已发热，或未发热，必恶寒，体痛呕逆，脉阴阳俱紧者，名为伤寒"，太阳伤寒病者以麻黄汤治之，麻黄、桂枝、杏仁、甘草四味药，换言之，只要符合"太阳伤寒"的病症，那用麻黄汤四味药就应该有效，河南用之有效，河北用之也有效；男人用之有效，女人用之也有效；中国人用之有效，外国人用之也有效，当然应结合不同体质有所修改，但基本用法、原则是不可变的，这就叫"可重复性"，也就是"科学"。

3. 体系性

所谓体系性指科学必须将一定的知识组成系统、完整的体系，否则这些零散的知识也不能构成"科学"。"学"字在汉语中主要有两个含义，一是"学习"之意，二是"学科"之意，即指"一门系统完整的学科体系"，识数的孩子不能说是懂"数学"，只有他进了学校，拿起数学书，开始从头学习后，才能叫懂"数学"，因为这对他才开始学习这门"系统完整的数学体系"。近年来，自然科学中出现不少新的"边缘学科"，而这种新学科出现的重要标志，就是它是否已构成一个完整的"科学体系"。

科学一词，按研究对象不同，可分为社会科学和自然科学，社会科学研究的主要对象是社会；自然科学研究的主要对象是大自然界。一般在使用时，如果没特别指出，则"科学"一词主要是指自然科学。

从上述《辞海》论述中，自然科学可分为理论科学、技术科学和应用科学，但由于使用上"技术"和"应用"不大好区分，故人们多将自然科学简单地划分为理论科学和应用科学，数学、物理、化学、生物学等属于理论科学，而医学、机械学、电工学、化工学等则属于应用科学的范畴。

文化一词，定义很难。考据该词最早源于汉代刘向《说苑·指武》中"凡武之行，为不服也。文化不改，然后加诛"，这里实指"文治与教化"，与当今所指"文化"几乎没什么关系。张大宁老师曾查过各种有关典籍，仅"文化"一词的定义和概念即有100余种说法，但张老师认为，总的来说，无外乎广义文化与狭义文化两种。广义文化指人类社会历史发展过程中所创造的全部物质财富和精神财富的总和，都可以称为广义文化。如果从这点意义上讲，几乎所有科学、艺术等都可以归纳到"文化"之中。狭义文化则只是指"社会意识形态"，即精神生产能力和精神产品，包括一切社会意识形式，也就是人们常说的"文化艺术"中的文化，也可以说是我们文化部、文化局所管辖范围的内容。至于社会上所说的"学文化"、"文化水平太低"等，则泛指一般知识，而不属于我们这里讨论的范畴。

　　这里顺便说一下"科学"与"哲学"的关系。哲学是一门关于世界观和方法论的学问,世界观是人们对整个世界的总的看法,它决定着人们对世界的态度,指导着人们的社会实践。方法论是专门研究人们认识世界思维方法的学问,它指导人们用什么方法去研究世界和认识世界。世界观和方法论是一致的:世界观是唯物主义的,方法论自然是辩证的;世界观是唯心的,方法论则是形而上学的。科学家在进行科学实践时,会不自觉地受到哲学的支配,所以树立起正确的世界观,对于自然科学工作者是非常重要的。所以,张老师经常说:"哲学是科学的'科学',从事自然科学的人必须掌握一定的哲学知识。"

二、中医学的学科属性

　　前已读及,张大宁老师在2007年3月4日向前总书记胡锦涛同志汇报时曾说的一段话"中医学,从学科的属性上讲,属于自然科学中应用科学的范畴,即属于医学的范畴。但由于它在形成和发展的漫长历史过程中,所具有的特殊历史背景和条件,使其具有浓厚的中华民族传统文化的底蕴和内涵。前者为中医学的根本属性,后者为中医学的辅助属性"。

　　这段话的第一层意思是从根本上规范了中医学的学科属性——自然科学,而且是自然科学中的应用科学,是一门"医学科学"。换言之,是一门以研究人体正常生命活动、异常生命活动和纠正这种异常生命活动,乃至延年益寿为目的的医学科学。用最简单的话讲,"是研究治病、防病、养生、康复、延年益寿的科学",是一门有实用价值的"医学",从这点意义上讲,中医学和现代医学是没有区别的。几千年来,中医学正是靠这种"医学",这种"科学",这种"防病、治病"的本领,为中华民族的繁荣昌盛作出了巨大的贡献。换句话说,中国人今天之所以有13亿,之所以如此聪慧勤劳,中华民族之所以有如此灿烂的文明,中医学的功绩是不可磨灭的,中医学是作出巨大贡献的。所以说,中医学的自然科学属性、应用科学属性、医学科学属性是其最根本的属性。从这点意义上讲,20世纪80年代,中医学从上至下曾争论过中医学是属于"文科",还是"理科",是毫无疑义的,医学自然属于"理科",中医学也是如此,丝毫没有讨论的余地,至于有人说"学中医必须学好古文,所以中医学属于文科",更是不正确的。古文是学习中医、学好中医的"工具"、"途径",不是学习的"目的"和"目标",如果这样讲,那不少自然学科都要学好外语,那岂不是自然科学都成了外语专业了吗!所以张老师说的"中医学的根本属性为自然科学属性、医学属性"的论述是相当准确和精辟的。

　　上段话的第二层意思是讲中医学的辅助属性,也是讲中医学与现代医学不同的地方。原话是"但由于它在形成和发展的漫长历史过程中,所具有的特殊历史背景和条件,使其具有浓厚的中华民族传统文化的底蕴和内涵",也就是说,中医学除了它的科学属性之外,还有着它的"文化属性",也就是它的"辅助属性",当然这里指的"文化",是狭义文化。我们知道,中医学作为一门系统学科的形成,大体是在春秋战国至汉代,这个时期孔孟学说开始盛行,"剖尸不仁"的理论极大地影响了解剖学的发展,以致使中医学就不能向类似于现代医学解剖学、生理学等方向发展,这就"逼"得它向另外一个方向——大量临床经验的积累和用当时最先进的哲学理论阴阳五行学说、精气学说等对这些经验进行处理、升华,从而产生了中医学自己独特的、具有传统文化底蕴和内涵的理论体系,在此后几千年的封建社会中,也一直受到程朱理学学派等的影响,同样也是在这个独特的理论基础上,不断予以丰富和发展。这样,也就使中医学这门本属于自然科学的医学,罩上了一层特殊的面纱,一种特殊的、浓厚的中华民族传统文化的底蕴和内涵。所以中医学有自己的文化,即"中医文化",这也变成中华民族传统文化的重要组成部分,而这正是现代医学所不具备的。

　　这里要重点说明的是,所谓"中医文化",主要是反映在它的理论体系上,反映在它的思维方式上，反映在对待人体、生命活动的认识上，反映在诊病治病防病的临床思维上等，而绝对不能单单地解释为医院、门诊、病房、药房的装饰陈设上，当然不排除中医医院的门诊、病房、药房应当有中国古典式的装修陈设特色，但这绝不意味着有了这些表面的"门面"，就突出了中医学的文化了，重要的是"内涵"，是"内容"而不是"现象"。

正因为如此，中医学作为中华民族的传统文化，2008 年申请世界非物质文化遗产成功，这其中有着张大宁老师的巨大功绩。也是正因为如此，我国作为国学大师的最高荣誉——中央文史馆馆员，也在 2013 年由李克强总理亲自颁发给了张大宁老师，这也从另外一个角度，说明中医学是中华民族传统文化、中国国学文化的重要组成部分。

三、中医学是独立于现代医学之外的完整的医学科学体系

在本章开始的一段经典论述中，最后一句话是"中医学是独立于现代医学之外的、完整的医学科学体系"，其寓意是很深的。在前面谈到"科学"的概念时，曾谈及"三性"，其中有一个是"体系性"，即"科学"必须是一个完整系统的科学体系，而中医学恰恰如此。

张老师曾说，文化大革命中，大肆鼓吹"一根针、一把草"，让医院所有的职工，包括护士、药剂，以及后勤工人、食堂大师傅等，都去学习"中医速成班"，一周一期，然后就"工人阶级占领上层建筑"，后勤工人学了一周中医，掌握了"一根针、一把草"，就看病开药扎针，表面上看是"大力推广中医"，实际上是对中医学的曲解和亵渎。因为中医学是一门系统完整的科学体系，是一门完整的"学科"，它有自己独特的生理学、病理学、病因学、诊断学、治疗学、药物学，以及内科学、外科学、妇科学、儿科学等完整的临床分科，还有着一整套"治未病"的预防保健学、康复学等，这就好像一本"完整的书"，有封皮、有扉页、有前言、有目录、有开始、有章节、有封底；如果说是一本小说，则可以说有开始、有发展、有高潮、有衰减、有结尾。所以我们有自己的中医大学，有自己的中医科学院，有自己的医院，有自己的临床分科等。

2014 年 10 月 30 日下午，中共中央政治局委员、国务院副总理刘延东在人民大会堂接见第二届国医大师时曾作过一段关于中医学整体定位与发展的精彩的指示"要把中医药这一独特的卫生资源发展好，潜力巨大的经济资源利用好，具有原创优势的科技资源挖掘好，优秀的文化资源弘扬好，重要的生态资源维护好"，这一段精彩的论述，不仅给悠久的中医药学以科学、准确的定位，而且又以简练、准确的文字，对中医药学的发展予以概括，所以张大宁老师在代表 30 位国医大师发言时，以四个"非常"表达了大家的体会"非常科学、非常全面、非常严谨、非常准确地表明了中医药学的特色和优势，表明了中医药学在我国医疗卫生事业中的重要作用，表明了中医药学作为原创医学在人体生命科学中的重要内涵，表明了中医药学在中华传统文化中的重要位置，表明了中医药学在我国经济、文化、科教，乃至整个社会发展中所作出了更大的、更重要的贡献"。

附　参考文献

《中共中央政治局委员、国务院副总理刘延东在 2014 年 10 月 30 日下午在人民大会堂接见第二届国医大师时的讲话》：要把中医要这一独特的卫生资源发展好，潜力巨大的经济资源利用好，具有原创优势的科技资源挖掘好，优秀的文化资源弘扬好，重要的生态资源维护好。

《国家卫计委副主任、国家中医药管理局局长王国强 2014 年 12 月 21 日在国家中医药管理局中医药改革发展专家咨询委员会第一次全体会议上的讲话》：中医药发展正进入能力提升推进期、健康服务拓展期、深化医改攻坚期、政策机制完善期、全力推动中医要医疗、保健、科研、教育、产业、文化"六位一体"全面协调发展，进一步提高中医要对我国经济社会发展的贡献率。

第三章 以"证"为核心的医学体系，是中医学的根本特点、特色与优势

中医学的特点、特色和优势是什么？多年来中医药学术界众说纷纭，其说不一。有人说是"整体观念、整体治疗"，有人说是"整体观念、辨证论治"，有人说是"脏象经络"，甚至有人说是"针灸汤药"等，不一而足。而张大宁老师认为，这些说法都没有从根本上揭示出中医学的"特点、特色和优势"所在，还只局限于"表面"、"现象"、"肢节"。从根本上讲，张老师认为中医学作为一门独立的学科，其"特点"（包括特色和优势），也就是从根本上、从基础上不同于现代医学的地方，是以"证"为核心的独特的医学科学体系。

一、关于"特点"、"特色"和"优势"的概念

"特点"、"特色"、"优势"均为近代用词。考据"特"字作为"一个、单独"讲，最早见于《周礼·夏官司士》"孤卿特辑大夫"，注"特辑，一一辑之"，《尔雅·释水》"大夫方舟，士特舟"。《庄子·逍遥游》"而彭祖乃今以久特闻"，引申为专一、专为，如《后汉书·陈忠传》"若有道之士，对问高者，宜垂省览，特迁一等，以广直言之路"，《国策·秦策》"我特以三国城从之"等，皆为"单独、专一"的意思。

"特点"，《现代汉语词典》解释为"人或事物所具有的独特的地方"；"特色"，解释为"事物所表现的独特的色彩、风格等"。前者举例如"他的特点是为人直爽"，后者词汇举例如"民族特色、艺术特色"，或用句举例如"他们的表演各有特色"等。仔细分析，两者的区别不大，还都是"独特"之意，只不过前者偏重于"所有不同于其他而独特的地方"，后者偏重于"不同于其他而独特的色彩、风格、形式"等，好像"特点"范围更大一些，"特色"以"风格、形式、独特"更多一些，究其本质，很难完全区分开，用张老师说的一句话就是"特点"、"特色"就是"不同于"别人的地方。

前已论及，"优势"也是一个近代用词。考据"优"字，当作"优良、优感、美好"讲，《汉书·王贡两龚鲍传》"王贡之材，优于龚鲍"，《晋书·束皙传》"参名比誉，谁劣谁优"等，都是这个意思。"势"字当作"态势"讲，如《孙子·势篇》"故善战人之势，如转圆石于千仞之山者，势也"。所以"优势"一词，当解释为"优胜于、优良于，也就是高于别人的地方"。

综上所述，"特点、特色"应当是"不同于"别人的地方，或者解释为"突出的地方"，只要"突出"，基本上就可以解释为"特点、特色"；而"优势"则应解释为"高于"、"优越于"别人的地方，既"不同于"，又"高于"，就算为"特点、特色和优势"。

二、关于中医学"特点、特色和优势"的一般提法

中医学"特点"的内容，一般多在中医学院教材《中医基础学》和各种有关中医学术著作中论述。如1994年《普通高等教育中医药类规划教材·中医基础理论》一书中，在讲到"中医理

论体系的主要特点"一节中，是这样论述的"中医学的理论体系是经过长期的临床实践，在中国古代哲学的指导下逐步形成的。它来源于临床实践，反过来又指导着临床实践，它的基本特点是整体观念和辨证论治，所谓整体观念，即认为事物是一个整体，事物内部的各个部分是互相联系不可分割的；事物和事物之间也有密切的联系，整个宇宙也是一个大的整体。中医从这一观念出发，认为人体是一个有机的整体。人体的结构相互联系，不可分割；人体的各个功能相互协调，彼此为用；在患病时，体内的各个部分亦相互影响。同时，中医认为人和环境之间相互影响，是一对不可分割的整体"。以下又具体分解为"人体是一个有机整体"和"人与环境（包括自然和社会两部分）有密切的联系"两部分予以论述。

在谈到中医学的另一特点"辨证论治"时，该教材云："辨证论治是中医诊断和治疗疾病的主要手段之一。和其他医学体系比较，中医在辨病论治、辨证论治和对症治疗三种手段中，最重视辨证论治，而且对辨证论治用得最多。因此，辨证论治是中医诊疗理论体系的一大特点"，"辨证论治分为辨证和论治两个阶段：所谓辨证，就是将四诊（望、闻、问、切）所收集的资料、症状和体征，通过分析、综合，辨清疾病的原因、性质、部位和邪正之间的关系，概括、判断为某种证。论治，则是根据辨证的结果，确定相应的治疗方法。辨证是确定治疗方法的前提和依据，论治是辨证的目的，通过辨证论治的效果，可以检验辨证论治是否正确。辨证和论治，是诊疗疾病过程中，相互联系不可分割的两个方面"。

2001年5月出版的《中医药学高级丛书·中医基础理论》在论及"中医学理论体系的基本特点"时，独特地将原来业界一直公认的"整体观念和辨证论治"两个特点的基础上，又加了一个恒动观念，书内是这样论述的"恒动观念。恒动，就是不停顿地运动、变化和发展。恒动观念是指在分析研究生命、健康和疾病等医学问题时，应特有运动的、变化的、发展的观点，而不可拘泥一成不变的、静止的、僵化的观点，这也是中医理论体系的一大特点"，"中医学对于生理和病理过程中恒动现象的论述，可以概括出三大类型：一是各脏腑组织、气血津液各自所存在的生理或病理上的运动变化特点，这些运动变化是各具特色的。二是受自然因素影响，生理和病理方面所表现出的似日、似月，以致似年等周期性波动，这类'动'往往以'振荡'、'涨落'为基本形式。三是以整个一生，或者以某病的全过程为周期的发展与变化，这些'动'，往往表现出抛物线型的规律"，这个观点实际上强调了"动"的观点，即疾病在"动"，诊断也要在"动"，治疗也要在"动"；在看待人的生理、病理、诊断、治疗时，不仅看到一个人，看到一个病，还要看到时间、环境也在"动"、在"变"，所以相应对策也在变，如五运六气学说、针灸学中的"子午流注针法"等，都居于此列。

这种观点虽然有一定道理，但在整体观念和辨证论治过程中，都应当体现其中，所以单列一个"恒动观念"，似有多余。所以在后来各种著作中，很少引用"恒动观念"这一观点。如在2002年8月出版的《普通高等教育"十五"国家级规划教材·中医基础理论》一书在论及"中医学理论体系的主要特点"一节中，再次重申了"整体观念和辨证论治"的两大特点，别无新意，只是在具体论述时显得更细分一些，但总的提法没什么改变。

中医学的"优势"提法，是近十几年的事，过去无论是各种文件和文章中，关于中医的提法都只是谈"突出中医特色"，不谈"优势"。张大宁老师从20世纪80年代就不断地提出"仅仅特色是不行的，特色是讲'不同于'现代医学的地方，要存在、要发展，单单'不同于'是不行的。要表现出'高于'，要有'高于'现代医学的地方，也就是要有'优势'，只能说'有优势'，中医学才能在竞争激烈的医疗市场中，占有自己的位置，才能得到发展"，张老师在各种场合经常讲、反复讲，逐渐得到中医药界，乃至社会上的认可。再后来的各种文件、各种著作中，逐渐改为"突出中医特色，发挥中医优势"，而改变了过去只是"突出中医特色"的谈法。张老师经常开玩笑地说："中医学虽然与传统文化有关，有着深厚的传统文化的底蕴和内涵，但中医学绝对不单单是'传统文化',它是一门医学,是一门自然科学,是一门有着重大实用价值的科学,是一门能治病、能防病、能保健、能养生、能延年益寿的医学科学。它不是京剧、国画、中式家具,人们可以坐在沙发上欣赏着硬木太师椅,而不须坐在太师椅上,但中医不是太师椅,必须要既能欣赏,还能坐,而且'坐着舒服'比'欣赏'更重要,也就是要有它的实用性,要能治病,要有效,要比西医更有效,这才是真正的优势。"

至于中医的"优势"是什么?中医药界乃至社会上说法很多、众说不一。比较常见的说法如"中医是治本的、西医是治标的","西医是治急性病的,中医是治慢性病的","西医是外科动刀好,中医是内科喝药好","西医是治一般病的,中医是治疑难杂症的"等。到底中医学的"优势"是什么?当然"优势"很多,可以罗列出不少的内容,如"治××病的疗效比西医好","治未病有自己优势","整体调节比较好","治法方便、经济、简单"等,但在诸多的"优势"中,最根本的"优势"是什么?张大宁老师认为,以"证"为核心的医学体系,是中医学的根本特点、特色与优势。

三、关于"证"概念和确立和"辨证论治"体系的形成

"证"概念的确立,和"辨证论治"体系的形成,是张仲景《伤寒杂病论》最重要的贡献。《伤寒杂病论》古来一直被奉为经典,甚至在中医学四大经典中,它占了两个,可见其重量之重,张仲景也被奉为"医圣",自古以来就有"医之有仲景,儒之有孔子","半部论语治天下,一部伤寒治百病"的说法,仲景的方剂多具有药味少、用药精、配方严谨、分量较重的特点,后世称之为"经方派",影响之深,以致被称为温病四大家的吴鞠通,在其论述温热病的代表著作《温病条辨》中,开篇第一方,竟是张仲景《伤寒论》中的桂枝汤,虽也讲了些道理,但"尊圣"的因素应该是第一位的。所以不少业内人士讲课、会诊、著述、谈话中都"一字一板"地说:"张仲景的方子那是百发百中,绝不虚发"。由此可见,张仲景及其《伤寒杂病论》影响之深。

我们说,以上讲的张仲景的贡献,都应该是真实的、可靠的,也是非常重要的。但他最根本的贡献是什么?他在中医学理论体系的形成和发展中,所作出的"里程碑"的贡献是什么?张大宁老师说过这样一段话:张仲景的《伤寒杂病论》最大、最根本的贡献是什么?不是六经辨证,不是有效的经方,不是对某些病症的论述,而是确立了"证"的概念,确立了"辨证论治"的诊治原则,从而奠定了整个中医学辨证论治体系的形成。具体地讲,《内经》中,虽然系统、详细、完善地论述了中医学的基础理论、诊治方法,养生防病,以及一些病症的治疗等,但作为中医学最独特、最优势的诊治方法——辨证论治,却甚少涉及,更谈不上确立这样一个系统完整的辨证论治体系。换言之,可能还停留在"对病(中医认为的病名)和对症治疗的阶段"。严格地讲,作为一个完整的独立的中医学医学科学体系还没有形成。

张仲景在《伤寒杂病论》中,首先将临床常见病症分为两大类——外感病及杂病,即后世的《伤寒论》及《金匮要略》。外感病根据《内经》制定的原则,即《素问·热论》中的"今夫热病者,皆伤寒之类也",取名"伤寒",也就是广义伤寒。然后将外感病中的各个症状、脉象等,以《内经》中的中医理论进行分析归纳,归纳成六大类型(即六经)不同的"证",并根据疾病变化的规律,提出六经传变的理论。即太阳病、少阳病、阳明病、太阴病、少阴病、厥阴病,并以此作为外感病辨证论治的纲领。由于六经包括手六经和足六经,这十二条经又联系不同脏腑,因此就把疾病的发生、发展、传变与整个脏腑经络联系起来。这种把零散的症状、体征,进行中医理论的分析归纳,抽象升华出高度概括的不同的"证"来,然后根据不同的"证",立出不同的治疗大法、治疗小法,从而制定不同的方剂,加减不同的药物(或其他治疗方法),这个系统完整的临床思维过程,就是"辨证论治",而这个辨证论治的发明者、实践者,正是我们的医圣张仲景。

张仲景同样以这种思维、这种方法完成了对各种杂病（包括内科、妇科、儿科等临床各科疾病）的辨证论治规律的探讨和规范，这就是《金匮要略》中的"脏腑辨证"。

所以张老师经常在讲课中强调，张仲景的《伤寒杂病论》，其最根本、最伟大的贡献，绝不仅仅是有效的方剂，更重要的是他发明了、确立了、实践了中医学的"证"，以及"辨证论治"这一独特医学理论体系的形成，而中医学的特点、特色和优势恰恰如此，这也正是与现代医学根本上不同的地方，所以从这点出发，称《伤寒论》、《金匮要略》为中医学经典著作，称张仲景为医圣是绝不过分的。

四、以"证"为核心的医学体系，是中医学的根本特点、特色的优势

如前所述，医圣张仲景确立了辨证论治的中医独特诊治体系，而这个不同于现代医学的诊疗方法，其最根本独特的地方，在于发明了"证"这个中医学独有的词汇。

本来，从字考来看，"证"、"症"古时无大差别，张老师说，宋以前的医籍中未见到"症"字，至明、清医籍中才广泛使用"症"字，但有的医籍中"证"、"症"通用，看不出涵义的差别，究其原因，可能是因为"症"字是由"证"演化而来的一个俗字。当然，这只是一种"字训"，至今已无大的临床价值，只是提示人们在读古医籍时予以注意。

当今，中医学公认的看法如下。

症，指症状，多指病人自觉的不适，如发热、咳嗽、眩晕、腰痛、水肿等；体征多指医生检查病人时所获得的结果，如舌质红、舌苔黄腻、脉象浮数等；有时把"体征"也算作广义的症状范围之内。

病，本来应该指特定的病因、发病形式、病机、发展规律和转归的一种完整的过程，如感冒、中风、虚劳、郁病、消渴等，但中医更多的病名是以病人的主要症状来定病名的，如咳嗽、哮病、心悸、不寐、胃痛、水肿、头痛等，无论是以上两类的哪一种病名，都是为"辨证"，也就是为"求得中医的证"提供前提和条件，与制定治疗方法无甚直接联系。

然而"证"则不然，"证"是中医学特有的概念，它是指在疾病的发展过程中某一阶段的病理概括，它包括疾病的病因（如风寒、风热、瘀血等）、疾病的部位（如表、里、脏、腑、经络等）、疾病的性质（如寒、热等），和邪正的关系（如虚、实等）。此外，"证"还能反映疾病可能发展变化的趋势，并且涉及影响疾病性质的病人年龄、体质等自身因素和自然、社会环境等外界因素。"证"的这些特性充分反映了疾病发展过程中某一阶段的病理变化的本质和全貌。总之，"证"会随着疾病的进退而变化，是一个相对稳定的具有时间性、阶段性、变化性的概念。用张老师的话说"证是一个将症状、体征和其他有用的因素，用中医的理论进行分析、处理、归纳之后，而抽象、升华出来的一个特有的概念"。这个概念直接指挥着中医的治疗方法、护理方法、康复方法及养生保健方法等"。此图示如下（图3-1）。

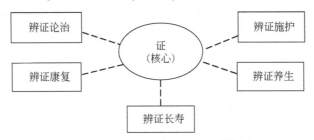

图3-1 以"证"为核心的医学体系

　　张老师曾作过这样的讲解：中国古代进入封建社会后，尤其是孔子学说盛行后，就不能再解剖尸体，认为"剖尸不仁"，甚至后世还制定"剖尸者与杀人同罪"的刑法，这样就影响了解剖学的发展，中医也就不能完全从解剖学角度来研究人的生理病理，这就"逼"得中医从另外一个角度，即"从人体外在的生理病理现象，从用药物治疗后这些现象的变化"来分析人体内部的变化，再将这些实践经验以阴阳五行学说、精气学说等加以总结升华，得出一个中医学特有的概念——"证"，以此对各种症状、体征进行科学的归纳与分类，并总结其病变治疗规律，这也就是"辨证论治"。张老师形象地比喻：西医就好像是从正面看人，把人分成漂亮、一般、不太好看、难看等几个类型。中医呢？就好像人被罩上面纱，不能从正面对人的外形分类，只好从侧面进行分类，从侧面分类也可以分为美丽、一般、不好看、难看等几个类型。换句话说，正脸看着漂亮的不一定侧脸也漂亮，要真正知道一个人是否漂亮，应该"正脸、侧脸全方位地看人"才比较准确，而这个"侧脸"，就好似中医的"证"，也许"正脸"看人的准确度更大一些，但无疑"侧脸"看人对衡量一个人的整体是否漂亮，是一个很大的补充和修订。临床上医生通过望、闻、问、切四诊获得病人零散的症状和体征，然后运用中医学的脏象经络理论、病因病理理论及各种辨证方法对其进行"处理"，升华为一个或若干个"证"的过程，就是"辨证"的过程。然后根据"证"制定出治疗的大法、小法，再选择好基本方剂和药物（或其他治疗方法，如针灸按摩等），这就是"论治"的过程，合起来就是"辨证论治"的全过程，所以在其中最"核心"的是"证"，只要"证"辨对了，"论治"就迎刃而解了，后人说的"治病容易辨证难"就是这个意思。临床上无论内科、外科、妇科、儿科等各种病症，都是根据不同的"证"，采取不同的治法，这样就有了"同病异治、异病同治"的说法，究其根本，实际上就是"同证同治、异证异治"。有不少老中医，至今反对中医学对于某一疾病的"分型"，尤其是大学教科书中将某个病固定地分成若干"证型"，让学生死背，似乎这种病只见这几个"证型"；有些老中医还反对中医院将内科分为心病科、脾胃病科、肾病科等，坚持"大方脉"，其原因之一就是中医是以"辨证"作为"论治"的基础，"有其证便有其治"，分科太细会影响中医学辨证论治体系的发展。

　　以"证"为核心的医学体系也可以从中医学的生理、病理等方面予以证明。如20世纪60年代被学术界称为中医学理论核心的"脏象学说"，在论述某一脏器的功能时，只能简单地介绍一下概念之后，马上转为"当某脏不能完成这个功能时，（也就是出现某种'证'之后）会出现哪些病症，如何治疗"，换句话说，是以临床辨证治疗来"反证"生理学的正确性，而不能似现代医学生理学那样，详细地介绍某一生理功能，甚至辅助以实验，这一切也从另外一个角度反映了"证"的重要性。

　　当然，中医学也有些是直接治疗"病"或"症状"的，如蛔虫病用驱虫剂治疗、黄疸以茵陈治疗、疟疾用青蒿治疗、不寐时用一些安神药、腰痛时用一点止痛药等，但这都不是主流，中医学的主流是以"证"为核心的（图3-2）。

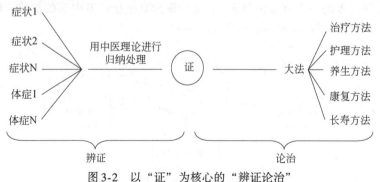

图3-2　以"证"为核心的"辨证论治"

附　参考文献

《伤寒论》：太阳之为病，脉浮，头项强痛而恶寒。

太阳病，发热，汗出，恶风，脉缓者，名为中风。

太阳病，或已发热，或未发热，必恶寒，体痛，呕逆，脉阴阳俱紧者，名曰伤寒。

阳明之为病，胃家实也。

三阳合病，腹满身重，难以转侧，口不仁，而面垢，谵语遗尿。发汗则谵语。下之则额上生汗，手足逆冷。若自汗出者，白虎汤主之。

阳明病，潮热，大便微硬者，可与大承气汤。

少阳之为病，口苦，咽干，目眩也。

伤寒五六日，中风，往来寒热，胸胁苦满，嘿嘿不欲食，心烦喜呕，或胸中烦而不呕，或渴，或腹中痛，或胁下痞硬，或心下悸、小便不利，或不渴、身有微热，或咳者，小柴胡汤主之。

太阴之为病，腹满而吐，食不下，自利益甚，时腹自痛。若下之，必胸下结硬。

自利不渴者，属太阴，以其脏有寒故也，当温之，宜服四逆辈。

少阴之为病，脉微细，但欲寐也。

少阴病，始得之，反发热，脉沉者，麻黄附子细辛汤主之。

少阴病，得之二三日以上，心中烦，不得卧，黄连阿胶汤主之。

厥阴之为病，消渴，气上撞心，心中疼热，饥而不欲食，食则吐蛔，下之利不止。手足厥寒，脉细欲绝者，当归四逆汤主之。

《金匮要略》：问曰：上工治未病，何也？师曰：夫治未病者，见肝之病，知肝传脾，当先实脾，四季脾旺不受邪，即勿补之。

湿家之为病，一身尽疼，发热，身色如熏黄也。

湿家身烦疼，可与麻黄加术汤发其汗为宜，慎不可以火攻之。

夫风之为病，当半身不遂，或但臂不遂者，此为痹，脉微而数，中风使然。

男子面色薄者，主渴及亡血，卒喘悸，脉浮者，里虚也。

虚劳诸不足，风气百疾，薯蓣丸主之。

师曰：病有风水、有皮水、有正水、有石水、有黄汗。风水，其脉自浮，外证骨节疼痛，恶风；皮水，其脉亦浮，外证胕肿，按之没指，不恶风，其腹如鼓，不渴，当发其汗；正水，其脉沉迟，外证自喘；石水，其脉自沉，外证腹满不喘；黄汗，其脉沉迟，身发热，胸满，四肢头面肿，久不愈，必致痈脓。

第四章 中医学的"四大经典"

"四大经典"是中医学常用的术语，被广泛地应用于中医教学、医疗、科研中。但究其命名却众说纷纭，莫衷一是。为此，张大宁老师提出自己的看法，并进行了详细的论述。张老师认为，中医学的"四大经典"，应该是《内经》、《伤寒论》、《金匮要略》和《神农本草经》。

一、"四大经典"的提出

张大宁老师认为，"四大经典"一词，源于古人"四圣"一说。清代著名医家黄元御著有《四圣心源》一书，所谓"四圣"，系指黄帝、岐伯、扁鹊、张仲景四位医家，黄氏为四圣之著——《内经》、《难经》、《伤寒论》、《金匮要略》著作释义，实有"四大经典"之义，这应是最早的提法。

正式明确提出"四大经典"一词，系 1955 年卫生部在中国中医研究院第一届西学中班教学计划中明确提出的"学习中医必须要系统学习'四大经典'，即内经、神农本草经、伤寒论、金匮要略四部著作"。1960 年，卫生部组织全国五大中医学院主编全国第一版中医院校教材时，曾作这样的说明"本教材取材于四部古典医籍——黄帝内经、神农本草经、伤寒论、金匮要略"。

但后来由于种种原因，中医界对"四大经典"的说法越来越不统一，如北京中医学院曾提出，"以内经、伤寒论、金匮要略、温病条辨为四大经典"，近年来在执业医师考试、各种晋升考试中多以《内经》、《伤寒论》、《金匮要略》和"温病"为四大经典，其中"温病"的含义，并非《温病条辨》，而是指"温病学"。

近年来，在张老师在各种场合重申"温病是一种病，而并非是一本书，在经典首先应是"一本书"的情况下，中医学术界对四大经典的说法有所改变，如《普通高等教育"十五"国家级规划教材·中国医学史》（2003 年）中，将《内经》、《难经》、《神农本草经》和《伤寒杂病论》列为中医学的四大经典。但这种说法虽然在中医学院大学教材中出现，可仍未获得业内的全面认可，故在各种著作刊物中，使用"四大经典"一词，仍较为混乱。

二、"经典"的含义

"经"字最早见于周代铜器铭文，其意义是"经维"，也就是"经营"的意思，最初字形"巠"。至于"经"字作为"经典"解释，则应该是战国以后才出现的。如把儒家重要著作称为"经"的，初见于《庄子·天运篇》"孔子谓老聃曰：'丘治《诗》、《书》、《礼》、《乐》、《易》、《春秋》六经，自以为久矣"。《中华大字典》载"经，经书也"，《文心雕龙》云"三极彝训其书曰经"，《博物志》"圣人制作曰经"，均系指"经"起码应是一本"书"。又班固的《白虎通义》中解释"经"为"常"，即常道，也就是永恒不可改变的道理，皮锡瑞在《经学历史》中说："或当删定六经之时，以其道可常行，正名为经"，其他如孔广森的"北方戎马，不能屏视月之儒；南国浮屠，不能改经天之义"（所谓"经天之义"即指如日之经天，不可改变的意思），段玉裁注释《说文解字》的"经"字时所说的"三纲五常六艺谓之天地之常经"等，都是说明"经"

一定是一部书，而且必须是非常重要的书。

所以"经典"的含义应该是在某个学科的建立和发展中起到重要的奠基作用或作出巨大贡献的著作。儒家把诗、书、易、乐、礼、孝、论语等列为经典，当今把《资本论》、《自然辩证法》等列为马列主义的经典，都是出于这个道理。

具体到中医学的经典，张大宁老师认为应该是在中医学理论体系（其中自然包括中药学）的形成、发展中起到过重要的奠基作用，或对中医学辨证论治体系的确立上作出过巨大贡献，成书年代较早，至今仍有重要指导意义的著作。

三、"四大经典"的命名

正是基于上述原因，张老师认为中医学的"四大经典"，应该为《内经》、《神农本草经》、《伤寒论》、《金匮要略》四部古典医药学巨著。

《内经》是我国现存最早的一部医学理论巨著，约成书于春秋战国至秦汉时期。在这以前还尚未形成一门系统完整的中医学。因此，《内经》的产生，在中医学的学科形成和发展史上，起到了划时代的作用。《内经》包括《素问》、《灵枢》两部分，原书各9卷，每卷9篇，各为81篇，合计162篇。《内经》为"言医之祖"，以问答形式，托名黄帝与其臣子岐伯、雷公、鬼臾区、伯高等讨论医学问题。书名冠以黄帝，并非黄帝所著，而是许多医家共同整理、综合而成，其中甚至在东汉之后到隋唐时代的医家也对此书有所修改和补充。

《内经》较全面地论述了中医学理论的基本概况，《素问》包括人体生理、病理、心理及疾病的诊断、治疗、预防等，凡阴阳五行、五运六气、脏象经络、精神气血、诊法治法、养生预防等无所不包、无所不及。《灵枢》中除了也论及人体脏腑功能、病因病机之外，还着重论述了人体经络、腧穴气血、针具刺法等，正是这些重要论述，构建了中医学的基本理论体系，为后世中医学、为整个中医学的发展奠定了良好坚实的基础。

《神农本草经》是我国最早的一部药物学专著，约成书于公元2世纪，它总结了东汉之前在药物方面的实践经验，把中药学提高到理论高度，奠定了中药学的基础。后世的中药学专著，包括《本草纲目》在内，都是在此基础上发展起来的。

《神农本草经》收载药物365种，其中植物药252种，动物药67种，矿物药46种。该书将这365种药物按其性能功效的不同，分为上、中、下三品，上品为"补益品"，"久服轻身延年，无毒"；中品为"遏病补虚"、"无毒有毒"，酌其服用；下品为"多毒，不可久服"，以驱邪为主。当然，限于当时的认识，其中有不少错误的地方，但这种分类法却值得后人借鉴。此外，该书还概括地论述了中药学的基本理论，如方剂君、臣、佐、使的组方原则，药物的七情和合理论，药物的性味功能，药物的加工炮制方法，以及临床用药的原则、服药方法、药物的功效主治等，可以说是一部集中药学大成的经典。

至于张仲景的《伤寒论》和《金匮要略》，前已论及，其主要成就、贡献是开创了、确立了、奠定了中医学辨证论治的基础和典范。由"症"、"病"到"证"，由"证"到"治"、到"护"、到"康复"、到"养生"、到"延年益寿"，这种理论、这种临床思维方法、这种诊治体系，其贡献者首当张仲景，《伤寒论》和《金匮要略》，是中医学理论体系中的一次"质"的飞跃，将该两部著作列为经典是当之无愧的。

可以说东汉末年张仲景编著的《伤寒杂病论》，即《伤寒论》和《金匮要略》，不但总结了汉以前的临床实践经验，充实和发展了《内经》中的热病理论，强调理法方药的严谨，而且奠定了中医学辨证论治的基础。可以不夸张地讲，《伤寒杂病论》是继《内经》、《神农本草经》之后中医学的又一次"质"的飞跃。总之，将上述四部医著定为中医学的"四大经典"是当之无愧的。

四、关于《难经》和"温病"

《难经》原名《黄帝八十一难经》，相传为战国时期名医秦越人（扁鹊）所著。"难"有"问难和释难"之意，即以问答形式，阐释了《内经》中的一些医学问题，所谓"举黄帝岐伯之要旨而推明之"，共计81个"理趣深远"的医学问题，故称"八十一难"。其中，1~22难论脉学，23~29难论经络，30~47难论脏腑，48~61难论疾病，62~68难论腧穴，69~81难论针法。

该书在81个问题的"释难"当中，不仅解释了《内经》中的一些疑难问题，而且发挥了《内经》中的一些论述，如诊脉中"独取寸口"的提出、25种脉象的诊法；经络部分关于经脉长度、流注次序、奇经八脉、十五络脉的不同病症；脏腑部分中关于脏腑解剖形态、生理功能的细述，尤其是肾与命门学说的提出；腧穴针法部分关于五脏六腑俞、针刺补泻手法与四时节气关系的论述等，都可以说是对《内经》有关理论的发挥和发展，其功绩功不可没，正如徐灵胎在《医学源流论》中所言"其中有自出机杼，发挥妙道，未尝见于《内经》，而实能显《内经》之奥义，补《内经》之所未发，此盖别有师承，足与《内经》并垂千古"。

话是如上所言，但张大宁老师又谈到：虽然《难经》有如上贡献，有徐灵胎等的如此显奉，但仔细研之，一是该书究竟只是为《内经》的一本参考读物，"释难解难"而已；另一是该书中有不少很不科学的提法，加之受当时"谶纬"学说的影响，把阴阳五行学说神秘到一种近乎迷信的地步，如"男子生于寅，属阳；女子生于申，属阴"，"脉脱阳者见鬼"等，对后世中医学的发展，不能不说是一种误导，所以如果将其列入"四大经典"之列，仍似欠妥。

关于近年来不少人将"温病"列为"四大经典"之一的问题，张大宁老师认为，这不但贬低了"经典"的水平，而且混淆了理论与临床、著作与疾病的概念。"温病"是一类外感病的总称，是"病"不是"书"。至于"温病学"，则是"研究四时温病发生发展规律及其诊治方法的一门临床学科（中医学院教材《温病学》）"，同内科学、妇科学等一样，属于临床医学的范畴，是由现代专家编写的不断更新的学科，怎么能称为"经典"呢？

关于《温病条辨》，系200多年前的著作，尽管它在温病学的发展史上做出了重要贡献，但在此前后，亦有《外感温热论》、《温热经纬》等专著，论其贡献，亦相差无几。如称其为温病学的"经典"，尚可考虑，若为中医学"经典"，并与《内经》等齐名，则显然不妥。为此，张老师还建议，将"四大经典"安排在中医学院教学最后，其中《神农本草经》也可作为选读课。

附　参考文献

《礼记·曲礼》曰：医不三世，不服其药。三世者，一曰《黄帝针灸》，二曰《神农本草》，三曰《素女脉诀》……若不习此三世之书，不得服食其药。

《汉书·艺文志·方技略》曰：医经类《黄帝内经》、《黄帝外经》、《扁鹊内经》、《扁鹊外经》、《白氏内经》、《白氏外经》、《白氏旁篇》，计7家。

《中医文献学》曰：《四圣心源》10卷，清·黄元御著，成书于乾隆十八年癸酉（公元1753年）。黄氏为光达黄帝、岐伯、越人、仲景四圣伟业，以四圣典籍精蕴为本，旁采诸家之说，并融合己见，论述内外百病，书名《四圣心源》。

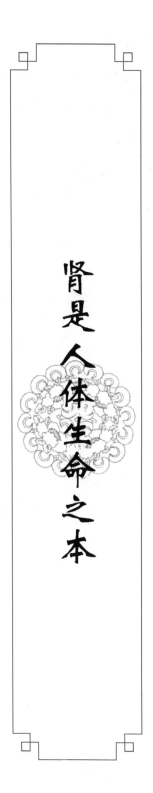

肾是人体生命之本

第五章 赵献可——古代将"肾"提到人体最高位置的医学家

张大宁老师认为，在2000多年的中国医学史中，将"肾与命门"提到人体最高位置的医学家，当首推明代医学家赵献可。

赵献可，字养葵，号医巫闾子，浙江鄞县人，生于16世纪下半叶明朝万历、崇祯年间，代表著《医贯》，寓意是说一个医生若能真正明白肾与命门在人体生命活动中的重要位置，则医学之理（包括养生与治病）即可"一以贯之"，故书名为《医贯》。

《医贯》一书刊行于1617年，全书6卷：卷一为"玄元肤论"，内容为论《内经》十二官、阴阳、五行。卷二为"主客辨疑"，内容为论中风、伤寒、温病、郁病、针砭时弊。卷三为"绛血丹书"，内容专论血证。卷四、五为"先天要论"，内容为论述常用温补方及18种病症治法。卷六为"后天要论"，系从补中益气汤、伤饮食、中暑伤暑、湿、疟、痢疾六个方面阐发了李东垣重视脾为后天之本的观点，并以具体病症论述了补脾与补肾的互动关系。

我们知道，《内经》是一部系统、完整论述中医理论的经典著作，对于五脏六腑、经络筋脉等的功能都有着详尽的论述，其中在谈到脏象理论时，是将五脏中的"心"提到"一身之主"的位置，如"心者，君主之官，神明出焉"，"主明则下安，主不明则十二官危"（《素问·灵兰秘典论》），显然，"心"脏居于五脏六腑、四肢百骸的最高位置。对于"肾"脏，《内经》的作者们虽然认为其功能居于"心"脏之下，但也意识到"肾"脏的特殊的、重要的功能，所以在《素问·灵兰秘典论》中，论述到肾的功能时，曰："肾者，作强之官，伎巧出焉"，"作强"即"强于工作的能力"，实际上是指人体的"体力"，而"伎巧"即"头脑灵巧的程度"，实际上指"智力"，且在论及肾与人体生长发育关系时，又指出系"肾的精气"所主，所以试想，"肾"作为负责人体"体力—智力—长寿"的脏器，能不显示其在人体生命活动中的重要位置吗？当然，纵观整个《内经》，仍然应该说"心"是第一位的。

至《难经》开始，肾的重要性越发提高，尤其是"肾与命门之说"的提出，更使肾的研究日趋深化。如《难经·三十六难》中说："脏各有一耳，肾独有两者，何也？然：肾两者，非皆肾也，其左者为肾，右者为命门。命门者，诸精神之所舍，原气之所系也，男子以藏精，女子以系胞。"从而开创了中医"命门学说"的先驱。

以后，宋代著名儿科学家钱乙，以其40余年的儿科专业经验，提出五脏虚实的主症，明确指出"肾主虚，无实也"，"肾病，目无精光，畏明，体骨重"，并在张仲景《金匮要略》中"肾气丸"的基础上，减去桂、附两味温热之药，创"肾虚以地黄丸补肾"（《小儿药证直诀》），从而首创了流芳千古的滋阴补肾代表方剂——六味地黄丸。

再后，至金元时期滋阴派的代表朱丹溪，继承发挥了《内经》《难经》两经中关于"肾阴肾阳"的理论，提出了在"相火论"基础上的"阳常有余，阴常不足"的学说，朱氏把它称为"相火妄动、煎熬真阴"，创造了"大补阴丸"这个至今仍广泛使用的有效方剂。同时，他还大力宣传"养生"、"节欲"，以"保护肾阴，防止相火妄动"，达到防病长寿的目的。

明代薛己，号立斋，所著《内科摘要》，是我国医学史上第一部以内科命名的医籍，其学术思想核心是重视先后天，重视肾中水火与脾胃的关系，脾肾并重，注重温补，以补中养气汤和肾气丸为基础方剂，另一位著名医家张景岳，强调肾中真阴、真阳均为人体生命之大宝，创立滋补肾阴的左归丸、左归饮和温补肾阳的右归丸、右归饮，成为流传至今的常用优秀方剂。

赵献可，这位明代的著名医家，正是在继承了《内经》《难经》、《伤寒杂病论》及以上医家，尤其是薛己的学说基础上，结合自己的丰富临床实践，总结出了一整套以肾、命门为核心的独特医学理论。

赵氏认为，两肾有形、属水，其左为阴水，右为阳水；命门无形，属火，其位在两肾中间，所谓"命门无形之火，在两肾有形之中"，亦即"两肾间动气"，他又指出"越人（指秦越人，即指《难经》）谓左为肾，右为命门，非也。命门即在两肾各一寸五分之间，当一身之中，《易》所谓'一阳陷于二阴之中'，《内经》曰：'七节之旁，中有小心'是也"（《医贯·内经十二官论》）。以上论述，既将两肾和命门的属性及位置作了区分，且又指出了其间的关系。《易经》说以"一阳陷于二阴之中"，构成"坎"卦，即☵卦，坎为水，水中有阳才能化气而产生生命，故赵氏认为坎卦是"水气潜行地中，为万物受命根本"（《医贯·五行论》）。赵献可所云"命门无形之火，在两肾有形之中，故曰一脏之真，惟肾为根"，正说明了肾、命门两者既须分又须合的关系。

在谈到命门与脏腑的关系时，赵氏认为其位居十二官之上，他原引自《内经》中"主明则下安，主不明则十二官危"的说法，认为既然"心在十二官之内"，何谈"主"呢？故当另有一"主"，云："人身别有一主，非心也"（《医贯·内经十二官论》），故此，他确认命门者即为"君主之官"，命门是主宰十二官的"真君真主"，指出"命门为十二经之主，肾无此则无以作强，而伎巧不出焉；膀胱无此则三焦之气不化，而水道不行矣；脾胃无此则不能蒸腐水谷，而五味不出矣；肝胆无此则将军无决断，而谋虑不出矣；大小肠无此则变化不行，而二便闭矣；心无此则神明昏，而万事不能应矣"（《医贯·内经十二官论》），同时，他为了强调命门火的作用，还形象地把人身譬作"走马灯"，若灯中"（命门）火旺则动速，火微则动缓，必熄则寂然不动"。这里要特别指出的是，赵氏所说的"命门"实际上包含了"肾与命门"的双重作用。

赵氏基于上述理论，故在临床上特别强调先天水火，推崇使用六味地黄丸和八味丸（金匮肾气丸），认为"以无形之水沃无形之火，当而可久者也"（《医贯·水灭论》），只有这样，"真水、真火，升降既宜，而成既济矣"（《医贯·水火论》），故在临床上治疗阴虚火动时，以滋阴降火，"滋其阴则火自降"，至于阳虚火衰、火不归元者，则当"用温肾之药，从其性而引之归元"，"命门君主之火，乃水中之火，相依而永不相离也，火之有余缘真水不足也，毫不敢去火，只补水以配火，壮水之主以镇阳光；火之不足，因见水之有余也，亦不必泻水，就于水中补火，益火之源以消阴翳"（《医贯·内经十二官论》），所谓壮水、益火之剂就是以六味、八味出入增减，六味丸主治肾阴不足诸症，八味丸主治肾阳虚命门火衰诸症。前者补无形之水，以壮水之主，以制阳光；后者六味之壮水，又有桂、附于水中补火，使水火得养而肾气自复，即益火之源以消阴翳，所以，人之真阴、真阳不足，实为诸多病症之共性及基础，而六味、八味两个方剂，则为治疗临床多种病症，尤其是慢性病症的治本的基础方剂，也正如他所说的，真正学会、用会"肾与命门理论"，真正会用、用好六味丸和八味丸，则"医一贯之"。

总之，赵献可在继承《内经》、《难经》及历代各家的基础上，结合自己的临床经验，大胆地、创新性地阐述了命门与肾在人体生命活动及病理变化、临床诊断、临床治疗上的重要作用，把肾与命门的作用提到一个更新、更高的位置，从而成为中医学历史上的"肾与命门学派"的第一家，因为，中医学中的"命门"理论，虽然自古以来，众说纷纭，流派多家，但实际上其生理、病理、诊断、治疗、养生等，均在"肾"的范畴之内，所以，无疑地说，赵献可是中医古代"补肾"学派的第一家，也可以说，他是中医学中将"肾"提到人体最高位置的医学家。

附　参考文献

《医贯·序》曰：凡人有所以生。而非形也。形有所以促。而非病也。病有所以治。而非药石也。中医以药石治病，上医借药石以治生。病病者不受不生。惟生生者病而生危，甚则促，故欲治生者原生。夫人何以生？生于火也。三统之说。人生于寅。寅生火也。火，阳之体也。造化以阳为生之根。人生以火为生之门。儒者曰：天开于子、水为元。医者曰：人生于水。肾为元。孰知子为阳初也？又孰知肾为火藏也？阴生于阳。故水与火为对；然而火不与水为对体？其与水对者？后天之火？离火也。其不与水为对者？先天之火。干火也；夫干，阳之纯也。夫阳、火之主也。夫水、火之原也。后天之火有形，而先天者无形。有形之火，水之所克。无形之火，水之所生。今夫艾台见日而火。方诸见月而水，此水火之大分也。然取水者，迎月之光，而不迎其魄何也？魄阴也。而光借于日则阳也。水不生于水。而生于火明矣。是故土蒸而润，肤燠而泽，酿醋而溢，釜炊而汗，丹砂硫黄之所韫而汤也，汇为温泉出焉。水之生于火也，益信。火生乎水。亦还藏于水也，其象在坎。一阳陷于二阴之中，而命门立焉。盖火也而肾水寄之矣。其生乎水也。其象在干。纯阳卓立于杂卦之先，左旋而坎水出焉。右旋而兑水纳焉。盖水也而阴阳之火。则分而寄之矣，此所谓后天中之先天也。有气而未始有形也，无形之火以阳生。阳寄位于心则为君，神明以官。譬若火之光，以阳生阴。寄运于三焦则为相，腑脏以充。譬若火之焰，君火在上，而相火巽乎水而上行。譬若辘轳之转而未始停也。水乃升而火降，所谓既济者也。如是则生全，不则其生非者，反以克木，水为火所克，则水竭而无所与藏，还以自克而生害，故养生莫先于养火，医巫间子曰：余所重先天之火者，非第火也，人之所以立命也，仙炼之为丹，释传之为灯，儒明之为德者，皆是物也。一以贯之也，故命其名曰医贯，其说具载于书余不论，论其原生之大指若此，医巫间子姓赵氏，名献可。别号养葵。其为今称，盖有逃名之意焉。且以书成于幽州。若曰：藏诸山以俟其人。刻而行之者。家伯兄司马公也。

《医贯·内经十二官论》曰：心者，君主之官也，神明出焉。肺者，相传之官。治节出焉。肝者，将军之官，谋虑出焉。胆者，中正之官。决断出焉。膻中者，臣使之官，喜乐出焉。脾胃者，仓廪之官，五味出焉。大肠者，传道之官，变化出焉。小肠者，受盛之官，化物出焉。肾者，作强之官，伎巧出焉。三焦者，决渎之官，水道出焉。膀胱者，州都之官，津液藏焉，气化则能出矣。凡此十二官者，不得相失也。故主明则下安。以此养生则寿，殁世不殆，以为天下则大昌。主不明则十二官危，使道闭塞而不通，形乃大伤，以此养生则殃。以为天下者，其宗大危，戒之戒之。至道在微，变化无穷。孰知其原，窅乎哉？消者瞿瞿，孰知其要？闵闵之当，孰者为良？恍惚之数，生于毫厘，毫厘之数，起于度量，千之万之，可以益大，推之大之，其形乃制。

此内经文。玩内经注文，即以心为主。愚谓：人身别有一主非心也。谓之君主之官，当与十二官平等，不得独尊心之官为主。若以心之官为主，则下文"主不明则十二官危"，当云十一官矣。此理甚明，何注《内经》者昧此耶？盖此一主者，气血之根，生死之关，十二经之纲维，医不达此，医云乎哉……肾有二，精所舍也。生于脊膂十四椎下，两旁各一寸五分，形如豇豆，相并而曲附于脊外，有黄脂包裹，里白外黑，各有带二条，上条系于心包，下条过屏翳穴后趋脊骨。两肾俱属水，但一边属阴，一边属阳，越人谓：左为肾。右为命门，非也。命门即在两肾各一寸五分之间，当一身之中。易所谓一阳陷于二阴之中。内经曰。七节之旁。有小心是也。名曰命门，是为真君真主，乃一身之太极，无形可见，两肾之中，是其安宅也。其右旁有一小窍，即三焦。三焦者，是其臣使之官，禀命而行，周流于五脏六腑之间而不息，名曰相火。相火者，言如天君无为而治，宰相代天行化。此先天无形之火。与后天有形之心火不同。其左旁有一小窍，乃真阴，真水气也，亦无形。上行夹脊，至脑中为髓海，泌其津液，注之于脉，以荣四支，内注五脏六腑，以应刻数，亦随相火而潜行于周身，与两肾所主后天有形之水不同。但命门无形之火，在两肾有形之中，为黄庭。故曰五脏之真，惟肾为根。褚齐贤云：人之初生受胎，始于任之兆，惟命门先具。有命门，然后生心。心生血，有心然后生肺。肺生皮毛，有肺然后生肾。肾生骨髓，有肾则与命门合，二数备，是以肾有两岐也。可见命门为十二经之主。肾无此。则无以作强，而技巧不出矣。膀胱无此。则三焦之气不化，而水道不行矣。脾胃无此，则不能蒸腐水谷，而五味不出矣。肝胆无此。则将军无决断，而谋虑不出矣。大小肠无此，则变化不行，而二便闭矣。心无此，则神明昏，而万事不能应矣。正所谓"主不明则十二官危"也。余有一譬焉，譬之元宵之鳌山走马灯，拜者、舞者、飞者、走者，无一不具，其中间惟是一火耳。火旺则动速，火微则动缓，火熄则寂然不动。而拜者、舞者、飞者、走者，躯壳未尝不存也，故曰汝身非汝所有，是天地之委形也。余所以谆谆必欲明此论者，欲世之养身者，治病者，的以命门为君主，而加意于火之一字。夫既曰立命之门，火乃人身之至宝，何世之养身者，不知保养节欲，而日夜戕贼此火？既病矣，治病者，不知温养此火，而日用寒凉，以直灭此火，焉望其有生气耶？经曰：主不明则十二官危，以此养生则殃，戒之戒之。余今直指其归元之路而明示之。命门君主之火，乃水中之火，相依而永不相离也。火之有余，缘真水之不足也，毫不敢去火，只补水以配火。壮水之主，以镇阳光，火之不足，因见水之有余也。亦不必泻水，就于水中补火，益火之原，以消阴翳。所谓原与主者，皆属先天无形之妙，非曰：心为火而其原在肝，肾为水而其主属肺。盖心、脾、肾、肝、肺，皆后天有形之物也。须有无形之火，配无形之水，直探其君主之穴宅而求之，是为同气相求，斯易以入也。所谓知其要者，一言而终也。若夫风、寒、暑、湿、燥、火之入于人身，此客气也，非主气也。主气固，客气不能入。今之谈医者。徒知客者除之，漫不加意于主气何哉？纵有言固主气者，专以脾胃为一身之主。焉知坤土是离火所生，而艮土又属坎水所生耶？明乎此，不特医学之渊源有自，而圣贤道统之传，亦自此不昧。而所谓一贯也，浩然也，明德也，玄牝也，空中也，太极也，同此一火而已。为圣为贤，为佛为仙，不过克全此火而归之耳。小子兹论。阐千古之未明，慎勿以为迂。

系辞曰：《易》有太极，是生两仪。周子惧人之不明，而制为太极图。无极而太极。无极者。未分之太极。太极者，已分之阴阳。一中分太极。中字之象形，正太极之形也。一即伏羲之奇一而圆之，即是无极，既曰先天太极，天尚未生，尽属无形。何为伏羲画一奇，周子画一圈，又涉形迹矣？曰：此不得已而开示后学之意也。夫人受天地之中以生。亦原具有太极之形。在人身之中。非按形考索，不能穷其奥也。余因按古铜人图，画一形象，而人身太极之妙，显然可见。是岂好事哉？亦不得已也。试即命门言之（图5-1）。

命门在人身之中，对脐附脊骨。自上数下。则为十四椎，自下数上，则为七椎。《内经》曰：七节之旁。有小心。此处两肾所寄，左边一肾，属阴水。右边一肾，属阳水。各开一寸五分，中间是命门所居之官，即太极图中之白圈也。其右旁一小白窍，即相火也。其左旁之小黑窍，即如天一之真水也。此一水一火。俱属无形之气。相火禀命于命门，真水又随相火，自寅至申，行阳二十五度。自酉至丑，行阴二十五度。日夜周流于五脏六腑之间。滞则病，息则死矣。人生男女交媾之时，先有火会，而后精聚。故曰火在水之先，人生先生命门火。此褚齐贤之言也，发前人之所未发。世谓父精母血，非也。男女俱以火为先，男女俱有精，但男子阳中有阴，以火为主。女子阴中有阳，以精为主，谓阴精阳气则可。男女合，此二气交聚，然后成形，成形俱属后天矣。后天百骸俱备，若无一点先天火气。尽属死灰矣。故曰主不明，则十二官危。

或又问曰：如上所言，心为无用之物耶？古之圣贤，未有不以正心、养心、尽心为训，而先生独欲外心以言道，恐心外之道，非至道也。余曰：子细玩经文，自得之矣。经曰：神明出焉。则所系亦重矣，岂为无用哉？盍不观之朝廷乎？皇极殿，是王者向明出治之所也。乾清宫，是王者向晦晏息之所也。指皇极殿而即谓之君身可乎，盖元阳君主之所以为应事接物之用者。皆从心

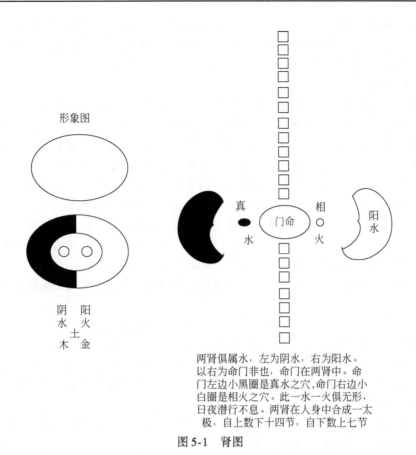

形象图

阴　阳
水　火
土
木　金

真
水

门命
命门

相
火

阳
水

两肾俱属水，左为阴水，右为阳水。
以右为命门非也，命门在两肾中。命
门左边小黑圈是真水之穴，命门右边小
白圈是相火之穴。此一水一火俱无形，
日夜潜行不息。两肾在人身中合成一太
极，自上数下十四节，自下数上七节

图 5-1　肾图

上起经纶。故以心为主。至于栖真养息，而为生生化化之根者，独藏于两肾之中，故尤重于肾。其实非肾而亦非心也。

《医贯·玄元肤论》曰：男子抱阳而负阴，女子抱阴而负阳。人身劈中分阴阳左右，男子右属火而为气，左属水而为血。女子右属水，而左属火。凡人半肢风者，男子多患左，女子多患右，岂非水不能营耶？

此皆泛言阴阳之理，有根阴根阳之妙。不穷其根，阴阳或几乎息矣。谈阴阳者，俱曰：气血是矣。讵知火为阳气之根，水为阴血之根。盍观之天地间，日为火之精，故气随之；月为水之精，故潮随之。然此阴阳水火，又同出一根，朝朝裹行，夜夜复命，周流而不息，相偶而不离。惟其同出一根，而不相离也。故阴阳又各互为其根，阳根于阴，阴根于阳，无阳则阴无以生，无阴则阳无以化。从阳而引阴。从阴而引阳，各求其属而穷其根也。世人但知气血为阴，而不知水火为阴阳之根。能知水火为阴阳。而误认心肾为水火之真，此道之所以不明不行也。试观之天上。金木水火土五星见在，而日月二曜，所以照临于天地间者，非真阴真阳乎？人身心肝脾肺肾五行俱存，而所以营运于五脏六腑之间者，何物乎？有有形之相火行阳二十五度，无形之肾水行阴二十五度，而其根则原于先天太极之真，此所以为真也。一属有形，俱为后天，而非真矣，非根矣。谓之根，如木之根，而枝叶所由以生者也。

既有真阴真阳，何谓假阴假阳？曰：此似是而非，多以误人，不可不知。如人大热发燥，口渴舌燥，非阳证乎？余视其面色赤，此戴阳也。切其脉，尺弱而无力，寸关豁大而无伦，此系阴盛于下，逼阳于上，假阳之证。余以假寒之药，从其性而折之，顷刻平矣。如人恶寒，身不离复衣，手足厥冷，非阴证乎？余视其面色滞，切其脉涩，按之细数而有力，此系假寒之证，寒在皮肤，热在骨髓。余以辛凉之剂，温而行之，一汗而愈。凡此皆因真气之不固。故假者得以乱其真。假阳者，不足而示之有余也。假阴者，有余而示之不足也。既已识其假矣，而无术以投其所欲，彼亦捍格而不入。经曰：伏其所主，而先其所因。其始则异，其终则同，可使去邪，而归于正矣。

有偏阴偏阳者，此气禀也。太阳之人，虽冬月身不须绵，口常饮水，色欲无度，大便数日一行，芩、连、栀、柏、大黄、芒硝，恬不知怪。太阴之人，虽暑月不离复衣，食饮稍凉，便觉腹痛泄泻，参术姜桂，时不绝口，一有欲事，呻吟不已。此两等人者，各禀阴阳之一偏者也。与之谈医，各执其性之一偏，而目为全体，常试而漫为之。虽与之言，必不见信。是则偏之为害，而误人多矣。今之为医者，鉴其偏之弊，而制为不寒不热之方，举世宗之，以为医中王道。岂知人之受病，以偏得之。感于寒则偏于寒，感于热则偏于热，以不寒不热之剂投之，何以补其偏而救其弊哉！故以寒治热，以热治寒，此方士之绳墨也。然而苦寒频进，而积热弥炽。辛热比年，而沉寒益滋者，何耶？此不知阴阳之属也。经曰：诸寒之而热者取之阴，诸热之而寒者取之阳，所谓求其属也。斯理也，惟王太仆能穷之，注云：寒之不寒，是无水也。热之不热，是无火也。无水者，壮水之主，以镇阳光。无火者，益火之原，以消阴翳。启玄达至理于绳墨之外，而开万世医学之源也。

阴阳者虚名也，水火者物理也。寒热者，天下之淫气也。水火者，人之真元也。淫气凑疾，可以寒热药施之。真元致病，即以水火之真调之。然不求其属，投之不入。先天水火，原属同官，火以水为主，水以火为原。故取之阴者，火中求水，其精不竭。取之阳者，水中寻火，其明不熄。斯大寒大热之病，得其平矣。偏寒偏热之士，不可与言也。至于高世立言之士，犹误认水火为心肾，无怪乎后人之懵懵也。

《医贯·先天要论》曰：八味丸，治命门火衰，不能生土，以致脾胃虚寒，饮食少思，大便不实。若下元衰惫，脐腹疼痛，夜多溲溺等证。

熟地黄，八两，用真生怀庆酒洗净，浸一宿，柳木甑，砂锅上蒸半日晒干，再蒸再晒九次为度临用捣膏　山药四两　山茱萸肉四两　丹皮三两　白茯苓三两）泽泻三两　肉桂一两　附子一两
制附子法：附子重一两三四钱，有莲花瓣，头圆底平者佳，备童便五六碗，浸五七日，候透润，揭皮切作四块，仍浸三四日，用粗纸数层包之，浸湿煨灰火中。取出切片，查看有白星，仍用新瓦上炙热，至无星为度。如急欲用，即切大片，用童便煮三四沸。热瓦上炮熟用之。

八味丸，乃张仲景所制之方也。《圣惠》云：能伐肾邪，皆君主之药，宜加减用。加减不依易老亦不效。今人有加人参者，人参乃是脾经药，到不得肾经。有加黄柏、知母者，有欲减泽泻者，皆不知立方本意也。

六味加五味子，名曰都气丸，述类象形之意也。

钱氏减桂附，名曰六味地黄丸，以治小儿。以小儿纯阳，故减桂附。

杨氏云：常服，去附子加五味，名曰加减八味丸。

丹溪有三一肾气丸，独此方不可用。

仲景有金匮肾气丸。

益阴地黄丸，治目病火衰者。济阴地黄丸，治目病有火者。二方见《原机启微》。

易老云：八味丸治脉耗而虚，西北二方之剂也。金弱木胜。水少火亏。或脉鼓按之有力，服之亦效。何也？答曰：诸紧为寒，火亏也，为内虚水少，为木胜金弱，故服之亦效。

《医贯·先天要论》曰：六味丸说，肾虚不能制火者，此方主之。肾中非独水也，命门之火并焉。肾不虚。则水足以制火。虚则火无所制，而热证生矣，名之曰阴虚火动。河间氏所谓肾虚则热是也。今人足心热，阴股热，腰脊痛，率是此证，乃咳血之渐也。熟地黄、山茱萸，味厚者也。经曰：味厚为阴中之阴，故能滋少阴补肾水。泽泻味咸，咸先入肾，地黄、山药、泽泻，皆

润物也。肾恶燥，须此润之。此方所补之水，无形之水，物之润者亦无形，故用之。丹皮者，牡丹之根皮也。丹者，南方之火色，牡而非牝属阳。味苦辛。故入肾而敛阴火，益少阴，平虚热。茯苓味甘而淡者也，甘从土化，土能防水，淡能渗泄，故用之以制水脏之邪，且益脾胃而培万物之母。壮水之主。以镇阳光。即此药也。

第六章 肾为人体生命之本

"肾为人体生命之本"是张大宁老师在20世纪70年代提出的一个重要观点，现在已经广泛地被引用在众多的著述、论文和学术报告之中，成为中医学理论体系中的一个重要内容。

"本"字，从字义上讲，是"草木之根"、"事物根基或主体"的意思。《诗经·大雅》云："枝叶未有害，本实先拔"，《庄子·逍遥游》说："吾有大树，人谓之樗。其大本拥肿而不中绳墨"等都是指"草木之根"。而《论语·学而》则有"君子务本"的记载，《商君书·定分》中亦云："法令者，民之命也，为治之本也，所以备民也"，均是指"事物的根基或主体"。

"根本"一词，《辞原》中解释"木下曰根，水下曰本"。后比喻事物的本源或关键部分，《淮南子·缪称》云："根本不美，枝叶茂者，未之闻也"，所以可以说，"根本"一词，强化了"本"是大树之根，是大树的主根，是整个树的根本，是枝盛叶茂的根本，只有根好、主根好，才能树枝好、树叶好、开花好。张老师曾从训诂学的形训、义训角度，解释"本"字的字训，他说"木"字是一个象形字，指长在地面上的一棵树的意思，而"本"就是在"木"字，即树的下面主根上，划一道"指示一"，即为"本"字。

那"肾为人体生命之本"是什么意思呢？张大宁老师解译为"人体的各种生命活动，包括五脏六腑、四肢百骸、经络气血等，不仅都与肾有着直接或间接的联系，而且是各种生命活动的根本。根盛则枝盛叶茂，肾中精气旺盛，则脏腑经络、精神气血等运行正常，反之则出现各种病症。在一定意义上讲，肾中精气的强弱，标志着人体力、智力的强弱，并影响着人体寿命的长短，所以说，肾是人体生命之本"。

张老师为了系统明白地说明中医学肾的功能，经常以"肾与××功能的关系"来说明，大体分为十个方面的功能。

一、肾与人体生长发育有关

中医学认为，人体的生长发育衰老过程，就是由于肾中精气盛衰所造成，《内经》中对此有较详细的论述。

《素问·上古天真论》曰："女子七岁肾气盛，齿更发长；二七而天癸至，任脉通，太冲脉盛，月事以时下，故有子；三七肾气平均，故真牙生而长极；四七筋骨坚，发长极，身体盛壮；五七阳明脉衰，面始焦，发始堕；六七三阳脉衰于上，面皆焦，发始白；七七任脉虚，太冲脉衰少，天癸竭，地道不通，故形坏而无子也。丈夫八岁肾气实，发长齿更；二八肾气盛，天癸至，精气溢泻，阴阳和，故能有子；三八肾气平均，筋骨劲强，故真牙生而长极；四八筋骨隆盛，肌肉满壮；五八肾气衰，发堕齿槁；六八阳气衰竭于上，面焦，发鬓颁白；七八肝气衰，筋不能动，天癸竭，精少，肾气衰，形体皆极；八八则齿发去。肾者主水，受五藏六府之精而藏之，故五藏盛乃能泻。今五藏皆衰，筋骨解堕，天癸尽矣，故发鬓白，身体重，行步不正而无子耳。"

《灵枢·天年》篇曰："人生十岁，五藏始定，血气已通，其气在下，故好走。二十岁，血气始盛，肌肉方长，故好趋。三十岁，五藏大定，肌肉坚固，血脉盛满，故好步。四十岁，五藏六府，十二经脉，皆大盛以平定，腠理始疏，荣华颓落，发鬓斑白，平盛不摇，故好坐。五十岁，肝气始衰，肝叶始薄，胆汁始灭，目始不明。六十岁，心气始衰，苦忧悲，血气懈惰，故好卧。七十岁，脾气虚，皮肤枯。八十岁，肺气衰，魄离，故言善误。九十岁，肾气焦，四藏经脉空虚。百岁，五藏皆虚，神气皆去，形骸独居而终矣。"

以上两部经文明确指出了人体生、长、壮、老、已的自然规律，以及与肾中精气盛衰的密切关系。人在出生之后，由于"先天之精"不断得到"后天之精"的培养，肾中精气逐渐充盛，出现幼年时期"齿更发长"等现象，以后发展到一定阶段，产生一种促进"性"发育成熟的，称之为"天癸"的物质，于是男子出现梦遗，女子出现月经，"性"的发育逐渐成熟，人具备了生殖能力，进入青春期，再至壮年，人一生中的旺盛阶段，而后便逐渐衰弱，人进入老年期，这种以齿、骨、发、性等的生长变化状况，作为观察肾中精

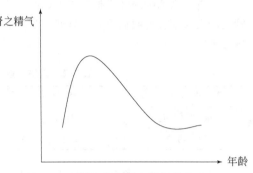

图 6-1　人体年龄与肾之精气的关系

气盛衰的标志，进而作为判断人体生长和衰老的基础，至今仍有着极高的科学价值（图 6-1）。

基于这个理论，张老师曾对 632 例随机抽样人群按年龄组进行中医辨证分析，发现年龄与"肾"的盛衰确有一定的关系（表 6-1）。

此外，临床上对一些未老先衰的病人，使用补肾治法，往往获效。张老师曾对 68 例有"脱发，面形憔悴，健忘，体弱乏力"表现的未老先衰病人，服用我们研制的补肾方剂，半年后，98% 的病人有了不同程度的改善，其中一半病人疗效非常显著。

表 6-1　632 例随机抽样不同年龄组中医辨证分析

年龄组		辨证标准	阳性
男	女	（以上具有下述症状中任意三项者为阳性表现）	百分率
7~9 岁 （50 例）	6~8 岁 （40 例）	遗尿尿频、齿更、发盛	86.6% （78 例）
15~17 岁 （40 例）	13~15 岁 （45 例）	男子梦遗或女子月经来潮，第二性征出现（男子胡须、女子乳房），肌肉开始丰盛	96.4% （82 例）
24~34 岁 （80 例）	21~30 岁 （75 例）	性成熟，体强，智力正常，夜尿少，腰不疼痛，两尺脉正常	85.1% （132 例）
40~56 岁 （60 例）	35~50 岁 （60 例）	性机能减退（阳萎、梦遗、早泄或性欲减）、脱发、健忘、夜尿多、腰背酸痛、身无力、舌边齿痕、两尺脉弱	91.7% （110 例）
70 岁以上 （80 例）	70 岁以上 （102 例）	脱发、遗尿或不禁、便溏、腰酸痛、健忘、行走无力、舌边齿痕、两尺脉弱	99% （181 例）

二、肾与呼吸功能有关

中医认为，人体的呼吸要靠肺肾两脏来完成，呼吸固然靠肺，但空气的吸入则与肾脏关系密切，中医称为"肾主纳气"。若人体肾虚不能纳气时，则会出现呼多吸少的症状。肺气肿、肺源性心脏病的病人，出现这种症状时，可用补肾纳气的治法。近年来，全国许多地区在防治慢性支气管炎的研究中，都证实了大多数肾虚病人呼吸功能不全。

张老师曾对90例60岁以上西医诊断"无呼吸系统疾病",而中医诊断为肾虚的老年人做过屏气实验及肺脏残气量测定,结果表明,90例老年人有程度不同的呼吸功能不全,显示"肾"与呼吸功能的关系。

此外,张老师还随机抽样了150例60岁以上老年人和150例35~40岁壮年人,发现慢性支气管炎的发病率有着明显差异,虽然该病发病原因是多方面的,但无疑肾虚因素是一个不容忽视的重要原因(表6-2)。

表6-2　人体年龄与慢性支气管炎发病率的关系

年龄组	总例数	慢性支气管炎人数	发病率
60岁以上组	150	52	34.7%
35~40岁	150	10	6.7%

临床上,张老师在治疗慢性支气管炎、肺气肿、肺源性心脏病时,常用五味子、蛤蚧、冬虫夏草等中药,方剂如麦味地黄丸、蛤蚧定喘丸等,均是取其"补肾纳气"的原理。

三、肾与人体消化功能有关

人体的消化主要靠脾胃,但亦与肾有关。肾阳可以温煦脾胃,促进水谷的消化,如同要煮熟一锅稀粥一样,既要有锅(胃主收纳),又要有勺(脾主运化),还要有火(肾阳的温煦),三者缺一不可,命门火衰时,水谷得不到很好的消化,可出现脾肾阳虚而致的慢性腹泻,包括五更泻、饭后泻等。

张老师曾对240例不同年龄组的随机抽样人群进行慢性腹泻(包括五更泻、饭后泻,以及其他慢性腹泻或不自觉便等,但排除肠结核、直肠息肉、癌瘤等)的统计,发现随着年龄的变化,慢性腹泻的出现亦呈规律性变化(表6-3)。

表6-3　人体年龄与慢性腹泻发病率的关系

病症	年龄组	总例数	阳性例数	百分率
慢性腹泻	20~30岁	80例	5	6.25%
	40~60岁	80例	14	17.5%
	70岁以上	80例	24	30%

上述43例慢性腹泻病人,经强肾健脾治疗后,有35例病人呈现不同程度的好转,其中近20例完全治愈。治疗慢性腹泻的"三联法",即早晨一丸人参健脾丸,中午一丸补中益气丸,晚上一丸四神丸,一个月一疗程,连续三疗程,每疗程中间间隔5~7天。张大宁老师曾在20世纪70年代,出版过他的第一部处女作——《常用中成药》(天津人民出版社,1973年),在全国影响很大,并在香港商务印书馆多次再版,在东南亚各国广受赞誉。其中谈到慢性腹泻时,介绍过如上这种中成药的"三联"疗法。在这以后的2~3年中,张老师多年来曾收到几百封来自全国各地的信,普遍反映这种三联法疗效甚好,在很大程度上弥补了西医的不足,因为西医对这种慢性腹泻是没有很好的治疗方法的。当然,如果"大便黏腻不爽",则疗效不是太好,因为那就存在"湿邪",不是单单"健脾补肾,升提中气"所能完全完成的。另外,肠息肉、肠癌或肠结核等不可以用,大便带脓血者疗效不佳。

四、肾与人体生殖功能有关

中医学的理论中没有"生殖系统"一词，大凡人体的生殖功能都在"肾"的范畴之内。

临床上，无论男子性功能减退，如性欲减退、阳痿、遗精、早泄或女子性淡漠，以及各种不孕不育等，都属于"肾虚"的范畴，所以自古以来，中医治疗性功能减退及不孕不育的药物方剂，大都是与"肾"有关的药物或方剂。

五、肾与人体水液代谢有关

中医学将肾与人体水液代谢的关系称为"肾主水"，即肾具有主持全身水液代谢及维持水液代谢平衡的作用，《素问·逆调论》说："肾者水藏，主津液。"肾主水液代谢的作用，主要靠肾阳的作用完成。一是肾阳对肺脾的蒸腾温煦作用。人体的水液代谢，首先是要通过水谷入胃，即胃的受纳，脾的运化、运输，以及肺的宣降来完成的。而肾对于肺脾的这两种作用，均起着重要的蒸腾、温煦作用，如肾脏虚弱，温煦无力，则"升清"作用减弱，以致水液滞留，可形成水肿或腹水。二是肾对于"清中之浊"的再次分利。人体内被脏腑组织利用后的水液，即清中之浊部分，从三焦下行归于肾之后，肾以其气化作用，再次分利，清者通过三焦上升，归于肺而再布于周身，浊者化为尿液，下输膀胱。三是肾司"尿之开合"。虽然膀胱是一个贮尿、排尿的器官，但真正主司"尿之开合"的器官在于肾。《素问·灵兰秘典论》说："膀胱者，州都之官，津液藏焉，气化则能出矣"，这里的"气化"，主要是指肾对于膀胱的气化作用。所以临床上一些尿少、尿多、遗尿、无尿、尿余沥等病症，以及水肿、腹水等，多从肾论治，著名的金匮肾气丸、真武汤等均属此列。

张老师是从事肾病研究的，如慢性肾炎、肾病综合征、糖尿病肾病、慢性肾衰竭等，水肿、腹水、蛋白尿、氮质血症等自然是他经常见到的病症，几十年的实践中，他深深感到肾在其中的重要作用，张老师认为肾虚则水液代谢失调，水湿泛滥而为水肿、腹水；另外肾虚则不能"升清降浊"，致使"清降"、"浊升"，大量尿蛋白从尿液漏出，而"浊"——体内代谢废物不能"降"（即从尿内排出），反而"升"，则口中氨味、面色黧黑、恶心呕吐等，所以对于蛋白尿，张老师采取"升清固涩"之法，而氮质血症则采取"降浊排毒"之法，取得良好的效果，前者采用升麻、芡实等药，后者采用大黄、大黄炭等药。

六、肾与脑有关

中医认为，肾生精，精生髓，髓聚于骨为骨髓，髓聚于脑为脑髓，故有"脑为髓之海"之说。肾精充盛，则髓海充盛，头脑聪慧；反之，肾精虚弱，髓海不足，则健忘失眠，智力低下。

本来中医认为"心为君主之官，主神明"，意思是心为一身之主，思维意识的中心，但它与肾又是什么关系呢？简单地讲，"人的思维正常与否，主要是心，人的聪慧程度好坏，则主要靠肾"，俗语讲"疯子治在心，傻子治在肾"，所以古来"益智健脑"的方药，多从补肾论治，补肾中药"益智仁"的来历即源于此。

此外，张老师曾对 25 名 50～70 岁男性中医辨证无明显肾虚表现的健康人和 30 名同年龄、同性别的肾阳虚者进行了脑血流图描记，结果发现肾阳虚者多呈现正弦波及三角波，且波幅较低（表明其血管弹性明显减弱、供血差），而检查辨证为无明显肾虚证的健康人，脑血流图表现基本属于正常范围。这不但说明了两者的区别，也提示了肾与脑的关系，更说明了老年肾虚证在中风发病上的重要作用（表6-4）。

表6-4　30名肾虚病人的脑学流图表现

图形 \ 例数 年龄	50~60（12例）	61~70（18例）
正弦	2	13
三角	9	5
平顶	1	—

七、肾与人体骨、齿、腰有关

肾主骨，精主髓，肾与人体骨的健壮与否有着直接的关系。肾精充足，骨髓得健，则人体骨髓发育正常，骨坚有力；反之，肾精虚弱，则骨骼发育失常，骨质疏松，易发骨折，或发病佝偻。所以临床上对于肾虚病人，尤其老年人多采取补肾健骨之法。西医常说，老年人单单使用外源性钙片口服，实际上不易吸收，而张老师曾以古代补肾优方六味地黄丸加龙骨、牡蛎，命名龙牡地黄丸给老年人服用，效果很好。

1976年唐山大地震，天津亦受牵连，那时张老师被抽调在天津市抗震指挥部，与几名西医骨科、内科、外科大夫共同负责抢救伤员医疗工作，他将龙牡地黄丸制成糖浆给骨折病人服用，大大加速了骨折的愈合，受到病人的好评。

中医认为"齿为骨之余"，换言之，牙齿是骨质的延伸，肾精充实，骨充齿健；反之，则牙齿浮动、脱齿无牙等，所以观察牙齿的健否，是诊察肾强壮与否的重要指标。

此外，"腰为肾之腑"，肾与腰的关系至为密切，大凡腰酸、腰痛、腰冷诸症，多与肾有关，年老或肾虚病人，腰膝酸软无力，动则腰痛等，均可以补肾壮腰之法，如中药杜仲、寄生、川断等药，均属此类。

八、肾与头发、耳、二阴及唾液有关

人体毛发的生长与脱落、润泽与枯槁，与肾中精气的盛衰有着密切的关系。而毛发的营养滋润，要靠精血的滋养，所谓"发为血之余"，中药"血余炭"即是人体头发煅烧炮制而成。所以中医治疗白发、脱发等，多从肾论治，临床上常用的以何首乌为主药的七宝美髯丹，就是治疗白发、脱发的优秀方剂。

耳是听觉器官，人体听觉功能的正常与否，与肾中精气的盈亏有着密切的关系，若肾中精气不足，耳失所养，则可出现耳鸣、听力减退，甚至耳聋等症，老年肾精虚衰，故多见听力减退失聪。耳聋左慈丸即是以熟地、山萸肉、五味子、磁石等补肾药物组成。

二阴指前阴和后阴，两者负责人体的排尿、生殖和排便的功能。尿液的排泄是在膀胱，但须依赖肾阳的气化功能，肾气充足，膀胱开合正常，贮尿排尿及生殖功能才能正常。如果肾气虚衰，封藏不固，则除出现遗精早泄等症之外，还可因膀胱开合失度而致尿频、遗尿或尿少、尿闭等症，甚至影响人体整体的水液代谢。张仲景《伤寒论》中五苓散是著名的经方，是利水渗湿、温阳化气的代表方剂，2000年来一直为医家所推崇，至今不衰，为临床常用方剂，由猪苓、泽泻、白术、茯苓、桂枝五味药物构成，是治疗水肿、小便不利的有效方剂，泽泻、茯苓、猪苓利水渗湿，白术健脾补气以增强运化、传输之力，而桂枝一味，则取其温肾助阳化气，以得《内经》所云"气化则能出焉"之效。

大便的排泄，虽然通过后阴肛门，但也要受到肾的气化作用所支配，且肾阴为一身阴液之本，肾阴不足，津液亏乏，亦可致大便秘结，称之为"水乏舟停"，治疗当以"增水行舟"，如老年人大便秘结多为此类，临床上注意切不可用苦寒通便，攻下通便的大黄等药，张老师临床上常用"肉苁蓉、当归"二味药，填精补血、润肠通便，且收到良好效果。此外，肾阳不足，脾失温煦，运化无力，水湿不运，而致大便溏泄，如五更泄泻、饭后泄泻等，临床常以健脾补肾，温补命门之法而收到意外之功，前所谈及的《常用中成药》中曾有过这样一段论述"慢性泄泻，如五更泻、饭后泻，若检查不属于肠结核、息肉、癌症，且无脓血时，可以每日服人参健脾丸、补中益气丸、四神丸各一付，以一个月为一疗程，连续三个疗程，每疗程中间停服 3 天"。该书出版后，张老师收到几百封读者来信，其中有医生、有病人，他们一致反映，这个方法疗效很好，简单的方法解决了多年解决不了的问题，张老师至今还在使用，我们学生们也在效仿使用，收效均很好，而这种慢性腹泻至今西医是没什么药物可用的。另外，肾气不固，亦可致脱肛等，也需用升提中气、温肾补气之法。由此可见，二阳的排尿、排便功能皆与肾有关，故张景岳《景岳全书·泄泻》篇中说："肾为胃关，开窍于二阴，所以二便之开闭，皆肾脏之所主。"

此外，肾亦与人体"唾液"有关。唾液包括唾和液，其中稠者为唾，稀者为液。前者为肾所主，后者为脾所司；唾为肾精所化，常唾久唾，均可耗损肾中精气，故古人有"保唾养精"之说，气功家常以吞咽唾液以养肾，正是这个道理。

九、肾与人体的卫外功能有关

中医认为，人体对于外邪的侵袭，有着自身本能的卫外功能，而这种卫外功能，主要靠"卫外之气"，这种卫外之气，虽然与肺有关，即"肺主表"，而其根本却与肾有关。肾气强则卫气强，各种外邪不易侵袭，肾气弱则卫气弱，外邪易袭，正所谓"正气存内，邪不可干"，"邪之可凑，其气必虚"。2003 年严重急性呼吸综合征（简称 SARS）流行时，张大宁老师曾担任天津市抗 SARS 中医总指挥，在治疗 SARS 病人和预防病的正常人群中，张老师都运用了注重"肾气"的方法，取得有效的结果。

我们在治疗慢性肾脏疾病时，不少病人由于长期使用补肾药物，使"肾气盛"，表现出"不易感冒"的显效，也从临床角度反证了这点。

再从医学市场上流行的数以千计的保健品来看，几乎 100% 的保健品都宣传有"补肾"、"提高人体免疫力"的功能，这也从一个角度证实了这点。

十、"肾为人体先天之本"释义

"肾为人体先天之本"是中医学常用的一个观点，为明代著名医家李中梓所倡，他在其代表著作《医宗必读·肾为先天本脾为后天本论》中说："肾为脏腑之本，十二经之根，呼吸之本，三焦之源，而人资之以为始也，故曰先天之本在肾。"这里不但论述了肾在人体脏腑活动中的重要作用，而且提出了"先天之本在肾"的观点。对于这一点，张大宁老师特别强调要重点释义"先天"二字，张老师认为"先天"有两个含义：即一个人的"先天"是你的父母，即你父母肾的强弱，影响着你的健康；而你又是你子女的"先天"，故你的肾的强弱，又影响你子女的健康，肾藏先天之精，先天之精禀受于父母，为人体生命活动的原初物质及动力所在。《灵枢·经脉》篇指出"人始生，先成精，精成而脑髓生"，先天之精对人体的孕育、成形到整个发育成长过程起着决定性作用，这就是"肾为人体先天之本"的释义。

总之，中医学"肾"的功能非常多，意义之广，是西医学"肾脏"功能所不能比拟的，《内经》中曾以"作强之官，伎巧出焉"来形容。肾负责着人体的"体力"和"智力"，肾中精气旺盛，则"体力强，智力聪"；反之，则"体力弱，智力差"，再加上人的生长发育、寿命长短与肾有着直接的关系，所以如果一个人"体力又好，智力又强，寿命又长"，那岂不是"完人"了吗？

从有关中医"肾"的生理功能的论述，明显看出，中医学"肾"的功能，远远大于西医学中"肾脏"的功能，近几年来的研究证实，中医学"肾"的实质，可能包括西医学的内分泌系统，尤其是下丘脑—垂体—肾上腺皮质系统、下丘脑—垂体—性腺系统、下丘脑—垂体—甲状腺系统，以及部分大脑皮质、植物神经系统、免疫系统的功能，当然，西医学泌尿系统肾脏的功能也在其列。

附　参考文献

《素问·灵兰秘典论》曰："肾者，作强之官，伎巧出焉。"

《素问·六节藏象论》曰："肾者主蛰，封藏之本，精之处也。"

《素问·金匮真言论》曰："夫精者，身之本也。"

《灵枢·决气》曰："两神相搏，合而成形，常先身生，是谓精。"

《素问·上古天真论》曰："肾者主水，受五藏六府之精而藏之。"

《医宗必读·肾为先天本脾为后天本论》曰："先天之本在肾，肾应北方之水，水为天一之源……肾何以为先本？盖婴儿未成，先结胞胎，其象中空，一茎透起，形如莲蕊，一茎即脐带，莲蕊即两肾也，而命寓焉。水生木而后肝成，木生火而后心成，火生土而后脾成，土生金而后肺成。五脏既成，六腑随之，四肢乃具，百骸乃全。《仙经》曰：借问如何是元牝？婴儿初生先两肾。未有此身，先有两肾，故肾为脏腑之本、十二脉之根、呼吸之本、三焦之源，而人资之以为始者也。故曰：先天之本在肾。"

《不居集·热症例方》曰："水为肾之体，火为肾之用，人知肾中有水。始能制火。不知肾中有火。始能致水耳。盖天一生水者。一者，阳气也。即火也。气为水母。阳为阴根。必火有所归，斯水有所主。"

《类经附翼·求正录·真阴论》曰："肾者主水，受五脏六腑之精而藏之。故五液皆归乎精，而五精皆统乎肾，肾有精室，是曰命门……命门居两肾之中，即人身之太极，由太极以生两仪，而水火具焉，消长系焉，故为受生之初，为性命之本……所谓真阴之用者，反水火之功，缺一不可。命门之火，谓之元气，命门之水，谓之元精。五液充，则形体赖而强壮；五气治，则营卫赖以和调。此命门之水火，即十二脏之化源。故心赖之，则君主以明；肺赖之，则治节以行；脾胃赖之，济仓廪之富；肝胆赖之，资谋虑之本；膀胱赖之，则三焦气化；大小肠赖之，则传导自分。此虽云肾脏之伎巧，而实皆真阴之用，不可不察也。"

《类证治裁·喘症》曰："肺为气之主，肾为气之根，肺主出气，肾主纳气，阴阳相交，呼吸乃和。若出纳升降失常，斯喘作焉，张口抬肩，气道奔迫。病机谓诸病喘满，皆属于热。海藏以为火炼真气，气衰而喘，有由然矣。夫喘分虚实……虚喘者，呼长吸短，肾不纳气，孤阳无根，治宜摄固。"

《伤寒集注·真阳论》曰："肾中真阳，裹于先天，乃奉化生身之主，内则赖以腐化水谷，鼓运神机，外则用之温肤壮表，流通荣卫。耳目得之而能视听，手足得之而能持行，所以为人身之至宝也。"

第七章 关于肾虚病因的认识

张大宁老师说："肾只有虚证而无实证"，这是张老师从宋代医家钱乙在其代表著作《小儿药证直诀》中所论"肾主虚，无实也"的理论发展而来。有关导致肾虚的病因及临床常见的肾虚类型，以及其主要辨证论治的规律，张老师有如下认识。

病因，从词义上讲，为导致疾病或称发生疾病的原因。从中医学的意义上讲，系指破坏人体的阴阳相对平衡，而引起疾病发生的各种因素和原因。病因学说就是研究致病因素及其性质、致病特点和临床表现的学说。

中医病因学说的形成和发展大体分为四个阶段。

1. 第一阶段是"阴、阳"两分法，系以《内经》为代表

《素问·调经论》说："夫邪之生也，或生于阴，或生于阳。其生于阳者，得之风雨寒暑。其生于阴者，得之饮食居处，阴阳喜怒。"《内经》根据病因侵害的部位，将病因分为两大类，即风、雨、寒、暑等邪，侵袭人体的外部肌表，属于阳邪；饮食居处，阴阳之事（房事）不节、喜怒等情志变化，伤及人体的内脏，病起于内，属于阴邪。

2. 第二阶段将发病特征、致病途径和传变规律统一三方法

张仲景代表作《金匮要略·脏腑经络先后病脉证第一》说："千般疢难，不越三条：一者，经络受邪入脏腑，为内所因也；两者，四肢九窍，血脉相传，壅塞不通，为外皮肤所中也；三者，房室、金刃、虫兽所伤。"这种分类方法在祖国医学中应用了很长一段历史时期，对后世医学的病因分类影响较大。

3. 第三阶段是"内因、外因、不内外因"的三因说法

以宋代医家陈无择为代表。他在张仲景病因分类的基础上，提出"三因"学说。其代表著作《三因极一病证方论》中指出"六淫，天之常气，冒之则先自经络流入，内合于脏腑，为外所因；七情，人之常性，动之则先自脏腑郁发，外形于肢体，为内所因；其如饮食饥饱，叫呼伤气，尽神度量，疲极筋力，阴阳违逆，乃至虎狼毒虫，金疮踒折，疰忤附着，畏压溺等，有悖常理，为不内外因。"三因致病学说，较为全面地概括了各种致病因素，故对宋以后病因学的研究，起了很大的推动作用，后世医学多宗其说。如清代医家程国彭在《医学心语》中说："凡病之来，不过内伤、外感与不内外伤三者而已。内伤者，气病、血病、伤食，以及喜怒忧思悲巩惊是也。外感者，风寒暑湿燥火是为。不内外伤者，跌打损伤，五绝之类是也。病因有三，不外此矣。"

4. 第四阶段即现在的分法

它是将各种病因并列提出，如六淫、疫疠、七情、饮食、劳逸、外伤、寄生虫等。另外，又将痰饮和瘀血两种病理产物列入病因，这是当前一般分类法。

中医病因学有两个特点：整体观念和辨证求因。所谓整体观念是指用整体的观点来分析致病因素在疾病发生、发展和变化中的作用。如湿邪、久思、过甘均可伤脾，而脾病又会导致胃、肌肉、口等一系列病理改变。二是辨证求因，又称审证求因，这是中医学由于其历史发展的原因所形成的独特的病因学观点，辨证求因指通过审辨证候以寻求疾病原因的方法。如将四肢游走性疼痛概括为"善行数变"的风邪；将两胁疼痛审辨为情志不遂的肝气郁滞等。中医就是根据这种推求出的病因为治疗提供依据，即所谓"辨证求因、据因论治"。

至于导致"肾虚"的病因，大体上可归纳为以下十个方面。

一、先 天 不 足

中医认为"肾为先天之本"，这个"先天"有两个含义：一是"你的先天在于你父母的肾"，即你父母肾的强弱影响你的体质；二是"你的肾是你子女的先天"，即你的肾的强弱影响你子女的体质，所以先天不足是导致肾虚，尤其是儿科病证中肾虚的重要原因。

"人之生，先生精"，父母肾精不足，可致子女肾虚。明代著名补虚专家绮石在其代表著作《理虚元鉴》中说："因先天者，受气之初，父母或年已衰老，或乘劳入房……精血不旺，致命所生之子夭弱。"临床上对于小儿遗尿、鸡胸、龟背等症，多采用补肾的治疗方法。此外，对一些成人的肾虚，有时也考虑到先天不足的影响。

我们曾对 82 例有肾虚表现的儿童和 100 例健康儿童做对照，证实了上述论述（表 7-1）。

表 7-1　82 例肾虚儿童病因学分析及 100 例健康儿童对照（6~9 岁）　　　　（$P<0.01$）

病因	肾虚者 182 例	健康者 100 例
父母一方年老者①	4	16
怀孕前半年内父母双方有一方有慢性病者②	30	
怀孕期间父母有病者③	20	10
生育过密者④	12	8
无以上情况者	16（19.5%）	66（66%）

注：①指父大于 50 岁或母大于 40 岁。②指以下各病中任意一种：喘息型慢性支气管炎、支气管哮喘、高血压、冠状动脉粥样硬化性心脏病（简称冠心病）、神经衰弱、慢性肾炎、肺结核、慢性肝炎、慢性腹泻。③指有以下中任意一症者：遗尿、鸡胸、龟背、软骨、智力显著低于正常者。④指和上一胎间隔不超过 2 年者。

为了进一步研究"先天"对下一代"肾"强弱的作用，我们对 50 例新生儿进行了玫瑰花环试验，并同时对其母亲给予中医辨证分析，在 21 例玫瑰花环实验结果较低的新生儿中，其母亲有 19 例为肾虚（多为肾阳虚）病人，而其余 29 例测定正常的新生儿，其母肾虚者仅为 7 例，差异较为显著，显示了"先天"对下一代"肾"强弱的重要作用。

二、寒 邪 侵 袭

寒邪是六淫之一，六淫即风、寒、暑、湿、燥、火六外感病邪的总称。风、寒、暑、湿、燥、火，本是自然界的六种不同季节的气候变化，正常变化出现称为"六气"，六气是万物生长变化的自然条件，也是人类赖以生存的自然条件，不会使人致病。而当气候变化异常，即所谓"过与不及"，"非其时而有其气"时，则可成为致病因素，导致人体发病。这种使人治病的"六气"，中医称为"六淫"。

六淫中寒邪是临床外邪之一，在五行学说中属"水"，对应五脏中的"肾"。寒本为冬季主气，冬季气候寒冷，若不注意防寒保暖，最易感受寒邪。淋雨涉水，汗出当风，或其他季节气温骤降，亦可感受寒邪。此外，现代生活中，空调冷气直吹，或睡眠时仍开冷气，或冬泳太过等，均可致病。寒邪致病，因其所伤部位不同，有伤寒、中寒之别，伤于肌表者为伤寒，直中于内者为中寒，而直中于"肾"或"少阴肾经"者，临床居多，张仲景《伤寒论》中称为"少阴寒化证"。常见症状如恶寒蜷卧、手足厥冷、下利清谷、小便清长、精神委靡、脉微细等。20 世纪 60 年代，我曾在农村医疗队见过一位 60 多岁的老太太，头痛及四肢关节酸痛难忍，尤以头痛怕风，一年四季，头上戴着帽子，夏天是最热的时候也是戴帽子，稍微见风，便疼痛难忍，冬季时带着厚厚的棉帽子，周围村里都知道有这么个老太太。我接诊时，见症手足厥冷、下利清谷、精神委靡、脉微细等，诊其年老肾虚，感受大寒所致，属于寒邪直中的"少阴寒化证"，治以张仲景经方麻黄附子细辛汤，补肾助阳，散寒温经，收效甚为奇特，仅仅20余天，多年素恙即散，病愈。

三、房事过度

首先要说明的是，这里说的叫"房事过度"，要点在于"过度"，不是说"有房事即伤肾"。孔子言"食色，性也"，一个人到了一定年龄，自然对异性感兴趣，需要有一定的性生活，这是自然的，是人的天性，也是必需的。《内经》在讲到"男子二八"16岁时，指出"肾气足，精气溢泻"，意思是说16岁的男孩子，由于肾中精气旺盛，会出现"满则溢"的现象，即"遗精"，这是正常的生理现象，不会对人体造成伤害。但如果房事过度，性生活过于频繁，早婚或手淫过度等，则致使肾精流失过多，肾阴、肾阳因之乏损而致肾虚。《灵枢·邪气藏府病形》篇有"入房过度则伤肾"的记载，宋代陈无择也把"房室内伤"划为"不内外因"的范围。过度房事，即可伤及肾阴，肾阴伤则相火妄动，久之也可伤及肾阳，而导致肾的阴阳俱虚。另外，中医认为肝肾同源、乙癸同源、精血互生，皆属相火。色欲过度，相火妄动，伤及肾阴；或水火不济，心肾不交，则可出现梦遗或阳强不倒等病证。另一方面，色欲过度也可导致肾之阴阳俱衰而出现阳痿、性欲低下等症，《素问·痿论》曰："思想无穷，所愿不得，意淫于外，入房太甚，宗筋弛纵"，而出现阳痿。这里需指出的是，张老师在讲课中经常讲到的一个观点是，"房事过度"不能单纯理解为"男子精液流失过多"，而应当是指"性生活过度"，而且是指"男女两方面"，男子色欲亢盛，女子性欲太旺，虽然"不流精液"，但仍然因"心火亢盛，相火妄动"而煎熬肾阴，久之导致肾之阴阳俱虚证，正如金初大家朱丹溪所言"心动则相火亦动，动则精自走，相火翕然而起，虽不交会，亦暗流而泄矣"。

如果按照我们前面对中医肾实质包括人体内分泌系统中下丘脑—垂体—肾上腺皮轴系统和下丘脑—垂体—性腺系统的观点，国外曾有人对反复性交后的兔的脑垂体前叶进行了细胞学研究，发现其嗜碱粒细胞和嗜酸粒细胞的染色体均有所改变，显示其垂体前叶的功能有明显减退。

我们曾对125例随机抽样人群进行过肾虚证与性生活关系的分析，尽管精确度不够，但也可看出一定关系，即房事较频繁的人，其肾虚证的出现，远较他人为高。此外，我们还对50例已婚男性和50例未婚男性相同年龄组（30～50岁）进行了肾虚证统计，其阳性率分别为80.4%和30%，也在一定程度上说明了这个问题。

四、精神因素

中医学历来认为"精神因素"是伤人，伤人之正气，伤人之五脏六腑，尤其是伤人之肾脏的重要因素，"精神因素"主要包括"七情所伤"。

七情，即喜、怒、忧、思、悲、恐、惊七种不同的情志表现。在正常情况下，是人体对外界事物的刺激所产生的情感反映，属正常的精神活动范围，并不致病。但突然强烈或长期持久的情志刺激，则会超越人体的适应能力和耐受程度，使五脏经络的功能紊乱，气血运行失常，人体的阴阳失去平衡协调。这时，情志刺激就成为致病因素，称为七情内伤。《淮南子·精神训》说的"人大怒破阴，大喜坠阳，大忧内崩，大怖生狂"就是指的这种情况。

七情致病与六淫不同，六淫侵害人体，自皮毛、口鼻而入，发病之初均出现表证，所以称

"外感致病因素"；而七情损害人体，是刺激耳、目感官，直接影响相应的内脏，引起气机功能紊乱，故也称"精神致病因素"。《素问·阳阴应象大论》说："喜怒伤气，寒暑伤形"，明确指出了它们的不同之处。

说到"精神因素"伤肾，张老师认为主要有四个方面：一是大恐大惊，恐为自知，自知而胆怯、害怕；惊为不自知，事出突然而受惊。"大恐伤肾，大惊伤肾，惊恐相似，同源肾志"，"恐则气下，惊则气乱"，久之均可伤肾。临床上症见精神恍惚，意志不宁，遇事多疑，妄见妄闻，失眠健忘等，多可定位在肾。二是人之郁滞太过、太长，即精神的长期抑郁，气滞血瘀日久则伤及精血，肝肾精血大伤。此外，气滞血瘀又可致筋脉不疏，宗筋收缩而致男子阳痿，故情绪郁滞日久亦可伤肾。三是人之情欲太过，思色无穷，致使邪火妄动，损耗脏阴，阴损及阳，虽无房事，亦可导致肾虚。正如朱丹溪所说"心动则相火亦动，动则精自走，相火翕然而起，虽不交会，亦暗流而泄矣"。

五、饮食所伤

饮食所伤按"三因"归纳，也称作"不内外因"的范畴，虽然饮食所伤首先直接影响的是脾胃，但作为"人体生命之本的肾"，自然也是伤及的重点，加之有些食物可直接伤肾，更显示了饮食所伤应是作为导致肾虚的重要病因之一。

一般地说，饮食所伤主要指饮食不洁、饥饱无常、饮食偏嗜、寒热无常和烟酒过度五个方面。

饮食不洁是人们都掌握的常识，饮食不清洁食物，则会引发各种胃肠道传染病，如呕吐、腹泻及各种卫生重病等，重者，如滋生毒物可引起中毒，甚至死亡。

饮食无常指饮食的过饥、过饱。过饥指摄食不足，人体水谷精微无以化生气血，若饥不得食，渴不得饮，气血生化之源缺乏，人体气血得不到及时补充，脏腑组织器官失于正常的滋养，会导致气血两虚，使脏腑功能不足而为病。《灵枢·五味》篇说："谷不入，半日则气衰，一日则气少矣。"同时，摄食不足，营养低下，机体生理功能衰减，抗病能力减弱，又可继发多种疾病。

饮食以适量为宜，若饮食过量，暴饮暴食，超越了正常的消化能力，则会损伤脾胃的功能。故《素问·痹论》说："饮食自倍，肠胃乃伤。"饮食超量，损及脾胃，往往表现为脘腹胀满，疼痛拒按，不欲饮食，嗳腐食臭，或呕吐酸腐，泻下臭秽等症。脾主运化，胃主受纳腐熟，肠主泌别清浊，传导变化。故饮食过量主要伤及以上脏腑，最终将伤及人体诸气之本、诸阴之本的肾脏，而导致肾虚。

饮食偏嗜指过于偏食某一方面，以致成为一种嗜好。这亦是使人致病的因素。中医认为，人以五谷五味为养，饮食调配得当，才能营养丰富全面。若过于偏食某些食物，不只营养不全面，且易引起营养物质缺乏，如佝偻病、夜盲症等，且五味太过，还会伤害脏腑，导致阴阳的偏盛偏衰。故《素问·生气通天论》说："味过于酸，肝气以津，脾气乃绝；味过于咸，大骨气劳，短肌，心气抑；味过于甘，心气喘满，色黑，肾气不衡，味过于苦，脾气不濡，胃气乃厚；味过于辛，筋脉沮驰，精神乃央。是故谨和五味，骨正筋柔，气血以流，腠理以密，如是则骨气以精，谨道如法，长有天命。"《灵枢·五味》篇说："五味入于口也，各有所走，各有所病。酸走筋，多食之，令人癃；咸走血，多食之，令人渴；辛走气，多食之，令人洞心；苦走骨，多食之，令人变呕；甘走肉，多食之，令人挽心。"《素问·五藏生成》篇说："多食咸，则脉凝泣而色变；多食苦，则皮稿而毛拔；多食辛，则筋急而爪枯；多食酸，则肉胝胎而唇揭；多食甘，则骨痛而发落，此五味之所伤也。"所以饮食当搭配恰当。当然饮食疗法中的某些偏重则是另外一个问题。

此外，过食肥甘厚味、过度饮酒等，亦可使人致病，正如《内经》说的"久食膏粱厚味，重酒，是乃为疾之首"。总之，饮食的偏嗜可伤及多个脏腑，但最终将及肾脏。

饮食的寒热无常指饮食的过寒、过热。过寒则伤及人体阳气，过热则伤及人体津液，老年人肾中精气虚弱，尤不能饮食过寒、过热，《灵枢·师传》篇中云："食饮者，热无灼灼，寒无沧沧。寒温中适，故气将持，乃不致邪僻也。"

烟酒过度伤脾伤肾则为人们所共识。

张大宁老师在日常诊病时，经常结合现代医学知识，介绍一些饮食伤肾的注意事项，下面是张老师一次讲课时谈及这方面问题时的一些话。

饮食是导致肾虚的主要因素，所以日常中必须注意饮食调节，以便合理摄取营养，以补养肾中精气，增进健康、强壮身体、预防疾病，达到延年益寿的目的。唐代著名医家孙思邈在其著作《备急千金要方·食治》中说过"安身之本，必资于食"，"不知食宜者，不足以存生也"，"是故食能排邪而安脏腑，悦神爽志，以资血气"。

一般来说，饮食所伤多先伤及脾胃，然伤久亦可伤肾，且不少饮食所伤可直接伤肾，所以饮食调养也是肾保健中应注意的一个大问题。

日常生活中，我们常说的注意饮食调养主要指五个方面，即注意饮食清洁、注意饥饱有常、注意饮食偏嗜、注意过寒过热、注意过度烟酒。近些年来，随着社会的进步，物质生活的丰富，以及生活方式、饮食结构的改变，营养缺乏的情况已经大为减少，营养过度的问题显得突出。肥胖人群日渐增多，糖尿病、高血压、高脂血症、高尿酸血症等的发病率大幅度增高，这些都直接或间接地影响到肾脏，出现肾脏疾病。

1. 注意控制脂肪和胆固醇的摄入量

胆固醇是动物脂肪中一类脂肪物质，在体内可转化成各种类固醇物质，如胆汁、类固醇激素和维生素 D_3，它与磷脂和蛋白结合，构成细胞的膜结构存在于细胞表面和内部，如细胞膜、核膜和线粒体膜等。胆固醇还是神经髓鞘的重要组成部分，可见胆固醇的生理功能是十分重要的。

但是过量地摄入脂肪、胆固醇如肥肉、蛋黄等，可促使血管粥样硬化，不仅可造成高血压、冠心病、脑血管病等，间接影响肾脏，而且还可使肾动脉硬化，直接损及肾脏。一般来说，老年人饮食中的脂肪供给，不宜超过进食总量的20%，如以体重60kg的人计算，每天进食脂肪类食物总量应维持在50～60g。进食的脂肪类食物应以不饱和脂肪酸，如鱼类为最佳选择。

2. 注意摄入充足但要适量的蛋白质

蛋白质是生命的基础，生命活动在一定程度上，可以说是蛋白质功能的表现。蛋白质是人体内极为重要的营养物质，是作为体内生物合成的主要原材料。在体内，摄入的糖类可以转化为脂肪，脂肪的水解物甘油也可转化为糖。而构成蛋白质的20种氨基酸中称为必需氨基酸的8种，则不能由糖或甘油转化生成，只能从食物中获得。蛋白质是人体内唯一的氮的来源，消化吸收的氮量与排出氮量相等时称为氮总平衡，营养正常的成年人都表现为氮总平衡，若摄取量少于排量则称为负氮平衡，我们常说的"营养不良"，主要指蛋白质的缺乏，这种"营养不良"及消耗性疾病等都是一种"负氮平衡"。因此，食物中的蛋白质对人体正常代谢具有十分重要的意义。这里还要指出一点，有些疾病，如慢性肾衰竭时，应限制蛋白质的摄入，并根据病人情况定出每日摄入蛋白质的总量，但有的病人以为索性一点蛋白质也不摄入，是不是对肾脏有好处，实际是非常错误的，结果就造成"负氮平衡"，营养不良，体质极度虚弱，不利于病情的恢复。

人至中年之后，血清中的各种氨基酸的比值都低于青年人，这就需要补充充足的优质蛋白质，否则会引起中老年的营养不良和贫血。这里要特别提到的是，若干年前人们经常提到的"高蛋白、低脂肪"饮食，需要给予新的诠释，人们现在生活水平普遍地提高，优质蛋白的摄入量大大提高，各种鱼肉、蛋奶丰富充足，这种过多地摄入蛋白质，势必加重肾脏的负担，也会影响肾的健康。所以，我们叫"注意摄入充足但要适量的蛋白质"，而不是一味地加大蛋白质的摄入量。这里还要提到的是，为了防止大量动物蛋白质摄入而导致糖尿病等"富贵病"，也要多吃一些豆类蛋白，豆类素有"素肉"之美称，蛋白质质量与动物蛋白并不相差很远，却不含有动物性食物普遍存在的胆固醇，所以也是中老年比较理想的蛋白来源。

3. 注意高嘌呤食物的摄入

我们知道，血清尿酸含量与食物内嘌呤含量成正比，高嘌呤食物对体内尿酸浓度有显著影响，而高尿酸血症则是导致痛风及肾病的重要原因，所以注意控制高嘌呤饮食的摄入是肾脏保健的重要内容。

一般来说，动物内脏、海鲜、肉汤（长时间炖肉使大部分嘌呤进入汤中）、啤酒等嘌呤含量最高，其次包括大部分鱼类、贝类、肉食及禽类。蔬菜中以芦笋、菜花、四季豆、菜豆、菠菜、蘑菇、花生等含量较多。而奶、蛋、米及面制品和其他大部分蔬菜则嘌呤含量较低。一般蔬菜水果多属碱性食物，可以增加体内碱储量，使体液 pH 升高。尿液 pH 升高可防止尿酸结晶形成和促使其溶解，增加尿酸的排出量，防止形成结石。不少蔬菜水果中含有少量的钾元素，钾也可以促进肾脏排出尿酸，减少尿盐沉积。另外，要多饮水，促使尿酸排泄。此外，血尿酸与体重指数呈正相关，因此应节制每日的进食量，控制每天饮食中的总热量，减轻体重。高尿酸者以饮食控制在正常人的 80% 为妥，严禁暴饮暴食。

4. 注意盐的摄入

钠的代谢是人体代谢中的重要内容，但饮食过咸，会使钠离子在人体内积累过剩，引起血管收缩，致使血压升高，造成心脑血管障碍。中老年人食欲减低，往往将食物调减以增加食欲，这是不恰当的。世界卫生组织（WHO）建议每人每天食盐用量一般不应超过 6g 为宜，但我国华北地区盐的摄入量每日可达 15g，东北地区甚至可达 20g 之多，大大超过正常的食盐摄入量，很容易出现高血压和肾脏疾病。有人统计心脑血管疾病的病死率，北方高于南方，可能和北方人摄盐量过高有关。

5. 注意多饮水

水是取之不尽、用之不竭的物质，也就是我们常说的"饮食"中的"饮"的主要部分。水是人体原生质的重要组成部分，水占人体总量的大部分，人体重约 60% 是体液。当水分减少时，原生质即由溶胶状态转为凝胶状态，致使活力减弱。人体新陈代谢中绝大部分生化反应是以水为媒介的，许多营养是水溶性的，只有溶解在水中才能发挥其生理功能。水还参与重要的生化反应，如水化反应、水解反应等。水又是代谢作用的产物之一，水有利于人体热量散发与保持体温，使人体能够适应寒冷的气候和酷热的天气，能够从事大运动量的活动。水还是人体各器官组织之间的润滑剂，可减少运动时摩擦对身体造成的伤害。由此可见，水对人体的生理作用是极其重要的，是人体重要的不可缺少的物质。

一个正常的人，要注意多饮水，多排尿，以促进人体新陈代谢，促进人体代谢废物，起到保护肾脏乃至人体的作用。一般来讲，一天一个人至少要饮 2000～3000ml 水，当然，肾脏出现疾病时其饮水量如何掌握，则需要视情况而定了。

六、久坐少动

人要有适宜的运动，当然要因人、因时、因年龄、因性别而宜，但不论怎样，"久坐不动"、"久坐少动"对肾也是一个损害。运动的本身使气血畅通，"生命在于运动"是有一定道理的。

战国末期的大家吕不韦在其名著《吕氏春秋》中曾有一段著名的论述"流水不腐，户枢不蠹，动也形气使然，行不动则精不流，精不流则气郁"，所以"久坐少动"亦可导致肾虚。现代著名医家孙思邈在其代表著作《备急千金要方·养性》中，为此而介绍了一些动静结合的"养肾"方法，他说："四时气候和畅之日，量其时节寒温，出门行三里二里，及三百二百步为佳"，"故养性者，不但饵药、餐霞，其在于兼百行。百行周备，虽绝药耳，足以遐年"。史书《三国志·魏书·方技传》中，曾有一个有趣的故事，说的是名医华佗的两个学生吴普和樊阿，向老师请教养生长寿的方法，华佗传给樊阿的是一种"漆叶青黏散"的长寿秘方，使樊阿活了100多岁，而传给吴普的则是流传千古名誉国内外的"五禽戏"，并且告知学生"人体欲得劳动，但不当使极尔。动摇则谷气得消，血脉流通，病不得生，譬犹户枢不朽是也"，吴普以此运动锻炼，结果活到90多岁还"耳目聪明，齿牙完坚"。

现代研究证实，人至中老年之后，适当的运动可减缓人体内分泌衰退过程，增强垂体—肾上腺皮质轴的功能，有利于蛋白质、脂肪、糖类、无机盐等的代谢，增强甲状腺功能，提高细胞的新陈代谢，从而使生命力更旺盛。有人对51名60~90岁（平均69岁）练太极拳平均30年以上的老人与47名不运动的老人做比较研究，结果表明，练太极拳组的老人甲状腺素和血清睾酮浓度及垂体分泌的促激素浓度，都不同程度地高于不运动的老年人。此外，适当运动可以提高人体免疫力也已经是不争的事实。

多年来，我们曾对中老年适当运动与泌尿系统肾脏的关系，进行了系统研究，结果表明适当运动可改善肾脏的血液供应，提高肾脏排泄代谢废物的能力，还能加强肾脏对水和其他对身体有益物质的重吸收，有利于保持人体内环境的恒定，维持水与电解质的平衡，维持泌尿系统的正常功能，从而起到推迟泌尿系统乃至整个机体老化的进程。

七、睡　眠　不　足

睡眠对人体是一个很好的休息，也是一个养肾的重要方法，人生有三分之一的时间是在睡眠中度过的，睡眠不足是导致人体肾虚的重要因素。《灵枢·大惑论》曰："阳气尽则卧，阴气尽则寤"，《灵枢·口问》曰："卫气昼日行于阳，夜半则行于阴，阴者主夜，夜者卧，阳者主上，阴者主下，阳气尽，阴气盛则目瞑，阴气尽而阳气盛，盛则寤矣"，由此可见，睡眠对保肾的重要性，也可以看出睡眠不足对影响肾之阴阳虚衰的重要因素。

此外，中医学的"天人合一"理论也可以说明人睡"子午觉"的重要性。白天阳气盛，夜半阴气盛。白天正午的"午时"阳气最盛，人当午睡，"不睡则伤人之肾阳"；夜间"子时"阴气最盛，人当睡眠，"不眠则伤人之肾阴"，所以养肾应当睡"子午觉"。

八、久　病　及　肾

肾是人体生命之源，五脏六腑、经络气血、四肢百骸都与肾有着直接或间接的联系，生理上是这样，病理上也是这样，各个脏腑的病变，各种慢性病证的日久，都可以伤及到肾脏，而出现肾虚的病证，所谓"久病及肾"。

我们曾统计过20世纪末10年中全国20余种核心期刊上1000余篇涉及慢性支气管炎、消化性溃疡、冠心病、高血压、糖尿病、慢性肾炎、妇女功能失调性子宫出血、不孕症等病在5年以内者，其肾虚证占51%，发病在6~10年者占71%，10年以上者占89.6%，20年以上者占100%，在经过补肾治疗后，80%以上病人获得显著疗效，这也反证了"久病及肾"的道理。

九、老　年　人

前面我们在论述中医肾的功能时，曾谈到"肾与人体生长发育有关"，意思是说，人的生、长、壮、老、已的过程，就是肾中精气由弱而强，由强而弱的过程，所以老年人年事已老，自然肾中精气虚弱，临床上，凡治老年人疾病时，无论何种病证，均应考虑到肾虚的因素。我们曾对青少年、壮年、老年人（健康者）的尿17-羟皮质类固醇含量进行测定，发现青年组>壮年组>老年组，说明垂体—肾上腺皮质系统和垂体—性腺系统的功能随年龄变化而变化。有人在研究老年慢性支气管炎的病因时，曾对老年大白鼠和摘除睾丸或肾上腺的青壮年大白鼠的呼吸道对细菌的清除能力进行比较，发现两组均明显减弱，且两组之间无明显差异，说明老年人性腺、肾上腺功能均减退，对外界刺激的预防能力亦降低。国外也有人重视老年人内分泌腺体的研究，日本有人发现睾丸中褐色色素颗粒的出现（提示睾丸功能的减低）与年龄有关，大多在 60 岁以后出现。

十、药物性肾损害

近几十年的大量临床实践和研究证实，无论是西药还是中药，都有不少药物可以伤及肾脏，造成药物性肾损害，这实际上也符合中医古代"神农尝百草，一日而遇七十毒"的记载，近 20 多年来发现的"马兜铃酸肾病"也证实了这一点。

附 参考文献

《灵枢·百病始生》篇黄帝问于岐伯曰：夫百病之始生也，皆生于风雨寒暑，清湿喜怒，喜怒不节则伤藏，风雨则伤上，清湿则伤下。三部之气，所伤异类，愿闻其会。岐伯曰：三部之气各不同，或起于阴，或起于阳，请言其方。喜怒不节则伤藏，藏伤则病起于阴也。清湿袭虚，则病起于下，风雨袭虚，则病起于上，是谓三部。至于淫泆，不可胜数。

《灵枢·百病始生》篇黄帝曰：余固不能数，故问先师，愿卒闻其道。岐伯曰：风雨寒热，不得虚，邪不能独伤人。卒然逢疾风暴雨而不病者，盖无虚，故邪不能独伤人。此必因虚邪之风，与其身形，两虚相得，乃客其形，两实相逢，众人肉坚。其中于虚邪也，因于天时，与其身形，参以虚实，大病乃成，气有定舍，因处为名，上下中外，分为三员。是故虚邪之中人也，始于皮肤，皮肤缓则腠理开，开则邪从毛发入，入则抵深，深则毛发立，毛发立则淅然，故皮肤痛。留而不去，则传舍于络脉，在络之时，痛于肌肉，其痛之时息，大经代留而不去，传舍于经，在经之时，洒淅喜惊。留而不去，传舍于俞，在俞之时，六经不通，四肢则肢节痛，腰脊乃强。留而不去，传舍于伏冲之脉，在伏冲之时，体重身痛。留而不去，传舍于肠胃，在肠胃之时，贲响腹胀，多寒则肠鸣飧泄，食不化，多热则溏出糜。留而不去，传舍于肠胃之外、募原之间，留著于脉，稽留而不去，息而成积。或著孙脉，或著络脉，或著经脉，或著俞脉，或著于伏冲之脉，或著于肾筋或著于肠胃之募原，上连于缓筋，邪气淫泆，不可胜论。

《素问·举痛论》余知百病生于气也，怒则气上，喜则气缓，悲则气消，恐则气下，寒则气收，炅则气泄，惊则气乱，劳则气耗，思则气结，九气不同，何病之生？岐伯曰：怒则气逆，甚则呕血及飧泄，故气上矣。喜则气和志达，荣卫通利，故气缓矣。悲则心系急，肺布叶举，而上焦不通，荣卫不散，热气在中，故气消矣。寒则腠理闭，气不行，故气收矣。炅则腠理开，荣卫通，汗大泄，故气泄。惊则心无所依，神无所归，虑无所定，故气乱矣。劳则喘息汗出，外内皆越，故气耗矣。思则心有所存，神有所归，正气留而不行，故气结矣。

《医学真传》人身本无病也，凡有所病，皆自取之。或耗其精，或劳其神，或夺其气。种种皆致病之由。唯五脏充足，六腑调和，经脉强盛，虽有所伤，亦不为病。若脏腑经脉原有不足，又不知持重调摄，而放纵无常，焉得无病？脏气不足，病在脏；腑气不足，病在腑；经脉不足，病在经脉。阴血虚而不为阳气之守，则阳病；阳气虚而不为阴血之使，则阴病。且正气内虚，而淫邪猖獗，则六淫为病。是病皆从内生，岂由外至？惟暴寒、暴热、骤风骤雨、伤人皮腠、乍而为病、则脏腑经脉、运转如常、发之散之、一剂可瘳。若先脏腑经脉不足，而复外邪乘之，则治之又有法，必先调其脏腑，和其经脉，正气足而邪气自退，即所以散之发之也。所谓治病必求于本；求其本，必知其原；知其原，治之不远矣。

《三因极一病证方论》夫人禀天地阴阳而生者，盖天有六气，人以三阴三阳而上奉之；地有五行，人以五脏六腑而下应之。于是资生皮肉筋骨、精髓血脉、四肢九窍、毛发、齿牙、唇舌、总而成体，外则气血循环，流注经络，喜伤六淫；内则精神魂魄，志意忧思，喜伤七情。

六淫者，寒暑燥湿风热是也；七情者，喜怒忧思悲恐惊是也。若将护得宜，怡然安泰，役冒非理，百病生焉。病诊既成，须寻所自，故前哲示教，谓之病源。《经》不云乎，治之极于两者，因得之，"闭户塞牖，系之病者，数问其情，以从其意。"是欲知致病之本也。然六淫天之常气，冒之则先自经络流入，内合于脏腑，为外所因；七情，人之常性，动之则先自脏腑郁发，外形于肢体，为内所因；其如饮食饥饱，叫呼伤气，尽神度量，疲极筋力，阴阳违逆，乃至虎野狼毒虫，金疮踒折，疰忤附着，畏压溺等，有悖常理，为不内外因。《金匮》有言：千般疢难，不越三条，以此详之，病源都尽。如欲救疗，就中寻其类例，别其三因，或内、外兼并，或淫情交错；推其深浅，断其所因为病源，然后配合诸证，随因施治，药石针艾，无施不可。

《研经言》杨注《太素》，概释"邪"字为虚邪，最合经旨。经谓风雨寒暑，不能独伤人，必因于天之虚邪，与其人虚，两虚相得，乃客其形。于此知外来之病，无不挟有虚邪，故两经动辄言邪，此"邪"字对太一之正风言也。《难经》始目一切病患之气为邪，如心邪、肝邪等脏腑之邪，及饮食之邪云云，不必皆是虚邪，殆以"邪"字对人身之正气言也。仲景因之有大邪、小邪、清邪、浊邪、谷饪之邪诸称，皆用《难经》而引申。其云邪哭者，又将虚邪之气，名虚邪之病，是以"邪"字对他病之症状言也。《巢源》因之而有五邪之名，《千金》、《外台》又皆衍为惊邪之名，皆由《金匮》而引申。《千金》又有邪思泄痢症，则又以"邪"字对心术之正用言也。大抵名称随时而改，读者通其意勿泥其文，否则必执今疑古，而谓古方不可治今病矣。

《医碥》郁者，滞而不通之义。百病皆生于郁，人若气血流通，病安从作？一有拂郁，当升不升，当降不降，当化不化，或郁于气，或郁于血，病斯作矣。凡脉见沉、伏、结、促、弦、涩，气色青滞，意思不舒，胸胁胀痛，呕吐酸苦是也。治法，经言：木郁达之，火郁发之，土郁夺之，金郁泄之，水郁折之。解者以吐训达，以汗训发，以下训夺，以解表、利小便止泄，以制其冲逆训折，大概如此，不必泥定。何则？木郁者，肝气不舒也。达取通畅之义，但可以致其通畅，不特升提以上达之。发汗以外达之，甚而泻夺以下达之，无非达也，安在其泥于吐哉？余仿此。

第八章 肾虚的辨证论治探讨

张大宁老师说，五脏之病皆有虚实，独肾只虚不实。肾为人体元阴元阳秘藏之所，元阴元阳为人体生殖发育的根本，故宜秘藏，不宜过泄耗伤。《内经》所谓"肾者，主蛰，封藏之本"。故秘藏则能维持生理的正常，耗伤则根本性虚衰，诸病由之而丛生。所谓"肾无实证"、"肾多虚证"，即是指肾病虚证为临床所多见。因此，肾的病证虽多，但不外肾阳虚、肾阴虚、肾精亏、肾气虚、肾阴阳俱虚等几方面。

阴阳失调是肾病的重要病理机制

肾为阴阳之根本，五脏之阳非肾阳不能发，五脏之阴非肾阴不能滋。因此，肾一有病，其根本矛盾就是阴阳失调。众所周知，任何一脏都有阴阳气血，而肾之阴阳则不仅关系到它本身之阴阳，而且关系着整个五脏的阴阳，所以病变晚期无论哪一脏失调，都可影响肾之阴阳。而肾之阴阳失调，又易导致他脏的阴阳失调。

阴阳是互根的，也可互相转化，而肾病又常以虚证为多，所以临床上多见肾阳虚、肾阴虚或阴阳两虚。现分述如下。

（1）肾气不固，重者可发展而为虚脱。肾气不足，封藏不固，发展下去就会出现虚脱欲绝之证。所谓不固，亦有"尿"、"精"、"便"之分。其一关门不合，即二便失禁，或膀胱不约而为遗溺，或仓廪不藏而为泄泻。尽管遗溺也有肾阴虚而热扰膀胱所致者，但肾阳虚，诸脏气化失调，使三焦、膀胱、肺、肾等功能失司，因而遗溺，小便量多；大便失禁，亦多命门火衰。王好古在《此事难知》中云："经言下焦如渎者，正谓大小便也。大便为阴，为有形，乃下焦之下者。肾脏病，为肾主大便……俱是丹田衰败。"可见，大便不禁或滑泄失脱，都与肾阳虚衰有关。其二是玉门不固，即属滑精、白淫等疾病，多为肾精不摄。由于肾主蛰，封藏之本，精之处也，所以肾阳虚衰，尤其日久滑精之症，无不由肾阳之虚所致。若肾阳虚衰进一步发展可导致阴阳离决的虚脱证，多见于疾病晚期，阳虚而脱，以汗出淋漓而身寒为重要标志。其中又有上脱、下脱之区分，陈武广说："凡阳气上绝，阴气不能上交于阳，则为下脱，阴窍载气是也；阴气下绝阳气不能上交于阴则为上脱，耳中出气是也。"但无论是上脱、下脱，而真阳虚脱则在命门。

（2）水泉涸竭，元阴亏耗。张景岳谓："虚邪之至，害少归阴，五脏所伤，穷必归肾。"在疾病的发生、发展过程中，如因外感内伤，耗伤真阴，而见腰膝酸软，头晕目眩，耳鸣齿动，遗精盗汗，心悸健忘，女子月经不调，甚则久病伤阴。肾阴虚可致水泉涸竭诸变。因水天一之源，肾为先天不足之本，肾之液谓之精，精由血生，血从津化，津液枯燥，精血耗伤，则形成"水亏火炽"，而致水泉涸竭，而见下消，男子失精，妇人经闭等病。

（3）阴伤及阳，或阳伤及阴，均可致阴阳两虚，阴阳维系，互为其根，在病变过程中，尤其疾病晚期，易导致阴阳两伤。产生阴阳两虚的病理转机主要为：一是素体虚弱，长久不复，渐至阴阳两伤，二是精气空虚，先由于肾气衰，肾气衰而精气竭，互为因果。陈无择在《三因极一病证方论》中提出"精虚极"与"虚羸、惊悸、梦中遗泄、尿后遗溺、小便自浊、甚则茎弱、小腹里急"等症同见，儿科病中的解颅、五迟、五软，外科病中的附骨疽、发背、脱疽、脑疽等疾病，大都是以肾阴阳俱虚为其病理表现的。

此外，"水火者，阴阳之征兆也"。水火失济也是阴阳失调的一个方面。水火者以升降而言，心火降而肾水升，水升火降而既济，若"肾水一亏，则无制南方之心火。使东方实而西方虚，其命门与心包络之相火，皆挟心火之势，而来侮所不胜之水，使水日亏而火日盛"（《医门法律》引虞搏），则心烦不寐。水不上承于心，火不下交于肾，即为失济之象。水火者，以元阴元阳而言，元阴为肾精属水，元阳为肾气属火，肾的元阴元阳平衡协调，实际上也是水火既济的问题。水亏则火旺，火旺则水更亏；火亏则水盛，水盛则火更衰，因而形成病理上的重要因素。

《素问·逆调论》云："肾脂枯木不长，一水不能胜二火。"这里的水指肾阴，火指君火、相火，因火常实而水常亏，朱丹溪在《格致余论》中解释说："五行之中，惟火有二。肾虽有二，水居其一，阳有余，阴常不足，故经曰一水不能胜二火。"从肾本身水火而言，火外水包，火藏水内，无论是寒水之邪太盛，迫阳上越；或肾水虚亏，阳不恋阴，虚阳浮越，皆属龙雷浮游之火，故前人有引火归元之说。

根据以上肾虚病理的论述，肾虚的病理既包含其本身的特点，又包含有对其他脏腑的互相影响和互相转变。因此，肾虚的辨证也包括本证方面及兼证方面。张大宁老师将其大致归纳为15个病证，下面分别概述之。

（一）本证方面

1. 肾阳虚，又称命门火衰

【病因病机】 肾阳为一身阳气之根本，有温煦形体，蒸化水液，促进生殖、发育等功能，本证多因先天不足，肾阳素虚或年老体弱，命门火衰，或房劳过度，或久病不愈而伤及肾阳，以致元阳虚损，温煦无力，阴寒内生，或气化无权，寒湿内盛，属虚证寒证；病位在肾，并常涉及脾、心、肺等脏，常见于阳痿、遗精、虚劳、水肿、泄泻、喘证、哮证、不孕、崩漏等症。

本证主要见于西医学中的醛固酮增多症、甲状腺功能减退、慢性肾炎、肾病综合征、内分泌失调、慢性前列腺炎、前列腺肥大等，以及一些慢性虚弱性疾病的某些病理过程中。

【临床表现】 腰膝酸软冷痛，男子阳痿、早泄、滑精、精冷不育，女子崩漏、带下、清冷、宫寒不孕，小便频数而清长，夜尿多或遗尿，或尿少而浮肿，腰以下肿甚，按之没指；或喘积日久，动则加剧，呼多吸少。气短不得以续。兼见面色㿠白，形寒肢冷。舌质淡胖或舌边有齿痕，舌苔白滑，脉沉细无力或沉迟。

【辨证概要】 禀赋虚弱、久病不愈，或房劳伤肾、下元亏损、命门火衰，阳虚不能温煦形体。故形寒肢冷、面色㿠白；腰为肾之府，肾阳虚弱，下元虚惫，故腰膝酸冷；肾主生殖，阳虚火衰，生殖机能衰减，故男子阳痿，女子带下、清冷、宫寒不孕；肾虚膀胱失约，故小便频数而清，尿后余沥不禁或尿少；尺脉候肾，阳虚鼓动无力，故尺脉沉细尤甚。

【治则】 温肾壮阳。

【基本方药】 右归丸或金匮肾气丸。

文献摘要

"虚劳腰痛，少腹拘急，小便不利者，八味肾气丸主之"（《金匮要略·血痹虚劳病脉证并治》篇）。

"阳虚者宜补而兼暖；桂、附、干姜之属是也……水失火而败者，不补火何以苏垂寂之阴，此又阴阳相济之妙用也。故善补阳者必于阴中求阳，则阳得阴助而生化无穷……故凡阳虚多寒者，宜补以甘温"（《景岳全书新方八阵补略》）。

2. 肾阴虚，又称为肾水不足

【病因病机】 肾阴为一身阴液之根本，有滋润形体脏腑，充养脑髓骨骼，抑制阳亢火动，以维持正常的生长发育与生育等机能。

　　本证多因久病伤阴，或温热病后期，津液亏损；或过服温燥金石之药，耗伤阴液；或早婚多育，房事不节，以致肾阴不足所致。肾阴亏损，形体脏腑失其滋养，则精血骨髓等日益不足；肾阳命火失其制约，亦常因之亢逆而为害。

　　本证属虚，亦或可见本虚标实之证。其病位在肾，常涉及肺、心、肝等脏。多见于遗精、不寐、消渴、虚劳、内伤咳嗽、内伤发热、淋证、月经失调、崩漏及温热病后期等病证之中。

　　现代医学中的肺肾结核、糖尿病、甲状腺功能亢进、慢性肾炎、高血压、肾上腺皮质功能不全、神经衰弱、绝经期前后诸证、无排卵性功能性子宫出血、泌尿系感染及急性感染性疾病的恢复期等疾病的某些病理过程中常可见到此证型。

　　【临床表现】　眩晕耳鸣，视力减退，健忘少寐，腰膝酸软，形体消瘦，咽干舌燥，入夜为甚，五心烦热或午后潮热，盗汗颧红，男子遗精，女子经少经闭或见崩漏。舌红苔少而干，脉细数。

　　【辨证概要】　多因久病伤肾或房事不节，或失血耗液，或过服温燥劫阴之品，或情志内伤，暗耗肾阴所致。肾阴不足，脑髓空虚，骨骼失养，故眩晕、健忘、耳鸣、腰膝酸软；阴精不能上注于目，故两目发干、视力减退、目视昏花；形体、口舌得不到阴液的滋养，故咽干口燥、形体消瘦；阴虚不能制阳，虚火内动，则五心烦热，或午后潮热、颧红盗汗；上扰心神，故不寐；火扰精室，故遗精；精血亏少，所以经行量少甚或经闭；若虚火内扰，血热妄行，亦可致崩漏。

　　【治则】　滋阴补肾。

　　【基本方药】　六味地黄丸、左归丸及大补阴丸等。

　　文献摘要

　　"阴虚则内热，有所劳倦，形气衰少，谷气不盛，上焦不行，下脘不通，胃气热，热气蒸胸中，故内热"（《素问·调经论》）。

　　"阴虚者，宜补而兼清，门冬、芍药、生地之属是也……其有气因精而虚者，自当补精以化气。精因气而虚者，自当补气以生精。又有阳失阴而离者，不补阴何以收散亡之气……善补阴者，必于阳中求阴，则阴得阳升而泉源不竭……阴虚多热者，宜补以甘凉，而辛燥之类不可用"（《景岳全书·新方八略》）。

3. 肾阴阳两虚

　　【病因病机】　肾为先天之本，藏真阴而寓元阳，若肾中元阳不足，命门火衰与肾中元阴不足，阴精亏损同时并见，即为肾阴阳两虚证。

　　本证或由肾阴先虚，日久阴损及阳发展而来，或肾阳不足，日久阳损及阴，逐渐而成。其常见原因为禀赋不足，或久病不愈，或房室劳伤，或老年体衰等，以致阴精、阳气两虚，不能濡养、温煦脏腑经络，而形成此证。病位在肾，其性质属虚，不过临床常见阴阳各有偏重的不同，这需权衡阴虚阳虚的程度而定。本证常见于虚劳、消渴、阳痿、遗精、水肿、咳嗽、喘证、月经不调、崩漏及绝经前后诸症之病理过程中。

　　本证多见于西医学中慢性支气管炎、糖尿病、高血压、神经衰弱、肺结核、肾病综合征、慢性肾功能衰竭、甲状腺功能减退、再生障碍性贫血、月经失调及更年期综合征等。

　　【临床表现】　腰脊酸痛，胫酸膝软，足跟酸痛，耳鸣耳聋，发焦脱落，齿摇稀松，男子遗精、阳痿、早泄，女子月经失调、崩漏；或五心烦热，口干咽燥，失眠盗汗；或畏寒肢冷，面目虚浮，夜尿频数。舌红或淡，少苔，脉双尺沉细。

　　【辨证概要】　本证为禀赋不足或久病不愈，或房室劳伤，或年老体衰，致阴损及阳或阳损及阴，使阴精、阳气两虚，不能濡养、温煦脏腑经络，肾虚不能养骨故腰膝酸软、足跟痛、胫骨酸。肾虚脑髓空虚失其充养，故耳鸣耳聋。"发为血之余"、"齿为骨之余"，肾精损则发焦齿摇。命门火衰则男子阳痿、早泄，女子月经失调。偏阴虚者，则生内热，虚火上炎出现五心烦热、口干咽燥、失眠盗汗；偏阳虚者，则生内寒，气化失常出现畏寒肢冷、面目虚浮、夜尿频数之症。

【治则】　补肾温阳滋阴，阴阳气血双补。

【基本方药】　肾气丸合龟鹿二仙膏。

文献摘要

"肾虚，腰背酸痛，小便滑利，脐腹痛，耳鸣，四肢逆冷，骨枯髓寒，足胫力劣，不能久立"（《圣济总录》）。

"劳伤于肾，肾虚不能荣于阴器，故萎弱也"（《诸病源候论》）。

4. 肾气虚

【病因病机】　本证多由年老体衰而肾气虚弱，或先天不足，或久病不愈，或房室损伤等所致肾气耗伤，精气不足，机能衰减。其病位在肾，乃属肾之虚证。常见于虚劳、腰痛、耳聋、耳鸣、眩晕、阳痿、遗精、月经不调等病证中。

本证见于西医学中的糖尿病、慢性支气管炎、肺气肿、慢性肾炎、腰肌劳损、前列腺炎、前列腺肥大、性机能失常及更年期综合征等。

【临床表现】　头晕目眩，耳鸣耳聋，腰膝酸软，遇劳更甚，卧睡减轻；夜尿频数或小便不禁；男子遗精、早泄、阳痿，女子月经失调，先后不一；神疲肢软，发脱枯悴，齿摇稀疏，舌质淡，苔白，脉细，尺弱。

【辨证概要】　肾气虚属于肾阳虚的范围，但其虚弱程度较小，且由气虚、阳虚而致的"寒象"较不明显。

【治则】　补肾益气。

【基本方药】　金匮肾气丸。

文献摘要

"肾候于耳，劳伤则肾气虚，风邪入肾经，则令人耳聋而鸣"，"肾主水，劳伤之人，肾气虚弱，不能藏水……故小便后水液不止而有余沥"，"肾气虚弱，不能藏精，故精遗失，其病小腹强急，阴头寒，目眶痛，发落"（《诸病源候论·虚劳候》）。

5. 肾气不固

【病因病机】　本证多因年高或先天禀赋不足，或久病、房室劳损而致肾中元气亏虚。由于肾气不足，封藏失职，冲任不固，因而出现各种症状。病位在肾，证属于虚。常见于虚劳、遗精、遗尿、带下、崩漏等病证。

本证见于西医学中的神经衰弱、前列腺炎或老年性前列腺肥大、小儿夜尿症、功能性子宫出血、附件炎、先兆流产、习惯性流产等。

【临床表现】　小便频数而清，夜间尤甚，或尿后余沥不尽，或遗尿，或小便失禁。男子滑精、早泄；女子月经淋漓不尽，或带下清稀而多，或胎动易滑；兼有腰膝酸软，头晕耳鸣。舌淡苔白，脉沉细无力。

【辨证概要】　由于年高肾气衰弱，或由于年幼肾气不充，或因于久病、劳损而伤肾，以致肾气亏虚，封藏固摄失职所致。肾虚不固膀胱失约，故小便频数而清，尿后余沥不尽，夜尿频多，甚或遗尿；肾气虚而精关不固，则滑精早泄；阳气衰少而不能固护冲任，所以可出现妇女带下清稀、滑胎等。

【治则】　补肾益气，固涩肾精。

【基本方药】　金锁固精丸、缩泉丸、巩堤丸、寿胎丸等。

文献摘要

"精道滑而常梦常遗者，此必始于欲念，成于不谨，积渐日深，以致肾气不固而然，惟苍术菟丝丸力最佳，次则小菟丝子丸、金锁思仙丹之类皆可择用"（《景岳全书·遗精篇》）。

"小便多者，乃下元虚冷，肾不摄水，以致肾泄，宜菟丝子丸"（《景岳全书·遗精篇》）。

"八味丸、元兔丹、生科鹿茸丸"（《证治要诀·淋闭》）。

6. 肾不纳气

【病因病机】 肾的"纳气"，是指肾有摄纳功能以助肺司呼吸的功能。人体的呼吸虽是由肺所主，但吸入之气，必须下纳于肾，故有"肺主呼气，肾主纳气"之说。肾的纳气功能主要是肾中阳气的作用，只有肾中阳气充沛，肺得其温养才能气道通常，呼吸均匀，气体交换正常。

本证在肾虚证候中，属难治重证。多由禀赋不足，或年老体弱，或哮喘日久以致肾中阳气虚衰，下元不固，气失摄纳而形成。其病位在肾、肺，性质属虚证或本虚标实之证。常见于喘证、哮证、肺痿等病证中。

本证主要见于西医学中的支气管哮喘、慢性喘息性支气管炎、肺气肿、肺源性心脏病、心脏性哮喘等。

【临床表现】 喘促日久，呼多吸少，动则喘甚，气不得续，甚则汗出肢冷，水肿溲少，心悸不安，舌质淡，脉沉细等。

【辨证概要】 劳伤肾气，或久病气虚，气不归元，肾失摄纳之权。肾中阳气不足，摄纳无权，气机不得收纳而上浮，则出现喘促，呼多吸少，动则喘甚，统摄无权则汗出，阳虚不能温煦肢体则肢冷。

【治则】 补肾纳气。

【基本方药】 金匮肾气丸、七味都气丸。

文献摘要

"肺胀者，动则喘满，气急息重，或左或右，不得眠者是也……有肾虚水枯，肺金不敢下降而胀者，其症干咳烦冤，宜六味丸加麦冬、五味"（《证治汇补·咳嗽》）。

"真元耗损、喘出于肾气之上奔………乃气不归元也"（《医贯》）。

7. 阳虚水泛

【病因病机】 肾为水脏，五脏之中肾主水，肾能调节人体水液代谢功能，主要靠肾阳对水液蒸发气化的作用来实现。

本证多因先天禀赋不足，后天失养，或老年体衰，或久病失养以致肾阳虚衰，膀胱气化失司，水液停留体内而致。病位在肾，犯脾或上犯心肺。病性属虚证或本虚标实之证。常见于水肿、心悸、痰饮等病证中。

本证主要见于西医学中的慢性肾炎、充血性心力衰竭、肝硬化腹水等病中。

【临床表现】 周身浮肿，腰以下尤甚，按之没指，小便短少，腰膝酸痛，或小便日少夜多，并见心悸气短，咳嗽气喘，动则喘促，舌质淡胖有齿痕，苔白滑，脉沉细，或沉迟。

【辨证概要】 禀赋素虚，久病失调，肾阳耗亏，不能温化水液，致水邪泛滥而上逆，或外溢肌肤，肾虚阳衰，膀胱不能气化津液，故小便不利而尿少。水液排泄不利，水液内停，泛溢肌肤，故身肿；水液不能蒸腾，势必趋下故腰以下肿甚；阳虚水停，气机阻滞，则腹胀满；水湿泛溢，上逆凌心摄肺，故心悸、咳喘、气短；水泛为痰，痰湿犯肺，故痰鸣漉漉，舌淡胖嫩，有齿痕，苔白滑，脉沉等，均为阳虚水泛之症。

【治则】 温肾助阳，化气利水。

【基本方药】 真武汤。

文献摘要

"命门火衰，既不能自制阴水，又不能温养脾土，则阴不从阳，而精化为水，故水肿之证，多属火衰也"（《风劳臌膈四大证论》）。

"所谓气化者，即右肾命门真火也。火衰则不能蒸动肾之关门，而水聚焉。以蒸动其关，积水始下，以阳主开也。此法不独治水肿，凡治胀者，其要亦在通阳而已"。

8. 肾经寒湿

【病因病机】　　本证为临床常见证候，多因肾气虚加之久居湿冷之地，或涉水冒雨，劳汗当风，衣着湿冷导致寒湿内侵于肾，使肾之经络气血运行不畅而致。本证病位在肾，属本虚标实证。常见于腰痛、痹证等病证中。

本证主要见于西医学的肾炎、风湿病、类风湿病、腰肌劳损，以及大多慢性肢体疼痛者。

【临床表现】　　腰部冷痛重着，转侧不利，渐渐加重，虽静卧亦不减或反加重，遇阴雨天疼痛加剧，口不渴，小便自利，苔白腻，脉沉而迟缓。

【辨证概要】　　寒湿之邪侵于腰部，腰为肾之府，肾之经络手足，气血运行不畅，加之寒性收引，湿性重着，故腰部冷痛重着，转侧不利；湿为阴邪，其性黏滞，静卧则湿邪易于停滞，故使疼痛加重；寒湿内停阳气被遏，故口不渴，小便自利，苔白腻，其脉沉迟而缓为寒湿内盛之象。

【治则】　　散寒行湿，温经通络。

【基本方药】　　甘姜苓术汤加减、独活寄生汤加减、肾着汤加减等。

文献摘要

"肾着之病，其人身体重，腰中冷，如坐水中，形如水状，反不渴，小便自利，饮食如故，病属下焦。身劳汗出，衣里冷湿，久久得之，腰以下冷痛，腹重如带五千钱，甘姜苓术汤主之"（《金匮要略·五脏风寒积聚病脉证并治》）。

"腰冷如水，喜得热手熨，脉沉迟，或紧者，寒也，并用独活汤主之。腰痛如坐水中，身体沉重，腰间如带重物、脉濡细者，湿也，苍白二陈汤加独活主之……大抵腰痛，悉属肾虚，既挟邪气，必须祛邪，如无外邪，则惟补肾而已"（《医学心悟》）。

9. 肾精不足

【病因病机】　　本证多因禀赋薄弱，先天不足，早婚多育，房室不节，劳欲伤肾或年高体弱，久病失养等致肾精亏损，无以生髓，髓海空虚，骨骼失充所致。其病位在肾，病属虚证。常见于解颅、五迟、五软、眩晕、虚劳、耳鸣耳聋、不孕、不育等病证中。

本证常见于西医学中的动脉硬化、老年性痴呆、小儿先天性营养不良、佝偻病、原发性不育、不孕等。

【临床表现】　　眩晕耳鸣，听力减弱，甚至耳聋，腰膝酸软，男子精少，不育；女子精少，不孕；小儿生长发育迟缓，智力低下，动作迟钝，囟门迟闭，骨骼痿软；成人为早衰，两足痿弱，精神呆钝，动作迟缓，脉细无力。

【辨证概要】　　肾精不足属于肾阴虚的范围，但其特征应主要表现为精血不足，且少有因肾阴虚而致的虚火现象。

【法则】　　补肾填精。

【基本方药】　　左归丸加减、河车大造丸加减。

文献摘要

"男子脉浮弱而涩，为无子，精气清冷"（《金匮要略》）。

"精脱于下者宜固其精……精主在肾也"（《景岳全书》）。

10. 肾衰水毒上泛

【病因病机】　　本证为临床常见的急重证候，多由水肿、淋证、尿血等病迁延经久不愈，发展而成。证属本虚标实之候，本虚涉及阴阳、气血（以肾中之阴阳虚衰为主），标实则为水毒、湿浊、痰瘀，或兼有外感邪气。其病位虽以肾脏为主，然往往波及多个脏腑如脾、心、肝、肺等，使病情复杂而多变。张大宁老师经多年研究总结，将该证病机概括为"虚、瘀、湿、逆"四个方面，并以此立法、选方、用药，取得较好效果。

本证主要见于西医学中的慢性肾衰竭之氮质血症期、尿毒症期。

【临床表现】　神萎倦怠、嗜睡，面色萎黄或晦浊而暗，形寒肢冷，腰膝冷痛，全身浮肿，按之没指，口苦乏味，不思饮食，口中尿臭，时时呕恶，胸闷烦躁，小便短少而黄，甚或癃闭，大便溏泻。舌体胖嫩，苔薄白而滑（或黄厚腻），脉沉细无力。

【辨证概要】　本证为本虚标实之候，本虚有肝肾阴虚、脾肾阳虚、肾虚血瘀之别；标实有湿邪困阻、浊阴上逆、肝阳上亢之辨。当辨清标本虚实轻重，采用不同的治法。

【法则】　总体治疗大法，补肾活血为本，祛湿降逆为标。

【基本方药】　健脾补肾汤、滋补肝肾汤、活血汤、化湿汤、利水汤等，并选用肾衰灌肠液进行保留灌肠配合治疗。

文献摘要

"肾主开合……肾之真阳虚，则关门不利，此聚水生病……而小便不利之因也"（《症因脉治·阳虚小便不利》）。

"既关且格，必小便不通，旦夕之间，陡增呕恶；此因浊邪壅塞三焦，正气不得升降。所以关应下而小便闭，格应上而生呕吐，阴阳闭绝，一日即死，最为危候"（《证治汇补·癃闭》）。

（二）兼证方面

1. 肺肾阴虚

【病因病机】　肺肾津液互相滋养，肾阴为一身阴液之根本，肺肾阴虚失其濡润，则燥热内生。故肺失清肃而气逆，肾失滋濡而火动，则是肺肾阴虚的病变特点。

本证属本虚之证，病位在肺肾。多见于久咳久喘或年老阴虚之人，或见于热病后期，邪热恋肺，燥热灼伤阴液，以及房劳伤肾，累及肺肾两脏，肺失治节，常见于咳嗽、哮证、喘证、肺张、肺痨、虚劳、消渴等疾病。

本证主要见于西医的慢性支气管炎、支气管哮喘、肺结核、肺气肿、慢性肺源性心脏病、糖尿病、尿崩证、肺癌等疾病。

【临床表现】　咳嗽痰少，或痰中带血，口燥咽干，或声音嘶哑，腰膝酸软，心烦少寐，骨蒸潮热，盗汗颧红，男子遗精，女子月经不调，舌红少苔，脉细数。

【辨证概要】　多因久咳伤肺，肺虚不能输津滋肾；或劳伤过度，肾阴虚竭，以致阴津不能上承或虚火灼肺，形成肺肾阴虚之证；阴虚肺燥，津液不承，肺失清润，故干咳少痰，口燥咽干，或音哑；虚火上炎，灼肺伤络，故咳血痰中带血；阴虚生内热，则骨蒸潮热、颧红、盗汗；火扰神明，故心烦不寐；阴精不足，虚火内扰，故男子可见遗精，女子可见经少经闭，或月经过多等。

【治则】　滋阴，润肺，益肾。

【基本方药】　百合固金汤加减。

文献摘要

"肺虚则少气而喘，若病仍迁延不愈，由肺及肾，则肺肾俱少，或劳欲伤肾，精气内夺，根本不固，皆使气失摄纳出多入少，逆气上奔而发喘"（《证治准绳》）。

"夫阴虚火动，劳瘵之疾，由相火上乘肺金而成之也。伤其精则阴虚而火动，耗其血则火亢而金亏"（《寿世保元》）。

2. 肝肾阴虚

【病因病机】　肝肾同源，肝阴与肾阴互相资生，盛则同盛，衰则同衰，肝阴不足常导致肾阴不足，肾阴不足亦会使肝阴亏损。阳虚则阳亢，故肝肾阴虚证以阴津亏虚、阳亢火动为其病变特点。

本证多由久病劳伤，或温热病邪耗伤肝阴及肾阴，或先天禀赋不足，肾阴亏虚而及肝阴不足，形成肝肾阴虚。本证多发于形体羸瘦，或先天不足者，是许多疾病发展到后期阶段的证候。常见于中医的胁痛、腰痛、虚劳、血证、眩晕、月经先期、闭经、痛经等。

本证主要见于西医学中的肝炎、肺结核、肿瘤等慢性消耗性疾病。

【临床表现】　头晕目眩，健忘失眠，耳鸣如蝉，咽干口燥，胁痛，腰膝酸软，五心烦热，颧红盗汗，男子遗精，女子月经量少，舌红少苔，脉细数。

【辨证概要】　肝肾同源又称乙癸同源、精血同源，即肾精与肝血的互生互化，生理如此，病理也如此。临床上各种原因所致伤精、伤血，或久病不愈，耗损肝肾之阴所致。肝肾阴虚，虚火上扰，头目失于阴精的滋养，故头晕目眩、健忘、耳鸣；阴液不能上承，故口咽干燥；肝脉布两胁，经脉失养而绌急，故胁痛；虚火内生，故五心烦热，盗汗颧红；火扰心神则不寐；火动精室则遗精；冲任隶属肝肾，肝肾不足则冲任空虚，故月经量少；阴虚内热，故舌红苔少，脉象细数。

【治则】　滋补肝肾。

【基本方药】　杞菊地黄丸（或左归丸、大补阴丸）加减。

文献摘要

"阴虚者宜补而兼清，门冬等药，生地之属是也"（《景岳全书》）。

"五劳、六极、七伤，积虚成损，积损成伤，谓之亏虚。肝劳，尽力谋虑，则筋骨拘挛，极则头晕目昏。肾劳，矜持志节，则腰骨痛，遗精白浊，极则面垢脊痛"（《医学入门》）。

3. 肾阳虚

【病因病机】　脾为后天之本，肾为先天之本，脾肾阳气互相资助，在温煦肢体，运化水谷精微，气化水液等机能方面起着协同作用。故脾肾阳虚，则表现为阴寒内盛，运化失职，水液停滞等病。

本证多因劳倦内伤，忧思伤脾，运化失职，久泻、久痢不止，而致脾病及肾，脾肾两虚；或黄疸、积聚等病日久，脾肝俱病而及肾；或水肿日久，导致脾肾阳虚，阴寒内盛，水邪泛滥。其病位在脾、肾，性质属于虚证、寒证，或本虚标实之证。常见于泄泻、痢疾、水肿、虚劳、臌胀等病证中。

本证主要见于西医学中的慢性肠炎、慢性非特异性溃疡性结肠炎、慢性痢疾、慢性肾炎、肝硬化腹水等疾病。

【临床表现】　形寒肢冷，面色㿠白，腰膝或少腹冷痛，下利清谷，或五更泄泻，或面浮肢肿，小便不利，甚则水臌肿满，舌质淡嫩，苔白滑，脉沉弱。

【辨证概要】　多因病久耗气伤阳，或水邪久滞，或久泄迁延，以致肾阳虚衰不能温养脾阳，终致脾肾阳气俱伤所形成。脾肾阳虚，不能温养形体，故面色㿠白、形寒肢冷；阳虚内寒，经脉凝滞，故少腹腰膝冷痛；水谷不得腐熟运化，故下利清谷，五更泄泻；阳虚无以运化水湿，水湿漫溢，故面浮肢肿，水邪内聚则小便不利、水臌胀满。

【治则】　温补脾肾。

【基本方药】　附子理中汤加味、四神丸加味或真武汤加味。

文献摘要

"肾为胃关，开窍于二阴，所以二便之开闭，皆肾脏之所主。今肾中阳气不足，则命门火衰……阴气盛极之时，即令人洞泄不止也"（《景岳全书》）。

"水肿证以精血皆化为水，多属虚败，治宜温脾补肾，此正法也"（《景岳全书·肿胀》）。

4. 心肾不交

【病因病机】　心火下降于肾，以温肾水；肾阴上济于心，以养心火。心肾相交，则水火既济，若肾阴不足，心火独亢，心肾阴阳失去了协调既济的关系，即为心肾不交。

本证为心肾之间的阴阳水火关系失调所表现的证候。多因禀赋不足，或久病伤阴，或房室不节，纵欲过度；或思虑太过，情志郁久化火；或外感热病致心火独亢等使心阴暗耗，心阳亢盛，心火不下交于肾，肾水亏虚于下，不能上济心火，形成心火不降，肾水不升，水火不济。本证病位在心、肾，属虚实夹杂的证候。常见于心悸、怔忡、不寐、健忘、遗精等病中。

西医学中心律失常，甲状腺功能亢进、神经官能症、更年期综合征、前列腺炎等疾病中常见此病。

【临床表现】 虚烦不眠，心悸健忘，头晕耳鸣，咽干，腰膝酸软，梦遗，或潮热盗汗。舌红少苔，脉细数。

【辨证概要】 多因久病、劳倦、房室不节，损伤心肾之阴，或五志过极，心火亢盛，损伤肾阴，以致心肾不交，水火失济。肾水不升，心火无制，心神不宁，故虚烦不寐或心悸；阴精虚亏，头目失养，骨髓不充，故健忘，头晕耳鸣，咽干口燥，腰膝酸软，阴虚阳亢，虚火妄动，故潮热盗汗，梦遗。

【治则】 滋阴降火，交通心肾。

【基本方药】 天王补心丹合朱砂安神丸，或黄连阿胶汤加减、交泰丸加减等。

【文献概要】

"人之有生，心为火，居上；肾为水，居下；水能升而火能降，一升一降，无有穷已，故生意存焉"（《格致余论》）。

"欲补心者需实肾，使肾得升；欲补肾者需宁心，使心得降……乃交心肾之法也"（《慎斋遗书》）。

"怔忡日轻夜重，不得醋睡，由肾气耗亏，不能上交于心，宜责诸少阴一经，使水火既济，坎离交孚，其患自平"（《南雅堂医案》）。

5. 心肾阳虚

【病因病机】 心肾之阳协调共济，以温煦脏腑，运行血脉，气化津液。故心肾阳虚则常表现为阴寒内盛，血行瘀滞，水气停蓄病变。

本证是心肾阳气虚衰，失其温运所表现的虚寒证候。常因心肾功能失常而产生水湿、痰饮、瘀血，进一步损伤阳气，形成虚实夹杂、本虚标实证候；也常导致脾失温煦，肺不布津，肝失疏泄形成五脏俱损的复杂证候；若心肾阳虚进一步发展成为阳气虚脱造成阴阳离决之危候时，其病情凶险，应及时抢救。多见于水肿、心悸、怔忡、胸痹、虚劳、痰饮等疾病中。

西医学中风湿性心脏病、肺源性心脏病、冠心病、慢性肾炎、病毒性心肌炎、心肌炎、肾病综合征、醛固酮增多症、甲状腺功能减退等常见此证候。

【临床表现】 心悸怔忡，形寒肢冷，小便不利，肢体浮肿，下肢为甚，朦胧欲寐，唇甲青紫，舌质暗淡或青紫，苔白滑，脉沉微。

【辨证概要】 多由久病不愈，或劳倦内伤，以致心阳、肾阳虚损。阳衰不能温养肢体，故形寒肢冷；心肾阳虚，鼓动无权，寒水不化，水气凌心，故心悸怔忡；水液内停，故尿少；泛溢肌肤，则身肿；阳虚不能温运血脉，血行瘀阻，故唇甲青紫；舌质暗淡青紫，苔白滑，为阳虚血瘀之象。

【治则】 温补心肾。

【基本方药】 真武汤合保元汤加减，或桂枝甘草龙骨牡蛎汤加减。

文献摘要

"诸心痛，皆少阴厥气上冲也……宜通气行气，无所凝停也"（《脉因证治·心腹痛》）。

"奈何肾虚又不能行水，故水随气奔，上乘于肺，头面两手浮肿，气短而喘由是血化为水与之俱滞"（《直指方》）。

"胸痹胸中阳微不运，久则阴乘阳位而为痹结也"（《类证治裁》）。

第九章　张大宁心—肾轴心系统学说

　　"心—肾轴心系统学说"是张大宁在1966年初大学五年级时提出来的，时年22岁，当时他将自己撰写的"试论心、肾、命门关系与心—肾轴心系统学说"的论文寄往《天津医药杂志》，该杂志主编在审稿后准备于当年10月份发表，并寄来关于修改的几点意见，后因文化大革命开始杂志停刊而未果，1973年，张老师曾将该稿呈送天津医学院院长、著名内分泌专家朱宪彝教授审阅，朱教授是一位非常严谨、非常谨慎的大科学家，他阅后对张大宁说："我不懂中医，但我仔细看了后，又查了些文献，觉得有些道理"，至今张老师仍保存着当时一笔一划在方格稿纸上写的原稿和杂志编辑部寄来的意见。几十年过来，张老师不断修改他的学说，并不断将其修改后的论文发表于诸刊及著作之中，得到众中医及中西医学术界的首肯。

　　张老师认为，中医认为心在人体中处于最高主导的地位，调节着体内生理活动，为思维意识的中心。《内经》说："心者，君主之官，神明出焉。"心的功能正常与否，直接影响着体内所有脏腑活动的正常与异常，所谓"心者，人之大主也"，"主明则下安，主不明则十二官危"正表明了这一点。肾为先天之本，两脏固然重要，而两者关系的正常更为重要。唐代著名医家孙思邈曾引用了道家的"心肾相交、水火既济"来说明，意思是心在上属火，为人体最重要的内脏，肾在下属水，其地位低于心，但较他脏为高，此两者相互联系，"水升火降"维持心肾、水火的相对平衡，保持人体的健康。为了更好地说明心肾之间的关系及其在人体生命活动中的重要性，张大宁老师提出"心—肾轴心系统"的概

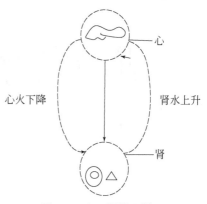

图 9-1　心—肾轴心说

念，"心—肾系统"表示在心为主导的条件下，心肾之间相互促进，相互制约的相对平衡关系；"轴心"表示此系统在人体的生理活动与病理变化中起着重要的轴心作用（图9-1）。

　　在此同时，张老师还对心—肾轴心系统学说进行了现代医学的剖析。现代医学认为大脑皮质为人体思维意识的中心，皮质及其下中枢调节着机体一切生理活动，这一点应包括在中医学"心"的功能之中，已为当前医学界所公认，而中医学的"肾"实质功能包括现代医学中"下丘脑—垂体—肾上腺皮质轴"、"下丘脑—垂体—性腺轴"、"下丘脑—垂体—甲状腺轴"系统功能和某些免疫系统功能的论述，前篇已有论及，故结合上述肾实质的探讨，则心肾相交的理论应指大脑皮质通过下丘脑对垂体（肾上腺皮质系统、性腺系统、甲状腺系统）的控制系统，其中心火下降，下交于肾（心对肾的调节）则指神经中枢对垂体、肾上腺皮质和甲状腺性腺的调节机制；而肾水上升，上达于心，则是指肾上腺皮质或性腺或甲状腺通过垂体或直接作用于神经中枢的机制，即所谓"反馈机制"。

　　现代医学也十分重视神经与内分泌的作用。巴甫洛夫学说十分重视神经系统，尤其是大脑皮质的作用；近代塞里应激学说把内分泌系统，尤其是垂体—皮质系统提到了很高的位置。但它们各有长处和短处，前者重视了大脑皮质却忽略了内分泌；后者重视了内分泌，却低估了神经系统。近年来，这两个学说开始注意了各自的短处，了解到神经与内分泌是紧密联系和不可分割的，并

开始形成"神经—内分泌"学说。而祖国医学关于心、肾关系的论述，实际上朴素地综合了以上两个学说的长处，并有效指导了临床。

另外，张大宁老师认为，作为人体生命活动轴心的"心—肾系统"，体现了人体机体对各种不同的致病因子作用于人体治疗反映出的"非特异性反应"，即反映出疾病的"共性"。加拿大病理学家塞里创立的"应激学说"，也是在一定程度上反映了疾病的"共性"，反映了机体对致病因子的"非特异性反应"。塞里本人曾说过，"当'疾病'这个名词出现时，我的学说就出现了"，这句话的内涵实际上也是在探讨疾病的"共性"，而张老师创立的"心—肾轴心系统学说"实际上从中医学角度来看更完善地剖析了疾病"共性"的本质，换言之，"心—肾轴心系统功能失调"就是不同致病因子作用于人体机体后的相同反应，所以，这也可以解释为什么中医看病时，"肾虚"病人如此之多，为什么无论是什么慢性病，中医诊病时，都常诊断出"肾虚证"的道理，甚至再进一步解释，为什么中医方剂最后都用一味"甘草"，中医称为"和诸药"，那"和"的含义是什么？是不是带走治疗疾病"共性"的内涵，张老师说，这一切都应该深入予以研究和探讨。

以下为"心—肾轴心系统"在疾病发病中的作用图（图9-2）。

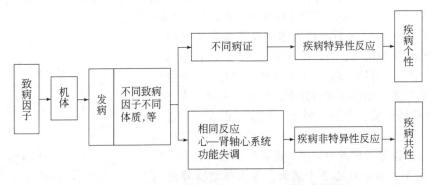

图 9-2 "心—肾轴心系统"在疾病发病中的作用

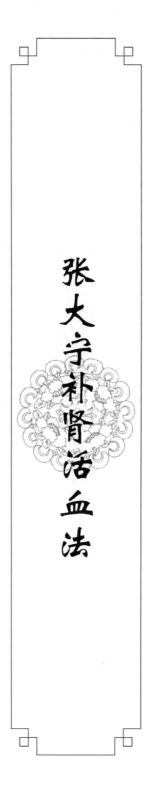

张大宁补肾活血法

第十章　张大宁"肾虚血瘀与补肾活血法"

"补肾活血法"是张大宁老师20世纪70年代提出的一个新的中医临床治疗大法，是张老师在中医学学术发展上的一个重要贡献。20世纪70年代，张大宁老师在对大量不同年龄组的病人人群和"健康人群"进行了随机抽样的中西医结合检测，发现这样一种现象：虽然性别不同、年龄不同、所患病症不同，甚至包括一些所谓西医称之为"健康人群"或"亚健康人群"在内，都或多或少地存在一些中医称之为"肾虚血瘀"的证候，而且随着年龄的增长，呈现一种同步上升的趋势。于此，张老师进一步制订了"肾虚血瘀证"辨证的客观标准，并提出了"补肾活血法"这一新的治疗大法。这种新的治疗大法是将中医传统的补肾法与活血法有机地结合，并加以"升华"，使机体阴阳平衡、气血畅通、达到邪祛正存的目的。它绝不是补肾法（更不是补肾药物）与活血法（更不是活血药物）的简单叠加或同时使用，从某种意义上讲，补肾活血法是通过调节神经、内分泌、免疫功能、改善微循环等作用，达到治疗各种慢性病、老年病，以及延缓衰老的一个大法，也可以说它是一种异病同治或称之为非特异性的治疗大法。

著名病理学家、应激学说的提出者加拿大学者塞里曾以最简单、通俗的语言介绍它的应激学说"当'疾病'这个名词出现时，我的学说就出现了"，今天我们是不是可以这样讲，张大宁老师提出的补肾活血法，既是治疗某些病证的大法，又是针对"疾病"这个特有人体状态的根本性的非特异性治疗大法，是治疗"疾病"这个各种病证，尤其是慢性病证的带有共性的治疗大法。所以说"补肾活血法"是张大宁老师对中医学传统理论的重大发展，是对中西医学的重大贡献。

一、补肾活血法的概念与提出

（一）补肾活血法的概念

补肾活血法是将补肾法与活血法有机结合起来，通过补肾促进活血，应用活血加强补肾，两者相互协同，达到改善肾虚血瘀的病理变化，使机体阴阳平衡、邪祛正存的一种治疗法则。它不是补肾法（或补肾药物）与活血法（或活血化瘀药）简单机械地叠加或同时使用。从某种意义上讲，补肾活血法是通过调节神经、内分泌、免疫功能、改善微循环等作用，治疗各种慢性病、老年病及延缓衰老的一个大法。因此说，它是具有异病同治（中医理论）或非特异性作用（西医理论）的综合大法。它是近年来临床应用较广泛且具有良好前景的一个新治法，它的产生是人们随着对疾病认识的深入及将中医理论与现代医学理论相结合的结果，也是中医治则通过实践—认识—再实践—再认识后的重新组合或创新的结果。

（二）中医对"肾虚血瘀"的认识

前贤大多认为是因郁、因寒致瘀。如《素问·调经论》曰："寒独留而血凝泣，凝则脉不通。"《灵枢·痈疽》篇曰："寒邪客于经络之中，则血泣，血泣则不通。"《汉书·艺文志》中曾有"通闭解结"的记载，认为郁结不通之病，可采用通解的方法治疗。《内经》又有"气为血之帅"之说，《素问·玉机真藏论》指出"脉道不通；气不往来"。可见，气行则血行，气滞则血瘀。血得温则舒，寒则凝。故自古以来，活血之法常与行气之法相配伍，且活血之药，多为温性。清代王清任从古人"气为血之帅"之论发挥，强调了气血之间的关系，指出"治病之要诀在于明气血，气有虚实，血有亏瘀"。创立以活血为主之方剂33首，主治瘀血病证50余种。其中最为突出的见解和最大的贡献莫过于他提出的"气虚血瘀论"，从而以"补阳还五汤"独立医门，重用黄芪补气活血而治之。我们经过长期大量的实践和研究，发现补阳还五汤中的气虚即肾气虚，而黄芪的功效也主要在于补肾气，这不仅符合王清任当时的立论"元气即虚，必不能达于血管，血管无气必停留而瘀"，"元气者肾气也"，而且也符合现代研究所证实的人体衰老及各类疾病的发生与肾虚和血瘀有密切相关的结果。

我们在长期的临床实践中认识到，肾虚和血瘀不是固定存在的，而是相关并存的，肾虚必兼血瘀，血瘀加重肾虚。临床上往往肾虚是本，血瘀是标，肾虚为因，血瘀为果；反过来，瘀血又构成新的致病因素，从多个方面加重肾虚的程度，形成恶性循环。因此，我们认为肾虚血瘀是各类老年病、慢性病某些特定阶段和人体衰老的共同病例。1978年张大宁率先提出了"肾虚血瘀论"的概念，并将其广泛地在临床应用中加以完善，形成了对临床极富指导意义的"肾虚血瘀论"。下面从四个方面简述其主要观点。

1. 肾虚血瘀是气血功能失调的结果

气血是人体生命活动的动力和源泉，是脏腑功能活动的物质基础，同样也是脏腑功能活动的产物。脏腑通过各自的功能从不同环节参与和影响气血的活动。如肺主气、肾纳气、心主血、脾统血、肝藏血等。这其中又以"肾"在人体生命活动中所起的作用最重要。它可以多方面对气血产生影响，不仅有生理影响，而且更有病理联系。

（1）生理影响

1）肾为先天之本。肾通过其所藏之元阴元阳影响其他脏腑，从而间接作用于气血，故《难经》曰："肾者；原气之所系也。"《医林改错》也云："元气既虚，必不能达到于血管，血管无气必停留而为瘀。"实际上王清任这段话已说明了肾虚导致血瘀的道理，其补阳还五汤也为补气活血的代表方，一直为后世沿用。明代李中梓曰："肾为脏腑之本，呼吸之本，三焦之源，而人资之以为始者也。"此外，血液的生成和运行也是五脏功能协调的结果，正如《古今图书集成·医部全录》中说："生化于脾，总统于心，藏于肝脾，宣布于肺，施泻于肾。"而肾在维系心肝脾肺诸脏对血液运行的作用方面起着重要作用。肾所系之元气为诸脏活动，气血运行动力之源，故肾之阴阳（即元阴、元阳）为五脏阴阳之根。血之运行赖于肾之阴阳的温煦、滋养，明代赵献可言之有理"惟水火莫奠其位，而气血各顺布矣，故真阴真阳为要也"。

2）肾藏精，精化血。肾主骨生髓，髓生血。肾直接参与气血的活动。如《素问·平人气象论》曰："肾藏骨髓之气也。"明代龚居中《红炉点雪·梦遗滑精》曰："命门者，精血之腑也。"朱绣《普济方·肾藏门》曰："夫肾者，元气之本，精志之藏，内主于骨，气通于阴。"清代张隐庵《黄帝内经集注》又有"肾为生气之源"和"血气皆括于肾"的论述。

（2）病理联系。气血失和是脏腑功能失调的主要表现，而脏腑的病变，往往又可导致气血失调。如上所述，肾与气血的关系尤为密切，肾虚必然从多个方面导致气血亏虚，气为血帅，气行则血行，气虚则运血无力而致瘀。血为气之母，阴血亏虚也可使血行不畅而致瘀。如张景岳云："凡人之气血，盛则流畅，少则壅滞，故气血不虚不滞，虚则无有不滞者"，说明肾虚必然导致血瘀。再如《读医随笔》中曰："阳虚血必凝，阴虚血必滞"，是言肾阳虚不能温煦血脉则凝，肾阴虚则脉道失于滋养则滞。由此看来，各种原因引起的肾气不充，元气亏乏，阴阳虚损，皆可由气血失调导致血瘀。如张锡纯曰："或纵欲过度，气血亏损；流通于周身者必然迟缓，血既因之而瘀。"

总之，肾虚、血瘀是气血失调的结果，而中医气血关系的理论，又为解释肾虚血瘀的机理提供了可靠的依据。

2. 肾虚、血瘀是人体衰老的生理特性及病理机能

人之寿夭与肾有密切的关系。人的体质强弱和寿命的长短主要取决于肾中精气的盛衰。《素问·上古天真论》曰："丈夫八岁，肾气实，发长齿更；二八肾气盛，天癸至，精气溢泻，阴阳和，故能有子；三八肾气平均，筋骨劲强，故真牙生而长极……五八肾气衰，发堕齿槁"，说明肾气支配着人的生、长、壮、老、已。这段女子以七，男子以八为基数递进的生长、发育、衰老曲线的论述，是中医较著名的对衰老代表性的看法。上海中医药大学阴属龙华医院曾对 20 岁以上的 235 例人群进行调查，通过辨证分型发现，各年龄组肾虚百分率随年龄的增加呈递增现象，说明肾虚在衰老的内在因素中起着主导作用。天津高氏等调查 654 例老年前期人群发现虚证占 82.57%，亦见虚证发生有随增龄而上升的趋势，其中肾虚占主要地位。沈自尹从多年肾的研究中揭示了人体衰老的实际是肾虚，指出老年人普遍存在着生理性肾虚。

根据肾虚辨证标准的症状来看，腰膝酸软、耳目失聪、齿发脱落、性功能减退等，都是老年人生理机能衰退的表现。故有人倡议，肾虚辨证标准可作为推断衰老的临床指标。

此外，我们注意到，当人步入老年阶段，常常兼有瘀血的表现。如皮肤色素沉着、老年斑的出现、皮肤粗糙、巩膜浑浊等，检查时发现微血管形态异常，管祥明显增多，血管张力明显减弱，血色偏暗，血流缓慢，祥顶瘀血增多，心、肺、肝、脾、肾、脑之动脉管壁增厚，管腔狭窄改变等。这些均符合血瘀证诊断标准的内容。

有人对 2251 例健康中老年人进行调查发现，74.7% 的健康中老年人有瘀血证存在，并随着年龄的增长血瘀证的检出率和血瘀证候积分值均呈递增的变化。韩氏等也观察到，健康老人尽管无明显的宏观瘀血证，但多项指标分析结果显示仍有异常化趋势，指出老年人普遍有着"瘀"的基础。

张大宁等在研究人体衰老原因及抗衰老方法上，经长期探索与实践，并综合前人理论，于 1978 年提出衰老"肾虚血瘀"的新观点和与之相应的"补肾活血法"，并研制成功相应的补肾活血方药。随后，1980 年，张老师对随机抽样的 420 例年龄在 65 岁以上患有冠心病、高血压、慢性支气管炎、糖尿病、慢性肾炎及无明显病证的健康老人，进行了中医辨证和脑电图、脑血流图、甲皱微循环、耳垂折痕观察等各项客观指标的观察分析，发现这些老人，尽管病种不同，症状各异，但都具有不同程度的肾虚和血瘀表现。通过采用"补肾活血法"的治疗，对于恢复具体症状、体征及减少衰老某些特征均有较显著的作用，反证了"肾虚血瘀"是导致人体衰老的重要病理机制。

随着对"肾虚、血瘀"探讨的深入，目前有人提出"健康老人"随着增龄而出现的肾虚血瘀指征，可视为"生理性肾虚、血瘀"。我们认为无论称之为何，人的生、长、壮、老、已的过程是不可避免的，随着年龄的增长，必然出现生理性衰退变化。所谓"生理性肾虚、血瘀"只是疾病发生、发展的早期预备阶段，即可称之为向病理发展的一个渐进过程。当疾病发展到一定程度时即可出现体内各方面的异常改变，则可称之为病理性肾虚、血瘀。现代研究证实，一些常见多发的老年病，如高脂血症、老年性冠心病、脑动脉硬化、高血压、脑血管意外、老年痴呆、肺源性心脏病、糖尿病、慢性胃炎、慢性前列腺炎、慢性肾炎、慢性肾衰竭、性功能障碍、更年期综合征等疾病的发生，均与肾虚、血瘀有关。故有人称之为"老年性肾虚血瘀综合征"更有人提出"虚—瘀—衰老"为中医衰老之模式。

3. 肾虚血瘀是病理基础

肾虚血瘀是"久病及肾"和"久病多瘀"的结果，即肾虚血瘀是各类慢性病的某一特定阶段的病理基础。中医学理论编含着丰富的经验和哲理，它是在数千年的临床实践中总结出来的朴素的唯物的真知灼见。正因为如此，它才有极强的生命力，至今仍指导着临床，并与许多现代研究的理论相吻和。中医理论的"久病及肾"、"久病多瘀"著名论断，恰恰证明了各类慢性疾病，特别是老年病发生、发展到某一特定阶段的病理基础和临床反应。

前面已经论述，生理性肾虚、血瘀常见于一些健康老年人。如《素问·阴阳应象大论》云："年四十，而阴气自半也……年六十，阴痿，气大衰。"《素问·上古天真论》曰："……五八，肾气衰，发堕齿槁……七八……天癸竭，精少，肾脏衰，形体皆极。"临床上按中医传统宏观辨证往往"无症可辨"或证候不太明显而从实验室微观检测却常可发现神经内分泌、免疫、氧自由基代谢等方面的异常改变，并同时出现血液流变学、微循环异常，有人称这种情况为"隐潜性肾虚血瘀证"。我们认为这也是疾病发生、发展的一个特定阶段，姑且称之为"疾病前期"，或"肾虚血瘀前期"，或称"肾虚血瘀临界状态"，即较初期更早阶段。此期与病理性肾虚、血瘀的初期阶段（许多慢性病、老年病的初起）尽管无明显的宏观肾虚、血瘀证候，但均存在着肾虚、血瘀的微观表现。从某种意义上讲，此时的微观瘀血表现更能较早地和准确地反映血瘀的存在，更能反映疾病的发生倾向、预后和身体目前状态，有利于做到未病先治、未病先防及治病求本的原则。

我们知道后天诸因如六淫、七情、饮食劳倦、时行疫毒等，都可直接损及于肾或通过其他脏腑累及肾，从而导致肾精亏损或肾气不足。正如古人云"五脏之伤，穷必及肾"。当一些疾病尤其是许多慢性疾病迁延不愈，或失治误治，而发展到中后期，就出现了"及肾"的病理阶段。而"及肾"后，使肾气不足，阴精亏损或阴阳俱损害，皆可导致血瘀。现代研究发现人体在"及肾"后，均存在着明显的血循环障碍。国内许多研究结果表明，慢性肝病、肝硬化、慢性肾病、尿毒症等病的特定阶段（多为中后期）其微循环和血流变的改变十分明显。这些结果正符合中医理论"久病及肾"、"久病入络"、"久病多瘀"等的论断。可以说古人对就有病条件下发生的"肾虚"与"血瘀"的内在联系，作了高度的概括。因此说，肾虚血瘀是"久病及肾"、"久病多瘀"的结果。

4. 肾虚、血瘀是各类疾病共性的表现，即疾病的非特异性反应

前已述及肾虚、血瘀既是慢性病、老年病及衰老的共同病理基础，同时也是各类疾病共性的表现。已知肾阳的温煦、肾阴的化生是各脏腑经络的生理功能，是血液化生、循行，津液输布的重要保证。肾精不足可致肾气亏虚，无力温煦、激发、推动其他脏气。精不化血或阴血不充，诸脏腑四肢百骸失其濡养，从而出现三焦气化不利，气机升降失常，脏腑功能失调，血失通畅，脉道涩滞而致血瘀。血瘀又进一步影响气血运行。如此肾虚导致血瘀，血瘀加重肾虚，形成恶性循环，使脏腑组织器官发生各种疾患，从而加速人体各组织器官的衰老。

有实验研究表明，随着老年人或因疾病而使肾虚症状的逐渐加重，人体的神经、内分泌、免疫、合成代谢等均会发生一系列紊乱，如抗氧化物质的活性及含量降低，自由基代谢物含量显著升高。有报道证实，肾虚病人血清过氧化脂质（LPO）含量高于正常人，超氧化物歧化酶（SOD）活力则显著降低，合并血瘀的病人 SOD 活性则更低。还有研究表明，随着增龄，毛细血管基底膜逐渐增厚，外膜厚纤维胶原化，孔径缩小，毛细血管代谢率下降，一些代谢废物如脂褐素等不能排出，而积沉于脏器内。脏器组织中瘀血引起神经内分泌、免疫、合成代谢障碍，脏器功能减退和紊乱，而出现疾病和衰老现象。以上两种研究结论正说明了疾病的共有现象，即疾病产生的非特异性反应。

张大宁老师曾在这方面做了长期的研究，发现这些不同的致病因子所导致的不同疾病，发展到某一阶段，都出现了相同的病理表现或机体反应，即肾虚、血瘀。据此各类疾病的共性，而提出了肾虚、血瘀论，并配合创立了与之相应的补肾活血法。又结合笔者 1965 年提出的"心—肾轴心学说"理论，认为临床上，所谓扶正培本、补虚祛邪（包括补肾活血法等）实际上是通过对"心—肾轴心系统"的调节，促使疾病个性的转化。临床上"异病同治"的内容固然很多，但笔者认为,若抓住"心—肾轴心系统"、"肾虚血瘀"等环节进行同治,则就抓住了疾病共性的根本。

这对于提高疗效,巩固疗效,改善机体体制甚至延缓衰老都将起到重要的作用。近年来,现代医学的发展,已越来越重视疾病的共性即非特异性反应,巴甫洛夫、塞里等实际上都是从不同角度论证了疾病的共性。前面我们论述的肾虚实质的研究、血瘀实质的研究及"肾虚血瘀"本质的研究,都是近年来国内学者从不同角度、不同领域,对疾病本质的共性,进行研究探讨的课题。

二、补肾活血法的提出及其临床意义

补肾活血法是张大宁在研究老年病及中医肾病时,于 1978 年针对"肾虚、血瘀"的病理机能和中医的治则理论(如治病求本、标本缓急,特别是异病同治、扶正祛邪等)首先提出的与之相适应的治疗法则。它综合了补肾法与活血化瘀法的长处,并发挥其独特的内涵和疗效。经过多年的临床实践,在治疗众多的慢性病,尤其是各种肾病、老年病及抗衰老等方面取得了显著疗效,同时也使"肾虚、血瘀论"得到有力的反证。由此我们发现该法明显优于单纯的补肾或活血,它是通过补肾达到活血,又通过活血促进补肾,达到异病同治的法则。从近年来各地对应用该法的大量临床报道,也预示着补肾活血法的良好前景。我们认为补肾活血法的产生,是随着人们对疾病认识的深化及有效地与现代医学理论的结合,而产生的中医治则,重新组合或创新的结果。因此我们说补肾活血法是治疗各类慢性病、老年病和探索疾病的共性及延缓衰老的一个较高层次的治疗法则,应该作为今后的重点课题加以研究。它的产生必将在临床治疗上有极好的应用前景。

三、肾虚血瘀的辨证与分期

(一)肾虚血瘀的辨证

肾虚血瘀证是中医证候学的新名词,尽管在临床上已得到较广泛的应用,但对其的辨证和诊断尚无统一规范化标准,我们结合多年临床,经过大量的统计学处理,并结合目前较为公认的1986 年及 1987 年由全国中西医结合研究会修订和全国活血化瘀研究会制定的《中医虚证辨证参考标准》及《中医血瘀证诊断标准》,制定了如下《肾虚血瘀证的辨证诊断标准》。

1. 肾虚辨证分型

(1)共性症状。腰背酸痛、胫酸、膝软或足跟痛、发脱、齿摇、夜尿增多或尿后余沥、健忘、性功能障碍、两尺脉弱。久病不愈三年以上者。

(2)肾阴虚。五心烦热、眩晕、耳鸣、咽干舌燥、失眠、盗汗、遗精、便干尿赤、脉细数、面色憔悴或颧红,舌红苔少或裂或剥。

(3)肾阳虚。畏寒、肢冷、水肿、面色㿠白、便溏、小便清长、阳痿或早泄、体乏、舌淡或胖有齿痕、脉沉迟。

(4)肾阴阳俱虚 肾虚共性症状任一项,并同时具备肾阴虚、肾阳虚任两项症状者。

2. 血瘀辨证分型

固定性疼痛或绞痛或腹痛拒按、病理性肿块(包括内脏肿大、新生物、炎性或非炎性包块、组织增生)、固定不移、体表可见色青紫、血管异常,人体各部位的静脉曲张,毛细血管扩张,血管痉挛,唇及肢端紫绀,血栓形成,血管栓塞,血不循环而停滞及出血后引起的瘀血、黑便、皮下瘀斑等，或血性腹水、月经紊乱，经期腹痛，色黑有块，少腹急结等，面部、唇舌龈及眼圈紫黑者、舌质紫黯或舌体有瘀斑、瘀点、舌下静脉曲张瘀血、脉涩（或结果代或无脉）。

3. 肾虚血瘀证

同时具备以上"肾虚证"、"血瘀证"中任意三个以上的症状者。

（二）肾虚血瘀的分期

1. 肾虚血瘀前期（或称肾虚血瘀临界状态、潜隐性肾虚血瘀）

该期临床上虽已有肾虚血瘀症状但不明显，实验室微观检查也未表现出异常。或虽已有较明显的肾虚血瘀症状，但其出现症状的程度与生理年龄相符（即人体从 60～125 岁不因疾病，自然衰退的状态）的健康老人。故该期的这部分人也可称生理性肾虚血瘀。

2. 肾虚血瘀初期

本期已有轻度的肾虚血瘀症状，合并有轻度的实验室微观表现的异常。

3. 肾虚血瘀中期

该期有较重的肾虚血瘀证候如腰痛、水肿、夜尿增多，伴有疼痛不移、血管异常（血栓、出血等）、月经不调有瘀块，舌质紫黯或舌有瘀斑、瘀点等。同时合并中度的实验室微观表现。该期一般多见于慢性病、老年病的初、中期阶段。

4. 肾虚血瘀末期

本期往往属于各种疾病因失治、误治或难治，久病不愈，或病情恶化或病情急危，发展到最后阶段。除出现严重的肾虚血瘀证候如腰痛如折、面色憔悴、㿠白或黧黑、周身乏力、四肢厥逆，合并有病理性肿块或严重的血管异常，面部、唇、眼圈紫绀，脉沉迟而涩等。同时有严重的实验室微观表现，如严重的微循环障碍、代谢性酸中毒等，甚至出现弥散性血管内凝血（DIC）、脏器功能衰竭等临床表现。

关于肾虚血瘀证的实验室微观表现，近年来临床较上常用的有关肾虚血瘀的实验室及其物理检查较多，仅举以下有代表性的例子供大家参考。

与肾虚有关的检查如 cAMP（环核苷酸含量）下降，cAMP/cGMP 比值下降；T 细胞比值和淋巴细胞转化率下降；$\beta2$-球蛋白（尿微球蛋白含量）下降；血 IgA、IgG（血清免疫球蛋白 A 和 G 含量）、巨噬细胞吞噬力下降；血清或血浆 LPO 增多，血清或红细胞 SOD（定量或活性）降低。

与血瘀有关的检查如血液流变学表现红细胞电泳时间延迟、红细胞沉降率加快，血浆纤维蛋白原含量增高，红细胞变形能力下降，血小板黏附聚集能力增强，使血液朝浓、黏、聚、凝方面变化。微循环表现有异性管袢显著增多、血管张力明显减弱、乳头下静脉丛明显增多、血液偏暗及血流缓慢、流态异常、袢顶瘀血增多等障碍。

四、肾虚血瘀证和补肾活血法的统计学分析

近年来，我们针对肾虚血瘀证的发生、发展规律及其辨证标准和补肾活血法的疗效、作用机理等，进行了大量的统计学处理及实验研究。现结合国内一些学者在这方面的报道，试图说明一下肾虚血瘀证临床意义和补肾活血法的立论根据及应用前景。

（一）有关肾虚血瘀论的统计学分析

1. 健康查体 365 例不同年龄组出现肾虚血瘀症状分析

具体情况如下（表10-1）。

表 10-1　不同年龄组出现肾虚血瘀症状分析

年龄（岁）	性别	例数	腰痛	脱发	齿摇	健忘	夜尿增多或淋沥	阳痿	便溏	浮肿	疼痛刺痛或固定	肿块	皮肤粗糙或有色斑	巩膜混浊	紫绀	月经色黑有块	舌紫黯有瘀斑
20~35	男	10	1						1								1
(20)	女	10	2													1	1
36~50	男	60	12	2	1	1		3	2		2			1			3
(100)	女	40	9	3					1	2	3					4	6
51~65	男	68	16	9	5	3	3	4	5	1	5	1	2	3	1		14
(120)	女	52	12	9	2	2	1		2	4	3	1	1	1		1	10
66~75	男	45	17	12	10	13	7	1	5		3	1	6	5	2		12
(70)	女	25	12	5	6	3			2	5	3	1	3	4	1		11
76~89	男	21	8	11	12	6	5		2	1	4	2	7	8			14
(33)	女	12	5	4	3	1	1		1	3	1	1	5	7			9
90 以上	男	4	2	2	3	1	2										2
(12)	女	8	3	2	2				1	2	2	1	2	1	1		5

从表结果看出随增龄肾虚血瘀症状出现率增高，且 50 岁以后年龄组腰痛、脱发、健忘、便溏、皮肤色斑、舌紫黯有瘀斑等肾虚血瘀症状为中老年人最常见的症状，证实了我们前面提出的"生理性肾虚血瘀"的渐进过程，也说明了人的自衰或随着衰老及其他原因引起的各类疾病发展到一定阶段时，从特异性向非特异性转化（即疾病的共性——肾虚血瘀）的病理过程。

2. 何氏报道肾虚证及血瘀证的发生率与增龄呈显著的正相关关系

具体情况如下（图 10-1）。

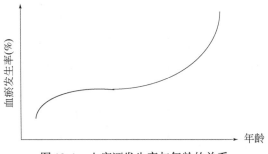

图 10-1　血瘀证发生率与年龄的关系

3. 598 例成年人不同疾病辨证分型出现频率分析

具体情况如下（表 10-2）。

表 10-2　成年人不同疾病辨证分型出现频率分析

辨证证型 疾病		特异性证型					非特异性证型		组间比较 P 值
		痰热	阳亢	气滞	脾虚	其他	肾虚	血瘀	
急性病	急性肺炎（30）	24		2	1	6	1	6	>0.05
	急性阑尾炎（24）	10		4	2	8	2	10	>0.01
	急性脑血管病（60）	25	44	8	5	10	18	24	>0.05
慢性病	冠心病（86）	1		16		9	56	79	>0.01
	高血压（100）	21	31	5		17	92	86	>0.01
	慢性支气管炎（98）	24		3	9	13	76	58	>0.05
	慢性肾炎（120）			4	18	20	97	86	>0.01
	糖尿病（48）	4		1	6	5	45	33	>0.01
	肝硬化（32）	2	1	11	14	2	16	30	>0.01

从表看出，非特性证型的肾虚血瘀出现率较为频繁，急性病虽也有出现，但仅占 3% ~ 4%（P>0.05），而慢性病出现率占 60% ~ 94%（P<0.01）。说明肾虚血瘀证是各类慢性病的某一特定阶段的共同病理改变，是产生多种老年病的重要原因，又是导致衰老的主要病理基础。同时也证明了古人"久病必瘀"、"久病及肾"的科学论断。

4. 对 2122 例老年人耳垂折痕的观察分析

我们曾于 1985 年对天津市 2122 例老年人进行了耳垂折痕的观察。观察方法：两耳或单耳从耳屏间切迹外伸到耳垂皮肤斜线的折痕，为观察指标。在 2122 例中发现耳垂折痕者 872 例，发生率为 41.1%，且发生率随增龄而逐渐增高（表 10-3）。

表 10-3　对 2122 例老年耳垂折痕的观察分析

项目 年龄组	受检人数	耳折人数	发生率%	P 值
44 岁以下	16	0	0	
45 ~ 54 岁	390	106	26.63	<0.01
55 ~ 64 岁	1126	454	40.32	
64 岁以上	582	312	53.61	

在 2122 例中经中医辨证为肾阳虚者 382 人，耳垂折痕发生率 43.45%。与对照组比较有显著性差异（表 10-4）。

表 10-4　对肾阳虚者耳垂折痕分析

辨证类型	受检人数	耳折人数	发生率	P 值
肾阳虚	382	166	43.45	<0.01
非肾阳虚	1050	312	29.72	

肾开窍于耳，耳为肾之外候。以上结果也表明，耳垂折痕与肾阳虚有关。肾阳虚是老年性疾病病人最多见的证候之一，故可以认为有肾阳虚表现的老年人，同时伴有耳垂折痕。这有助于早

期诊断是否有老年病的发生。如心脑血管病、糖尿病、冠心病、高血压、动脉硬化症等应提醒注意。

2122 例受试老人中经确认有血瘀证者 1262 人，发现耳垂折痕者 680 人，发生率为 53.88%（表 10-5）。

表 10-5 对血瘀病人耳垂折痕发生率的分析

证型	受检人数	耳折人数	发生率	P 值
血瘀	1262	680	53.88	<0.01
非血瘀	860	304	35.34	

从上表看出耳垂折痕与血瘀证发生有关，与非血瘀证耳垂折痕发生率对比，差异非常显著（$P<0.01$）。

肾为元阳，主一身之阳，肾阳虚则不能温煦血脉，气血失其流畅，使三焦气化不利，脏腑功能失调，引起诸病，即所谓"血气不和，百病乃变化而生"。肾虚导致血瘀，而血瘀进一步加重肾虚，两者相互影响，形成一个恶性循环，密切相连的病理链。以上结果进一步证明了"肾虚血瘀"在老年病发生过程中的主导地位。

5. 97 例不同肾病病人肾虚血瘀证的血液流变学分析

我们在大量的临床病例中对其中 97 例不同种类的肾病病人经中医辨证符合肾虚血瘀诊断标准者（见上一节）进行了血液流变学观察，本组 97 例中男 55 例、女 42 例。最大年龄 85 岁，最小 45 岁。其中慢性肾炎者 36 例，慢性肾盂肾炎 20 例，糖尿病性肾病 6 例，狼疮性肾炎 5 例，慢性肾功能衰竭 23 例，高尿酸血症性肾病 7 例（表 10-6）。

表 10-6 肾虚血瘀病人血液流变学分析

证型分类	n	高切	低切	血浆黏度	血细胞比容	红细胞沉降率
肾虚	40	6.878±0.69*	10.15±0.99**	1.85±0.17	55.35±4.8*	26.8±6.27
血瘀	9	7.55±0.83*	10.01±1.00	1.82±0.27	58.44±4.67*	22.11±8.298
肾虚血瘀	34	7.728±0.89*	10.17±1.16**	1.78±0.15	58.08±5.33**	23.67±7.76
无肾虚血瘀	14	6.04±0.73	8.03±0.8	1.74±0.22	57.27±4.217*	25.1±6.98
正常参考值		5.44±0.62	7.41±0.97	1.69±0.1	45±2.7	16±9

注：与正常相比 * * $P<0.01$、* $P<0.05$。

以上结果显示，各类不同的肾病其肾虚、血瘀及肾虚兼血瘀病人的全血黏度、血细胞比容均高于正常人，而肾虚与血瘀之间差别不大但肾虚兼血瘀者有非常显著的差别，说明肾虚导致血瘀，血瘀又进一步加重肾虚。血液黏度的增高成为两者之间的一个病理联系，从而为运用补肾活血法治疗各类肾病提供了理论根据。

此外，肾病中无肾虚血瘀表现者血液流变改变与正常人差异不大，但已有增高趋势，这可能是尚未达到"肾虚血瘀"的程度。

6. 对类阳虚动物模型的微循环观察

上海第二医学院曾对类阳虚动物模型的微循环观察，从实验研究方面也证实了肾虚（阳虚）血瘀之间内在的病理生理联系（表 10-7）。

表 10-7　对类阳虚动物模型微循环的观察

名称	正常小白鼠耳微循环 X±SE	类阳虚小白鼠耳微循环 X±SE	t 值	P
细动脉流速（ms/cm）	14.62±0.487	53.66±3.882	9.976	<0.001
细静脉流速（ms/cm）	19.08±0.648	74.41±5.527	10.475	<0.001
分支毛细血管流速（ms/cm）	16.9±0.329	65.168±4.991	9.648	<0.001
集合毛细血管流速（ms/cm）	22.74±0.559	101.42±8.483	9.225	<0.001
网状毛细血管流速（ms/cm）	32.26±0.889	132.1±10.743	9.076	<0.001
毛细血管开放数（μm）	3.500/620±0.109	2.616/620±0.414	2.081	<0.05
流态	混悬度均匀，现状持续状流动	虚线状流动，35只占总数70%		

上表反映了阳虚模型的外周微循环变化，类阳虚小鼠与正常小鼠各项微循环比较，均有不同程度的障碍（表10-8）。

表 10-8　类阳虚小鼠肾脏微循环情况分析

名称	正常小白鼠耳微循环 X±SE	类阳虚小白鼠耳微循环 X±SE	t 值	P 值
肾表面毛细血管流速（ms/cm）	23.032±0.745	23.032±0.745	2.907	<0.005

对阳虚病人的外周微循环流速减慢国内已有报道，但对内脏微循环的研究，报道较少。上表实验观察到类阳虚小白鼠（50只）肾表面毛细血管的血液流速明显减慢（$P<0.005$）。一般来讲，血流减慢在一定条件下可能影响肾小球的滤过作用和肾小管的重吸收作用，这与中医肾阳虚时可有小便清长或尿少等表现相吻合，也反证了"血瘀"加重"肾虚"。目前微循环常被作为"血瘀"的病理生理指标，本实验结果表明微循环的变化也可作为肾阳虚的病理生理指标之一。肾阳虚时人体的一些机能衰退，进一步影响到整个气血的运行。以上实验表明，类阳虚外周和内脏的微循环，血流不仅减慢，且大部分呈虚线状流动，有的还出现停滞状态，说明了"血瘀"是在阳虚（指肾阳虚）发展到一定程度的基础上出现的，再次证明了"肾虚"与"血瘀"之间的内在病理生理联系。

7. 有关"类肝掌样表现"的研究

"类肝掌样表现"是我们在长期的、大量的老年病、肾病临床中观察总结出的一项新的望诊内容，是对中医诊断学的一个扩展及延伸，这对血瘀证的诊断有一定帮助。我们对781例各类老年病、肾病病人观察结果证实，"类肝掌样表现"与"血瘀证"及血脂变化有关（表10-9）。

表 10-9　类肝掌样表现与血瘀证的关系

证型	受检人数	类肝掌样表现	发生数	P 值
血瘀证	530	267	50.37	<0.01
非血瘀证	251	71	28.28	

上表说明类肝掌样表现与血瘀证有关，一定程度上反映了血瘀的存在及程度。

类肝掌样表现组 TC、TG 指标明显，较对照组高（$P<0.01$）。

HDL-C 含量也明显较对照组偏低（$P<0.05$）。说明类肝掌样表现与血脂有关，可作为高脂血症的一项辅助诊断（表10-10）。

表 10-10　类肝掌样表现与血脂的关系

组别	例数	TC	TG	HDL-C
类肝掌样表现组	80	5.32±1.27	2.02±2.08	1.20±0.36
无此表现组	80	5.08±0.96	1.89±1.37	1.38±0.36

注：TC——胆固醇（2.17~6.47mmol/L），TG——三酰甘油（0.43~1.58mmol/L），HDL-C 无高密度脂蛋白-胆固醇（0.88~1.63mmol/L）

（二）有关补肾活血法的统计学分析

1. 补肾活血法抗衰的疗效观察

我们以"肾虚血瘀论"作为人体衰老及老年病的病理学基础，研制成具有补肾活血功效的方药。主要组成为冬虫夏草、覆复盆子、三七、桃仁、丹参等。随机抽样60岁以上健康老人1000例，分为甲、乙两组，每组500例，甲组为投药组，乙组为空白对照组（即不服药组），服用一个月为一个疗程，连续服用三个疗程，统计疗效，限于目前中西医对衰老改变尚无明确的客观标准，我们根据自行提出的十大衰老特征中以"面色、鱼尾纹、脱发、智力、体力"五项较为明显的表现，作为疗效判断标准。投药组500例治疗结果见下表（表10-11）。

表 10-11　投药组疗效分析

疗效 分组	显效（%）	有效（%）	无效（%）	总有效率（%）
投药组	142 (28.4%)	347 (69.4%)	11 (2.2%)	97.8

我们还分别对投药组与空白对照组的所有病例进行了一年后的随访和对比。发现投药组的远期疗效远比对照组要好，两组比较有非常显著的差异（$P<0.01$）（表10-12）。

表 10-12　投药组与空白对照组远期随访（一年后随访）疗效观察

疗效 分组	症状显著改善	症状有所改善	症状无变化	加重	总有效率
投药组	130 (26%)	350 (70%)	18 (3.6%)	2 (0.4%)	96%
对照组	0	62 (45%)	213 (12.4%)	225 (42.6%)	12.4%

此外，我们对80例老人（其中男48例，女32例，年龄最小59岁，最大76岁。有器质性病变者51例中，各期高血压者30例，冠心病者11例，高脂血症者9例，肺气肿者1例，无器质性病变者29例），进行了服药前后血流变学的观察（表10-13）。

表10-13　服药前后血液流变学比较

时间　N	全血黏度		血浆黏度	血细胞比容	红细胞沉降率	纤维蛋白质
	高切	低切				
用药前 80	5.89±0.93	8.88±2.65	1.49±0.17	44.62±5.66	26.19±12.91	444.62±135.09
用药后 80	5.42±0.11	7.32±2.31	1.58±0.21	42.32±3.90	32.12±14.53	518.7±141.69
t 值	2.13	2.73	1.03	2.08	2.18	1.51
P 值	<0.05	<0.05	>0.05	<0.05	<0.05	>0.05

本组实验证实，在服用该方药后，衰老症状改善的同时，血液流变学指标也有所改善。

2. 补肾活血法对各类脑病的疗效观察

祖国医学认为"肾主藏精，精生髓"，"脑为髓之海"，因此肾与脑的关系尤为密切。目前，针对于各类脑病，广泛使用补肾活血法收到满意效果。为了进一步探讨肾与脑的关系及补肾活血法的机理，我们对随机抽样的186例老年肾虚病人（包括肾阳虚、肾阴虚和肾阴阳俱虚兼有血瘀病人）以补肾活血法治疗，从其治疗前后的脑电及脑血流标记中发现如下情况。

（1）因衰老而肾虚者的脑血流图有不同程度的改变。本项实验发现随人体衰老而肾虚者脑血流图有不同程度的改变。其中肾阳虚者脑血流图呈现转折波、三角波、正弦波，波幅也较低，口服硝酸甘油后多呈延迟反应，提示此型老人脑血管弹性明显减弱，供血较差，且对药物的反应低下；肾阴虚者，转折波、三角波、三峰波波幅明显较同年龄组的肾阳虚者为高，但有时呈血管紧张度不稳，服硝酸甘油后，反应较快，但不持久；肾阴阳俱虚者乃无规律性变化，有的偏于肾阳虚的波形，有的类似于肾阴虚的变化，有的介于两者之间（图10-2）。

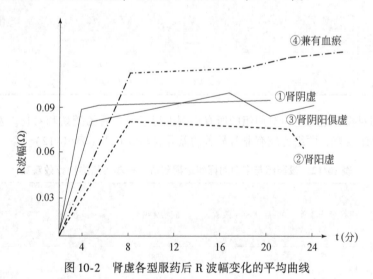

图 10-2　肾虚各型服药后 R 波幅变化的平均曲线

由图中可见，服用补肾活血方药后，肾阴虚的波幅变化快而明显。波幅是反映脑血流量的客观指标，提示阴虚病人服药后脑灌注量有较大幅度增多，但维持时间不长，说明此型血管紧张度不稳。而兼有血瘀者，波幅增多最大，维持时间也较长，说明补肾活血法对脑血流的改善有一定作用。

（2）脑电图揭示肾虚老人脑的生物电活动减弱，而补肾活血法有改善脑生理功能的作用。

张老师的研究表明，肾阴虚、肾阳虚及肾阴阳俱虚三型病人的脑电图变化似无明显差异。绝大多数均呈现 α 节律变慢，调幅较差，有时左右两侧电压不太对称，低电压慢活动增加，电压普遍低平等，这种变化随着年龄的增加有进一步明显的趋势。尤其是 90 岁以上的肾虚老人，基本上为：8.5~10/秒，电压 10~45μV 法节律，背景活动极线欠稳，呈不规则脑电。揭示脑的生物电活动减弱，反映了随着衰老及肾虚，各种神经结构的兴奋活动亦发生不同的变化，各中枢间的相互关系受到较明显的影响，脑力活动能力降低。经补肾活血法治疗后，随着正的好转脑电慢活动有所减少。α波电压增高调幅有变好的趋势，提示补肾活血法有改善脑生理功能的作用。

综上，目前国内外"肾"实质的研究大多集中在肾与内分泌、肾与免疫等方面。本实验从高级神经中枢——脑电及脑血流角度进行了初步探讨，不仅为祖国医学"肾"的研究增添了新的内容，同时为研究"补肾活血法"这一新的治疗法则的实质开创了一条新的思路。

五、补肾活血法的应用使临床上许多疑难病证取得较好疗效

张大宁老师治疗慢性肾功能衰竭提出的"虚、瘀、湿、逆"四大病机，以补肾活血为主，祛湿降逆为辅的治疗原则，根据以上理论笔者创制了补肾扶正胶囊、活血化瘀胶囊剂肾衰灌肠液等为主的肾衰系列方。在治疗慢性肾功能不全方面取得了满意疗效，现仅就补肾活血胶囊的部分药理实验研究，说明补肾活血法的作用机制。

（一）补肾活血胶囊对大鼠肾功能影响的研究

具体情况见下表（表 10-14）。

表 10-14 对肾功能衰竭大鼠肾功能的影响

药物	剂量/g（生药）/kg	动物数（只）	血肌酐/mg/dl $\overline{X}\pm S$		血尿素氮/mg% $\overline{X}\pm S$		血红蛋白/mg/dl $\overline{X}\pm S$	
			给药一个月	给药二个月	给药一个月	给药二个月	给药一个月	给药二个月
正常对照		10	1.86±0.13	1.60±0.26	16.26±3.242	14.08±3.11	11.05±0.57	11.43±0.46
肾衰竭对照		10	2.43±0.58	2.44±0.32	21.15±1.88	21.32±2.94	10.91±0.51	11.51±0.31
肾炎四味片	13	10	2.19±0.24	2.06±0.21[②]	17.69±2.31[③]	17.68±2.82	11.41±0.39[①]	11.62±0.42
补肾活血胶囊	5	10	1.99±0.17[①]	1.84±0.22[④]	17.53±2.50[③]	16.34±2.06[④]	11.39±0.31[①]	11.48±0.51
补肾活血胶囊	10	10	2.03±0.11[①]	1.96±0.32[④]	17.44±2.46[③]	16.64±1.34[④]	11.44±0.46[①]	11.4±0.38
氧化淀粉	8	8	1.92±0.16[②]	1.79±0.16[④]	14.13±3.08	14.76±2.40[④]	11.46±0.61	11.47±0.48

注：与肾功能衰竭对照比较①$P<0.05$，②$P<0.02$，③$P<0.01$，④$P<0.001$。

从表中看出，补肾活血胶囊观察组无论是 5g/kg 和 10g（生药）/kg 均能显著降低由电灼肾脏制成的肾功能衰竭模型大鼠血肌酐（Cr）及尿素氮（BUN）。其作用仅略低于氧化淀粉而强于肾炎四味片。

（二）补肾活血胶囊对小鼠深组织血流量的影响

具体情况如下（表 10-15）。

表10-15　对小鼠肾组织血流量的影响

药物	剂量g（生药）/kg	给药途径	动物数（只）	肾组织血流量 XSml/100g 组织
对照		PO	12	104.0±19.4
盐酸多巴胺	0.002	H	12	143.2±40.4 ***
补肾活血胶囊	5	PO	12	121.5±39.7
补肾活血胶囊	10	PO	12	137.2±35.8
肾炎四味片	13	PO	12	125.8±32.1

注：***$P<0.01$。

本实验发现，补肾活血胶囊10g（生药）/kg可明显提高小鼠深组织血流量，与已知药多巴胺2mg/kg作用相近。该作用可能与方剂中丹参、川芎、生黄芪、冬虫夏草等的药理作用或其综合作用有关，能增高肾组织血流量，可增加血液中有毒代谢物的滤过和排泄，从而达到降低血 Cr、BUN 的作用。

（三）补肾活血胶囊对小鼠富强巨噬细胞吞噬功能的影响

具体情况如下（表10-16）。

表10-16　对正常小鼠腹腔巨噬细胞吞噬功能影响

组别	动物数	给药途径	给药剂量	吞噬百分率%（$X\pm SD$）	P 值	PI（$X\pm SD$）	P 值
补肾活血胶囊	9	PO	10×6	44.87±8.15	<0.01	0.70±0.24	>0.05
补肾活血胶囊	9	PO	5×6	53.32±5.84	<0.01	1.04±0.38	<0.01
肾炎四味片	8	PO	13×6	39.10±7.20	>0.05	0.67±0.21	>0.05

肾衰病人抵抗病原微生物感染的能力都大为下降，是肾衰竭病人加重病情的主要原因之一。通过表中看出，补肾活血方剂可非常明显地提高小鼠巨噬细胞吞噬活性，提示该药对加强机体免疫防御自稳具有十分重要的作用。

以上工作不仅发现了补肾活血方剂在提高治疗慢性肾功能衰竭疗效方面起到重大作用，而且证实了通过活血达到补肾（改善肾功能）扶正（提高机体免疫功能）；经过补肾达到活血（提高肾血流量）化瘀（排出肾中有毒物质）的相互促进作用，从而证明了"补肾活血法"作为新的综合性大法提出的必要性。

六、补肾活血法的组织形态学观察举例

（1）北京中医学院病理教研室，通过对家兔 Masugi 肾炎这一动物实验模型探讨或验证治疗肾小球肾炎的有效中药方剂的机理及作用环节。运用具有补肾活血作用的黄芪、当归、人参组成复方气血注射液，并以环磷酰胺为对照，分别对家兔 Masugi 肾炎病变之影响进行了观察。其结果看出，环磷酰胺对兔的 Masugi 肾炎是卓有成效的，其作用机理在于抑制了机体的体液免疫反应。与环磷酰胺相比较，气血注射液同样具有一定作用。表现为六胺银染色切片上显示基底膜的损伤不及病理组那样广泛和严重，纤维蛋白的渗出焦烧，30 日后肾小球纤维化的数目也明显少于病理对照组，经统计学处理是有显著意义的。气血注射液具有抑制纤维蛋白沉积的作用可能与其补肾活血法为主的组方黄芪、人参、当归等具有提高淋巴细胞转化率而增强细胞免疫的作用、抑制抗体生成，抑制补体活性等机体特异性免疫功能的调节，以及增强巨噬细胞吞噬能力等非特异性免疫

功能有关（与非特异性的治疗大法"补肾活血法"作用相吻合）。通过这些作用调节或影响了机体的免疫机能，预防或减缓了不良免疫反应所引起的基底膜的损伤，减轻了肾小球内机纤维蛋白的沉积，从而减轻了肾硬化的程度。

（2）组织和器官移植与抗排斥反应是近代医学非常受重视的课题之一。北京医学院成形外科研究室等单位，对数百只家兔做了同种肾移植术，从中西药结合、免疫促进等途径探索了治疗肾移植术后急性排斥反应的有效方法。他们以西药组硫唑嘌呤、泼尼松；中药组以补肾活血为主的益肾汤、桃仁四物汤等方剂；中西药组为中西药组结合应用，进行动物死亡时流去组织病理标本电镜观察。观察结果表明，西药硫唑嘌呤、泼尼松对细胞免疫的抑制效果好，但对体液免疫导致血管壁纤维素样变性——抗原抗体反应的结果似无明显作用。中药组移植肾内细胞浸润虽比西药组严重，但比不用药组轻，且血管损害比其他两组显著减轻，提示以补肾活血为主的中药对细胞免疫的抑制作用较弱，而对抗原——抗体复合无沉积于血管的基底膜及补体系统激活的免疫反应环节发挥了治疗作用。电镜标本显示用中药治疗的家兔，肾小球滤过膜损伤皆比较轻微，为上述的推论提供了有力的证据。

此外，对于中药组中存活35日的动物，其直接死因不是肾功能衰竭，而是合并出血性败血症。死后发现该动物移植肾内虽有相当数量的肾小球毛细血管丛呈纤维素样坏死，但肾皮质内血管壁的损伤及血栓形成皆很轻微。在相当多的肾小球及球内大部分毛细血管丛遭到剧烈的免疫排斥的严重损伤下，残余的肾小球仍能在较长的时间内发挥其功能，维持动物的生命，只能解释为是补肾活血的中药发挥了一定的治疗作用。

七、补肾活血法的分类

补肾活血法有广义及狭义之分，广义的补肾活血法是指通过补肾活血的有机组合达到相互配合、相互协同的作用，是改善机体的肾虚血瘀状态及一系列病理变化使机体阴阳平衡，邪祛正存的一种基本治疗大法；它是在各种具体治法基础上总结出来的纲领性大法。狭义的补肾活血法是针对临床上具体病因病机制定的具体治疗方法。

补肾活血法的具体内容，大致可分为七类。

（一）滋肾活血法

1. 定义

滋即滋肾阴，亦即补充肾在正常行使其职能时所需要的物质（阴液、阴精等）之意。活血即活血化瘀，亦即在滋肾的同时加用一些活血之品，以改善肾及体内的血运，活跃微循环，促进肾所需物质的吸收和运行。两者协同起到的作用，即滋肾活血法。

2. 特点

滋肾活血法有助于青壮年因各种原因失精失血等情况的改善。

3. 适应证

此法适用于具有肾阴虚证候兼有血瘀者。

4. 常用药物及方剂

药物：生熟地、枸杞、龟板、何首乌、桑椹、女贞子、旱莲草、芡实、山萸肉等，加丹参、川芎、赤芍、藏红花等。

方剂：六味地黄汤及其加减方，或左归饮等合以上活血化瘀药。

5. 注意事项

（1）滋肾活血法适应于慢性疾病，多系逐渐出现效果，因此治疗时要有方有守，宜较长时间服用。

（2）这是属刚柔相济、小步并行之法，且需较长时间服用，故应适当配伍健脾和胃药，以防腻胃之弊，六味地黄汤中三补三消即是范例。阴虚有热者当配以清心清肾药，方中酌加黄连等药效果更佳。

（3）遇有阴虚过重或阴虚火旺，动血伤络者活血之剂不宜过大。

（二）填精活血法

1. 定义

填精即填补肾精，此法亦属滋肾阴之类，但由于其病因、病证和治疗的特殊性，故单列出来，以供临床参考。精血同源、精血互化，填精往往与养血同用，通过养血以填精。血以通为用，养血必活血，血行则精血自补。

2. 特点

本证多因禀赋薄弱、先天不足、早婚多育、房室不节、劳欲伤肾或年高体弱，久病失养等导致肾精亏损，精血不足，无以生髓，或髓海空虚或骨骼失充或精少精冷等。常见于、五迟、五软、眩晕、虚劳、耳鸣耳聋、不孕、不育等。

3. 适应证

此法适用于肾精不足兼有血瘀者。

4. 常用药物及方剂

药物：熟地、山药、山茱萸、枸杞子、杜仲、菟丝子、鹿角胶、桑椹子、紫河车、何首乌、龟板胶、沙苑子、海狗肾、肉苁蓉，加当归、牛膝、川芎、赤药、丹参等。

方剂：左归丸加减或河车大造丸加减。

5. 注意事项

（1）《内经》曰："精不足者，补之以味"，故使用本法重在使用厚味填精之品。如熟地、何首乌、大芸等。还应注意与固精之法相配合。故张景岳说："精脱于下者宜固其肾……精主在肾也。"

（2）"九九还原，精血合一。"肾能资血，血能化精，精血互化，精血同源。损则同损，益则同益。故当重视精血同补。酌加活血，活跃血运，更助精血互生。

（3）切忌滥用渗利、泻下之品。如《景岳全书》言："若精气大损，年力俱衰，真阴内乏……即从能补，犹嫌不足，若加渗利，如实漏危矣。"

（4）精血有形，草木无情。运用本法宜选用河车、鱼膘、鹿茸、鹿角、龟板等血肉有情之品。培补体内精血，同气相应，补之有效。

（三）温肾活血法

1. 定义

温即温热，有旺盛或激发之意；温肾亦即旺盛、激发人体的活力，是对肾（包括足少阴肾经）在病因作用下所出现的衰退或衰竭状态，使之恢复正常的一种治法。由于肾阳素虚，或命门火衰，或房劳过度，或久病不愈，或阴寒内生、寒湿内盛等，常易产生瘀血证候。故活血之法常与温肾之法并用，成为温肾活血之法。

2. 特点

（1）素体阳虚或老年人，尤其合并为循环障碍等表现的病人，常用本法。

（2）发病较急或慢性病急性发作者常适于本法。

（3）温肾活血法，如运用得当，应收效甚快。

3. 适应证

此法适用于具有肾阳虚兼有血瘀证者。

4. 常用药物及方剂

药物：附子、肉桂、鹿茸、鹿胶、杜仲、仙灵脾、仙茅、阳起石、巴戟天、肉苁蓉、葫芦巴等，加川芎、丹参、元胡、姜黄、莪术、红花、五灵脂、鸡血藤等。

方剂：八味地黄汤、右归饮、二仙汤、金匮肾气丸等方加减，辅以上述活血药物。温经汤、通脉四逆汤等。

5. 注意事项

（1）本法以汤剂为宜。要细火久煎，热服为好。但不宜常用，如须常用，必须在处方中配以滋肾药物如地黄、枸杞之属，即所谓"善补阳者必于阴中求阳"之意。

（2）本法遵循"益火之原，以消阴翳"之原则，补中寓温，故常以桂、附为主，但桂、附之量不宜过大或单独使用。

（3）本证多属本虚标实之候，除注重活血化瘀药的配合使用外，还应注意肾阳虚兼证如阳虚水泛、肾不纳气等。常用"以泻为补、标急宜攻"之法，达到邪去正存之目的。

（四）益气活血法

1. 定义

益气，即补益肾气之意，由于"肾为先天之本，脾为后天之本"，先天滋后天，后天养先天。脾虚不足，不能运化水谷精气以充养于肾，则肾精亏损；肾精不足，则化气乏源，形成肾气不足之证。故临床补肾之时常与健脾药配伍使用，这里的"益气"含"补益脾肾之气"之意。此外，脾肾与气血的关系密切，气行则血行，气虚则血运无力而致瘀。故张景岳言："凡人之气血，盛则流畅，少则壅滞，故气血不虚不滞，虚则无有不滞。"

2. 特点

本法是补肾活血法中最常用的治法之一。目前临床上的各类慢性病，常见病如糖尿病、支气管炎、肺气肿、高血压、心脑血管病、慢性肾炎、肾病、前列腺炎、性功能障碍、更年期综合征、腰肌劳损等病中出现的肾虚血瘀证，大多在本法治疗范围之内。

3. 适应证

本法适用于肾气虚血瘀证者。

4. 常用药物及方剂

药物：黄芪、党参、人参、山药、冬虫夏草、杜仲、菟丝子、补骨脂、蛤蚧、甘草、白术、升麻、柴胡、丹参、川芎、赤芍、当归、红花、郁金等。

方剂：金匮肾气丸加活血药或补阳还五汤等。

（五）补肾活血法（狭义）

1. 定义

补即补益、补肾，习惯上有补益肾阴和补益肾气的双重涵义。补益肾阴即前述之滋阴，补益肾气即前述之益气，也有一部分温肾之涵义，只是程度上比较平和。治疗上凡属肾气、肾阴并补，兼以活血者即称补肾活血法（狭义）。

2. 特点

此法常见于素体气阴两虚或慢性病日久阴损及阳或阳损及阴，并见血瘀证候的病人。

3. 适应证

此法适用于肾气、肾阴两虚兼有血瘀者。

4. 常用药物及方剂

药物：前述滋肾活血药物及益气活血药物或温肾活血药物兼用之。

方剂：参芪地黄汤、人参固本汤、补阴益气煎等加活血化瘀药。

5. 注意事项

（1）治疗之时，当先明确阴虚偏重还是阳虚偏重，然后在阴阳双补之时，以滋阴活血为主或是以温阳活血为要。

（2）本法适于肾阴阳两虚之证，多由阴虚或阳虚日久发展而来。多属慢性虚弱性病证，病程冗长，病情复杂，难取速效，故治疗之时当守方守法。制剂上宜用膏剂、丸剂或胶囊。如做汤剂，剂量宜较小或间断服药为好。

（六）壮阳活血法

1. 定义

壮即强壮，阳指肾阳，此法性质与前述温肾活血法相同。但在习惯用法上，温肾范围大，壮阳范围小。"壮阳"一般仅作为激发或增强型功能的专用语。因此，在中医术语使用上亦有所区别。又因活血化瘀法能改善微循环，在男科病治疗中有独特地位。故将本法单列。

2. 特点

本法尤其适于素体阳虚及老年病人之阳痿、早泄、滑精、不育或妇女带下日久者、性功能衰退等症。在中壮年病人中一般以肾阴虚合并湿热者居多，此类病人如用壮阳药物，不但无效反而使症状加重。因此，使用本法当先辨证，切勿滥用。

3. 适应证

此法适用于肾阳虚或肾经虚寒兼有血瘀者。

4. 常用药物及方剂

药物：鹿茸、阳起石、韭菜子、九香虫、雄蚕蛾、巴戟天、麝香、淫羊藿、仙茅、蛇床子、川芎、全蝎、蜈蚣、鹿鞭、牛鞭、海狗肾、驴肾。

方剂：阳起石丸、人参鹿茸丸、三鞭壮阳丸加活血温经通络之品。

5. 注意事项

（1）壮阳药物不宜长用，特定情况需在滋肾基础上可长期应用，否则易致伤阴。

（2）壮阳药物中动物类及植物类药以汤剂为宜，且剂量宜大。动物类药如雄蚕蛾、九香虫、雀脑、海狗肾、驴肾等则宜焙干存性，研末，温酒冲服，且剂量宜小。

（七）固精活血法（又称固肾活血法）

1. 定义

固指固涩，固精即指固涩精液或津液的反常溢流。肾主藏精，精液或津液的流失，常常是由于肾气不足，封藏失职所致，故固精实际是通过补肾益气来加固肾藏作用，因此固精又称固肾。但习惯上益气（主要益肾气）范围较大，固精范围较小。此类病人病证常兼有血瘀，故有此固肾活血法。

2. 特点

本法主要对肾气不固或冲任不固引起的虚劳、遗精、遗尿、带下、崩漏等病证，尤其是发病较缓，逐渐加重者及用一般补肾疗法无效者适用。

3. 适应证

本法适用于具肾气不足、精气不固兼有血瘀证者。

4. 常用药物及方剂

药物：沙苑子、芡实、莲须、龙骨、牡蛎、金樱子、桑螵蛸、益智仁、补骨脂、川芎、丹参、牛膝、阿胶、三七、艾叶炭。

方剂：金锁固精丸加减，或缩泉丸加减，加活血化瘀之品。

5. 注意事项

（1）本法中的固涩药的应用，仅属治标，原则上应在本身治本（补肾益气）基础上采用，否则难以取效，即使有效也只能是暂效而绝非长效。本法中的活血之意，不仅在于治疗兼证血瘀，对于固涩收敛易于留瘀血之弊，有先防之利。

（2）本法适应证中的遗精、滑精、早泄、遗尿、多尿、带下等病，不少病人并非全属肾虚，多有虚火妄动，或湿热内蕴等因者，凡此类病人当绝对禁止固精止法。故使用本法时，对于固涩药的使用，应十分谨慎。

第十一章 补肾活血法在临床常见病症中的应用

补肾活血法从无到有，从单病种、特异性治疗到多病种、多系统非特异性治疗，至今已发展成为一个新的治疗大法，从近年来大量的临床报道中可以看出，它不仅优于单纯的补肾法或活血法，而且证明了它是防治多种慢性病、老年病及具有延缓衰老的一个高层次的基本治疗方法，临床上有着良好的应用前景。同时，提示我们，随着疾病认识的深入，其治则也发生相应的变化，从而产生新的组合或全新治疗概念。因此，补肾活血法的研究，将对中医"治则"研究起到一个重要的开拓作用。这是今后不可忽视的一个重要课题。现将近年来部分临床研究进展的资料摘辑如下。

一、循环系统疾病

（一）冠心病

冠心病属祖国医学"胸痹"、"心痛"、"真心痛"、"厥心痛"、"心悸"、"怔忡"等证范畴，是中年以上人群的常见病。近年来，在冠心病研究中，多数学者认为本病病机是本虚标实证。其中从肾虚血瘀、气血理论方面论述者为最多。益气活血方药，近年来颇受各地学者重视。其代表方剂如益气活血养阴的抗心梗合剂（即益气活血注射液，由党参、黄芪、黄精、赤芍药、丹参、郁金组成）、益气通脉片（党参、桂枝、红花、山楂、陈皮、甘草）、健心灵（黄芪、丹参、川芎、桂枝）等。北京朝阳医院运用益气活血注射液对 276 例急性心肌梗死病人进行了疗效对比观察，结果西药对照组的心源性休克、心力衰竭、心律不齐发生率明显高于治疗组。其动物实验表明，益气活血注射液有改善及保护心肌缺血，减轻心肌劳损的作用。崔氏等观察用抗心梗合剂（即益气活血注射液）治疗 46 例急性心肌梗死病人的血清酶、血小板聚集活性及血液流变学的变化，结果用药组肌酸磷酸激酶升高幅度明显低于对照组，心电图 ST 恢复快，认为该药对控制梗死范围及促进修复可能有一定作用。

另外，山东中医学院附院所用的益气活血、温阳止痛方药：黄芪、党参、丹参、姜黄、延胡索、桂枝、炙甘草。重庆市中医研究所的益气活血方为：党参、黄芪、泽兰、木香等，均取得了缓解心绞痛的较好疗效。显效率在 36.53%～74%，总有效率在 91.93%～100%；心电图疗效显效率在 4.7%～37.83%，总有效率在 40.4%～84.1%。

李中林等以温肾活血法（附子、肉桂、仙茅、丹参、红花、桃仁、赤芍、当归、鸡血藤、牛膝等）为治疗本病两大主法之一，在对 79 例治疗中显效率达到 62.1%。广州中医学院刘氏认为本法能"疏其血，能令其条达"。药理研究证明本法有调节神经活动和内分泌的功能，以及消除斑块，疏通闭塞之血栓，降低血脂，扩冠，增加冠脉血流量，改善微循环等。

北京中医学院气血研究室亦认为冠心病的辨证属于肾虚血瘀证，他们对 35 例冠心病病人按照补肾药、活血药及补肾活血药三组采用单盲、自身先后对照的方法观察，虽临床疗效无明显差异，但在心电图总有效率上补肾组为 19.23%，活血组为 30% 及补肾活血组为 47.36%。因此认为一般冠心病病人可以活血法论治，当肾虚明显时，补肾活血法则更为有利。

（二）充血性心力衰竭

慢性心功能不全，分为左心衰竭和右心衰竭。又因为慢性心功能不全的代偿和失代偿期大多有各器官阻性充血（或瘀血）的表现，因而通常称为充血性心力衰竭。

慢性心功能不全为老年人常见病、多发病，一般以动脉粥样硬化性和高血压心脏病所致为多见，其次是慢性肺源性心脏病。据日本国关氏报道，浴风会 1866 例老年人实体解剖证明，直接死因中 19% 为心功能不全。黑龙江省医院观察 152 例老年人高血压心脏病中，心功能不全者 73 例占 48%。

祖国医学虽无心力衰竭的病名，但其主要临床表现在《内经》、《金匮要略》中已有论述。更为可贵的是其对本病病机的有关论述对现代治疗仍有指导意义。如《素问·通调论》篇"夫不得卧，卧则喘者，是水气之客也"；《素问·水热穴论》篇："水病下为腑肿大腹，上为喘呼不得卧者，标本俱病"等都说明了这一点。

重庆中医研究所根据全国中医治疗本病的文献，总结出四大要则：温阳、益气、化瘀、利水。有人采用温阳活血法的抗心衰方（党参、附子、五加皮、赤芍、川芎、鸡血藤、益母草、泽兰、麦冬）治疗本病 42 例，显效 34 例，好转 6 例，无效 2 例。其中对右心衰竭为主的病例疗效最佳，显效率为 96.5%，服药 3~7 日即可停用洋地黄类西药。许心如等用心衰合剂（方药为生黄芪、太子参、泽泻、葶苈子、桑白皮、紫丹参、五味子、当归），治疗充血性心力衰竭 30 例，结果 21 例原服西药而心力衰竭才能控制者，加心力衰竭合剂后，全部有效；9 例单服心衰合剂，7 例有效，2 例无效。裴良怀等以真武汤加桃仁、红花、琥珀治疗本病 15 例（心功能Ⅳ级 7 例，Ⅲ级 7 例，Ⅱ级 1 例），心力衰竭基本纠正者 1 例，显效 6 例，有效 5 例，无效 3 例，疗效为 5~21 日。

研究本法治疗心力衰竭机制的动物实验证实，附子可兴奋垂体—肾上腺系统，具有肾上腺皮质激素样作用，可增加心肌收缩力，扩张血管，而上述作用的有效成分，多属 β 受体兴奋剂。干姜是通过对延髓呼吸中枢及血管活动中枢的兴奋作用，使血压上升，使血液循环增进。而诸活血化瘀药物则有扩张血管、抗凝解聚、改善血液循环作用，并能降低主动脉阻抗，减轻肺瘀血和增加心排出量，从而减轻心脏后负荷作用。

新疆乌鲁木齐市中医医院关氏认为气虚血瘀是心力衰竭的重要病理改变，他对 94 例心力衰竭气虚血瘀证的病人血液流变学的改变进行了检测分析，结果显示心力衰竭气虚、血瘀及气虚兼血瘀病人的全血黏度、血细胞比容均高于正常人（$P<0.05$），而气虚与血瘀间差别不大。他认为心衰时，"气虚"除了影响心功能外，还能引起血液黏滞度增加、血流缓慢而导致"血瘀"，"血瘀"又进一步增加心脏负荷而加重心力衰竭，故血液黏滞度增高是气虚与血瘀之间的一个重要病理联系，也是益气活血法治疗心力衰竭的理论依据。

（三）高血压

高血压是临床最常见的疾病之一，据统计，我国现有高血压病人 1.3 亿人，约占总人口的 10%。因其常伴心、脑和肾等重要器官的功能性或器质性病变，对人民健康构成严重威胁。一般认为高血压的病因和发病机制与精神因素、饮食因素、久病亏损、衰老而致的气血不和、阴阳失调有关。近年来对高血压的肾虚血瘀病机进行了较多的研究。如田明海等发现机体内分泌功能降低和调节失常，可能是高血压发病的因素之一，黄文增等观察到原发性高血压病人存在体液免疫水平的变化，免疫损伤可能是该病的一个重要致病因素；何敏等发现高血压时血浆 LPO 显著增高等。这些病理生理学改变结合我们有关肾虚本质的研究来看，都是肾虚的微观表现。

上海中医学院附属曙光医院用二仙汤进行动物实验，观察到本方对麻醉猫和狗均有一定的降压作用，对肾型、神经型、睾丸切除型等高血压动物模型亦有明显降压作用，反证了肾虚与高血压的关系。

另外，于世鹏通过 100 例各期高血压病病人各种血液流变学指标的观察分析发现，高血压病人存在着显著的血液流变学异常，并与高血压病情相平衡。最近 WHO 的研究报告，也表明血压与血浆黏滞度之间有显著相关性，张咏娟发现高血压病人血小板聚集和黏附功能高于非高血压对照组；张建良等发现高血压病人有球结膜微循环的改变；欧亚龙等通过实验观察了高血压与血瘀的关系，这又揭示了本病与血瘀的相关性。

山东泰安市中医二院顶爱国、苗香圃等不仅认为肾虚是高血压的始动因素，肾虚必兼血瘀，而且对肾虚血瘀的相关性做了论述，认为肾虚是本，血瘀是标，血瘀是在肾虚的基础上逐渐发展而来的，并进一步加重肾虚。两者相互影响形成了一个密切相关的病理链，从而导致本病及其各种并发症的发生。因而认为肾虚血瘀是高血压的基本病理机转，补肾活血法是治疗该病的基本治则。有人用补肾活血法的中药制剂"血平"（由黄精、桑寄生、毛冬青、夏枯草、槐米、牛膝、谷精草、钩藤、升麻等药物组成的糖衣片剂）经过临床应用和动物实验，证明对高血压有明显降压作用，且作用快，持续时间长，无明显不良作用。刘华等观察了 200 例老年及老年前期 II 期以上高血压病人，发现均存在不同程度的肾气虚血瘀证，而且应用补肾活血的仙柏补阳还五汤治疗后，肾虚和血瘀的微观指标明显得到改善，收到满意效果。

（四）心律失常

心律失常可分为缓慢型心律失常和快速型心律失常。补肾活血法的适应证多为缓慢型心率失常，中医辨证为心肾阳虚或气虚，血脉瘀滞者。中医经脉诊常可判定其心律失常的不同，这在无心电图等检查的情况下，进行辨证施治，具有现实临床意义。如迟脉相当于窦性心动过缓；结脉为慢而时有一停，间歇不规则，相当于窦性心动过缓伴有频发期前收缩（早搏）或逸搏；代脉亦为慢而时有一停，但间歇有规律，相当于窦性心动过缓伴有频发期前收缩成二联律、三联律等。结脉亦可表现为窦性心动过缓伴有窦性暂停，或二度窦房传导阻滞等病态窦房结综合征（简称病窦综合征）的心电图改变。

中国中医科学院西苑医院以温阳复脉方（右归饮、真武汤、保元汤、二仙汤化裁）为主，配以活血药或少佐养阴药（以防温燥太过），治疗病窦综合征 17 例，除 2 例无变化外，15 例获显效。治前平均心率（46.65±10.06）次/分，治后提高为（58.18±21.13）次/分。屠伯言在对 15 例病窦综合征的治疗中，以温阳化瘀法为两大主法之一，用红桂注射夜（每支含红花、桂枝生药各 4.5g），每日 1~2 支加 5% 葡萄糖 500ml 静脉滴注，配合内服温补脾肾之品，疗程为 1 个月，结果 13 例临床病证改善，12 例心率提高至 55 次/分以上；7 例心律不齐消失。

山东中医学院附属医院内科心血管病研究组运用健心复脉灵（黄芪、丹参、甘松、川芎、桂枝）治疗期前收缩 60 例，在取得显著疗效的基础上，进行了实验研究。结果表明，本品预防性给药，对氯化钡造成的小鼠致命性室性心律失常，有显著保护作用，本品与双嘧达莫相同，均能显著地增强小鼠常压耐缺氧能力；有几乎完全对抗异丙肾上腺素所致缺氧耐力降低的作用和一定的镇静、镇痛作用。

山东林氏对老年人心律失常（本组平均年龄 63.5 岁）20 例（其中病窦综合征 6 例，发作性心房颤动 8 例，期前收缩 6 例）治以温阳益气活血法（附子、桂枝、补骨脂、黄芪、党参、丹参、川芎、甘草）治疗本病 20 例，经治疗平均基础心率由 53.2 次/分提高到 61.5 次/分，总有效率为 83.3%。

江苏中医研究所比较了中药各治法的基础心率提高率后，发现温阳益气活血法优于其他各法。

浙江中医研究所也通过动物实验对许多种类中医药物进行了筛选，结果在温阳药中以四逆汤增快心率最明显，活血药中以当归为明显，益气药中以人参为明显，并证实该药具有明显提高窦房结兴奋性的作用。

（五）周围血管病

1. 血栓闭塞性脉管炎

本病为周围血管的慢性闭塞性炎症病变，中医称之为"脱疽"。多因年老肾亏，阳气不足，卫外不固，寒湿外袭，致使血运迟滞，痹阻不通所引起。正如《内经》曰："邪之所凑，其气必虚。"国内多处报道均指出，温阳活血、益气活血为其常用两法。

潘建中以通脉方（附子、黄芪、豆豉、麝香、干姜、桂枝、虎杖、甘草）内服，结合外洗及抗生素肌内注射，治疗本病 50 例（本组病程 30 天至 14 年）；血流图测定 46 例波幅全部消失，4 例微低平波，临床治愈 15 例，显著好转 33 例，进步和无效各 1 例，平均疗程 60 天。刘华等用中药针剂（丹参、红花、当归、川芎、桂枝、杜仲、羊骨醇水提取物，每毫升含生药 1g，2～4ml，日 2 次，15～45 天有效）肌内注射，治疗 30 例，临床治愈率为 76.7%。1 年后追访，治愈病例中仅 2 例复发，再次肌内注射本针剂获愈。

魏氏等自拟"加味黄芪桂枝五物汤"治疗本病疗效卓著；柯氏从 1968～1991 年 23 年以来用自拟"通闭活血酒"（丹参、黄芪、当归、西红花、蚂蟥、菖蒲、水蛭、麝香、肉桂、干姜、陈皮）内服治疗本病 52 例，总有效率为 92%。河南义马市血管病研究所陈氏以益气活血的脉炎灵（红参、黄芪、川芎、洋金花、七叶一枝花、白花蛇舌草、麝香等）单独治疗（不加任何中西药），并与复方丹参注射液及小分子右旋糖酐静脉滴注对照。结果治疗组总有效率为 97.3%，对照组总有效率为 87.1%。通过远期疗效观察发现，治疗组复发率仅为 11.45%，对照组为 21.77%。他们还对脉炎灵治疗 TAO（血栓闭塞性脉管炎）的机理进行了探讨，发现该药具有较好的止痛作用，能有效地控制坏疽及感染，并能扩张血管、解除痉挛，促进动脉复搏或侧支循环形成，改善血液循环障碍；能兴奋单核-吞噬系统，并有类激素作用，诱生干扰素，促进免疫作用。

2. 雷诺病

雷诺病即肢端动脉痉挛病。本病相当于中医"血痹"范畴，近年来的大量报道，多认为本病属脾肾阳虚、血虚寒凝，主张以温肾、益气活血兼养血散寒方法治疗，大都取得满意疗效。如王正甫以益气、温肾、活血之中药（当归、川芎、赤芍、红花、丹参、鸡血藤、桂枝、附子、干姜、黄芪、党参、甘草）内服，配合熏洗和毛冬青注射液肌内注射，治疗本病 50 例，总有效率为 100%。此外郑氏、赵氏分别以当归四逆汤加减治疗本病 146 例和 38 例，总有效率均在 94% 以上。

二、呼吸系统疾病

（一）肺气肿

本病与肺、脾、肾及心都有密切关系，属本虚标实之证，故《素问·咳论》说："五藏六府皆令人咳，非独肺也。"中医认为慢性阻塞性肺疾患的主要病机是肺肾气（阳）虚，兼有不同程度血瘀。

现代研究证明，肺气肿病人的甲皱微循环有不同程度的障碍，血液流变学的各项指标也有不同程度的升高。北京朝阳医院内科呼吸组等根据临床观察和实验研究，提出肺气肿发生过程的每个阶段均有气虚血瘀现象，并认为这是慢性阻塞性肺部疾患发生、发展、演变的病理基础和防治中要解决的主要矛盾。

北京市建工医院用肺气肿丸（丹参、赤芍、石草、红花、杏仁、王不留行、生黄芪、枸杞子、蒲公英、冬虫夏草，制成蜜丸，每丸9g，日服2~3次），治疗肺气肿疗效显著。长年秋冬季必用氨茶碱的病人，连服此药3个月后冬天不服氨茶碱还可坚持工作。

另有人报道，扶正固本（黄芪、川断、女贞子、淫羊藿各9g，研末为水丸，每日9g）、活血化瘀（丹参、郁金、陈皮各15g，鸡血藤30g，红花9g，研末为水丸，每日3次，每次5g），两种治法合用，治疗肺气肿有效率为89.2%。

经临床观察和动物实验证明，活血化瘀能改善微循环，软化纤维组织，扶正固本可增强体质，提高免疫功能，在有急性感染时再酌加清热解毒方药提高疗效。

（二）支气管哮喘

尽管祖国医学对有关哮喘早有记载，并有不少有效方剂如小青龙汤、麻杏石甘汤、白果定喘汤等，至今仍在沿用，但本病至今仍无根治办法。

近年来国内学者对本病治疗的报道中，当推沈自尹根据传统哮喘发时治肺，平时治肾的治疗原则最有影响。多年来他对223例支气管哮喘病人呈季节性复发者进行防治，在好发季节前1~2个月给予病人温补肾阳药2~3个月，以改善体质，可减少或预防哮喘发作，显效率为57.7%~86.1%，而相同条件不用补肾药预防的90例病人显效率仅为10.6%~22.6%。他还在哮喘治愈原理研究中发现，即使无特殊见证者（即无肾虚或阴阳偏胜者），也有一定程度的肾上腺皮质功能不足，而肾阳虚者则进一步变化，即有下丘脑—垂体—肾上腺轴功能低下的表现，两者的异常值均可通过温肾法治疗后加以纠正。同时发现哮喘病人有部分表现T细胞免疫功能偏低者，经温补肾阳法治后有效提高。

目前哮喘病人之"肾虚"本质可以通过内分泌、细胞及分子水平和生理、生化指标的检测结果得到部分证实，因而使中医的"补肾"治则有所依据。但是近年来许多学者研究发现，哮喘发作时有微循环障碍现象，可见细静脉、细动脉扩张，血流变慢，在与对照组观察时有显著差别，应用活血化瘀法后，即可获效。

看来今后对补肾活血法治疗本病的研究将是一个重要课题。

三、消化系统疾病——肝硬化

本病多属于祖国医学的"积聚"、"癥瘕"、"单腹胀"及"膨胀"等范畴。从病机而言，不外乎与肝、脾、肾三脏功能失调有关，为气、血、水致病。肝硬化是肝病之末期，多为虚实夹杂。脾肾阳虚或肝肾阴虚是病之本，气滞血瘀或湿热蕴结为病之标。

韩经襄等以10%四氯化碳橄榄油溶液，腹腔注射13周，制成大白鼠肝硬变模型。以自体连续肝活检的实验方法，对照观察了服用益气滋阴活血的强肝软坚汤（当归、白芍、丹参、郁金、黄芪、丹皮、栀子、白术、茯苓、生地、鳖甲、茵陈）后动物肝脏病理的动态变化，结果提示用药后实验性肝硬化可以恢复到接近正常的肝脏形态学。

于惠钦等报道，用益气活血法（黄芪、白术、茯苓、丹参、山楂、虎杖、草河车、马鞭草、王不留行、泽兰、甘草等）治疗慢性肝炎及肝硬变病人，治疗1~6个月后白蛋白明显升高，γ球蛋白明显降低，经统计学处理证实疗效明显高于对照组。山西临汾市人民医院蒋森报道，采用黄芪丹参黄精汤（黄芪、丹参、黄精、鸡内金、板蓝根、连翘、败酱草、白术、茯苓、郁金、当归、女贞子、紫河车）为基本方，治疗早期肝硬化105例，结果显示临床治愈45例（42.9%），显效31例（29.5%），有效19例（18.1%），无效10例（9.5%），总有效率为90.5%。

四、结缔组织系统及变态反应性疾病

（一）硬皮病

古代文献未见有关硬皮病的明确记载，但有较多类似的描述。如《难经·十四难》云："损脉之为病奈何？然，一损损于皮毛，皮聚而毛落；二损损于血脉，血脉虚少，不能荣于五脏六腑也……仅此者，至脉之病也。从上下者，骨痿不能起于床者死；从下上者，皮聚而毛落者死。"根据硬皮病的临床表现，一般中医多称之"顽痹"，近代朱仁康谓之"皮痹"。其病因病机如《诸病源候论》中言"风湿痹之状或皮肤顽厚，或肌肉酸疼，风寒湿三气杂至，合而为痹……由气血虚又受风湿而成此病，久不愈，入于经络，搏于阳经，亦变全身，而手足不随"。

从北京协和医院苑氏的报道可以看出，近年来多以补气益肾法及活血化瘀法治疗硬皮病为主。其中邓铁涛、沈自尹、赵炳南等著名中医学家均认为该病为虚证，多有肾气不足之象，或有肾阳虚、脾肾阳虚之表现，采用补肾法佐以活血药物治疗，取得了较好疗效。苑氏、陆氏、王氏等则以补肾活血化瘀为主，治疗各型硬皮病725例，均取得较好效果。近来的许多报道均指出，该病多系阳虚寒凝肌腠、气血瘀滞，其本在肾。如天津医学院附院治疗的26例和上海已故老中医姜春华所治疗的17例中，辨证为肾阳虚者42例，皆用温阳益肾治其本，活血化瘀治其标。徐氏以补肾活血的川草乌、桂枝、黄芪、党参、白术、怀山药、赤芍、当归、丹参、路路通等为基本药物，治疗系统性硬皮病，肾阳虚者另加制附片、巴朝天、淫羊藿、仙茅、鹿角、苁蓉；脾阳虚者另加炮姜、姜半夏、木香等，在8例病人中，治愈3例，显效5例。

有人还对部分有效病例治疗前后实验室检查进行了分析，发现以下几种情况。

（1）微循环改善，使血管压力升高，血流加快，管襻畸形好转。

（2）皮肤组织学明显恢复。

（3）血清结合己糖和氨基己糖增高者明显下降。

（4）尿17-羟、17-酮类固醇及游离皮质素含量明显下降。

（5）肢端血流图明显改善。

（6）冷压实验低反应者，呈好转或恢复。

从以上临床疗效和实验室研究证明，补肾活血法治疗本病的作用是多方面的，但改善血循环特别是微循环及改善结缔组织代谢是两个主要环节，而植物神经系统及内分泌方面则可能起到调节性的作用。

（二）红斑狼疮

红斑狼疮系结缔组织疾病，因其有自身免疫现象，又称自体免疫性疾病。临床分局限性（或盘形）和系统性（或播散性）两型。前者主要损害局限性皮肤，后者除皮损外，尚可同时累及心、脑、肾等多个脏器。中医一般认为系统红斑性狼疮多属"虚劳"之证，多因先天禀赋不足，肾精亏损，肾阴先损，而后阴损及阳，出现阴阳两虚甚至虚实夹杂之证。也有因日晒而发病者，属热毒之伤。临床治疗以滋补肾阴为主。

盘形红斑狼疮，多因肝郁血瘀、阴虚火旺所致。上海第一医学院秦万章等于20世纪60年代起就对系统性红斑狼疮做研究，证明本病产生的机制在于肾虚（肾阴虚为主），采用补肾疗法有良好疗效。80年代初，秦氏又发现本病多见舌质紫红，疼痛部位固定，有病理性肿块、泛发性毛细血管扩张、紫绀、出血、甲皱红斑、盘状红斑等瘀血证候，实验室检查也有血管及血液流变学的改变。故主张施治按活血化瘀法为主，辅以养阴清热法、调补阴阳法等辨证治疗，其有效率为

64.2%～84.4%。另有二十几家报道用滋阴活血法及温补脾肾、活血利水法等治疗本病，也能取得良好效果，有效率为 67%～91.7%。有的与西药激素组对照疗效优于对照组。

五、泌尿及生殖系统疾病

（一）慢性肾炎

慢性肾炎多数是由于不明原因引起的两侧肾脏弥漫性或局灶性变态反应，而产生肾小球损害为主的病程较长的肾脏疾患，属中医学"水肿"、"虚劳"、"尿血"等范畴。

治疗此病，中医一般以补虚为主。浮肿明显，脾肾阳虚者，治以温补脾肾，通阳利水；浮肿不明显，肝肾阴虚者，以滋养肝肾为主；如肝、脾、肾三脏阴阳俱虚，腰酸、面色萎黄、精神疲乏，以兼顾补益精髓为要。如标实为主，则应急则治标。《金匮要略》言"血不利则为水"，故血瘀亦为水肿的主要病理表现。

张大宁老师在对 278 例慢性肾炎病理机制规律探讨中，根据本病缠绵不愈，久病及肾，肾精亏损，阴损及阳，阴阳俱损而致使脏腑功能失调，气机不畅，血行迟缓，血瘀不行的病理机转，提出了本病属于肾虚血瘀的新观点，治以补肾活血法的方药，使虚损得补、血瘀得散。用自拟的补肾扶正胶囊和活血化瘀胶囊治疗 278 例慢性肾炎病人，其中临床治愈率为 38.6%，显效率为47.4%，总有效率为 94.6%。实验证明，补肾扶正胶囊可调整全身机能，提高机体免疫力，促进局部病灶恢复，并能促使肾血流量增加，增加肾小球滤过率（GFR），并有利肾小球及肾小管的修复。活血化瘀胶囊，可调整全身血液循环，尤其是改善微循环，使增生性病变软化或吸收。

近年来国内报道中对本病采用补肾活血法的也日渐增多。如王氏主用温补肾脾（巴戟天、淫羊藿、炙附片、肉桂、黄芪、党参、白术等）、活血化瘀（当归、川芎、红花、赤芍、丹参、益母草），伍以利水之品，治疗本病 47 例，治愈 36 例，显效 6 例，好转 3 例，无效 2 例。

南京中医学院章永红以补气活血，益肾利湿法治疗本病（方药用党参、黄芪、菟丝子、丹参、当归、桃仁、红花、益母草、六月雪、薏苡仁、地龙），取得了显效 35%、有效 45%、总有效率 80% 的治疗效果。比同期的常规治疗组的总有效率 57.5% 为高（P<0.05）。章氏为探讨该法的作用机理，还进行了动物实验，实验结果表明，中药治疗组有抑制凝血过程的激活、改善肾脏血流量和减轻肾小球炎症反应的作用。同时还有提高实验动物机体的细胞免疫功能及抑制体液免疫的功能。

（二）难治性肾病综合征

肾病综合征是由于多种原因引起的以肾小球基底膜病变为主的病证，有原发性和继发性两类。

国内以中西医结合方法对肾病综合征的研究较早，20 世纪 50～60 年代就已见到中医或中西结合治疗本病的报道，近年来对本病的研究有了新的进展，目前广泛采用中西医结合疗法，一般中医辨证论治加西药激素及细胞毒药物，其疗效一般高于西药组和单纯中药组，但对于一些难治性肾病综合征疗效不佳。湖北医学院咸宁分院采用小剂量泼尼松加"益气活血、补肾利湿"方治疗难治性肾病综合征（基本方：黄芪、白术、防风、鸡血藤、牛膝、杜仲、续断、桑寄生、石韦、土茯苓），完全缓解 4 例（36.36%），基本缓解 3 例（27.27%），部分缓解 2 例（18.18%），无效 2 例（18.16%），总有效率为 81.82%。因此他们认为，调整免疫反应和改善血液高凝状态是治疗难治性肾病综合征乃至多种慢性肾小球疾病的关键。补肾活血法正好具备以上两种调节功能。

膜型肾炎是以肾小球基底膜上皮侧免疫复合物沉积为特征的肾炎类型，其临床特点主要表现为肾病综合征。国外报道成人肾病综合征中占 21%～25%，国内报道为 9%～21%。成人病例常常对激素反应不佳,被列入难治性肾病综合征。上海中医学院龙华医院以益气活血化湿法为主治疗膜型肾炎(15例经穿刺病理分型确诊,3例乙肝免疫复合性肾炎,6例狼疮性肾炎,其余为原发性膜性肾炎),本组病人均以益气活血法为基本方(党参、益母草、薏苡仁、黄芪、当归)治疗,完全缓解5例,基本缓解2例,部分缓解7例,无效1例。他们也认为,通过补气益肾健脾,促进免疫调节功能和通过活血化瘀改善微循环及高凝状态,减轻血小板聚集,有助于免疫复合物的清除及病变组织的修复,是治疗膜型肾炎的两个主要治则。解放军五四一总医院陈秀峰等以补肾活血法的扶肾康丸加强的松治疗本病的报道也持有以上观点。

(三) 慢性肾衰竭

慢性肾衰竭是多种肾病疾患的后期共同表现。多数医家、学者认为本病的发生、发展,一方面由于各种慢性肾脏疾病迁延到晚期,造成正虚;另一方面由于正虚而导致湿浊、瘀血产生,使气机逆乱,脉络阻滞,出现程度不同的邪实病理变化。其演变过程往往因实致虚,继而在"虚"的基础上又产生实邪。张大宁老师通过多年的临床实践将慢性肾衰竭的病机概括为"虚、瘀、湿、逆"四个方面,提出了"以补肾活血为本,祛湿降逆为标,整体局部相结合,理证治病相结合,多种治法相结合"的总体治疗原则,研制了"肾衰系列方"。其中有健脾补肾汤(生黄芪、附子、白术、土茯苓、茵陈等)、滋补肝肾汤(女贞子、旱莲草、山萸肉、龟板、当归、白芍等)、活血汤(赤芍、丹参、泽兰、三棱、莪术、桃仁等)、补肾扶正胶囊(冬虫夏草、西洋参、百合等)、活血化瘀胶囊(丹参、川芎、水蛭、莪术、桃仁等)、肾衰灌肠液(重用大黄、大黄炭、生芪、附子、赤芍、青黛等)、清热防感饮(重用银花、麦冬、青果等),对128例慢性肾衰竭病人(均有肾虚血瘀证候)采用以上"肾衰系列方"进行治疗,总有效率为84.4%,其中显效率为51.5%。

近年来国内外不少学者也认为慢性肾功能衰竭为本虚标实之证,其本虚为肾虚,其标实为瘀浊。同时强调正确处理扶正与祛邪的关系,是治疗慢性肾功能衰竭的关键。章氏以党参、黄芪、何首乌、杜仲、丹参、山药、当归、桃仁、红花、茯苓、坤草、六月雪加减治疗230例慢性肾功能衰竭病人,显效63例,有效94例,总有效率为68.3%。张家祖以固本祛邪通络为治则,以生芪、人参、茯苓、泽泻、白术、仙灵脾、鹿角霜、丹参、益母草、牛膝、当归等,治疗28例慢性肾功能衰竭病人,显效11例,有效9例,总有效率为71.43%。潘氏以补肾健脾、活血化瘀为原则,以甘草、大黄、丹参、海藻、白芍、柴胡、当归、黄芪制成冲剂,治疗40例慢性肾功能衰竭病人,显效15例,有效8例,总有效率为76.67%。张翔华采用益肾健脾、活血化瘀、清热解毒、通腑泄浊的药物,组成益肾解毒汤,治疗52例慢性肾功能衰竭病人,总有效率为76.92%,并证明该方可改善病人肾功能,提高机体免疫能力,加快毒素的排泄。

另外,成都中医学院附属医院通过自制中药结肠灌肠液1号(由大黄、黄芪、丹参、红花制成)每次100ml,由肛管灌入结肠,保留45~60min后排出,日6次,治疗急性肾功能衰竭病人97例,治愈88例,治愈率为90.7%。其疗效肯定,与血透治疗疗效相差无几。从一个侧面为治疗慢性肾功能衰竭提供了可靠的依据。研究证明,该方能使实验动物血清BUN明显减少,肾肿胀减轻,肾小管坏死减轻,坏死的肾小管再生修复增强,细胞再生更完全,可明显降低急性肾功能衰竭动物模型的死亡率,延长生存时间。

天津中医学院二附院宋氏等从51例慢性肾功能衰竭病人的舌诊研究发现,脾肾阳虚者舌象瘀血表现严重,可能与肾虚脉络瘀阻有关。重庆何氏用益气补肾活血法治疗肾性贫血者32例取得良效,都从不同侧面证实了补肾活血法在治疗慢性肾功能衰竭中的作用。

(四) 前列腺炎和前列腺增生症

慢性前列腺炎是青壮年男子的常见病,前列腺增生症则是多发于50岁以上的成年男性,为老年男性的常见病之一，属于中医淋浊或癃闭范畴。据近 10 年来有关本病的文献报道分析，该两种疾患都以肾虚、瘀血为主要病理因素。如徐福松、朱永康认为，肾虚是本病之本，湿热是本病之标，而瘀血则是疾病进一步发展的病理反映，临床上，三者往往夹杂互见，互相影响，转而使病情复杂难治。可见"肾虚血瘀"是本病的主要病理机转。这一点从补肾活血法在本病中的应用可以得到反证。

王少金用复方地虎汤（地龙、虎杖、车前子、莱菔子、黄芪、山甲、甘草）为主，阳痿者兼服五子衍宗丸；血精者加生地、白茅根；遗精者加金樱子、芡实；前列腺结节者加莪术、雷丸等，共治疗 232 例；治愈率为 55.2%，总有效率为 81.5%。李氏以自制前列腺片（鱼腥草、凤尾草、土茯苓、车前草、丹参、益母草、萆薢、川楝子、莪术、肉苁蓉、漏芦、丹皮、女贞子、麦冬、生甘草）治疗 50 例，14 例痊愈，34 例显效，总有效率为 96%。杨氏用方药中教授所拟"参苓六黄汤"（方由党参、黄芪、生地、黄连、蒲黄、黄柏、黄精、茯苓、牛膝、车前子组成）治疗前列腺炎，获得较好疗效。

邹大根等用癃闭散 [以 6∶4 的穿山甲片（炒）、肉桂制成散剂]，每日 2 次，每次 10g 蜜水冲服，20 日为一疗程，治疗前列腺肥大 45 例，结果近期痊愈 29 例，占 64.4%；好转 13 例，占 28.9%；无效 3 例，占 6.7%，总有效率为 93.3%，其中增生的前列腺治疗后有 35 例有不同程度的缩小。本方还对急性尿潴留或尿量较多的重证病人效果明显。

邹氏等用癃闭散（6∶4 的穿山甲、肉桂制成混匀液），在 350mg/kg 剂量下对丙酸睾丸素引起的小白鼠前列腺肥大和小鼠棉球肉芽肿组织的生长均有明显的抑制作用，并可使组织胺引起的小白鼠皮肤毛细血管通透性明显下降；每组动物与对照组对比均有显著性差异（$P<0.01$），提示该方的治疗作用可能与抑制纤维组织增生、减轻炎症反应及减少局部渗出等作用有关。

李文彪用升麻黄芪汤加味（生黄芪、当归、滑石、升麻、柴胡、甘草、石菖蒲、竹叶）治疗老年性前列腺肥大引起的急性尿潴留 14 例，症状缓解较满意。其中 12~24h 内即可自行排尿者 4 例；陈氏以自拟益元开闸汤（巴戟天、熟地、乌药、桃仁、红花、山药、白芍、黄芪、肉桂、橘核）治疗老年性前列腺肥大伴尿潴留 10 例，也取得较好疗效，都是补肾活血法治疗本病的良好佐证。

六、血液系统疾病

（一）慢性再生障碍性贫血

慢性再生障碍性贫血（简称慢性再障）是临床上较为常见的造血系统疾病。近年来中医对本病的治疗获得了较大的进展，也是补肾活血法应用的一大贡献。

80 年代以来，中医、中西医结合界对本病的发病机理取得了一定的共识，认为慢性再障的发病，肾虚是本，瘀血是在肾虚的基础上产生的，是因虚致瘀，瘀血既是病理产物，同时又构成新的致病因素。瘀血从多方面对机体产生严重影响，如血脉不通，气血难以到达骨髓，骨髓微循环障碍，气血处于无孕育之地；经脉瘀滞，后天之精与先天之精交通障碍，进而加重虚损，结果便成了正虚邪实、肾虚血瘀之证。两者互为因果，形成病理上的恶性循环。

近年来一系列的实验研究从理论上为临床运用补肾活血法治疗本病提供了可靠的科学依据。如谢仁敷等研究活血化瘀药对骨髓造血的影响，发现活血药不能直接促进造血细胞增殖，但 SL-CFU-GM 明显高于对照组，说明活血药在体内能促进基质功能，改善骨髓造血微环境，从而促进造血；同时指出补肾药物能促进 CFU-GM 增值，补肾活血药对红细胞及基质功能有良好的促进作用。补肾活血方药则为两者之长，既能促进单系、红系造血祖细胞增殖，又能提高骨髓基质功能，促进造血作用更为明显。

吕岫华等利用体外造血细胞培养方法，观察了补肾活血中药复方对 30 例慢性再障病人骨髓纤维母细胞的影响，结果发现，该复方对慢性再障病人骨髓纤维母细胞的增殖具有明显的促进作用，说明补肾活血复方治疗慢性再障有效机理之一，可能是通过直接刺激骨髓 CFU-F 增殖，而发生效应的，并推测补肾活血药可能刺激静止期的细胞进入增殖周期，或者可能使骨髓微循环血液供应得到改善。从而提供了新的力量，加速了骨髓的新陈代谢活动，促使造血功能恢复。再如陈云琪等以补肾活血化瘀为主治疗慢性再障 41 例（生地、女贞子、旱莲草、枸杞子、制首乌、菟丝子、炙黄芪、党参、白术、黄精、丹参、鸡血藤、当归、川芎、桃仁、制马钱子），基本治愈 12 例，缓解 13 例，显效 12 例，无效 4 例。杨文华等以补肾活血法治疗慢性再障 52 例，结果基本治愈 12 例，缓解 10 例，明显进步 21 例，无效 9 例，总有效率为 82.69%。陈秋实等以补肾活血法治疗本病 121 例，基础方为六味地黄丸加鸡血藤、当归、白芍、丹参等，总有效率达 84.3%，较以往单纯补肾法治疗慢性再障 185 例疗效明显提高，特别是对于迁延不愈和难治性再障效果尤为显著。

（二）白细胞减少症

强致和以补阳益气升白汤（补骨脂、巴戟天、肉苁蓉、桑寄生、锁阳、肉桂、黄芪、川芎、鸡血藤、枸杞子等），治疗白细胞减少症 24 例，显效 22 例，有效 2 例。一年后随访 10 例，9 例疗效巩固。

此外，尚有多人报道，以补肾活血法为主，分型辨证治疗白血病亦可获得较好疗效。

七、神经系统疾病

（一）脑血管疾病

脑血管疾病可分为缺血性与出血性两大类，祖国医学称之为"中风"，病因多而复杂，我们认为因虚致瘀，瘀阻脑络是贯穿于整个中风发病过程及证候之中的主要因素。近年来的临床报道及实验研究，都公认了"虚"、"瘀"两者与中风的密切关系。王清任以气虚血瘀立论"亏损元气，是其本源"。当今高校内科教材将其归纳为"虚、火、风、痰、气、血六端，以肝肾阴虚为其根本"，但单纯的"虚"不能致中风。只有因肝肾之虚，影响精、气、血的生化及运行而致血瘀，瘀血阻滞脑络，外有刺激才能卒中。从多年的临床实践来看，病理性致虚生瘀，多与"久病及肾"和"久病入络"有关，即"肾虚血瘀"的病理改变。纵观多种老年性疾病，如高血压、冠心病、糖尿病等与中风密切相关的疾患，皆由因虚致病或因病致虚，日久致瘀所致。现代医学研究的大量资料报道证实，无论是缺血性中风还是出血性中风，其病理改变的实质是"瘀血"。临床上所见之痰或热等现象，只不过是其兼夹之部分病理变化而已。

王清任的补阳还五汤为补肾活血法治疗中风的代表方，如哈尔滨医科大学附属第一医院以补阳还五汤加减（川芎、葛根、桃仁、穿山龙、地龙、当归、赤芍、黄芪、丹参）与卫矛糖浆口服，治疗脑血栓形成 19 例，结果显效 14 例，有效 4 例，无效 1 例，总有效率达 94.6%，平均住院 25 天。吕氏用补阳还五汤化裁的基本方（丹参、黄芪、归尾、川芎、红花、桃仁、桂枝、葛根、桑枝、川牛膝、鸡血藤、地龙、童便为引），治疗脑血栓 37 例，治愈 25 例，好转 11 例，无效 1 例，总有效率为 97.3%。还有人用补阳还五汤加减治疗半身不遂 20 例（其中脑血栓形成 12 例，脑出血 6 例，脑栓塞 1 例，另一例为病毒性脑炎后遗症），结果显效 8 例，好转 9 例，无效 3 例。此外，不少文献及学者认为对脑血管意外的恢复期或后遗症半身不遂的治疗，除应注重活血化瘀、疏通经脉外，必须兼用补肾益气之品，达到血活气行、经脉通畅、阴阳平衡的目的，补气

（肾）活血的补阳还五汤最为合拍。天津市第一医院的王氏以黄芪、鸡血藤、土鳖虫等益气活血法制成活血通脉冲剂治疗缺血性脑卒中100例，基本痊愈20%，总有效率为92%，同样以气虚血瘀型的疗效最好，并与补阳还五汤组对照疗效更佳。

（二）认知功能减退症

中医认为脑为元神之府，与肾关系密切。肾藏精而主智，"肾虚则智不足"（《医学心悟》）。同时认为，气血充盈，才能神清，精力充沛。人届中年以后，肾气渐衰、气血亏滞，从而形成肾虚血瘀的病理机制，引起脑神失养、失智、失聪而发此病。龚氏等用补肾、填精、荣脑、益气、活血、养血的益脑冲剂，对经韦氏记忆量表检测（WMS）认知功能减退明显的中老年人进行观察，并观察其血中过氧化脂（LPO）的影响。结果是该法对中老年人认知功能有较明显的提高。实验证实，认知功能减退的中老年人血中LPO均明显上升，而益脑冲剂使LPO显著降低（$P<0.01$），方中的黄精、黄芪、何首乌等，可使动物的血或组织中的LPO和丙二醛（MDA）含量明显下降，使SOD活性增强。此外，他们还对动物模型或正常小鼠的记忆功能进行了实验研究，结果上药有增强动物学习和记忆获得巩固及再生能力。

以上结果说明，补肾活血法可防治中老年人认知功能减退，并认为补肾活血药物有抗自由基（或提高SOD）功能，可能对提高认知功能起到一定作用。

八、内分泌系统疾病——糖尿病

中国中医科学院广安门医院内科探讨了糖尿病中医辨证分型与某些客观检查的关系。

（一）各型与微血管变化

328例中1/3的病人有舌质紫暗或有瘀斑瘀点现象，且多见于气阴两虚型及阴阳两虚型。提示随病情之发展，因气虚则血瘀，而血浆纤维蛋白原的增高率、血小板功能的增强率、血脂的增高率均以阴虚热盛型最低，气阴两虚型增高，阴阳两虚型最高。临床上后两型合并视网膜及肾脏病变亦随之增多。

（二）证型与血浆环核苷酸的变化

结果表现为阴虚热盛型cAMP正常，cGMP降低，cAMP/cGMP比值升高。其他两型均cAMP降低，cGMP升高，cAMP/cGMP比值降低，尤以阴阳两虚型为著。

邝安堃等对无急性并发症的男性2型糖尿病病人46例进行中医辨证治疗并与血浆性激素关系进行了观察，结果发现本组糖尿病病人中，偏阳虚者，较正常人偏阳虚者E_2（血浆雌二醇）升高，T（血浆睾酮）下降，E_2/T升高；偏阴虚的糖尿病病人E_2/T也较正常偏高。基于肾虚致消渴的理论及E_2/T升高，可能是肾虚的假设，本组对糖尿病病人，以补肾为主，佐以活血，调节阴阳，辨证治疗，症状明显改善，E_2/T与空腹血糖同时下降。提示补肾、调节肾阴、肾阳的方法，在纠正代谢紊乱，改善整体功能方面，可能有其独到之处，也证明了上述的假设是正确的。

另外大量的资料证明，现代医学对糖尿病的病理解剖研究发现糖尿病病人胰腺内可见胰岛组织纤维增生或透明样变，或由动脉硬化造成胰腺组织有瘀血现象，加上老年糖尿病病人常有的特异性的血管病变如伴有冠心病、脑血管病、脉管炎、眼底病等，均为瘀证。实践证明，活血化瘀法具有改善微循环、增加血流量、软化纤维组织，纠正血液流变学方面异常等作用，故活血化瘀法是治疗糖尿病的一种有效方法。

郭氏自拟仙贞片（仙灵脾、女贞子、黄芪、丹参、何首乌、菟丝子、枸杞子、黄芩、山楂），治疗辨证为肾虚血瘀的 2 型糖尿病病人 34 例，结果不仅肾虚症状明显改善，血糖下降（$P<$ 0.05），而且从研究糖尿病与自由基损伤，血脂变化方面，观察到 34 例服用仙贞片的病人，治疗 2 个月后，SOD 活性上升，SOD 含量明显升高，血清 LPO 含量明显下降（接近健康人水平），血糖下降，总有效率达 61.8%。HDL-C 含量也显著升高，肾虚血瘀证尤以乏力气短、咽干口燥、腰膝无力等症改善明显。说明仙贞片有提高抗氧化酶含量、抑制脂质过氧化反应；减少 LPO 产生，有抗氧自由基损伤作用；有降低血糖及提高 HDL-C 水平，改善糖尿病临床症状的功效。

此外，糖尿病病人由于长期代谢异常，常会引起血管并发症，其中视网膜病变就是最常见的微血管病变，发病率为糖尿病者的 51.3%，是致盲的主要原因之一。河南中医学院李氏等自拟补肾活血方（何首乌、黄精、石斛、淫羊藿、葛根、赤芍、川牛膝、三七等），治疗老年糖尿病视网膜病变 52 例（101 只眼），疗效明显优于西药对照组（$P<0.01$），尤其对于单纯型疗效更佳。

九、妇科疾患

（一）不孕症

近年来各地以补肾活血法治疗不孕症的报道颇多。有人认为不孕症者大多属"肾虚"，尤其有许多合并子宫发育不良者，更应以补肾调冲为主。现代药理研究证实，补肾、填精、助阳药确有类似性激素样作用。此外，不孕症又大多伴有气滞血瘀，尤其以输卵管阻塞不通者最为常见，因此更应以活血化瘀法治之。但许多学者认为应以攻补兼施为妥，要在月经后期及排卵前期以攻邪为主，兼顾正气，即在大量理气、活血、化瘀、软坚药中，再加上参、芪等益肾之品，以扶正，使邪出而不伤正；而在排卵后期则以扶正固本，温肾助阳为大法，旨使肾气盛，天癸充，黄体发育良好，而功能健全，为受精卵的"着床"和发育准备良好的条件；至于经前期和月经期则应活血调经，使子宫内膜剥落良好而正常行经。高氏曾以此法为主治疗不孕症 104 例，妊娠 46 例，总妊娠率为 44.23%。李氏等也用类似的中药并结合人工周期疗法，以温肾暖宫、活血调经交替使用的方法，治疗不孕症 22 例，结果 22 例均受孕，治疗时间平均 3.5 个周期，证明温阳益肾药有提高激素水平，促进卵泡成熟作用；活血药物有促进成熟的卵子突破囊性卵巢表层包膜排出作用，并促进子宫内膜坏死脱落和月经来潮。两者相合可使基础体温双相，促使受孕。

（二）子宫内膜粘连

黄氏以温阳益气活血中药（赤芍、红花、川芎、当归、锁阳、炙甘草、党参、附子），加探宫术治疗本病 23 例。结果纯中药组 8 例中，显效 6 例，有效 2 例，见效时间平均 13.6 天；中药加探宫术组 15 例中，显效 11 例，有效 4 例，见效时间平均 13.5 天。两者无显著性差异（$P>0.05$）。说明单纯用温阳益气活血的中药对本病具有可靠疗效。其作用，可增加纤维蛋白溶解，预防组织粘连，抑制纤维母细胞合成胶原，使已肿胀的胶原纤维变细，促使增生组织转化和吸收。

（三）其他

据近年来报道，补肾活血法对于子宫肌瘤、子宫肥大症、产后出血、功能性子宫出血、卵巢囊肿、痛经、闭经和月经不调等多种妇科常见病，均有良好效果。

十、抗肿瘤

近年来我国已将中医药同其他疗法一样，列为肿瘤治疗的一种方法，而且广大病人乐于接受。

补肾活血法作为中医治则中的一个新治法，在抗癌方面也日益发挥出独特的疗效。主要机理有以下几个方面。

（一）直接抑制癌细胞

通过体外抗肿瘤试验－$^{51}C_2$释放法，对动物移植性肿瘤的生长抑制实验，证实补骨脂素与苦参碱有抑制肿瘤细胞作用，赤芍经石油醚脱脂后的醇提取物，对S_{180}实验瘤有明显抑制作用；卢氏等报告斑蝥酸钠对小鼠艾氏腹水癌有明显抑制作用。

（二）改变癌细胞内环核苷酸含量

汪氏报告猪苓提取物、白蛇六味丸、蟾酥酒等的抗癌作用与提高癌细胞内的 cAMP 有关，这可能是磷酸二酯酶活性被抑制的结果。中国中医科学院广安门医院报道养阴合剂合并环磷酰胺，可明显提高荷瘤小鼠（S_{180}）瘤细胞中的 cAMP 含量与 cAMP/cGMP 比值。

（三）干扰细胞膜信息传递

秋水仙碱可作用于细胞膜微管，影响信号从细胞膜内向外传递，改变细胞膜表面性质。

（四）对癌细胞 DNA 蛋白质代谢的影响

周氏用体外细胞培养同位素掺入法发现斑蝥酸纳对癌细胞 DNA 与蛋白合成有抑制作用；吴氏等发现"养阴合剂"对体外培养的小鼠腹水癌细胞 DNA 的合成有抑制作用。

（五）提高机体免疫功能

一些扶正药物如党参、黄芪、鳖甲、龟板、补骨脂等，能促进网状内皮系统功能，促进淋巴细胞转化率，增强抗癌能力。如姜氏报告用六味地黄丸给荷瘤小鼠灌胃，可增强单核吞噬系统吞噬能力，促进骨髓干细胞与淋巴组织增生；上海中医学院报告采用益气温肾、活血化瘀、清热解毒的中药，可使胃癌病人血清溶菌酶上升，从而刺激巨噬细胞的吞噬活性。

（六）改善机体生理功能

钱氏报告补肾药可增强垂体—肾上腺皮质功能与骨髓造血功能，有助于患肿瘤的机体内紊乱的生理功能与内环境失调的恢复。

此外，补肾活血法有对抗化疗副作用和协同化疗的作用，中国医学科学院血研所发现通脉灵17 号有增强喜树碱对 L_{615} 小鼠白血病的治疗作用；中医研究院药物所证明女贞子、山萸肉等防治环磷酰胺在动物中引起的白细胞减少作用；黄芪、当归能使荷瘤动物的化色素上升。广西黎氏通过对 88 例鼻咽癌病人血液流变学分析证明，88 例病人均有血液流变学七项指标的升高，并证实随病情加重正虚血瘀症状愈重，为本病运用中医扶正活血法提供了可靠的理论及实验室依据。

补肾活血法还能用于肿瘤预防，如上海中医学院龙华医院对中药的反突变作用研究表明，补肾药仙灵脾、仙茅、肉苁蓉、枸杞子，活血化瘀药地鳖虫、穿山甲等均有较强的反突变作用。再如林氏报告冬虫夏草菌素注入小鼠腹腔，对小鼠前胃上皮增生，有抑制发生癌变作用，癌变抑制率为 45％。中医研究院药物研究所姜氏等也报告六味地黄汤能降低 N–亚硝基氨酸乙酯和氨基甲酸乙酯的致癌作用。

以上这些报道表明，补肾活血法对中医探讨防治肿瘤确能提供一个新的途径。

十一、抗衰老、美容

近年来，各地对衰老的研究报道颇多，并已逐渐形成了"主虚说"和"主虚实说"两大类的中医衰老学说。如北京中医药大学杜氏在对近 10 年中医衰老学说研究述评中总结了"主虚说"包括"肾虚衰老说"、"脾胃虚弱衰老说"、"津液不足衰老说"；"主虚实说"包括"气虚、血瘀衰老说"、"肾虚血瘀衰老说"、"脾肾两虚夹瘀衰老说"、"多脏器虚损与气滞血瘀痰浊衰老说"。但从宏观上看，肾虚血瘀是衰老学说的主流。张大宁老师早在 20 世纪 70 年代末即提出人体衰老的病理学基础——肾虚血瘀论，并相应提出抗衰老大法——补肾活血法。四川省中医药研究院本氏提出各种老年病所具有的共同特征——肾虚血瘀证，可称为"老年性肾虚血瘀综合征"，认为这是衰老的主要病理基础，也是产生多种老年病的重要原因。这是对于中医衰老理论的深化，因而他认为补肾活血法是抗老延衰及老年病的早期预防和治疗的重要理论和实践基础。许氏还从中药抗自由基损伤延缓衰老研究方面证实了补肾活血法有抗自由基损伤的作用。其提高 SOD 活性，降低 LPO 水平，提高 SOD/LPO 比值，降低血清单胺氧化酶 B 活性，改善雌二醇/睾酮（E_2/T）比值及延缓老人函数月龄的效果，为此提供了佐证。此外，苗氏从肾虚血瘀的相关性，李氏则从肾虚原理入手研究衰老，从历代具有代表性的方书中，记载有长生、耐老、不老、延寿的 124 首方剂中，以补肾为主者计 105 首，兼活血祛风药者 21 首。分析得出"虚—瘀—衰老"的中医衰老模式。采用益气滋肾、活血药物组成抗衰老方——"寿星宝"，经临床与实验研究表明，该药能改善衰老症状，提高老人记忆力及动作反应能力，能延长动物寿命，增强抗氧化能力，改善血液流变性及心肌耐缺氧能力、增加脑额区局部组织血流量，改善大脑神经递质代谢及机体激素代谢等多种功效，提示补肾活血法可在多种环节方面延缓衰老的发生，为"虚—瘀"衰老模式提供了有力佐证。

张老师曾对天津地区老年人健康情况进行了调查，根据调查结果，在现代医学研究的基础上，提出"肾虚血瘀论"和与之相应的"补肾活血法"。运用自制的"补肾活血液"（冬虫夏草、西洋参、三七、石斛、丹参等中药组成）治疗 500 例，按照自定的十大衰老特征（面类、鱼尾纹、脱发、智力、体力等），作为判定疗效的标准，结果是显效 142 例，有效 247 例，无效 11 例，总有效率为 97.8%。

此外，补肾活血法还具有较好的美容作用。如赵氏以温肾活血法立法的固真饮，研究延缓皮肤胶原衰老的实验，证实该药能显著提高雄性老年大鼠皮肤中新生胶原、中性盐溶性胶原及酸溶性胶原含量，降低不溶性胶原含量，增加肝组织蛋白含量，抑制肝组织胶原酶活性，表明该方具有良好的抗大鼠皮肤老化作用。四川莫氏等运用益肾化瘀汤（以熟地、山药、山茱萸、丹参、菟丝子、肉苁蓉、茯苓、丹皮、僵蚕、红花、泽泻等组成），治疗黄褐斑 34 例，治愈 14 例，显效 10 例，有效 7 例，无效 3 例，总有效率为 91.18%。而对照组（以维生素 C、维生素 E 内服，外涂色斑霜），总有效率仅为 64%。两组疗效差异显著（$P<0.01$）。

另据报道，补肾活血法对骨折（502 例）、颈椎病（175 例）、新生儿硬肿症（17 例）、附睾肿大（10 例）、骨结核（3 例）、坐骨神经痛（50 例）、伤科内伤（61 例）、可逆性低温冷凝集素症（8 例）、白癜风（128 例）、女阴白色病变（214 例）、小儿麻痹（1 例）、男子不育症（274 例）等病证，均取得较满意的疗效。

综上所述，补肾活血法在临床上有更广泛的应用前景，它是在对疾病认识过程中，将古老的治法重新组合，是在集成的基础上的创新，对于今后的中医治则研究必将起到深远的影响，关于补肾活血法作用机理即实质的研究，今后的任务仍很繁重。

第十二章 张大宁补肾活血法
与肾脏疾病的研究

张大宁老师以补肾活血法治疗各种慢性肾脏疾病，包括原发性肾脏疾病和继发性肾脏疾病的卓越成效，是中西医业内外所公认的，并得到国内外广大肾病病人的赞誉。作为张老师的弟子，尤其是中西医结合肾病专家张勉之教授，以现代医学、现代科学方法，在认真地验证临床疗效的基础上，又做了大量的基础研究，所以显著的成绩研究证实，张大宁补肾活血法不仅能保护肾脏的剩余单位，而且也能修复肾脏的损伤单位，同时对慢性肝硬化、肾脏纤维化等，有一定的治疗作用，也可以说，在一定程度上，动摇了西医"不可逆"的理论，也因其显著的疗效赢得了"肾病的医学市场"。

一、补肾活血法治疗慢性肾小球肾炎 86 例

张勉之，张大宁

慢性肾小球肾炎（chronic glomerulonephritis）是各种病因引起的不同病理类型的双侧肾小球弥漫性或局灶性炎症改变。补肾活血法（Nourishing kidney and activing blood）是张大宁于 1978 年首先提出的一种新的中医理论和临床治疗大法。笔者应用该法治疗 86 例慢性肾小球肾炎病人，取得了较为满意的疗效，现汇报如下。

（一）临床资料

1. 病例选择

全部病例符合 1992 年原发性肾小球疾病分型与治疗及诊断标准专题座谈会纪要所修订的诊断标准。所选病例来源于住院及门诊病人。并符合以下条件：①神志清楚，能配合治疗；②非系统性红斑狼疮、紫癜、糖尿病等原因造成肾损害；③不伴有传染病、精神疾病及中毒性疾病；④未满规定观察期而中断治疗，无法详断疗效或资料不全者。

2. 一般资料

167 例原发性慢性肾炎病人随机分成两组。治疗组 86 例，其中男性 41 例，女性 45 例；年龄 27~62 岁，平均 39.7 岁；病程 1~8 年，平均 3.2 年。对照组 81 例，其中男性 38 例，女性 43 例子；年龄 25~62 岁，平均 38.8 岁；病程 1~9 年，平均 3.5 年。两组病人的性别比例、年龄分布、病程长短等方面无明显差异（$P>0.05$）。具有可比性。

3. 统计学处理

根据数据的性质与分布情况，分别采用 χ^2 检验及 t 检验。

（二）治疗方法

1. 治疗方案

治疗 4 周为 1 个疗程，2 个疗程后统计疗效。继续维持治疗，1 年后对复发率进行比较。

2. 常规治疗

（1）高血压 限制每日食盐摄入量（2~3g）。效果不佳或血压高于160/95 mmHg者，加用钙通道阻滞剂和（或）血管紧张素转化酶抑制剂（ACEI）。

（2）少尿、水肿 对于每日尿量少于1L者，适当饮水或喝淡茶以使尿量达到1.5L/d或以上；水肿严重者加用利尿剂。

（3）氮质血症 轻、中度氮质血症者不限制蛋白质摄入，若内生肌酐清除率在30ml/min以下者，每日蛋白摄入量30~40g，以动物蛋白为主，必要时加用复方α酮酸片，可口服氧化淀粉。

（4）蛋白尿 常规激素治疗。起始剂量1mg/（kg·d），晨起顿服，逐渐减量，肾功能严重损害者雷公藤多苷口服，20mg，日3次。

（5）其他：降脂、抗凝、降尿酸等对症治疗。

3. 补肾活血法治疗

根据张大宁教授提出的补肾活血治疗大法，予病人补肾、活血、行气等药物，方剂组成主要包括：黄芪、冬虫夏草、芡实、杜仲、白术、丹参、川芎、三棱、莪术等，再根据病人的个人病例特点加减。

（三）疗效标准

主要观察临床症状、体征及实验室指标的变化情况，BUN采用尿素酶法测定，血清肌酐（Scr）采用苦味酸法测定，24h尿量用量筒测量，尿蛋白采用微量双缩脲法测定，尿红细胞检查采用Wright's染色。

1. 完全缓解

连续三次以上尿蛋白及红细胞定性检查阴性，24h尿蛋白定量<0.3g，离心尿红细胞计数<3个/Hp，血压<140/90mmHg，水肿消失，肾功能恢复正常。

2. 显著缓解

连续三次以上尿蛋白及红细胞定性检查弱阳性，24h尿蛋白定量0.3~1g，离心尿红细胞计数3~5个/Hp，血压<140/90mmHg，水肿明显好转，肾功能恢复正常或Cr下降超过50%。

3. 部分缓解

连续三次以上尿蛋白及红细胞定性检查减少，24h尿蛋白定量较治疗前减少，离心尿红细胞计数减少，血压降低，水肿较前缓解，Cr及BUN下降或维持。

4. 无效

与治疗前相比蛋白尿、血尿、高血压、水肿及肾功能等无差别或恶化。

（四）结果

1. 两组疗效比较（表12-1）

表12-1 两组总疗效及复发率的比较

组别	例数	完全缓解	显著缓解	部分缓解	无效	总缓解率	复发
治疗组	86	44（51.2%）	28（32.6%）	10（11.6%）	4（4.7%）	82（95.3%）	3（3.5%）
对照组	81	21（25.9%）	11（13.6%）	17（21.0%）	32（39.5%）	49（60.5%）	24（29.6%）

注：与对照组比较 $P<0.01$。

表12-1中，治疗组完全缓解率和总缓解率分别为51.2%和95.3%，均显著高于对照组的25.9%和60.5%（$P<0.01$）；1年复发率治疗组为3.5%，较对照组29.6%亦有非常显著性差异（$P<0.01$）。

2. 两组病人治疗前后实验室检查的比较（表 12-2）

表 12-2　两组病人治疗前后实验室检查比较

	24h 尿蛋白		尿红细胞计数		Cr		BUN	
	治疗前	治疗后	治疗前	治疗后	治疗前	治疗后	治疗前	治疗后
治疗组	1.7±0.5	0.6±0.3	12±5	5±2	2.7±0.3	1.5±0.2	22.5±1.3	13.6±1.5
对照组	1.8±0.3	0.9±0.5	11±7	10±5	2.6±0.5	2.9±0.4	22.0±1.5	20.6±1.7

注：与同组治疗前比较 $P<0.01$，与对照组治疗后比较 $P<0.01$。

（五）讨论

慢性肾小球肾炎是一组多病因的慢性肾小球病变为主的肾小球疾病，多数病人病因不明，可能是由于多种细菌、病毒或病原虫等感染通过免疫机制、炎症介质因子及非免疫机制等引起，表现为弥漫性或局灶性病理变化，晚期出现肾小球玻璃样变或硬化。迄今为止，西医尚无很有效的治疗方法。

中医认为，慢性肾炎属于"水肿"、"腰痛"、"虚劳"等病证范畴，临床辨证分型多以水湿泛滥、脾肾阳虚、肝肾阴虚为常规。但由于"久病必肾虚"、"久病必血瘀"的道理，故补肾活血法即构成治疗慢性肾小球肾炎的基本治疗大法，从现代医学的观点，免疫反应所引起的肾小球毛细血管内凝血也符合中医血瘀的概念，而许多血液流变学检查也证实了各型均有血瘀，我们根据中医补肾活血法原理，临床上采用补肾、滋阴、温阳、益气、活血、行气等治法予以扶正培本祛邪的治疗，通过对机体局部的调整作用，扩张肾血管，提高肾血流量，改善肾脏供血，促进纤维组织吸收。

在此方剂中，尤其重视了冬虫夏草和黄芪的使用，我们曾经给小鼠每日灌服冬虫夏草、黄芪汤剂，可使小鼠游泳时间延长，体重增加等变化，说明冬虫夏草、黄芪能调整机体的免疫功能，调节新陈代谢，提高机体对各种复杂刺激因子的适应性与耐受性，改善体液免疫与细胞免疫，从而改善整体状况，使疗效稳定。这也是治疗组病人的复发率明显低于对照组的重要原因。

总之，应用补肾活血法结合病人临床特点进行辨证加减，疗效确定，长期效果显著，为慢性肾炎病人的治疗开辟了一条新的途径。

［摘自：《中国中西医结合急救杂志》，2002，9（5）：297-298］

二、补肾活血法治疗难治性肾病综合征临床观察

张勉之，张大宁，刘树松等

难治性肾病综合征（intractable nephrotic syndrome）是肾病综合征的特殊类型，主要指常复发型（含激素依赖型）和激素无效型肾病综合征，是临床医生常遇到的棘手问题。笔者采用补肾活血法治疗难治性肾病综合征 67 例，取得满意疗效，现总结如下。

（一）临床资料

1. 病例选择

135 例病人来源于住院及门诊病人，均符合 1992 年全国原发性肾小球疾病分型与治疗及诊断标准专题座谈会纪要中关于肾病综合征的诊断标准，并按激素治疗的标准方案治疗 2 个月以上，"三高一低"症状未消失者（激素无效型）；半年内复发两次或两次以上，或 1 年内复发三次或三

次以上者（常复发型）；在激素减服过程中或激素停药 14 天内复发者（激素依赖型）。

2. 一般资料

135 例原发性慢性肾炎病人随机分成两组，治疗组 67 例，其中男性 31 例，女性 36 例；年龄 9~61 岁，平均 38.7 岁；病程 2~43 个月，平均 19 个月；初诊时 24h 尿蛋白定量 3.5~19.2g，平均 6.75g；血清白蛋白 18~39g/L，平均 25.3 g/L；血清总胆固醇（TC）5.27~14.62mmol/L，平均 6.85mmol/L；激素无效型 14 例，激素依赖型 17 例，常复发型 36 例；26 例病人进行了肾穿刺活检，其中微小病变型（MCD）1 例，局灶阶段性肾小球硬化（FSGS）10 例，膜性肾炎（MN）7 例，膜增殖性肾炎（MPGN）8 例；中医辨证为肝肾阴虚兼血瘀型 16 例，脾肾阳虚兼血瘀型 23 例，阴阳两虚兼血瘀型 28 例。对照组 68 例，其中男性 30 例，女性 38 例；年龄 8~58 岁，平均 37.3 岁；病程 2~41 个月，平均 18 个月；初诊时 24h 尿蛋白定量 3.5~19.4g，平均 6.83g；血清白蛋白 20~38g/L，平均 26.6g/L；血清 TC 5.10~13.74mmol/L，平均 6.57mmol/L；激素无效型 12 例，激素依赖型 19 例，常复发型 37 例；24 例病人进行了肾穿刺活检，其中 MCD1 例，FSGS 9 例，MN 6 例，MPGN 8 例；肝肾阴虚兼血瘀型 14 例、脾肾阳虚兼血瘀型 22 例、阴阳两虚兼血瘀型 32 例。两组病人的性别比例、年龄分布、病程长短、实验室检查及肾活检、中医分型等方面比较均无明显差异（$P>0.05$），具有可比性。

3. 统计学处理

根据数据的性质与分布情况，计数资料采用 χ^2 检验；计量资料采用 t 检验；等级资料采用秩和检验。所有数据均采用 SPSS10.0 统计软件包进行统计学处理。

（二）治疗方法

1. 治疗方案

对照组给予激素、细胞毒药物等常规治疗，配合饮食及对症治疗等，治疗组在对照组的基础上，以补肾活血法组方中医治疗为主。治疗 2 个月为 1 个疗程，6 个疗程后统计疗效。

2. 一般治疗

给予低盐、低脂、高优质蛋白饮食，适当给予抗生素、降脂药、抗凝药及利尿剂等。

3. 激素治疗

按理想体重计算，给予泼尼松 1mg/（kg·d），如病人肝功能不正常则改用相当剂量的泼尼松龙治疗，治疗 8 周后，1~2 周减少原剂量的 10%；若病情好转，逐步将激素减至小剂量，即约为 0.4mg/（kg·d）；如 8 周激素治疗病情不见缓解，也应逐步减量，乃至停药。

4. 细胞毒药物

（1）CTX　每天 100mg，分 1~2 次口服，累积量≤150mg/（kg·d）。

（2）CsA　用量为 5mg/（kg·d），分 2 次口服，2~3 月后减量。

（3）MMF　每天 1~2g，半年后减为每天 0.5~1g，再用半年。

5. 补肾活血法治疗

根据张大宁教授提出的补肾活血法为治疗大法，予病人补肾、活血、行气等药物，方剂组成主要包括冬虫夏草、黄芪、芡实、丹参、川芎、三棱、莪术、柴胡等，再根据病人的个人病例特点加减，肝肾阴虚兼血瘀者加女贞子、旱莲草、当归等；脾肾阳虚兼血瘀者加白术、茯苓、陈皮等；阴阳两虚兼血瘀者加龟板、熟地、山萸肉、仙茅、仙灵脾、赤芍等。汤剂水煎服，3 天 1 剂，每剂分 6 次，每日 2 次。

6. 观察指标及检测方法

采用双缩脲法检测 24h 尿蛋白定量，采用溴甲酚绿法检测血浆白蛋白（ALB），酶法测定血清 TC，苦味酸法测定 Scr 等指标，并观察病人的症状、体征及副作用等。

7. 疗效判定标准

参照 1992 年全国原发性肾小球疾病分型与治疗及诊断标准专题座谈会纪要中肾病综合征的疗效标准，结合 1993 年"中药新药临床研究指导原则"所制定的标准，分为完全缓解、部分缓解、有效和无效。

（三）结果

1. 治疗前后疗效比较（表 12-3）

表 12-3　两组总疗效的比较

组别	例数	完全缓解	部分缓解	有效	无效	总有效率
治疗组	67	35（52.2%）**	16（23.9%）*	11（16.4%）	5（7.5%）**	62（92.5%）**
对照组	68	15（22.1%）	8（11.8%）	9（13.2%）	36（52.9%）	32（47.1%）

注：与对照组比较 * P<0.05，* * P<0.01。

从表 12-3 可以看出，治疗组完全缓解率和总有效率分别为 52.2% 和 92.5%，均显著高于对照组的 22.1% 和 47.1%，两者比较有非常显著性差异（P<0.01）。

2. 两组不同辨证分型疗效比较（表 12-4）

表 12-4　两组不同辨证分型疗效比较

中医辨证	组别	例数	完全缓解	部分缓解	有效	无效	总有效率
肝肾阴虚兼血瘀	疗组	16	6	5	3	2	87.5%*
	对照组	14	3	2	1	8	42.9%
脾肾阳虚兼血瘀	治疗组	23	14	5	3	1	95.7%*
	对照组	22	4	2	3	13	40.9%
阴阳两虚兼血瘀	治疗组	28	15	6	5	2	92.9%*
	对照组	32	8	4	5	15	53.1%

注：对照组比较 * P<0.01。

从表 12-4 可以看出，治疗组中肝肾阴虚兼血瘀、脾肾阳虚兼血瘀、阴阳两虚兼血瘀的总有效率较对照组有非常显著性差异（P<0.01）；治疗组中，以脾肾阳虚兼血瘀的疗效最佳，较肝肾阴虚兼血瘀有显著性差异（P<0.05）。

3. 两组不同类型肾活检疗效比较（表 12-5）

表 12-5　两组不同类型肾活检疗效比较

病理类型	组别	例数	完全缓解	部分缓解	有效	无效	总有效率
MCD	治疗组	1	1	0	0	0	100.0%
	对照组	1	1	0	0	0	100.0%
MN	治疗组	7	3	2	2	0	100.0%**
	对照组	6	2	1	1	2	66.7%

续表

病理类型	组别	例数	完全缓解	部分缓解	有效	无效	总有效率
MPGN	治疗组	8	2	3	2	1	87.5%*
	对照组	8	2	1	1	4	50.0%
FSGS	治疗组	10	2	3	3	2	80.0%**
	对照组	9	1	1	1	6	33.3%

注：与对照组比较 * $P<0.05$，* * $P<0.01$。

从表 12-5 可以看出，两组比较，治疗组在微小病变型、膜性肾病及局灶阶段性肾小球硬化的总有效率较对照组有非常显著性差异（$P<0.01$），膜增殖性肾炎的疗效较对照组有显著性差异（$P<0.05$）。

4. 两组病人治疗前后实验室检查的比较（表 12-6）

表 12-6 两组病人治疗前后实验室检查比较

组别	例数		24h 尿蛋白（g）	ALB（g/L）	TC（mmol/L）	Scr（Umol/L）
治疗组	67	治疗前	8.43±5.21	23.8±10.1	8.55±2.46	138.1±19.9
		治疗后	0.32±0.76*	38.9±5.7*	5.39±1.42*	76.3±14.5*
对照组	68	治疗前	8.56±4.95	24.3±9.6	8.23±2.77	135.0±18.6
		治疗后	2.33±1.26*	30.4±7.5	6.03±1.59*	103.4±11.5

注：与同组治疗前比较 $P<0.01$；与对照组治疗后比较 $P<0.01$。

从表 12-6 可以看出，两组治疗后实验室检查均有明显改善，其中治疗组 24h 尿蛋白、ALB、Scr 指标治疗后均明显低于对照组，有非常显著性差异（$P<0.01$）。TC 较治疗前均有显著性差异（$P<0.05$），但两组间差异不明显。

5. 两组副作用比较

使用激素后，两组均出现不同程度的副作用，治疗组有 7 例出现向心性肥胖，1 例出现骨髓抑制，2 例出现口干、烦躁、失眠等精神症状，1 例出现肝损害，1 例出现膀胱炎；对照组有 25 例出现向心性肥胖，10 例出现口干、烦躁、失眠等精神症状，5 例出现胃痛，4 例出现骨髓抑制（其中 1 例伴有向心性肥胖，1 例失眠、烦躁），3 例出现肝损害（均同时伴有向心性肥胖），2 例出现膀胱炎（其中 1 例出现胃痛），治疗组出现副作用的病人共 13 例（19.4%）；对照组出现副作用的病人有 43 例（63.2%）。两组副作用出现率比较，治疗组显著低于对照组（$P<0.01$）。

（四）讨论

许多疾病可引起肾小球 MC 细 MN、MPGN 和 FSGS 导致肾病综合征，按病理诊断主要包括 MCN、MN、MPGN 和 FSGS。正常肾小球滤过膜对血浆白蛋白有选择性滤过作用，只有极小量的血浆进入肾小球滤液。肾小球滤过膜的大小屏障和电荷屏障及血流动力学的改变是影响蛋白滤过的主要因素。尿中丢失白蛋白是低白蛋白血症的主要原因，但由于 ALB 值是白蛋白合成与分解代谢平衡的结果，所以两者并不完全平行。

难治性肾病综合征除有肾病综合征（NS）的共同特征外，表现为对糖皮质激素的治疗不敏感或耐药，临床治疗难度较大[4]。中医认为，肾病综合征与正气虚损、脾肾俱虚有关，其病程迁延日久，病本为虚。曾有"水病者，由脾肾俱虚故也"的论述。在湿浊、肾虚或血瘀等病理因素的协同作用下，由于外感风寒湿邪的侵袭，致疾病发生、发展。临床辨证分型多以水湿泛滥、脾肾阳虚、肝肾阴虚等为常规。但由于"久病必肾虚"、"久病必血瘀"的道理，故补肾活血法即构成治疗难治性肾病综合征的基本治疗大法[5]。从现代医学的观点，由免疫反应所引起的肾小球毛细血管内凝血也符合中医"血瘀"的概念，而许多血液流变学检查也证实了各型均有血瘀[6]，我们根据中医补肾活血法原理，临床上采用补肾、滋阴、温阳、益气、活血、行气等治法予以扶正、培本、活血、祛邪的治疗，通过对机体局部的调整作用，扩张肾血管，提高肾血流量，改善肾脏供血，促进纤维组织吸收。在此方剂中，尤其重视了冬虫夏草和黄芪的使用。我们曾经给小鼠每日灌服冬虫夏草、黄芪汤剂[7]，可使小鼠出现游泳时间延长、体重增加等变化，说明冬虫夏草、黄芪等能调整机体的免疫功能，调节新陈代谢，提高机体对各种复杂刺激因子的适应性与耐受性，改善体液免疫与细胞免疫，从而改善整体状况，使疗效稳定。

总之，应用补肾活血法结合病人的临床特点进行辨证加减，疗效确定，长期效果显著，为难治性肾病综合征病人的治疗开辟了一条新的途径。

[摘自:《中国实验方剂学杂志》，2004，10（3）：53-55]

三、补肾活血法为主治疗糖尿病肾病 63 例

张勉之

糖尿病肾病（diabetic nephropathy）是糖尿病（diabetes mellitus）的慢性微血管并发症之一，是目前世界上发病率较高的慢性疾病，也是糖尿病病人死亡的重要原因。随着糖尿病治疗水平的提高，1 型糖尿病病人的寿命延长，糖尿病性肾病的发病率有增高的趋势，因此国内外十分重视对该病的研究，但尚未得出有效的治疗方案。我们根据张大宁提出的补肾活血法原理治疗糖尿病性肾病，取得了一定的疗效，现报告如下。

（一）临床资料

1. 病例选择

本文 127 例根据 WHO 诊断标准确诊为糖尿病并达到糖尿病性肾病诊断标准的病人。所选病例来源于住院病人、门诊病人及常规体检者。全部病例符合以下条件：①神志清楚，能配合治疗者；②非糖尿病以外因素造成肾脏受损者；③不伴有传染病、精神病及中毒性疾病者；④未满规定观察期而中断治疗，无法判断疗效或资料不全者。

2. 一般资料

将所选的 127 例符合标准的糖尿病性肾病病人按随机配对 1：1 的原则分为观察组和对照组。观察组 63 例，其中男 36 例，女 27 例；年龄 32~83 岁，以 50~70 岁居多，占 66.67%；病程 3~34 年，以 8~20 年者居多，占 71.43%；根据丹麦医学家 Mogen 的分期标准，糖尿病性肾病 I 期者 14 例，II 期者 8 例，III 期者 17 例，IV 期者 15 例，V 期者 9 例；原发病为 1 型糖尿病者 11 例，为 2 型糖尿病者 52 例；首诊时血糖增高者 10 例，血压增高者 21 例。对照组 64 例，其中男性 36 例，女性 28 例；年龄 34~79 岁，以 50~70 岁居多，占 65.62%；病程 4~32 年，以 10~20 年者居多，占 75%；属于糖尿病性肾病 I 期者 12 例，II 期者 7 例，III 期者 20 例，IV 期者 17 例，V 期者 8 例；原发病为 1 型糖尿病者 9 例，为 2 型糖尿病者 55 例；首诊时血糖增高者 12 例，血压增高者 23 例。两组病人的年龄分布、性别比例及病程无显著性差异，具有可比性（$P > 0.1$）。

3. 中医辨证分型

（1）脾肺气虚　气短自汗，倦怠乏力，食纳欠佳，胃脘不适，咽干舌燥，苔薄，舌淡红，脉虚细。

（2）心脾两虚 失眠多梦，心悸健忘，头晕目眩，倦怠乏力，食纳不佳，舌淡，脉濡细。

（3）脾肾气虚 纳呆乏力，胃脘胀满，腰膝酸软，耳鸣耳聋，面色萎黄，小便清长，大便溏薄，舌淡，苔白，脉虚细。

（4）脾阳不振，水湿逗留 面色萎黄，倦怠乏力，面目、肢体浮肿，腰以下为甚，脘腹胀满，纳呆便溏，形寒怕冷，小便量少，舌体胖大，舌淡或暗淡，苔白腻，脉濡细。

（5）脾肾阳虚，水湿泛滥，湿浊上逆 面色㿠白，晦暗无华，形寒怕冷，四肢欠温，周身浮肿，以下肢为甚，腰膝酸软，恶心呕吐，周身瘙痒，伴胸闷憋气、心悸气短、腹胀尿少，舌淡红或暗淡，苔白腻，脉沉迟无力。

4. 观察指标及方法

临床疗效性指标：主要观察临床症状、体征及实验室指标的变化情况。疗效标准情况如下。

（1）糖尿病性肾病 Ⅰ 期

1）显效：症状基本缓解或消失，肾脏大小恢复或接近正常，GFR 恢复正常。

2）有效：症状改善，肾脏大小，GFR 减小和（或）降低，但未达到显著标准。

3）无效：症状改善，肾脏大小和 GFR 无改变。

（2）糖尿病性肾病 Ⅱ 期

1）显效：症状基本缓解或消失，血压正常，病理改变消失或接近正常，GFR 和尿白蛋白排汇率（UAE）恢复正常。

2）有效：症状改善，血压降低，GFR 和 UAE 减少。

3）无效：症状无改善或有发展，病理、实验室检查无改变。

（3）糖尿病性肾病 Ⅲ 期

1）显效：症状基本缓解或消失，血压正常，病理改变消失或接近正常，GFR 和 UAE 恢复正常。

2）有效：症状改善，血压降低，GFR 和 UAE 减少。

3）无效：症状无改善，病理、实验室检查无改变。

（4）糖尿病性肾病 Ⅳ 期

1）显效：症状基本缓解或消失，血压正常，病理改变消失或接近正常，尿蛋白阴性。

2）有效：症状改善，血压降低，尿蛋白减少。

3）无效：症状无改善或有发展，病理、实验室检查无改变。

（5）糖尿病性肾病 Ⅴ 期

1）显效：症状基本缓解或消失，血压正常，病理改变消失或接近正常，BUN 降至正常或减少 15% 以上，Cr 降至正常或减少 1.5% 以上。

2）有效：症状改善，血压降低 BUN 和 Cr 无变化或上升。

5. 统计学处理

根据数据的性质与分布情况，分别采用 χ^2 检验和 t 检验。

（二）治疗方法

1. 治疗方案

以治疗 4 周为 1 个疗程，2 个疗程后统计疗效。两组病人在观察期间均要停用影响肾功能、糖代谢、脂代谢及血流动力学改变，采用本法治疗。观察组病人停用肾损害的相关药物，保留降糖、降压等对症治疗。对照组保留原有一切治疗。

2. 常规治疗

常规治疗包括饮食，限钠，控制血糖、血压等方面。

（1）饮食：本病 I 期、II 期、III 期予糖尿病饮食，IV 期予优质蛋白糖尿病饮食，V 期予优质蛋白高热量饮食。

（2）限钠：伴有高血压、水肿的病人，饮食中氯化钠应低于 5g/d。

（3）控制血糖：对于首诊时血糖控制不佳者，I ~ IV 期采用口服降糖药，V 期采用小剂量胰岛素配合中药控制血糖，其余病人维持原有降糖治疗。

（4）控制血压：血压>160/95mmHg 时选用钙离子拮抗剂或（和）血管紧张素转化酶抑制剂（ACEI）制剂。

3. 中医辨证论治

（1）脾肺气虚：活血化瘀，兼补益脾肺、益气养阴。

（2）心脾两虚：活血化瘀，补益心脾。

（3）脾肾气虚：补肾活血，补益脾肾。

（4）脾阳不振，水湿逗留：补肾扶正，活血化瘀，温补脾阳，利水消肿。

（5）脾肾阳虚，水湿泛滥，湿浊上逆：补肾扶正，活血化瘀，利水消肿。

4. 汤剂组成

根据张大宁氏提出的补肾活血法为治疗大法，予病人补肾、活血、补气、行气等治疗。方剂主要包括生黄芪 60g、冬虫夏草 3g、芡实 30g、杜仲 30g、白术 30g、丹参 30g、川芎 60g、三棱 30g、莪术 30g、柴胡 30g 等，再根据病人的个人病理特点加减。

（三）治疗结果

1. 两组病人治疗效果（表 12-7）

表 12-7　两组病人治疗效果比较

组别	显效	有效	无效	总疗效
观察组	35（55.6%）	15（23.8%）	13（20.6%）	50（79.4%）
对照组	15（23.4%）	11（17.2%）	38（59.4%）	26（40.6%）

表 12-7 表明，观察组显效率为 55.6%，有效率为 23.8%，总有效率为 79.4%；对照组显效率为 23.4%，有效率为 17.2%，总要效率为 40.6%。两组疗效经 χ^2 分析有显著性差异（χ^2 = 70.71，$P<0.001$），说明观察组疗效明显优于对照组，提示补肾活血法对糖尿病肾病有良好的治疗作用。

2. 两组病人分期比较（表 12-8 ~ 表 12-12）

表 12-8　糖尿病性肾病 I 期

组别	显效	有效	无效	总疗效
观察组	10（71.4%）	3（21.4%）	1（7.1%）	13（92.9%）
对照组	34（33.3%）	2（16.7%）	6（50.0%）	6（50.0%）

表 12-8 表明，观察组显著效率为 71.4%，有效率为 21.4%，总有效率为 92.9%；对照组显效率为 33.3%，有效率为 16.7%，总有效率为 50.0%。经确切概率法分析（$P<0.01$）两组疗效有显著性差异，说明观察组疗效明显优于对照组，提示补肾活血法对糖尿病肾病 I 期有其良好的治疗作用。

表 12-9 糖尿病性肾病Ⅱ期

组别	显效	有效	无效	总疗效
观察组	5（62.5%）	3（17.6%）	1（12.5%）	7（87.5%）
对照组	2（28.6%）	3（15.0%）	4（57.1%）	3（42.9%）

表 12-9 表明，观察组显效率为 62.5%，有效率为 25.0%，总有效率为 87.5%；对照组显效率为 28.6%，有效率为 14.3%，总有效率为 42.9%。经确切概率法分析（$P<0.01$）两组疗效有显著性差异，说明观察组疗效明显优于对照组，提示补肾活血法对糖尿病肾病Ⅱ期有其良好的治疗作用。

表 12-10 糖尿病性肾功能Ⅲ期

组别	显效	有效	无效	总疗效
观察组	12（70.6%）	3（17.6%）	2（11.8%）	15（88.2%）
对照组	4（20.0%）	3（15.0%）	13（65.0%）	7（35.0%）

表 12-10 表明，观察组显效率为 70.6%，有效率为 17.6%，总有效率为 88.2%；对照组显效率为 20.0%，有效率为 15.0%，总有效率为 35.0%。经确切概率法分析（$P<0.01$）两组疗效有显著性差异，说明观察组疗效明显优于对照组，提示补肾活血法对糖尿病肾病Ⅲ期有其良好的治疗作用。

表 12-11 糖尿病性肾病Ⅳ期

组别	显效	有效	无效	总疗效
观察组	6（40.0%）	3（20.0%）	6（40.0%）	9（60.0%）
对照组	4（23.5%）	3（17.6%）	10（58.8%）	7（41.2%）

表 12-11 表明，观察组显效率为 40.0%，有效率为 20.0%，总有效率为 60.0%；对照组显效率为 23.5%，有效率为 17.6%，总有效率为 41.2%。经确切概率法分析（$P<0.01$）两组疗效有显著性差异，说明观察组疗效明显优于对照组，提示补肾活血法对糖尿病肾病Ⅳ期有比较好的治疗作用。

表 12-12 糖尿病性肾病Ⅴ期

组别	显效	有效	无效	总疗效
观察组	2（22.2%）	4（44.4%）	3（33.3%）	6（66.7%）
对照组	1（12.5%）	2（25.0%）	5（62.5%）	3（37.5%）

表 12-12 表明，观察组显效率为 22.2%，有效率为 44.4%，总有效率为 66.7%；对照组显效率为 12.5%，有效率为 25.0%，总有效率为 37.5%。经确切概率法分析（$P<0.01$），两组疗效有显著性差异，说明观察组疗效明显优于对照组，提示补肾活血法对糖尿病肾病Ⅴ期有一定的治疗作用。

3. 两组病人治疗前后血糖及血压变化（表 12-13、表 12-14）

表 12-13 两组病人治疗前后血糖的变化（mmol/L）

组别	治疗前	治疗后
观察组	11.085±3.365	10.952±3.367
对照组	11.133±3.254	11.036±3.413

由表 12-13 可见，两组病人治疗前血糖值比较无显著性差异（$t=0.414$，$P<0.05$）。经治疗后，两组病人血糖值比较无显著性差异（$t=0.414$，$P<0.05$）。经治疗后，两组病人血糖值无明显变化（$P>0.05$），提示补肾活血法对糖尿病肾病病人的血糖无明显的治疗作用。

表 12-14　两组病人治疗前后血压的变化　（mmHg）

组别	治疗前	治疗后
观察组	150±15/80±20	145±20/75±15
对照组	155±20/75±20	145±15/70±15

由表 12-14 可见，两组病人治疗前血压比较无显著性差异（$t=0.406$，$P>0.05$）。经治疗后，两组病人血压无明显变化（$P>0.05$），提示补肾活血法对糖尿病肾病病人的血压无明显的治疗作用。

（四）结论

糖尿病肾病是糖尿病最严重并发症之一，有糖尿病资料表明取肾活检 90% 有肾脏病变，尸检资料表明其发病率为 10%～75%。糖尿病病人病程 15～20 年者 100% 可见此病。糖尿病肾病已成为糖尿病病人常见并发症及主要死亡原因。现代医学虽对其作了深入研究，但尚未找到有效的治疗方案，且无法阻止病理恶化，致使残存肾单位得不到有效保护，肾功能损害至尿毒症阶段，预后较差。祖国医学认为，本病在糖尿病阶段有多饮、多尿、多食、消瘦等表现，可属"消渴"范畴，待糖尿病性肾病出现水肿、小便浑浊如膏脂等症时，又当辨证为"水肿"。而一旦脏腑亏损，气血阴阳不足，呕吐不止，格拒于外，小便不通，尿道关闭时，已属"虚劳、关格"。

经研究观察发现，补肾活血法对于糖尿病肾病有一定疗效，不仅可保护肾功能，而且能使受损的肾功能得到部分恢复，其中Ⅰ～Ⅲ期（表 12-15）部分病例得到逆转。研究证实，以补肾活血法为主，结合病人的临床症状，辨证加减，可能为糖尿病性肾病的治疗开辟一条新的途径。

表 12-15　糖尿病肾病分期

分期	主要特征	GER（ml/min）	UAE（μg/min）	血压	病理改变
Ⅰ期	高滤过肾体积过大	增高约 150	正常	正常	肾小球肥大，GBM 和系膜正常
Ⅱ期	正常白蛋白尿	增高或正常 150～130	<20 应激后可↑	正常或轻度↑	GBM 增厚或系膜基质增加
Ⅲ期	微量白蛋白尿	大致正常 （130）	20～70 70～200	比正常人升高	GBM 增厚和系膜基质明显增加
Ⅳ期	大量白蛋白尿	下降 早期 130～70 后期 70～30	>200	明显升高	GBM 进一步增厚，系膜基质进一步增加，肾小球荒废
Ⅴ期	终末期肾衰尿毒症	严重减低 （<10）	尿蛋白量可因肾小球荒废而减少	严重高血压	肾小球广泛硬化荒废

［摘自：《天津医药》，2001，29（9）：558-560］

四、补肾活血治疗马兜铃酸肾病 65 例

张勉之，张大宁

近年来，关木通及广防已等中药所引起的肾损害已被确认，并日益受到重视。比利时学者

Vanherweghem 等称之为"中草药肾病"（Chinese herbs nephropathy，CHN），这一命名显然不当。由于此类肾病系由马兜铃酸（aristolochic acid，AA）引起，故国内学者建议将其称为"马兜铃酸肾病"（aristolochic acid nephropathy，AAN）。补肾活血法（nourishing kidney and activing blood）是张大宁于 1978 年首先提出的一种新的中医理论和临床治疗大法。我们近 3 年应用补肾活血法诊治了 65 例马兜铃酸肾病病人，取得了较为满意的疗效。现汇报如下。

（一）临床资料

1. 一般资料

近 3 年我们共诊治 65 例马兜铃酸肾病病人，来源于住院及门诊病人，其中男性 19 例，女性 46 例，年龄 22～76 岁，平均（42.8±12.7）岁，病程 1～8 年，平均（3.2±0.4）年，均有服用含有马兜铃酸的中药史。并符和以下条件：①神志清楚，能配合治疗；②非系统性红斑狼疮、紫癜、糖尿病及其他药物造成肾损害；③不伴有传染病、精神病及中毒性疾病；④未满规定观察期而中断治疗，无法判断疗效或资料不全者。这些病例已做如下检查：①病史及体检；②实验室检查，重点为尿化验、肾功能、电解质、化验及血气分析等；③肾脏 B 超声检查；④肾穿刺组织病理检查，包括光镜、免疫荧光及电镜检查。

2. 西医分型

根据以上检察及临床表现，我们将 65 例马兜铃酸肾病分为三型。

（1）急性型：5 例，临床出现急性型肾衰竭，病理呈急性肾小管坏死。

（2）肾小管功能障碍型：17 例，临床出现肾小管酸中毒和（或）Fanconi 综合征，病理呈肾小管变形及萎缩。

（3）慢性型：43 例，临床出现慢性进行性肾衰竭，部分病例肾损害进展迅速，病理呈现细胞性肾间纤维化。

3. 中医辨证

依据中医辨证论治原则，我们将马兜铃酸肾病分为三个类型。

（1）脾肾阳虚：26 例，纳呆、腹胀、面浮或肢肿、便溏、畏寒肢冷、周身乏力、舌质胖淡、齿痕、脉沉细无力等。

（2）肝肾阳虚：20 例，眩晕、耳鸣、五心烦热、两目干涩或视物不清、口咽发干、腰膝酸软、易于急躁、舌红少苔、脉细数等。

（3）湿热壅阻：19 例，遍体浮肿、胸脘憋闷、咽喉肿痛、大便秘结、小便短赤、烦热口渴、舌苔黄腻、脉沉数或濡数等。

4. 观察指标及方法

主要观察临床症状、体征及实验室指标的变化情况，BUN 采用尿素酶法测定，Scr 采用苦味酸法测定，采用 Jaffe's 反应测尿 Cr 定量，尿蛋白采用微量双缩脲法测定，血尿测定采用 Wright's 染色，班（Benedict's）氏法测定尿糖，酶联免疫吸附测定尿 $\beta2$ 微球蛋白，采用折光指数来测定尿渗透压等。

5. 统计学处理

数据的录入和分析使用 stata 6.0 统计软件，治疗前后相关指标的比较采用 t 检验，有效率比较采用 χ^2 检验。

（二）治疗方法

1. 治疗方案

治疗 4 周为 1 个疗程，2 个疗程统计疗效。

2. 补肾活血法治疗

根据张大宁教授提出的补肾活血法为治疗大法，予病人补肾、活血、补气等药物，方剂组成主要包括：黄芪、冬虫夏草、芡实、杜仲、白术、丹参、川芎、三棱、莪术等，再根据病人的个人病例特点加减。汤剂水煎服，3天1剂，每剂分6次，每日2次；治疗期间停用激素、细胞毒物等西药。

3. 对症治疗

对症治疗包括降压、纠正酸中毒及电解质紊乱、改善贫血等。

（三）疗效标准

（1）显效：临床症状消失，水肿消退，血压正常，实验室检查恢复正常，病理变化减轻。

（2）有效：临床症状基本缓解或有改善，水肿减轻，血压降低，肾功能、生化指标、尿常规等实验室检查有所改善，肾脏病理学检查无明显改变。

（3）无效：症状无改善，水肿、血压无好转，实验室检查无变化或变坏，肾脏病理恶化。

（四）结果

1. 治疗前后疗效比较

由表12-16和表12-17我们可以看出，马兜铃酸肾病病人经补肾活血法治疗后的总有效率为81.5%，其中显效31例，有效22例；并且肾功能较治疗前有明显好转，具有非常显著性差异（$P<0.01$）；血色素、24h尿蛋白定量、尿渗透压、β_2微球蛋白及尿糖等较治疗前亦有明显好转，有显著性差异（$P<0.05$）。

从病理学改变我们发现，治疗后显效病人的肾穿刺报告示，纤维化的肾间质面积减少，纤维化程度减轻，肾小管较治疗前数目增多，无单核细胞及淋巴细胞浸润，未见明显的肾小球毛细血管袢塌陷等，较治疗前明显好转。

2. 三种类型 AAE 疗效比较

由表12-17我们可以看出，三型马兜铃酸肾病经补肾活血法治疗后，慢性型马兜铃酸肾病效果最为明显，较治疗前有非常显著性差异（$P<0.01$）；肾小管功能障碍型较治疗前亦有显著性差异（$P<0.05$）；急性型较治疗前虽有差异，但不显著（$P>0.05$）。

3. 三种辨证分型疗效比较

由表12-18我们可以看出三种辨证分型马兜铃酸肾病经补肾活血法治疗后，脾肾阳虚型效果最为明显，较治疗前有非常显著性差异（$P<0.01$）；肝肾阳虚型及湿热壅阻型较治疗前有显著性差异（$P<0.05$）。

（五）讨论

在马兜铃酸肾病的三种类型中，急性型马兜铃酸肾病多在短期内大量服用含马兜铃酸中药后发生，临床以少尿性急性肾功能衰竭为主要表现，病情发展迅速，治疗效果不佳；肾小管功能障碍型马兜铃酸肾病病理改变轻，仅呈肾小管变形及萎缩，临床出现肾小管酸中毒（renal tubular acidosis，RTA）和（或）Fanconi综合征，但病情不稳定，可迅速进展至慢性肾衰竭；慢性型马兜铃酸肾病是马兜铃酸肾病中常见的类型，本文43例，占总病例数的66.2%，本型进展速度不一，病理以寡细胞性肾间质纤维化为主，多长期间断小量服药后发生。

目前国际上对于马兜铃酸肾病尚无成熟的治疗方案，国外 Vanher-weghem 等曾应用泼尼松龙治疗慢性马兜铃酸肾病，效果尚可，但病例太少（仅12例），仍需进一步验证。国内尚无关于马兜铃治疗成熟的方案报道。

我们通过中医辨证得出，马兜铃酸肾病辨证分型以脾肾阳虚、肝肾阴虚、水湿壅阻为主，由于"久病必肾虚"、"久病必血瘀"的道理，"虚"、"瘀"为各型马兜铃酸肾病的共同基本病机，所以补肾活血法为治疗马兜铃酸肾病的基本治疗大法。根据中医补肾活血法原理，我们临床上采用补肾、滋阴、温阳、益气、行气等治法予以扶正、培本、祛邪的治理，通过对机体局部的调整作用，扩张肾血管，提高肾血流量，促进纤维组织吸收。在此方剂中，尤其重视了冬虫夏草和黄芪的使用，药理实验证实，其有补肾、健脾、利尿和降血压的作用。我国还曾经给小鼠每日灌服冬虫夏草、黄芪等能调整机体免疫功能，调节新陈代谢，提高机体对各种复杂刺激因子的适应性与耐受性，改善体液免疫与细胞免疫，从而改善整体状况，使疗效稳定。

中草药防治常见病、多发病，以及在疑难杂证中发挥越来越大的作用，并得到广大学者的公认，但如何防止其毒副作用是目前摆在人们面前又一重大课题，所以我们要在正确使用中草药的前提下，防治其带来的副作用。应该警惕并加强有关这方面的认识。以使祖国传统医学更好地造福人类。我们应用补肾活血法结合病人临床特点进行辨证加减，疗效确定，为马兜铃酸肾病病人的治疗，尤其是慢性马兜铃酸肾病病人的治疗，开辟了一条新的途径。

[摘自：《上海中医药杂志》，2003，37（1）：30-32]

五、肾复康治疗慢性肾小球肾炎临床研究

慢性肾小球肾炎（chronic glomerulonephritis）是由多种原因、多种病例类型组成的原原发于肾小球的一组疾病。由于慢性肾炎不是一个独立的疾病，所以发病机理各不相同，临床特点为病程长，演变缓慢，可以有一段时间的无症状期，呈慢性进行性病程。且其临床表现、病理改变及预后归宿等都是变化多端的，故治疗困难，预后较差。至今为止现代医学尚未有实效的疗法。近年来国内外中医界对慢性肾小球肾炎做了大量的研究，使其有效率有所提高。我们在大量的临床实践基础上根据张大宁提出的补肾活血法原理，依据新的辨证分型原则，采取标本同治的方法以"肾复康"治疗慢性肾炎，使疗效大大提高，现报告如下。

（一）临床资料

1. 病例资料

本病125例均根据WHO诊断标准确诊为慢性肾炎。所选病例来源于住院病人，符合以下条件：①神志清楚，能配合治疗者；②非继发性疾病造成肾脏受损者；③不伴有传染病、精神病及中毒性疾病者；④未满规定观察期而中断治疗，无法判断疗效或资料不全者。

2. 一般资料

125例病人，按随机配对1：1的原则分为观察组和对照组。观察组62例，其中男35例，女27例；年龄3~76岁，10岁以下3人，10~20岁4人，21~30岁9人，31~40岁11人，41~50岁13人，51~60岁10人，61~76岁12人；病程1~2年28例，2~5年13例，5~15年11例，15年以上10例。尿常规检查：62例有不同程度的蛋白尿，其中尿蛋白（++++）者6例，（+++）者29例，（++）者11例，（+）12例，尿蛋白微量者4例；尿红细胞超过正常者24例；尿白细胞超过正常者10例；有各种管型者19例；尿比重降低者6例。血液生化检查：血浆总蛋白低于正常者17例；二氧化碳结合率降低者15例。肾功能检查：BUN 20~40mg%者22例，大于4mg%者9例；血Cr 2~4mg%的19例，大于4mg%者10例。对照组63例，其中男34例，女29例；年龄~73岁，10岁

以下 2 人，10~20 岁 5 人，21~30 岁 11 人，31~40 岁 10 人，41~50 岁 13 人，51~60 岁 11 人，61~73 岁 11 人；病程 1~2 年 7 例，2~5 年 15 例，5~15 年 10 例，15 年以上 11 例。尿常规检查：62 例有不同程度的蛋白尿，其中尿蛋白（++++）者 5 例，（+++）者 30 例，（++）者 12 例，（+）者 13 例；尿蛋白微量者 3 例；尿红细胞超过正常者 26 例；尿白细胞超过正常者 11 例；有各种管型者 17 例；尿比重降低者 5 例。血液生化检查：血浆总蛋白低于正常者 18 例；二氧化碳结合率降低者 14 例。肾功能检查：BUN 20~40mg% 者 20 例，大于 40mg% 者 10 例；血 Cr 2~4mg% 者 21 例，大于 4mg% 者 8 例。

3. 中医辨证分型

（1）关于慢性肾小球肾炎的"标"、"本"分析：慢性肾小球肾炎具有三大特征：一是以水肿、腰痛、眩晕、蛋白尿等为主要表现，人体水液代谢主要在于肺、脾、肾三脏功能失调受损，则会出现水肿。腰为肾之府，肾虚则腰膝酸痛；肾阴虚弱，水不涵木，肝阳上亢则眩晕；精关不固，体内水谷精微外溢则会出现蛋白尿。二是病程较长，久病多虚，久病及肾。故即可在本证上出现以肾虚为主的一组虚证，又可在标证上出现以血瘀为主的实证。三是在诱发因素的影响下，出现反复的急性发作。

由于慢性肾小球肾炎具有如上三大特点，反映在证型上，即为本证属虚，标证属实，为虚中夹实之证。其本虚证系以肾虚为主，包括肺、脾、肾三脏虚损；标证系以瘀血为主，包括湿、热等外邪在内的实证。临床上，当以本虚为纲，标实为目，标本结合，权衡胜负，予以恰当的辨证论治。

（2）"本证"的分型：慢性肾小球肾炎的"本"证可分为四个类型：肺肾气虚、脾肾阳虚、肝肾阴虚、阴阳两虚。

临床上在确诊慢性肾小球肾炎的基础上，凡具有以下证型中任意三项或三项以上者，即可确属此型。

1）肺肾气虚：①易于感冒（每月感冒一次或一次以上）；②气短乏力；③面浮或肢肿；④面色白或黄而不泽；⑤腰脊或腰膝酸软或疼痛；⑥舌淡苔白质胖嫩，脉象细弱。

2）脾肾阳虚：①纳呆、腹胀，下午尤甚；②便溏；③面浮或肢肿；④畏寒肢冷；⑤腰脊或腰膝酸软或疼痛；⑥性功能障碍（包括阳痿、早泄、性淡漠等）；⑦周身无力；⑧面色萎黄无泽；⑨舌质胖淡、有齿痕，脉沉细无力或沉迟无力。

3）肝肾阴虚：①两目干涩或视物不清；②眩晕；③耳鸣；④五心烦热；⑤口咽发干；⑥腰脊或腰膝酸软或疼痛；⑦男子遗精，女子月经不调；⑧易于急躁；⑨舌红少苔，脉细数或沉细。

4）气阴两虚：①面色无华；②少气乏力；③午后低热或手足心热；④口干咽燥；⑤腰脊酸痛等。

（3）"标"证的分型：慢性肾小球肾炎的"标"证可分为水湿、湿热、血瘀三个类型。临床上凡具有如下证型中任意一个症状者，即可确立此型，两个或两个以上证型可互兼。

1）水湿：①全身中度或中度以上水肿；②胸腔积液、腹水；③每日尿量不超过 1000ml 者。

2）湿热：①咽喉肿痛；②小便黄、灼热或疼痛；③腰痛固定或刺痛；④舌质紫暗或有瘀点；⑤脉涩，微循环障碍。

（4）我们对 125 例随机抽样的慢性肾炎病人进行了辨证分型的分析，现将情况介绍如下。

1）"本"证方面：①观察组，肺肾气虚 10 例，脾肾阳虚型 21 例，肝肾阴虚型 14 例，阴阳两虚型 17 例。②对照组，肺肾气虚型 11 例，脾肾阳虚型 22 例，肝肾阳虚型 13 例，阴阳两虚型 17 例。证实本证均有肾虚证，且以脾肾阳虚者多见（共 43 例），占 33.5%。

2）"标"证方面：①观察组，水湿型 34 例，湿热型 42 例，血瘀型 62 例。②对照组，水湿型 32 例，湿热型 43 例，血瘀型 63 例，且多为互兼证型，说明慢性肾衰竭均有血瘀标证。

4. 观察指标及方法

临床疗效性观察指标，主要观察临床症状、体征及实验室指标的变化情况。

（1）显效：临床症状及体征消失，实验室检查，尿常规、血液生化指标、肾功能均恢复正常。

（2）有效：临床症状基本缓解或有改善，尿常规、生化指标、肾功能有显著改善。

（3）无效：症状无改善，尿常规、生化指标、肾功能无变化或变坏。

5. 统计学处理

根据数据的性质与分布情况，分别采用 χ^2 检验和 t 检验。

（二）治疗方法

1. 治疗方案

治疗4周为1个疗程，2个疗程后统计疗效。两组病人停用肾毒性药物。对照组采取常规治疗。

2. 常规治疗

（1）饮食蛋白的控制：肾功能不全的病人应根据肾功能减退程度控制蛋白入量，一般限制在 $20\sim30g/d$。如病人肾功能正常，而又有大量蛋白尿，则应放宽蛋白入量，但不宜超过 $1.0g/kg\cdot d$。

（2）限钠：伴有高血压、水肿的病人，饮食中氯化钠低于 $5g/d$。

（3）控制血压：血压>160/95mmHg 时选用钙离子拮抗剂和（或）ACEI 类制剂。

（4）对症治疗。

3. "肾复康"治疗

其功能为补肾益气、活血化瘀、清热利湿。"肾复康"组成：冬虫夏草、黄芪、丹参。制成胶囊，口服每次 $2\sim3$ 粒，一日 $2\sim3$ 次，连服1个月。

（三）治疗结果

1. 治疗效果

具体情况如下（表12-16）。

表12-16　总疗效分析

	例数	显效	有效	无效	总疗效
观察组	62	35（56.5%）	15（24.2%）	12（19.4%）	50（80.6%）
对照组	63	13（20.6%）	11（17.5%）	39（61.9%）	24（38.1%）

表12-16表明，观察组显效率、有效率和总有效率均优于对照组，且有显著性差异（$\chi^2=22.61$，$P<0.01$），提示"肾复康"对慢性肾炎有良好的治疗作用。

2. 生化指标治疗前后的变化

（1）尿蛋白的变化：具体情况如下（表12-17）。

表12-17　尿蛋白分析

	例数	显效	有效	无效	总疗效
观察组	62	33（53.2%）	12（19.4%）	17（27.4%）	45（72.6%）
对照组	63	12（19.0%）	11（17.5%）	40（63.5%）	23（36.5%）

表12-17表明，观察组显效率、有效率和总有效率均优于对照组，且有显著性差异（$\chi^2=32.14$，$P<0.01$），提示"肾复康"对减少蛋白尿有良好的作用。

（2）肾功能的变化：具体情况如下（表12-18）。

表12-18　肾功能分析

	例数	BUN		Cr	
		治疗前	治疗后	治疗前	治疗后
观察组	62	22.3±1.2	13.6±1.9	2.6±0.2	1.8±0.3
对照组	63	22.1±1.3	23.1±1.5	2.7±0.3	2.9±0.3

表12-18表明，两组治疗前BUN、Cr无明显差异，治疗后观察组BUN、Cr较治疗前有明显改变；而对照组治疗前后无显著改变，提示"肾复康"有较好的改善肾功能作用。

3. 临床症状治疗前后变化

（1）水肿的变化：具体情况如下（表12-19）。

表12-19　水肿分析

	例数	显效	有效	无效	总疗效
观察组	62	40（64.5%）	13（21.0%）	9（14.5%）	53（85.5%）
对照组	63	15（23.8%）	14（22.2%）	34（54.0%）	29（46.0%）

表12-19表明，观察组显效率、有效率和总有效率均优于对照组，且有显著性差异（$\chi^2 = 37.84$，$P<0.01$），提示"肾复康"对水肿有良好的治疗作用。

（2）血压的变化：具体情况如下（表12-20）。

表12-20　血压分析

	例数	显效	有效	无效	总疗效
观察组	62	28（45.2%）	20（32.3%）	14（22.6%）	48（77.5%）
对照组	63	9（14.3%）	15（23.8%）	39（61.9%）	24（38.1%）

表12-20表明，观察组显效率、有效率和总有效率均优于对照组，且有显著性差异（$\chi^2 = 35.52$，$P<0.01$），提示"肾复康"对血压有良好的治疗作用。

（四）讨论

1. 关于蛋白尿问题

蛋白尿在祖国医学中属精与气的范畴，一般认为肾藏精，蛋白属于人体内的精微物质，大量蛋白随尿流失，应责之于肾气不能上输。若脾虚气陷，亦可导致精微下注，随尿排出。因此，从祖国医学的理论来推论，大量蛋白尿的形成原因应与肾虚、脾虚有关。此外长期大量蛋白尿使体内的精微物质不断丧失，又必加重脾肾的虚证，所以，补肾健脾是慢性肾炎治疗中的重要环节。

2. 关于高血压的问题

高血压一般以头痛、眩晕为主症，故多属肾阴阳失调，慢性肾小球肾炎的高血压往往见于脾肾阳虚的水肿之后，或病程的晚期，故非肝郁实证，而又阳损及阴，肾阴亏虚，以致肝阳上亢，肾性高血压病人大多面色萎黄、头晕、头痛、脉象弦细或沉细。这些表现符合肝肾阴虚或阴虚肝旺的病机，有些病人则表现为头晕、目眩、腰酸腿软、胃寒肢冷、失眠多梦、手足心热、夜尿量多，符合于阴阳俱虚。总之，慢性肾炎高血压的根源仍在于肾虚。几年来我们应用"肾复康"治疗慢性肾小球肾炎对高血压有一定的改善。其中的黄芪通过动物实验发现有利尿作用，且不宜产生耐受性，且使动脉压下降。

3. 关于水肿的问题

慢性肾小球肾炎除非在外感后有急性发作时，其水肿可以面目浮肿为主，在一般情况下，水肿的分布与急性肾小球肾炎分布不同，大多为全身性，尤其是肾病型病人全身高度水肿，腰以下尤甚，常伴有胸腔积液和腹水，面色无华，腰酸腰痛，肢凉怕冷，腹胀便溏，舌体胖大，边有齿痕，舌质淡，脉沉细。故这种水肿则属脾肾阳虚所致，盖肾主水，司胃关开合，肾阳虚则三焦气化失常，肾关开合不利，脾虚则水失制，泛滥洋溢，从而发生水肿，在我们治疗慢性肾小球肾炎中，观察此药物利水消肿可收到立竿见影之功。

4. 关于活血化瘀药的使用问题

我们从随即抽取的 62 例病例中可以看出慢性肾小球肾炎均有血瘀证，由于免疫效应所引起的肾小球毛细血管内凝血，是肾炎发病的重要环节之一，病例过程也符合中医"瘀血"概念。也就是根据中医的这一理论，结合慢性肾小球肾炎的病理组织变化而提出了活血化瘀法。通过对 62 例病人的系统观察，我们认为此法通过对机体局部的调整作用，有扩张肾血管，提高肾血流量，改善血流循环，促进纤维组织吸收的作用。所以在治疗慢性肾小球肾炎的过程中，活血化瘀始终贯穿全治疗过程。我们认为不等病人出现明显的血瘀证就用活血化瘀药，早期应用效果更佳。

5. 关于冬虫夏草、黄芪、土茯苓的使用问题

我们在治疗慢性肾小球肾炎中大量使用冬虫夏草和黄芪，药理实验证明，其有补肾、健脾、利尿和降血压作用。同时我们给小鼠每日灌服冬虫夏草、黄芪、土茯苓汤剂，连服 3 周，可明显延长小鼠的游泳时间，增加体重。四氯化碳损伤肝脏的家兔服冬虫夏草、黄芪 1 周后，可使血清总蛋白和白蛋白增高，说明冬虫夏草、黄芪能调整机体的免疫功能，调节新陈代谢，提高机体各种复杂刺激因子的适应性与耐受性，增加肾血流量，改善肾功能，降低 BUN，消除蛋白尿，降低胆固醇，增强细胞免疫和体液免疫，从而改善整体状况，稳定病情，巩固疗效。

我们几年来的临床实验证实，土茯苓有很好的降低或消除尿蛋白的作用，同时还具有退肿活血去浊之功，故配伍使用疗效甚佳，我们曾有意识地单味增添治蛋白尿，亦有一定功效。

[摘自：《中国医药学报》，2002，17（8）：475-479]

六、补肾活血法治疗 IgA 肾病临床研究

张勉之，张大宁，张敏英等

IgA 肾病（IgA nephropathy）是以反复发作性肉眼或镜下血尿，肾小球系膜细胞增生，基质增多，伴广泛 IgA 沉积为特点的原发性肾小球疾病。迄今为止，现代医学对本病尚无满意的治疗方案。近两年我们对 320 例 IgA 肾病病人进行了临床治疗对比研究，取得了较良好的效果，现报告如下。

（一）临床资料

1. 病例选择

全部病例符合 1992 年原发性肾小球疾病分型与治疗及诊断标准专题座谈会纪要修订的诊断标准。所选病例来源于住院及门诊病人。并符合以下条件：①神志清楚，能配合治疗；②非系统性红斑狼疮、紫癜、糖尿病等原因造成肾损害；③不伴有传染病、精神病及中毒性疾病；④未满规

定观察期而中断治疗，无法判断治疗疗效或资料不全者。

2. 一般情况

320 例原发性慢性肾炎病人随机分成两组，治疗组 160 例，其中男性 93 例，女性 67 例；年龄 27~62 岁，平均 39.7 岁；病程 1~8 年，平均 3.2 年。对照组 160 例，其中男性 92 例，女性 68 例；年龄 25~62 岁，平均 38.8 岁；病程 1~9 年，平均 3.5 年。两组病人的性别比例、年龄分布、病程分布、病程长短等方面无明显差异（$P>0.05$），具有可比性。

3. 临床分型

参照文献分为以下几型。

（1）发作性肉眼血尿（GH）：临床上以肉眼血尿反复发作为其特点，多数不伴有大量蛋白尿及高血压。

（2）无症状尿检异常（U-ab）：临床表现为镜下血尿伴/不伴轻至中度蛋白尿（<2.0g/d），通常不伴高血压。

（3）肾病综合征/大量蛋白尿型（NS/MP）：临床表现为肾病综合征，或尿检大量蛋白尿（>2.0/d）。

（4）高血压伴/不伴肾衰竭型（HT/CRF）：临床表现为血压增高，有或无肾衰竭，尿检有血尿及蛋白尿。

（5）血管炎型（VC）：临床表现为急进性肾炎，肾脏组织学表现为新月体形成，伴肾小球毛细血管坏死和（或）间质血管炎。治疗组 GH 30 例、U-ab 76 例、NS/MP 31 例、HT/CRF 20 例、VC 3 例；对照组 GH 31 例、U-ab 77 例、NS/MP 30 例、HT/CRF 18 例、VC 4 例。两组病人临床分型比较没有明显差异（$P>0.05$）。

4. 病理分型

320 例病人均经肾穿刺活体检确诊，病理分级标准依据 1982 年 WHO 制定的《IgA 肾病病理分型标准》分为五型：Ⅰ型：微小病变型；Ⅱ型：轻度病变型；Ⅲ型：局灶阶段型肾小球肾炎型；Ⅳ型：弥漫性系膜增生性肾小球肾炎型；Ⅴ型：弥漫性硬化性肾小球肾炎型。治疗组 Ⅰ型 14 例、Ⅱ型 18 例、Ⅲ型 91 例、Ⅳ型 31 例、Ⅴ型 5 例；对照组 Ⅰ型 15 例、Ⅱ型 18 例、Ⅲ型 19 例、Ⅳ型 90 例、Ⅴ型 33 例、Ⅴ型 4 例。两组病人病理分型比较没有明显差异（$P>0.05$）。

5. 中医辨证

根据张大宁教授提出的"肾虚血瘀论"，将 IgA 肾病分为：肝肾阴虚兼血瘀型、脾肾阳虚兼血瘀型、阴阳两虚兼血瘀型三种类型[4]。其中治疗组分别为 38 例、55 例和 67 例；对照组分别为 36 例、56 例和 68 例。两组病人中医辨证分型比较没有明显差异（$P>0.05$）。

6. 统计学处理

根据数据的性质与分布情况，计数资料采用 $\chi^{[2]}$ 检验；计量资料采用 t 检验；等级资料采用秩和检验。所有数据均采用 SPSS10.0 统计软件包进行统计学处理。

（二）治疗方法

1. 治疗方案

对照组给予双嘧达莫每次 50mg，日 3 次口服治疗，配合饮食及对症治疗等，治疗组在对照组的基础上，以补肾活血法组方中医治疗为主，配合饮食及对症治疗。治疗 2 个月为 1 个疗程。

2. 治疗组

采用张大宁教授提出的以"补肾活血、降浊排毒、清利湿热"为治疗法则的方法治疗，处方主要用药：生黄芪 90g，土茯苓 30g，丹参 30g，川芎 30g，赤芍 30g，覆盆子 30g，黄芩 30g，仙鹤草 30g，茜草 30g，生甘草 30g 等。水煎服，两煎共取汁 1800ml，每日早晚饭后 1h 分别服用

300ml，3 日 1 剂。

3. 观察指标

尿红细胞相差镜检、尿常规、24h 尿蛋白定量（双缩脲法）、免疫学检查（免疫比浊法）、血浆蛋白（溴甲酚绿法）、肾功能检查（BUN 采用尿素酶法测定，Scr 采用苦味酸法测定）等。

4. 疗效标准

参照国家中医药管理局 1987 年制定的疗效标准拟定。

（1）完全缓解：自觉症状、体征消失。肾功能正常，尿蛋白持续阴性，尿红细胞持续消失。

（2）基本缓解：自觉症状、体征缓解，肾功能正常，尿蛋白持续减少≥50%，尿红细胞持续减少≥50%。

（3）好转：自觉症状、体征好转，肾功能基本正常，尿蛋白检查持续减少≥25%，尿红细胞持续减少≥25%。

（4）无效：自觉症状、体征无好转，肾功能恶化，尿蛋白或尿红细胞无变化或恶化。

（三）结果

1. 治疗前后疗效比较（表 12-21）

表 12-21　两组总疗效的比较

组别	例数	完全缓解	部分缓解	有效	无效	总有效率
治疗组	160	34（21.3%）*	38（23.8%）*	49（30.6%）*	39（24.4%）*	121（75.6%）*
对照组	160	16（10.0%）	24（15.0%）	32（20.0%）	88（55.0%）	72（45.0%）

注：与对照组比较 * $P<0.05$。

从表 12-21 可以看出，治疗组完全缓解率、部分缓解率和有效率分别为 21.3%、23.8% 和 20.6%，均显著高于对照组的 10.0%、15.0% 和 20.0%，两者比较有显著性差异（$P<0.05$），而治疗组的总有效率为 75.6%，较对照组 45.0% 有非常显著性差异（$P<0.01$）。

2. 两组不同辨证分型疗效比较（表 12-22）

表 12-22　两组不同辨证分型疗效比较

中医辨证	组别	例数	完全缓解	部分缓解	有效	无效	总有效率
肝肾阴虚兼血瘀	治疗组	38	3	10	12	13	65.8% *
	对照组	36	5	4	6	21	41.7%
脾肾阳虚兼血瘀	治疗组	55	15	13	17	10	81.8% *
	对照组	56	5	9	13	29	48.2%
阴阳两虚兼血瘀	治疗组	67	16	15	20	16	76.1% *
	对照组	68	6	11	13	38	44.1%

注：与对照组比较 * $P<0.01$。

从表 12-24 可以看出，治疗组中肝肾阴虚兼血瘀、脾肾阳虚兼血瘀、阴阳两虚兼血瘀的总有效率较对照组有非常显著性差异（$P<0.01$）；治疗组中，以脾肾阳虚兼血瘀的疗效最佳，较肝肾阴虚兼血瘀有显著性差异（$P<0.05$）。

3. 两组临床类型疗效比较（表12-23）。

表 12-23　两组临床类型疗效比较

临床类型	组别	例数	完全缓解	部分缓解	有效	无效	总有效率
GH	治疗组	30	9	10	8	3	90.0%*
	对照组	31	6	5	7	13	58.1%
U–ab	治疗组	76	16	18	28	14	81.6%*
	对照组	77	7	12	18	40	48.1%
NS/MP	治疗组	31	5	5	10	11	64.5%*
	对照组	30	2	5	4	19	36.7%
HT/CRF	治疗组	20	4	5	2	9	55.0%*
	对照组	18	1	2	2	13	27.7%
VC	治疗组	3	0	0	1	2	33.3%*
	对照组	4	0	0	1	3	25.0%

注：与对照组比较 $*P<0.01$。

从表 12-23 可以看出，治疗组中 GH、U–ab、NS/MP、HT/CRF、VC 的总有效率较对照组有非常显著性差异（$P<0.01$）；治疗组中，以 GH 的疗效最佳，较 VC 有非常显著性差异（$P<0.01$）。

4. 两组病理类型疗效比较（表12-24）

表 12-24　两组病理类型疗效比较

病理类型	组别	例数	完全缓解	部分缓解	有效	无效	总有效率
I	治疗组	14	6	5	2	1	92.9%*
	对照组	15	4	4	2	5	66.7%
II	治疗组	18	5	6	5	2	88.9%*
	对照组	18	4	5	1	8	55.6%
III	治疗组	91	20	20	36	15	83.5%*
	对照组	90	6	12	21	51	43.3%
IV	治疗组	32	3	6	5	18	43.8%*
	对照组	33	2	3	7	21	36.4%
V	治疗组	5	0	1	1	3	40.4%*
	对照组	4	0	0	1	3	25.0%

注：与对照组比较 $*P<0.01$。

从表 12-24 可以看出，治疗组中 I 型、II 型、III 型、IV 型、V 型的总有效率较对照组有非常显著性差异（$P<0.01$）；治疗组中，以 I 型的疗效最佳，较 V 型有非常显著性差异（$P<0.01$）。

5. 两组治疗前后实验室检查的比较（表12-25）

表12-25 两组治疗前后实验室检查比较

检查指标	治疗组		对照组	
	治疗前	治疗后	治疗前	治疗后
Scr（μmol/L）	82.33±4.25	76.82±3.56	80.26±3.55	83.11±0.36
TP（g/L）	67.33±5.65	70.33±6.83	66.25±5.59	68.79±5.68
ALB（g/L）	38.55±6.37	40.36±5.67	38.12±6.57	39.23±6.11
IgA（g/L）	2.23±0.25	1.82±0.26	2.33±0.31	2.21±0.33
IgG（g/L）	15.12±0.79	16.05±0.67	14.98±0.68	14.67±0.52
TC（mmol/L）	4.11±1.67	3.96±1.55	4.23±1.52	4.19±1.35
TG（mmol/L）	1.65±0.22	1.53±0.35	1.62±0.59	1.61±0.62
24h尿蛋白定量（g）	1.53±0.87	0.56±0.23 *#	1.57±0.79	1.32±0.60
U-RBC（个/HP）	22.15±12.08	3.59±2.67 *#	23.10±11.32	15.23±5.62

注：*与对照组比较 $P<0.05$；#与治疗前比较 $P<0.05$。

从表12-25可以看出，两组实验室指标在治疗前比较没有显著性差异，治疗组24h尿蛋白定量、U-RBC治疗前后比较有显著性差异（$P<0.05$），其他指标比较无显著性差异（$P>0.05$）；两组间比较，治疗组治疗后24h尿蛋白定量、U-RBC较对照组有显著性差异（$P<0.05$），其他指标比较无显著差异（$P>0.05$）。

（四）讨论

IgA肾病是免疫病理的诊断名称，多在上呼吸道感染（或急性胃肠炎、腹膜炎、骨髓炎等）1~3天后出现易反复发作的肉眼血尿，持续数小时至数天后可转为镜下血尿，可伴有腹痛、腰痛、肌肉痛或低热。部分病人在体检时发现尿异常，为无症状性蛋白尿和（或）镜下血尿，少数病人有持续性肉眼血尿和不同程度的蛋白尿，可伴有水肿和高血压。肾组织以IgA为主的免疫球蛋白沉积为特征[6]。在我国其发病率占原发性肾小球疾病的30%~48%[2]。

IgA肾病以血尿为主要临床表现，可归属与中医学"尿血"范围。《内经》将"尿血"称为"溺血"、"溲血"。《素问·气厥论》谓："胞移热于膀胱，则癃溺血"；《仁术便览·卷三》谓："溺血即小便出血"；《万病回春·失血》谓："溺血者，小便出血，心移热于小肠也"；《素问·五藏生成》篇谓："诸血者，皆属于心"；《素问·四时刺逆从论》谓："少阴涩则病积，溲血"；《圣济总录·小便出血》谓："《内经》谓悲哀太甚，则炮烙绝，阳气动中，数溲血。又曰胞移热于胱，为癃，溺血。两者皆虚热妄溢，溲血液不止也"；《素问·痿论》谓："悲哀太甚，则炮烙绝，炮烙绝，则气内动，发则心下蹦，数溲血也"；《金匮要略·五脏风寒积聚病脉证并治》篇谓："热在下焦者，则尿血"。中医学所称的尿血是指小便中混有血液，或伴有血块夹杂而下，多无疼痛感，这与IgA肾病所见肉眼血尿相吻合。

补肾活血法是补肾与活血法有机结合、高度统一，通过补肾促进活血，应用活血益于补肾，两者相互协同，达到改善肾虚血瘀的病理变化，使机体阴阳平衡、邪去正存的一种新治疗大法[7]，这决不是补肾法（或补肾药物）与活血法（或活血化瘀药）两者简单机械的叠加或同时使用。近年来的研究已经证实，补肾活血法是通过调节神经内分泌、免疫机能、改善微循环等一系列作用治疗各种慢性病、老年及延缓衰老的一大法[8]。

根据以上对于 IgA 肾病的传统中医理论及补肾活血法的理论基础，张大宁教授指出[9]，在各种致病因素作用于人体而产生疾病的过程中其表现形式为两个方面：一是表现在外的，就是我们通常意义上的病的概念，它是特异性的，是疾病的个性。可以有不同的表现形式，如心脏病、脑病、肾病等。二是表现在内的，就是我们通常意义上的病理变化的概念，它是非特异性的，是造成疾病的根源，是疾病的共性。研究对疾病的非特异性治疗，将对疾病的特异性改善有着重要价值。通过长期的临床研究发现，不同的致病因子所导致的不同疾病，发展到某一阶段，都会出现相同的病理改变，即"肾虚血瘀、浊阻内停"。它是各类疾病的非特异性表现，即疾病的共性。同样它是疾病的基础，进而导致病人机体发生膀胱湿热的病理改变。因此，我们在治疗 IgA 肾病时采用补肾活血为主，辅以祛浊排毒、清利湿热的方法，总有效率达75%以上。

本观察表明，补肾活血法是治疗 IgA 肾病有效的中药复方制剂，对 IgA 肾病的血尿及蛋白有明显治疗作用，是 IgA 肾病的有效治疗大法。

七、"补肾活血降逆排毒法"治疗慢性肾功能衰竭的临床研究

张勉之，张大宁

慢性肾功能衰竭（chronic renal failure，CRF）是多种原因造成的慢性进行性肾实质损害，使肾脏不能维持其基本功能，导致体内代谢产物滞留、水电解质及酸碱平衡失调、内分泌紊乱的一种综合病证，是慢性肾脏疾病的终末阶段。现代医学对该病的治疗仍停留在对症及替代治疗的水平，总体疗效欠佳。"补肾活血降逆排毒法"是张大宁教授首先提出的综合性治疗大法，我们应用此法治疗慢性肾衰竭取得满意疗效，现汇报如下。

（一）临床资料

1. 病例选择

全部病例符合 1992 年原发性肾小球疾病分型与治疗及诊断标准专题座谈会纪要所协定的诊断标准。所选病例来源于住院及门诊病人，并符合以下条件：①神志清楚，能配合之；②不伴有传染病、精神病及中毒性疾病；③未满规定观察期而中断治疗，无法判断疗效或治疗不全者。

2. 一般资料

补肾活血降逆排毒法组 904 例：男性 427 例（47.2%），女性 477 例（52.8%）；年龄 20～39 岁 71 例（26.7%），40～59 岁 126 例（47.4%），60 岁以上 69 例（25.9%），平均年龄 41.5±13.8 岁；病程 2～17 年，平均 4.6 年。原发病为原发性肾小球疾病病人 374 例（41.4%），继发性肾病 324 例（35.8%）（其中糖尿病肾病 149 例，紫癜肾 56 例，狼疮肾 35 例，尿酸性肾病 70 例，其他继发性肾病 14 例），慢性肾盂肾炎 85 例（9.4%），肾血管疾病 78 例（8.6%），肾脏先天性畸形 28 例（3.1%），肾肿瘤 15 例（1.7%），属于慢性肾功能衰竭 I 期者 247 例（27.3%）、II 期 424 例（46.9%）、III 期 106 例（11.7%）、IV 期 127 例（14.0%）。

纯西药组 452 例：男性 235 例（52.0%），女性 217 例（48.0%）；年龄 20～39 岁 34 例（26.6%），40～59 岁 60 例（46.9%），60 岁以上 34 例（26.6%），平均年龄 45.4±15.3 岁；病程 3～20 年，平均 5.4 年。原发病为原发性肾小球疾病者 186 例（41.2%），继发性肾病 164 例（36.3%）（其中糖尿病肾病 14 例，紫癜肾 4 例，狼疮肾 3 例，尿酸性肾病 7 例，其他继发性肾病 1 例），慢性肾盂肾炎 40 例（8.8%），肾血管疾病 39 例（8.6%），肾脏先天性畸形 17 例

（3.8%），肾肿瘤 6 例（1.3%），属于慢性肾功能衰竭 I 期者 119 例（26.3%）、II 期 215 例（47.6%）、III 期 51 例（11.3%）、IV 期 67 例（14.8%）。

两组病人的性别比例、年龄分布、原发病、分期等方面无明显差异（$P>0.05$），具有可比性。

3. 辨证分析

张大宁教授提出的"本病四大病机——虚、瘀、湿、逆，即虚、瘀为本，湿逆为标"为代表的认识，已在中医临床治疗本病上形成广泛共识[4]。其中湿证（或称浊证）又有湿困、水湿两种表现，逆证或称毒证又有浊阴上逆、肝阳上亢两种表现。所有 1359 例病人，同时具有"肾虚血瘀证"，即同时具有虚证（脾肾气虚或肝肾阴虚）兼有血瘀证，在标证方面如下所述。

补肾活血降逆排毒法组 904 例，属湿困型 112 例，占 12.4%；水湿型 296 例，占 32.7%；浊阴上逆型 303 例；占 33.5%；肝阳上亢型 193 例，占 21.4%。

纯西药组 452 例，属湿困型 56 例，占 12.4%；水湿型 148 例，占 32.7%；浊阴上逆型 152 例，占 33.6%；肝阳上亢型 96 例，占 21.2%。

两组病人的中医辨证分型无明显差异，（$P>0.05$），具有可比性。

（二）治疗方法

1. 方案

（1）补肾活血降逆排毒法组（治疗组）：应用补肾活血降逆排毒法制成肾衰排毒散，主要由生黄芪、冬虫夏草、川芎、生大黄、大黄炭组成，制成可溶性浓缩颗粒。每包 2.5g，相当于生药量 5.98g，每日 1~2 次（以病人大便次数 2~3 次为准，达到次数，每日服 1 次，未达到次数，每日服 2 次），温水冲服。

西药及饮食配合：除采用肾衰排毒散外，根据病情适当配合西药协助治疗及控制原发病（采用纯西药组）。饮食上给予高质低量蛋白高热量饮食，并禁食羊肉、海鲜、辛辣刺激性食物等。

（2）纯西药组（对照组）：根据病情及血 Cr、血压、水电解质、血红蛋白等情况分别给予泼尼松、呋塞米、降压药、促红细胞生成素（EPO）注射及必需氨基酸、补钙等药物常规治疗。其中 Scr 超过 354μmol/L 者，除结缔组织性疾病的肾损害外，不宜使用激素；持续性高血压、严重镜下血尿、选择性蛋白尿的情况差及年龄超过 50 岁者，不宜使用激素。当 Scr 低于 265μmol/L 时，以 ACEI 和钙离子拮抗剂为主要降压药，若超过，单使用后者。

2. 疗程

1 年为 1 个疗程，随访 1 年后统计疗效。

3. 观察指标及方法

主要观察临床症状、体征及实验室指标的变化情况。BUN 采用尿素酶法测定，Scr 采用苦味酸法测定，采用 Jaffe's 反应测尿 Cr 定量，HGB 采用氰化高铁血红蛋白（HiCN）法。

4. 疗效标准

目前临床上 CRF 疗效判断标准尚未统一，有人分析自身观察期与治疗期回归直线斜率（b）的变化，对治疗结果做出判断；也有人根据肾脏疾病严重程度判断标准，分期判定疗效。我们根据多年临床实践，结合目前临床大多数采用的标准，将疗效分为显效、好转、无效三类。

（1）显效：临床症状明显改善或消失，Scr 降至正常或下降>30%，HGB 升高。

（2）好转：临床症状改善，Scr 下降≤30%，HGB 无明显变化。

（3）无效：临床症状无改善或有发展，Scr 无变化或上升，HGB 下降。

5. 统计学处理

根据数据的性质与分布情况，计数资料采用 χ_2 检验；计量资料采用 t 检验；等级资料采用秩和检验。所有数据均采用 SPSS10.0 统计软件包进行统计学处理。

（三）结果

1. 两组总疗效比较（表 12-26）

表 12-26　两组总疗效比较（$\bar{x}\pm s$）

	例数	显效	有效	无效	总有效率
治疗组	904	68.69%*	23.89%*	7.42%*	92.58%*
对照组	452	23.01%*	28.54%	48.46%	51.54%

注：与对照组比较 * $P<0.01$。

从表 12-26 可以看出，治疗组显效率和总有效率分别为 68.69% 和 92.58%，均显著高于对照组的 23.01% 和 51.54%，有非常显著性差异（$P<0.01$）。

2. 两组实验室检查比较（表 12-27）

表 12-27　两组实验室检查比较（$\bar{x}\pm s$）

组别	例数		HGB（g/L）	BUN（mmol/L）	Scr（μmol/L）	Ccr（ml/min）
治疗组	904	治疗前	97.87±19.86	13.11±6.03	230.32±86.78	20.87±10.14
		治疗后	106.73±15.83	9.18±5.24*	189.12±107.81	28.29±13.54
对照组	452	治疗前	96.25±20.17	13.23±5.87	231.48±87.92	21.33±8.25
		治疗后	98.36±19.2	11.98±5.67*	221.10±106.17	22.57±9.16

注：与治疗前比较 * $P<0.01$；与对照组比较 $P<0.01$。

从表 12-27 可以看出，两组治疗后实验室检查均有明显改善，其中治疗组 BUN、Scr 治疗后均明显低于对照组，Ccr 明显高于对照组，有非常显著性差异（$P<0.01$）。HGB 两组间差异不明显。

3. 治疗组疗效与辨证分析关系比较（表 12-28）

表 12-28　治疗组疗效与中医辨证分型关系比较（$\bar{x}\pm s$）

分型	例数	显效	好转	无效	总有效率
湿困型	112	60.7%	33.0%	6.3%	93.7%
水湿型	296	59.9%	33.3%	6.7%	93.2%
浊阴上逆型	303	58.2%	33.9%	7.9%	92.1%
肝阳上亢型	193	59.8%	33.5%	6.7%	93.3%

从表 12-28 可以看出，在治疗组中，四种辨证分型经肾衰排毒散治疗后，较治疗前改善明显，四型间比较疗效无显著性差异（$P>0.05$）。

4. 治疗组疗效与分期的关系（表 12-29）

表 12-29　治疗组疗效与分期的关系（$\bar{x}\pm s$）

分期	例数	显效	好转	无效	总有效率
Ⅰ期	247	72.1%	26.3%	1.6%	98.4%
Ⅱ期	424	63.7%	31.4%	5.0%	95.1%
Ⅲ期	106	46.2%	43.4%	10.4%	89.6%
Ⅳ期	127	31.5%	44.9%	23.6%	76.4%

从表 12-29 可以看出，在治疗组中，Ⅰ期病人的疗效最为肯定，其显效率较Ⅲ期病人有显著性差异（*P*<0.05），较Ⅳ期病人有非常显著性差异（*P*<0.01）；总有效率较Ⅳ期病人有显著性差异（*P*<0.05）。

（四）讨论

慢性肾功能衰竭（CRF）是各种肾脏病终末期的共同表现，是一种严重危害人类生命的疾病。防治 CRF 是世界医学界亟待解决的难题，而西医目前尚没有一种有效治疗和控制的药物，只能运用替代疗法或器官移植。我们在多年肾病临床实践的基础上，通过不断摸索和创新终于发现了该病的四大病机——"虚、瘀、湿、逆"，并据此病机提出了治疗该疾病的治疗大法——补肾活血降逆排毒法，突破了中医治疗慢性肾功能衰竭以排毒为主的治疗原则，并在此理论基础上研制出新一代治疗 CRF 药物——肾衰排毒散。由单一降低 Scr、BUN 等指标，发展为提升内生肌酐清除率，全面改善肾功能，改善临床症状，提高病人生活质量，降低病死率。

我们应用补肾活血降逆排毒法治疗慢性肾功能衰竭的组方思路是：从扶正入手，大剂量使用黄芪、冬虫夏草等补肾益气之精品，改善血液流变学各项特性，改善肾脏微循环、抑制病毒细菌和消除变态反应原，不仅能保护残余的肾单位，还能修补已被破坏的肾单位，达到恢复肾功能的作用。此外重用川芎等活血化瘀药物，通过该类活血药达到降低肾小球球内压，改善肾小球血流动力学的目的。有人提出血瘀是肾功能衰竭病机中的"标"，但中医素有"久病多瘀"之论，慢性肾功能衰竭既然是由多种肾脏疾病迁延日久发展而来，就说明血瘀在慢性病 CRF 病机中的重要性。而血瘀既是病因，又是病理产物。它往往与肾虚相伴而生，互为因果。因此，我们认为瘀血应与肾虚一起作为慢性肾功能衰竭的"本"，始终贯穿于该病发生、发展的全过程。所以，我们将活血与补肾一起列入扶正的范畴之中。

补肾活血降逆排毒法的另一组方特点是降逆排毒，方中大黄及大黄炭有降浊排毒作用，现代药理学研究发现大黄蒽醌和大黄酸蒽酮葡萄糖苷，通过抑制肾小球系膜细胞 DNA 和蛋白质的合成而引发系膜细胞生长抑制，减缓残余肾组织肾小球硬化的进展。此外，大黄及其提取物还可选择性抑制肾小管细胞的高代谢状态，从而减轻高代谢对健存肾单位的损害，有效地降低肾小管上皮细胞的增殖，降低其细胞代谢。

总之，我们经过长期大量的临床观察研究认为，虚、瘀、湿、逆是慢性肾功能衰竭的四大病机，补肾活血降逆排毒法是根据发病机制提出的治疗该病的治疗大法。

八、补肾活血法结合西医治疗慢性肾功能衰竭临床观察

张勉之，张大宁

慢性肾功能衰竭（chronic renal failure，CRF）是慢性肾疾病所引起的肾组织损伤和肾小球滤过功能下降，以及由此产生的代谢紊乱和临床症状组合的综合征，是各种类型肾脏疾病中末期的共同阶段。补肾活血法（nourishing kindney and activing blood）是张大宁教授于 1978 年首先提出的一种新的中医理论和临床治疗大法。笔者应用该法治疗 95 例慢性肾功能衰竭病人，取得了较为满意的疗效，现汇报如下。

（一）临床资料

1. 病例选择

全部病例符合 1992 年原发性肾小球疾病分类与治疗及诊断标准专题座谈会机要所修订的诊断

标准。所选病例来源于住院及门诊病人。并符合以下条件：①神志清楚，能配合治疗；②不伴有传染病、精神病及中毒性疾病；③未满规定观察期而中断治疗，无法判断疗效或资料不全者。

2. 一般资料

171 例原发性慢性肾炎病人随机分成两组，治疗组 95 例，其中男性 46 例，女性 49 例；年龄 27 ~ 81 岁，平均 50.7 岁；病程 1 ~ 14 年，平均 6.2 年；原发病：慢性肾炎 48 例，高血压肾病 13 例，糖尿病肾病 12 例，肾病综合征 15 例，慢性肾盂肾炎 4 例，狼疮肾病 3 例。对照组 76 例，其中男性 37 例，女性 39 例；年龄 25 ~ 79 岁，平均 52.8 岁；病程 1 ~ 13 年，平均 6.5 年；原发病：慢性肾炎 40 例，高血压肾病 10 例，糖尿病肾病 8 例，肾病综合征 13 例，慢性肾盂肾炎 3 例，狼疮肾病 2 例。两组病人的性别比例、年龄分布、病程长短及原发病等方面均无明显差异（$P > 0.05$），具有可比性。

3. 西医分期

（1）肾功能不全代偿期：治疗组 16 例，对照组 13 例。GFR（50 ~ 80）ml/min，血 BUN、Scr 正常。

（2）肾功能不全失代偿期：治疗组 35 例，对照组 29 例。GFR（ ~ 20）ml/min，血 Cr（186 ~ 442）μmol/L，BUN>7.1mmol/L。

（3）肾功能衰竭期：治疗组 29 例，对照组 22 例。GFR（10 ~ 20）ml/min，血 Cr>（451 ~ 707）μmol/L，BUN（17.9 ~ 28.6）mmol/L。

（4）肾功能衰竭终末期：治疗组 15 例，对照组 12 例。GFR<10ml/min，血 Cr>707μmol/L 的，BUN>28.6mmol/L。

4. 中医分类

根据张大宁教授提出的"肾虚血瘀论"为理论依据，依据中医辨证论治原则，我们将慢性肾功能衰竭分为四型。

（1）虚：治疗组 95 例，对照组 76 例。主要是脾肾气（阳）虚和肝肾阴虚两种多见。脾肾气（阳）虚：面色㿠白，倦怠乏力，气短，纳少，腹胀，腰酸痛，畏寒，肢冷，溲少，夜尿多，舌淡，脉沉细。肝肾阴虚：手足心热，目涩，耳鸣，咽干，头晕，溲黄，便干，阵发烘热，舌红苔少，脉细。

（2）瘀：治疗组 95 例，对照组 76 例。原发病 5 年以上，面色晦暗，腰痛固定不移或刺痛，出血紫暗，舌质紫暗、有瘀点，脉涩或结代，尿量<20ml/h，甲皱微循环异形管襻>30% 或襻顶瘀血>30%，微循环血流流速减慢。

（3）湿：治疗组 88 例，对照组 70 例。有湿困、水湿两种表现。湿困：头重、口黏、大便黏腻，舌苔腻，脉濡；水湿：水肿，胸腹水，胸闷气急，舌苔白润，脉濡缓。

（4）逆：治疗组 85 例，对照组 68 例。有浊阴上逆和肝阳上亢两种表现。浊阴上逆：面色晦暗，恶心呕吐，口有氨味，头痛，嗜睡昏迷，皮肤瘙痒，舌苔腻；肝阳上亢：眩晕，耳鸣，烦躁，抽搐，脉弦。

5. 统计学处理

根据数据的性质与分布情况，分别采用 χ^2 检验及 t 检验。

（二）治疗方法

1. 治疗方案

治疗 4 周为 1 个疗程，2 个疗程后统计疗效。

2. 常规治疗

（1）高血压：限制每日食盐摄入量（2 ~ 3g），效果不佳或血压>160/95mmHg 者，加用钙通道阻滞剂。

（2）少尿、水肿：对于每日尿量<1L者，适当饮水或喝淡茶以使尿量达到1.5L/d或以上，水肿严重者加用利尿剂。

（3）氮质血症：轻、中度氮质血症者不限制蛋白摄入，若内生肌酐清除率在30ml/min以下者，每日蛋白摄入量为30~40g，以动物蛋白为主，必要时加用开同，可口服氧化淀粉。

（4）蛋白尿：常规激素治疗，治疗剂量1mg/（kg·d），晨起顿服，逐渐减量，若内生肌酐清除率在30ml/min以上者，雷公藤多苷口服，20mg，日3次。

（5）其他：降脂、抗凝、降尿酸等对症治疗。

3. 补肾活血法治疗

根据张大宁教授提出的补肾活血法为治疗大法，予病人补肾、活血、行气、排毒等药物，方剂组成主要包括：黄芪、冬虫夏草、芡实、杜仲、白术、丹参、川芎、三棱、莪术、大黄、大黄炭等，再根据病人的个人病例特点加减。汤剂水煎服，3天1剂，每剂分6次，每日2次。

4. 观察指标及方法

主要观察临床症状、体征及实验室指标的变化情况。BUN采用尿素酶法测定，Scr采用苦味酸法测定，采用Jaffe's反映测尿肌酐定量，HGB采用氰化高铁血红蛋白（HiCN）法。

5. 疗效标准

目前临床上CRF疗效判断标准尚未统一，有人分析自身观察期与治疗期回归直线斜率（b）的变化，对治疗结果作出判断；也有人根据肾脏疾病严重程度判断标准，分期判断疗效。我们根据多年临床实践，结果目前临床大多数采用的标准，将疗效分为显效、好转、无效三类。

（1）显效：临床症状明显改善或消失，Scr降至正常或下降>30%，HGB升高。

（2）好转：临床症状改善，Scr下降≤30%，HGB无明显变化。

（3）无效：临床症状无改善或有发展，Scr无变化或上升，HGB下降。

（三）结果

1. 治疗前后疗效比较（表12-30）

表12-30　两组总疗效的比较

组别	例数	显效	好转	无效	总有效率
治疗组	95	56（58.9%）**	32（33.7%）*	7（7.4%）**	88（92.6%）**
对照组	76	17（22.4%）	20（26.3%）	39（51.3%）	37（48.7%）

从表12-30可以看出，治疗组显效率和总有效率分别为58.9%和92.6%，均显著高于对照组的22.4%和48.7%，有非常显著性差异（P<0.01）。

2. 两组病人治疗前后实验室检查得比较（表12-31）

表12-31　两组病人治疗前后实验室检查比较

组别	例数		HGB（g/L）	BUN（mmol/L）	Scr（μmol/L）	Ccr（ml/min）
治疗组	95	治疗前	87.6±19.3	27.5±3.8	378.0±19.9	34±8
		治疗后	90.3±25.2	15.1±2.*	183.5±17.6*△	57±7*△
对照组	76	治疗前	88.1±18.5	26.7±3.5	369.0±18.6	36±5
		治疗后	86.3±20.4	20.3±1.7*	266.4±21.5	38±4

注：*与同组治疗前比较P<0.01；△与对照组治疗后比较P<0.01。

从表12-31可以看出，两组治疗后实验室检查均有明显改善，其中治疗组BUN、Scr治疗后均明显低于对照组，Ccr 明显高于对照组，有非常显著性差异（$P<0.01$）。HGB 两组间差异不明显。

3. 治疗组四种辨证分型疗效比较（表 12-32）

表 12-32　治疗组四种辨证分型疗效比较

组别	例数	显效	好转	无效	总有效率
虚	95	53（55.8%）	34（35.8%）	8（8.4%）	87（91.6%）
瘀	95	57（60.0%）	32（33.7%）	6（6.3%）	89（93.7%）
湿	88	50（56.8%）	31（35.2%）	7（8.0%）	81（92.0%）
逆	85	48（56.5%）	32（37.6%）	5（5.9%）	80（94.1%）

从表 12-32 可以看出，四种辨证分型慢性肾功能衰竭经补肾活血法治疗后，较治疗前改善明显，有显著区别。

（四）讨论

慢性肾衰竭是各种肾脏疾病终末期的共同表现，是一种严重危害人类生命的疾病，且发病率正逐年增高。防治 CRF 是世界医学界亟待解决的难题，而西医目前上没有一种有效治疗和控制的药物，只能运用对症治疗或替代疗法。张大宁教授在多年肾病临床实践的基础上，通过不断摸索和创新终于发现了该病的四大病机——"虚、瘀、湿、逆"，并根据中医补肾活血法的原理，临床上采用补肾、滋阴、温阳、益气、行气等治法予以扶正、培本、祛邪的治疗，通过对机体局部的调整作用，扩张肾血管，提高肾血流量，促进纤维组织吸收。

我们通过多年临床总结，从扶正入手，大剂量使用黄芪、冬虫夏草等补肾益气之精品。现代药理研究证实，黄芪对体液免疫、细胞免疫、网状内皮系统、外体系统均有增强其功能的作用，并有强心作用，能改善血液流变学各项特性，改善肾脏微循环、抑制病毒细菌和消除变态反应原。冬虫夏草也具有多方面的免疫作用，其要点还在于不影响机体造血系统，又无淋巴细胞毒性，是一种极好的免疫调节药物，且对肾毒性损伤有保护自己的作用，并也明显减轻肾脏病理改变的作用和抗肾功能衰竭的作用。通过以上证实，该治则，不仅能保护残余的肾单位，还能修补已被破坏的肾单位，达到恢复肾功能的作用。此外运用川芎等能活血化瘀的药物证实，通过该类活血药达到降低肾小球内压，改善肾小球血流动力学的目的。现代药理学证实，川芎对 CRF 有降低血浆脂质过氧化物和提高超氧化物歧化酶（SOD）的作用，从而减少氧自由基在体内的潴留，阻止对肾组织的损害[7~8]。有人提出血瘀是肾病病机中的"标"，但中医素有"久病多瘀"之论，慢性肾功能衰竭既然是由多种肾脏疾病迁延日久发展而来，就说明血瘀在慢性病 CRF 病机中的重要性。而血瘀既是病因，又是病理产物。它往往与肾虚相伴而生，互为因果，因此，我们认为瘀血与肾虚一起作为慢性肾功能衰竭的"本"，始终贯穿于该病发生的全过程。所以，我们将活血与补肾一起列入扶正的范畴之中，即补肾活血法将贯穿于 CRF 治疗的始终。

九、应用张大宁教授补肾活血法治疗慢性肾功能衰竭临床研究

张勉之

慢性肾功能衰竭（CRF）是慢性肾疾病所引起的肾组织损伤和肾小球滤过功能下降，以及由此产生的代谢紊乱和临床症状组成的综合征，是各种类型肾脏疾病终末期的共同阶段。该病是由于肾单位的严重破坏，造成机体排泄代谢废物功能减退，水、电解质酸碱平衡紊乱，以及某些内分泌功能异常的临床综合征，是一种严重危害人类生命的疾病。寻找有效治疗此病的理想药物，

一直是全世界医学界关注的课题。张大宁教授在多年肾病临床实践的基础上，概括了慢性肾功能衰竭的四大病机——虚、瘀、湿、逆，提出了以补肾活血为本，祛湿降逆为标的基本治疗原则，配合整体与局部、理证与治病、多种治法相结合的总体治疗原则，临床上取得了满意的效果。以下对应用补肾活血法治疗 120 例 CRF 作一总结和分析。

（一）临床资料

1. 病例选择

本研究共观察病人 248 例，来源于 2001 年 1 月至 2001 年 6 月天津市中医药研究院门诊及住院病人，均符合 1992 年中华内科杂志编委会制定的"CRF 诊断标准及分期"标准。并符合以下条件：①神志清楚，能配合治疗；②不伴有传染病、精神病及中毒性疾病；③未满规定观察期而中断治疗，无法判断疗效或资料不全者。

2. 一般资料

248 例病人随机分为两组，观察 120 例，使用补肾活血法治疗；128 例纯西药对照组，对照观察。

补肾活血法治疗组（观察组）120 例，其中男性 71 例（59.2%），女性 49 例（40.8%）。年龄 20～39 岁 32 例（26.7%）；40～59 岁 57 例（47.5%）；60 岁以上 31 例（25.8%），平均年龄 51.6 岁。原发病为原发性肾小球疾病 50 例（41.7%）；继发性肾病 43 例（35.9%）（其中糖尿病肾病 21 例，紫癜肾 7 例，狼疮肾 4 例，尿酸性肾病 9 例，其他继发性肾病 2 例）；慢性肾盂肾炎 11 例（9.2%）；肾血管疾病 10 例（8.3%）；肾脏先天性畸形 5 例（4.2%）；肾肿瘤 1 例（0.8%）。属于慢性肾功能衰竭 I 期者 32 例（26.7%）；II 期 56 例（46.7%）；III 期 15 例（12.5%）；IV 期 17 例（14.2%）。

纯西药治疗组（对照组）128 例，其中男性 75 例（58.6%），女性 54 例（41.4%）。年龄 20～39 岁 34 例（26.6%）；40～59 岁 60 例（46.9%）；60 岁以上 34 例（26.6%），平均年龄 50.2 岁。原发病为原发性肾小球疾病 53 例（41.4%）；继发性肾病 46 例（35.9%）（其中糖尿病肾病 21 例，紫癜肾 8 例，狼疮肾 5 例，尿酸性肾病 10 例，其他继发性肾病 2 例）；慢性肾盂肾炎 12 例（9.4%）；肾血管疾病 11 例（8.6%）；肾脏先天性畸形 4 例（3.1%）；肾肿瘤 2 例（1.6%）。属于慢性肾功能衰竭 I 期者 35 例（27.3%）；II 期 60 例（46.9%）；III 期 15 例（11.7%）；IV 期 18 例（14.1%）。

两组病人的性别比例、年龄分布、原发病、分期等方面比较均无明显差异（$P > 0.05$），具有可比性。

3. 辨证分析

张大宁教授以"肾虚血瘀论"为理论依据，依据中医辨证论治原则，提出本病四大病机——虚、瘀、湿、逆，即虚、瘀为本，湿、逆为标。"虚"主要是脾肾气（阳）虚和肝肾阴虚两种多见，脾肾气（阳）虚：面色㿠白，倦怠乏力，气短，纳少，腹胀，腰酸痛，畏寒，肢冷，溲少，夜尿多，舌淡，脉沉细。肝肾阴虚：手足心热，目涩，耳鸣，咽干，头晕，溲黄，便干，阵发烘热，舌红苔少，脉细。"瘀"主要是面色晦暗，腰痛固定不移或刺痛，出血紫暗，舌质紫暗或有瘀点，脉涩或结代，尿量<20ml/h，甲皱微循环异形管襻>30% 或襻顶瘀血>30%，微循环血液流速减慢。湿证（或称浊证）又有湿困、水湿两种表示，湿主要表现为头重，口黏，大便黏腻，舌苔腻，脉濡。水湿为水肿，胸腔积液，腹水，胸闷气急，舌苔白润，脉濡缓。逆证（或称毒证）又有浊阴上逆和肝阳上亢两种表现。浊阴上逆：面色晦暗，恶心呕吐，口有氨味，头痛，嗜睡，昏迷，皮肤瘙痒，舌苔腻；肝阳上亢：眩晕，耳鸣，烦躁，抽搐，脉弦。

所有 248 例病人，同时具有"肾虚血瘀证"，即同时具有虚证（脾肾气虚或肝肾阴虚）兼有血瘀证,在标证方面如下所述。

补肾活血法治疗组(观察组)120 例,属湿困型者 15 例,占 12.5%;水湿型 39 例,占 32.5%;浊阴上逆型 41 例,占 34.2%;肝阳上亢型 25 例,占 20.8%。

纯西药治疗组(对照组)128 例,属湿困型者 16 例,占 12.5%;水湿型 42 例,占 32.8%;浊阴上逆型 43 例,占 33.6%;肝阳上亢型 27 例,占 21.1%。

两组病人的中医辨证分型无明显差异($P<0.05$),具有可比性。

4. 观察指标及方法

主要观察临床症状、体征及实验室指标的变化情况。BUN 采用尿素酶法测定,Scr 采用苦味酸法测定,采用 Jaffe's 反应测尿 Cr 定量,HGB 采用氰化高铁血红蛋白(HiCN)法。

5. 统计学处理

根据数据的性质与分布情况,计数资料才能 χ^2 检验;计量资料采用 t 检验;等级资料采用秩和检验。所有数据均采用 SPSS11.0 统计软件包进行统计学处理。

(二)治疗方法

1. 治疗方案

(1)补肾活血法治疗组

1)汤药:补肾健脾汤(生黄芪、冬虫夏草、白术、土茯苓、茵陈等)、滋补肝肾汤(女贞子、旱莲草、山萸肉、黄精、当归等)、活血化瘀汤(丹参、川芎、赤芍、三棱、莪术等)、化湿汤(土茯苓、苦参、茵陈、茯苓、半枝莲等)、降浊汤(大黄、大黄炭、苦参、海藻炭等)。五个方剂相互加减,辨证使用。水煎服,每日 2 次,每次 300ml。

2)西药及饮食配合:根据病情适当配合西药协助治疗及控制原发病(采用纯西药对照组)。饮食上给予高质低量蛋白,高热量饮食,并禁食羊肉、少食海鲜等。

(2)纯西药治疗组:根据病情及血 Cr、血压、水电解质、血红蛋白等情况分别给予泼尼松、呋塞米、降压药、EPO 注射及必需氨基酸、补钙等药物常规治疗。其中 SCr 超过 354μmol/L 者,除结缔组织性疾病的肾损害外,不宜使用激素;持续性高血压、严重镜下血尿、选择性蛋白尿的情况差及年龄>50 岁者,不宜使用激素。

1)高血压:限制每日食盐摄入量(2~3g),效果不佳或血压>160/95mmHg 者,加用降压药,当 SCr<265μmol/L 时,以 ACEI 和钙离子拮抗剂为主要降压药,若超过,单使用后者。

2)少尿、水肿:对于每日尿量<1L 者,适当饮水或喝淡茶以使尿量达到 1.5L/d 或以上;水肿严重者加用利尿剂。

3)氮质血症:轻、中度氮质血症者不限制蛋白质摄入,若内生肌酐清除率在 30ml/min 以下者,每日蛋白摄入量为 30~40g,以动物蛋白为主,必要时加用复方 α 酮酸片(开同),可口服氧化淀粉。

4)其他:降脂、抗凝、降尿酸等对症治疗。

2. 治疗疗程

1 年为 1 个疗程,随访 1 年后统计疗效。

3. 疗效标准

目前临床上 CRF 疗效判断标准尚未统一,有人分析自身观察期与治疗期回顾直线斜率(b)的变化,对治疗结果做出判断;也有人根据肾脏疾病严重程度判断标准,分期判定疗效。我们根据多年临床实践,结合 1989 年全国肾功能衰竭保守疗法专题学术会议和《中药新药临床研究指导原则》规定的标准,将疗效分为显效、好转、无效三类。

(1)显效:临床症状明显改善或消失,Scr 降至正常或下降>30%,HGB 升高。

（2）好转：临床症状改善，Scr 下降≥30%，HGB 无明显变化。

（3）无效：临床症状无改善或有发展，Scr 无变化或上升，HGB 下降。

（三）结果

1. 治疗前后疗效比较 （表 12-33）

表 12-33 两组总疗效的比较

组别	例数	显效	好转	无效	总有效率
治疗组	120	70（58.3%）**	41（34.2%）*	9（7.5%）**	111（92.5%）**
对照组	128	29（22.7%）	34（26.5%）	65（50.8%）	63（49.2%）

注：与对照组比较 *P<0.05，**P<0.01。

从表 12-33 可以看出，治疗组显效率和总有效率分别为 58.3% 和 92.5%，均显著高于对照组的 22.7% 和 49.2%，有非常显著性差异（$P<0.01$）。

2. 两组病人治疗前后实验室检查的比较 （表 12-34）

表 12-34 两组病人治疗前后实验室检查比较

组别	例数		HGB（g/L）	BUN（mmol/L）	Scr（μmol/L）	Ccr（ml/min）
治疗组	120	治疗前	86.9±19.1	28.3±3.5	382.1±20.4	33±7
		治疗后	91.3±23.8	14.7±2.8*	179.7±18.5*△	56±8*△
对照组	128	治疗前	87.3±18.2	26.6±3.7	370.2±18.5	34±6
		治疗后	86.8±20.5	21.7±1.9*	188.6±24.3	37±5

注：*与同组治疗前比较 P<0.01；△与对照组治疗后比较 P<0.01。

从表 12-34 可以看出，两组治疗后实验室检查均有明显改善，其中治疗组 BUN、Scr 治疗后均明显低于对照组，Ccr 明显高于对照组，有非常显著性差异（$P<0.01$）。HGB 两组间差异不明显。

3. 补肾活血法治疗组疗效与年龄的关系 （表 12-35）

表 12-35 治疗组疗效与年龄的关系

年龄	例数	显效	好转	无效	总有效率
20~39	32	23（71.9%）	8（25.0%）	1（3.1%）	31（96.9%）
40~59	57	33（57.9%）	20（35.1%）	4（7.0%）	53（93.0%）
60 以上	31	14（45.2%）	13（41.9%）	4（12.9%）	27（87.1%）

以表 12-35 可以看出，在补肾活血法治疗组中，总有效率随着年龄的递增呈下降趋势，但无显著性差异（$P>0.05$）。

4. 补肾活血法治疗组疗效与分期的关系 （表 12-36）

表 12-36 补肾活血法治疗组疗效与分期的关系

分期	例数	显效	好转	无效	总有效率
Ⅰ期	32	23（71.9%）	8（25.0%）	1（3.1%）	31（96.9%）
Ⅱ期	56	33（58.9%）	20（35.7%）	3（5.4%）	53（94.6%）
Ⅲ期	15	9（60.0%）	4（26.7%）	2（13.3%）	13（86.7%）
Ⅳ期	17	5（29.4%）	9（52.9%）	3（52.9%）	14（82.4%）

在补肾活血法治疗组中，Ⅰ期病人的疗效最为肯定，其显效率较Ⅲ期病人有显著性差异（$P>0.05$），较Ⅳ期病人有非常显著性差异（$P<0.01$）；总有效率较Ⅳ期病人有显著性差异（$P<0.05$）。

5. 补肾活血法治疗组疗效与中医辨证分型的关系（表 12-37）

表 12-37　治疗组疗效与中医辨证分型的关系

分型	例数	显效	好转	无效	总有效率
湿困型	15	9（60.6%）	5（33.3%）	1（6.7%）	14（93.3%）
水湿型	39	23（59.0%）	13（33.3%）	3（7.7%）	36（92.3%）
浊阴上逆型	41	24（58.5%）	14（34.1%）	3（7.3%）	38（92.7%）
肝阳上亢型	25	14（56.0%）	9（36.0%）	2（8.0%）	23（92.0%）

在肾衰排毒散组中，四种辨证分型经肾衰排毒散治疗后，较治疗前改善明显，四型间比较疗效无显著性差异（$P>0.05$）。

（四）讨论

慢性肾功能衰竭是各种肾脏疾病终末期的共同表现，是一种严重危害人类生命的疾病，欧美国家每年每百万人群中就有 60～70 人进入肾衰竭期，我国的发病率更高，每年每百万人群中约有90～100 人进入此期。而西医目前尚没有一种有效治疗和控制的药物，只能运用替代疗法或器官移植。张大宁教授在多年肾病临床实践的基础上，通过不断摸索和创新终于发现了该病的四大病机——"虚、瘀、湿、逆"，并根据中医补肾活血法的原理，临床上采用补肾、活血、祛湿、排毒、益气等治法，予以扶正、培本、祛邪的治疗，通过对机体局部的调整作用，扩张肾血管，提高肾血流量，促进纤维组织吸收。

我们在治疗慢性肾功能衰竭的临床实践中，从扶正入手，大剂量使用黄芪、冬虫夏草等补肾益气之精品，其中黄芪对体液免疫、细胞免疫均有增强其功能的作用，并能改善肾脏微循环和消除变态反应原，冬虫夏草的优点在于不影响机体造血系统，又无淋巴细胞毒性，是一种极好的免疫调节药物，且对肾毒性损伤有保护作用，并有明显减轻肾脏病理改变的作用和抗肾功能衰竭的作用。通过以上扶正治则，不仅能保护残余的肾单位，还能修补已破坏的肾单位，达到恢复肾功能的作用。在川芎等活血药的使用上，通过该类活血药达到降低肾小球球内压，改善肾小球血流动力学，其中川芎对慢性肾功能衰竭有降低血浆脂质过氧化物和提高超氧化物歧化酶（SOD）的作用，从而减少氧自由基在体内的潴留，阻止对肾组织的损害。有人提出血瘀是肾病机中的"标"，但中医素有"久病多瘀"之论，慢性肾功能衰竭既然是由多种肾脏疾病迁延日久发展而来，就说明血瘀在慢性肾功能衰竭病机中的重要性。而血瘀既是病因，又是病理产物。它往往与肾虚相伴而生，互为因果。正因为"血瘀"为慢性肾功能衰竭的一种非特异性病理反映，始终贯穿于该病发生、发展的全过程，所以我们将"肾虚与血瘀"共同列为慢性肾功能衰竭的"本证"，将活血与补肾一起列入治本的范畴之中。此外，我们还从祛邪入手，使用大黄及大黄炭等药物，尤其是首先使用大黄炭，既有排毒作用，又有一定的吸附功效，确为治疗慢性肾功能衰竭的良药。同时，现代药理学研究表明，大黄蒽醌和大黄酸蒽酮葡萄糖苷，通过抑制肾小球系膜细胞 DNA 和蛋白质的合成而引发系膜细胞生长抑制，减缓残余肾组织肾小球硬化的进展。此外，大黄及其提取物还可以选择性抑制肾小管细胞的高代谢状态，从而减轻对健存肾单位的损害，有效地降低肾小管上皮细胞的增殖，降低其细胞代谢。

总之，张大宁教授提出的治疗慢性肾功能衰竭的治法与方药，大大提高了疗效，填补了现代医学的空白，值得进一步研究。

十、Failure by supplementing the kidney and invigorating blood flow

Zhang Mianzhi, Zhang Daning, et al

Objective: To evaluate the effectiveness of treatment of chronic renal failure by supplementing the kidney and invigorating blood flow. Method: The eligible patients were assigned to a treatment group ($n =$ 120) treated with the above principle and a control group ($n = 128$) treated with western drugs, and the effectiveness was evaluated when the study was completed in one year. Results: The total effective rate of 92.5% was achieved in the treatment group, better than that in the control group (49.2%); the difference was significant ($P < 0.01$), especially in patents of stage I and II. Conclusion: The treatment of chronic renal failure by supplementing the kidney and invigorating blood flow proved to be very effective.

Chronic renal failure (CRF) is an obstinate syndrome characterized by lowered ability of excretion of metabolic end products, disturbances of water, electroblyte and acid-base balance as well as endocrine disorders, a final stage common to all renal diseases. Devoted his life to treating this disease, Prof. Zhang Daning proposed the four main etiological factors: deficiency, stasis, dampness and adverse flow, and recommended the therapeutic principle of supplementing the kidney and invigorating blood flow to treat the root cause and dispelling dampness and sending down the adverse flow to treat the superficiality. The clinical effect was satisfactory as reported in the following.

Clinical Data

Patients

All patients enrolled in the study (form Jan 2001 to June 2001) were of full consciousness, consented to comply with the scheme designed for the study, and met the criteria for diagnosis and grading of CRF set by the editorial bocord of Chinese journal of internal medicine, 1 1992.

Excluded form the study were those who contracted infectious diseases, psychological disorders and/or intoxication, who suspended or terminated the treatment voluntarily and whose data were incomplete.

General Data

The 248 cases were randomly assigned to treatment group ($n = 120$, treated with the principle of supplementing the kidney and invigorating blood flow), and a control group ($n = 129$, treated with western drugs only).

In the treatment group there were 71 males (59.2%), 49 females (40.8%). Age distribution32 cases (26.7%) were 20 ~ 39 yrs old, 57 cases (47.5%) 40 ~ 59yrs old, 31cases (25.8%) ≥60 yrs old. The mean age was 51.6yrs old. Fifty cases (41.7%) had primary glomerulopathy as a prinay disease, 43 cabes (35.9% had becondary) nephrose including 21 cases of diabetic nephropathy, 7 cases of purpuric nephropathy, 4 cases of lupus glomerulonephritis, 9 cases of uric-acid nephropathy and 2 cases of secondary nephropathy; 11 cases (9.2%) had chronic pyelonephritis, 10 cases (8.3%) renal vascular diseases, 5 cases (4.2%) congenital anomaly of kidney, and one (0.8%) renal tumor. The severity of renal failure: stage I, 32 cases (26.7%), stage II, 56 cases (46.7%), stage III, 15cases (12.5% and stage IV, 17 cases (14.2%).

In the control group there were males (58.6%), and females (41.4%). Age distribution: 34 cases (26.6%) were 20 ~ 39 yrs old, uo cowases (46.9%) 40 ~ 59 yrs old, gw cases (26.6%) ≥ 60 yrs old. The mean age was iobz yrs old. ig cases (41.4%) had primary glomerulopathy as a primary disease, 46 cases (35.9%) had secondary nephrose, including 21 cases of diabetic nephropathy, 8 cases of purpuric nephropathy, 5 cases of lupus glawomerulonephritis, 10 cases of uric-acid nephropathy and 2 cases of secondary nephropathy; 12 cases (9.4%) had chronic pyelonephritis, 11 cases (8.6%) renal vascular diseases, 4 cases (3.1%) congenital anomaly of kidney, and 2 case (1.6%) renal tumor. The severity of renal failure: stage Ⅰ, 35 cases (27.3%), stage Ⅱ, 60 cases (46.9%), stage Ⅲ, 15 cases (11.7%) and stage Ⅳ, 18 cases (14.1%).

Since there were no significant differences in term of sex, age, primary diseases and stages of the disease in statistical analysis ($P>0.05$), the two groups were comparable.

Differential analysis of disease patterns

Based on the theory of kidney deficiency and blood stasis in TCM, Prof. Zhang proposes that the four main etiological factors of CRF are deficiency, stasis, dampness and adverse flow. Deficiency and stasis are the root (principal or fundamental) factors and the latter two, the superficial or incidental ones. Deficiency, in most instances, manifests itself as either deficiency of the spleen – and kidney – qi (yang) or deficiency of the liver–and kidney –yin. Deficiency of the spleen–and kidney–qi (yang) is characterized by bright white complexion, lassitude and weakness, short of breath, reduced food intake, abdominal distention, sore and pain in the loins, aversion to cold, cold limbs, scanty urine, frequent urination at night, plwale tongue proper, deep and thready pulse, while deficnwiency of the liver–kidney–yin is characterized by a feverish sensation in the palms and soles, dryness of eyes, tinnitus, dryness of the throat, dizziness, dark urine, dry stool, episodic fever, reddened tongue with scanty fur and thready pulse. Stasis is often characterized by dull and dark complexion, fixed pain in the loins or stinging pain, purplish and dark extravasated blood, purplish dark tongue proper and/or with petechiae, uneven, or knotted and intermittent pulse, scanty urine (less than 20ml/hour), large numbers of abnormal loops (> 30%), or stasis of blood existing at the top of the loop (>30%) in the nail beds microcirculation examination. Dampness (or turbid) pattern manifests itself either as accumulation of dampness or water dampness. The former is characterized by top-heaviness, sliminess in the mouth, sticky and greasy stool, greasy tongue fur and soft pulse., and the latter, edema, hydrothorax, ascites, chest distress and dyspnea, white and moist tongue fur, and soft and slow pulse. The pattern of adverse flow (or intoxication) manifests itself either as up-flow of the turbid-yin or hyperactivity of the liver-yang. The symptoms for turibid-yin flowing up adversely are dull facial expressions, nausea, vomit, ammonia taste in the muwouth, headache, drowsiness, coma, itchy skin, and greasy tongue fur. Those for hyperactivity of the liver-yang are dizziness, tinnitus, vexation, clonic convulsion and taut pilse.

All the 248 cases enrolled in the study were differentiated as kidney deficiency and blood stasispattern, i. e. deficiency (deficiency of the spleen – and kidney – qi or deficiency of the liver – and kidney – yin) concomitant with blood stasis. The distribution of the superficial patterns identified respectively in the two groups were accumulation of damness, 15 (12.5%) in the treatment group and 16 (12.5%) in the control group; water dampness, 39 (32.5%) and 42 (32.8%); turbidyin flowing up adversely, 41 (34.2%) and 43 (33.6%); hyperactivity of the liver-yang, 25 (20.8%) and 27 (21.1%).

The difference in disease patterns was not significant, and two groups were comparable.

Lab examinations

BUN was determined by the urease method, Scr by the picric acid test, urinary craetinine by Jaffe's reaction and HGB by the HiCN merhod.

Statistical methods

Enumeration data were evaluated by the χ^2 test, the measurement data by the t est, the rank test with the aid of software package SPSS11. 0.

Treatment

The ingredients in the following formulae were prescribed flexibly for each individual case in the treatment group.

Bu Shen Jian Pi Tang（补肾健脾汤 kidney supplementing and spleen strengthening decoction）iscomposed of Huang Qi（黄芪 radix astragali）, Dong Chong Xia Cao（冬虫夏草 cordyceps）, Bai Zhu（白术 rhizoma atractylodis macrocephalae）, Tu Fu Ling（土茯苓 rhizoma smilacis glabrae）. Zi Bu Gan Shen Tang（滋补汤 liver and kidney Nourishing and supplementing decoction）is composed of Nv Zhen Zi（女贞子 fructus ligustri lucidi）, Han Lian Cao（旱莲草 herba ecliptae）, Shan Zhu Yu（山茱萸 fructus corni）, Huang Jing（黄精 rhizoma polygonati）, and Dang Gui（当归 radix angelicse sinensis）. Huo Xue Hua Yu Tang（活血化瘀汤 blood flow invigorating and stasis removing decoction）is composed of Dan Shen（丹参 radix salviae miltiorrhizae）, Chuan Xiong（川芎 rhizoma chuanxiong）, Chi Shao（赤芍 radix paeoniae rubra）, San Leng（三棱 rhizoma sparganii）, and E Zhu（莪术 rhizoma curcumae）. Hua Shi Tang（化湿汤 dampness resolving decoction）is composed of Tu Fu Ling（土茯苓 rhizoma smilacis glabrae）, Ku Shen（苦参 radix sophorae flavescentis）, Yin Chen（茵陈 herba artemisiae scopariae）, Fu Ling（茯苓 poria）, Ban Zhi Lian（半枝莲 herba scutellariae barbatae）. Jiang Zhuo Tang（降浊汤 turbid sending down decoction）, is composed of Da Huang（大黄 radix et rhizoma rhei）, Da Huang Tan（大黄炭 radix et rhizoma rhei carbonisatum）, Ku Shen（苦参 radix sophorae flavescentis）, and Hai Zao Tan（海藻炭 sargassum carbonisatum）.

The herbal drugs prescribed were decocted inwater, and concentrated to 600 ml, which was divided into two equal portions and taken once in the moring and once in the afternoon.

The primary disease was treated or controlled with appropriate western drugs. The patients were asked to keep on a high calorie, high quality proteinaceous diet of a small quantity with no mutton, and less sea food as possible.

In the control group, prednisone furosemide, hypotensors, EPO injections, essential amino acids and calcium preparation were administered as routine however, steroids were contraindicated for patients with a Scr level over 354μmol/L（excluding patients gith renal damage due to connective tessue diseaes）, and patients with persistent hypertension, sebere microscopic hematuria, selective proteinuria as well as patients of 50 and more yrs of age.

For hypertension：the edible salt is limited berween（2~3）g/day, and hypotensors if ewnecessary; for oliguria and edema; incbrease water intake, and use diuretics if necessary so as to increase urine; for azotemia, protein intake kept between 30~40g per day, and use ketosteril and coated aldehyde oxystarch if necessary. Andother symptomatic treatments were employed. Duration of the study：one year.

Criteria for effectiveness：The therapeutic effect was graded as marked effect, improvement and no effect according to the criteria set at symposium on conservative treatment of renal failure 1989 and the guiding principles of new TCM preparations in clinical studies and the authors'experience as well.

Marked effect：obvious improvement in symptoms, decrease of Scr to the normal range or >30%, and increase of HGB; Improvement：impovement in symptoms, decrease of Scr≥30% and no apparent change in HGB content; No effect：no improvement or even aggravation in symptoms, no decrease or even increase of Scr and decrease in Hgb content.

Results

The effects were summarized in table 12-38.

The marked effect and the total effective rate were respectively 58.3% and 92.5% in the treatment group much higher than that in the control group （22.7% and 49.2%） with significant difference （$P<0.01$）.

The lab findings were summarized in table 12-39.

Table 12-39 shows the lab findings improved in both group, however, the levels of BUN and Scr in the treatment group were significantly lower than that in the control group, while the Ccr level significantly higher in the treatment group （$P<0.01$）. The difference in the HGB content was not significant.

The effect was most stable in patients of stage I in the treatment group, the difference in marked effect being significant （$P<0.05$） when compared with that of stage III and very significant （$P<0.01$） when compared with that of stage IV. The difference in the total effective rate of stage I patients is also significant （$P<0.05$） when compared with that of stage IV （Table 12-40 ~ Table 12-42）.

Table 12-38　Total effectiveness achieved

Group	N	Marketed effect	Improvement	No effect	Total effective rate
Treatment Control	120	70 （58.3%）*	41 （34.2%）	9 （7.5%）*	111 （92.5%）
	128	29 （22.7%）	34 （26.5%）	65 （50.8%）	63 （49.2%）

Note: In comparison with the group, *$P<0.01$

Table 12-39　Lab findings in the two groups

Group	N		HGB （g/L）	BUN （mmol/L）	Scr （μmol/L）	Ccr （ml/min）
Treatment	120	Before treatment	86.9±19.1	28.3±3.5	382.1±20.4	33±7
		After treatment	91.3±23.8	14.7±2.8*	179.7±18.5*+	56±8*+
Control	120	Before treatment	87.3±18.2	26.6±3.7	370.2±18.5	34±6
		After treatment	86.8±20.5	21.7±1.9*	288.6±24.3	37±5

Note: * in-group comparison, $P<0.01$; +between-group comparison: $P<0.01$

Table 12-40　Effect of TCM treatment in relation with the age

Age	N	Marketed effect	Improvement	No effect	Total effective rate
20 ~ 39	32	23 （71.9%）	8 （25.0%）	1 （3.1%）	31 （96.9%）
40 ~ 5	57	33 （57.9%）	20 （35.1%）	4 （7.0%）	53 （93.0%）
60 and more	31	14 （45.2%）	13 （41.9%）	4 （12.9%）	27 （87.1%）

Note: The total effective decreased with increase of the age, however, the difference was not significant, $P<0.05$

Table 12-41　Effect of TCM treatment in relation with the clinical stages of the disease

Stage	N	Marketed effect	Improvement	No effect	Total effective rate
I	32	23 （71.9%）	8 （25.0%）	1 （3.1%）	31 （96.9%）
II	56	33 （58.9%）	20 （35.7%）	3 （5.4%）	53 （94.6%）
III	15	9 （60.0%）	4 （26.7%）	2 （13.3%）	13 （86.7%）
IV	17	5 （29.4%）	9 （52.9%）	3 （17.6%）	14 （82.4%）

Table 12-42　Therapeutic effect in relation with the disease patterns

Patten	N	Maketed effect	Improvement	No effect	Total effective rate
Dampness Encumbrance	15	9（60.6%）	5（33.3%）	1（6.7%）	14（93.3%）
Water dampness	39	23（59.0%）	13（33.3%）	3（7.7%）	36（92.3%）
Up-flow of turbid-yin	41	24（58.5%）	14（34.1%）	3（7.3%）	38（92.7%）
Hyperactinity of Liver-yang	25	14（56.0%）	9（36.0%）	2（8.0%）	23（92.0%）

Comments

Based on the etiological fowactors, i. e. deficiency, stasis, dampness and adverse flow proposed by Prof. Zhang Daning and his therapeutic principles of supplementing the kidney, invigoration blood flow, dispelling dampness and toxin, and replenishing qi to support and strengthen the body resistance, and dispel the pathogenic factors, the authors have found that Huang Q：（黄芪 Tadix Astragali）and Dong Chong Xia Cao（冬虫夏草 cordyceps）are very effective drugs for supplementing the kidney and replenishing qi. Chen et al. reported that Huang Qi（黄芪 tadix astragali）could enhance both the humeral and cellular immunity, improved microcirculation in the kidney and eliminated allergens. Ma and Fu reported that Dong Chong Xia Cao（冬虫夏草 cordyceps）was a safe and excellent immunoregulator, which could protect the kidney form toxic damages and combated renal failure. Chuan Xiong（川芎 hizoma chuanxiong）as a drug for invigorating blood flow can decrease the pressure in the glomerulus, improve its hemodynamics and protect the renal tissues from retention of free oxygen radicals by decreasing the plasma lipid peroxidation products and ehhancing the action of SOD, as reported by Yuan and Zuo. Besides drugs for strengthening body resistance and invigorating blood flow, drugs for dispelling pathogenic factors, such as Da Huang（大黄 radix et rhizoma rhei）and Da Huang Tan（大黄炭 radix et rhizoma rhei carbonisatum）are also strongly recommended. Jiang found that anthraquinones derived from Da Huang（大黄 radix et rhizoma rhei）and rheinanthone glucoside can inhibit growth of mesangial cells to delay sclerosis of the residualglomeruli. Da Huang（大黄 radix et rhizoma rhei）and its extracts can also selectively inhibit the high metabolic state of the renal tudular epithelial cells to minimize its proliferation.

［摘自：《Journal of Traditional Chinese Medicine》，2004，24（4）：247-251］

十一、虫草地黄活血汤对动脉粥样硬化性肾损害的实验研究

张勉之，段惠军，韩彩丽

动脉粥样硬化（atherosclerosis，AS）是以内膜下脂质沉积、血管平滑肌细胞增生、胶原纤维增多、泡沫细胞形成为主要特征的广泛性动脉病变。动脉粥样硬化一旦发生，就会因为动脉壁弹性下降、动脉管腔狭窄、继发性血栓形成而导致相应脏器缺血，从而发生多种慢性并发症。动脉粥样硬化导致的心脑血管疾病一直是备受关注的课题，它所致的肾脏损害也受到广泛关注。据文献报告，欧美50岁以上终末期肾病接受肾替代治疗者，其中14%是由动脉粥样硬化肾病引起，60岁以上者其百分率达25%，其严重威胁人类健康。

近年来，随着中医、中西医结合研究的不断深入，使用中医药治疗动脉粥样硬化已经取得一定的成效，但多局限在单纯使用活血化瘀的治疗方法上。补肾活血法是一种动脉粥样硬化中医新疗法，该法是补肾法与活血法的有机结合，即补肾促进活血，活血益于补肾，互相协同，相得益彰，不仅提高了治疗效果，而且对某些脏器可发挥特异性疗效。我们应用补肾活血法组建的"虫

草地黄活血汤"对家兔实验性动脉粥样硬化模型进行治疗，重点观察其治疗动脉粥样硬化性肾损伤的疗效，并探讨其作用机理。

（一）材料与方法

1. 家兔与动脉粥样硬化模型的建立

健康雄性日本大耳白兔 30 只（由河北省实验动物中心提供），体重（2.5±0.3）kg，随机分为五组：空白对照组、模型组、药物对照组、预防组和治疗组，每组 6 只，实验周期为 12 周。动脉粥样硬化饲料：胆固醇 0.56g/（kg·d）、蛋黄粉 5.6g/（kg·d），空白对照组喂饲料普通兔饲料，其余四组均用动脉粥样硬化饲料喂养，预防组在喂养动脉粥样硬化饲料的同时给中药，治疗组和药物对照组第 7 周起给予相应中药。12 周末处死动物，取血并摘取主动脉。

2. 生化检测

（1）血清胆固醇（TC）、三酰甘油（TG）、高密度脂蛋白胆固醇（HDL-C）：采用北京中生生物工程高技术公司生产的试剂盒进行酶法测定，用日立 7060 型全自动升华分析仪进行检测。低密度脂蛋白胆固醇（LDL-C）由 Friedewald 公式计算：LDL-C=TC-HDL-C-TG/2.2。

（2）血浆内皮素（ET）水平：采用均相竞争法直接测定，程序按解放军总医院东亚免疫技术研究所提供的 ^{125} I 标记放免法进行。血清 NO 微量测定：取血清 0.5ml，加入 35% 磺基水杨酸 0.1ml 沉淀蛋白，离心（-4℃，1000×g，15min），取上清液 0.1ml，加 Griess 试剂和 4mmol/L HCl 各 0.1ml，室温反应 10min，用酶联免疫仪在 570nm 读吸光度（光密度），以亚硝酸盐作为标准曲线，结果以 NO 转变为亚硝酸盐（mg/L）表示。

（3）收集 24h 尿液用磺基水杨酸法测尿蛋白定量，硝酸还原酶法及 Griess 试剂测尿一氧化氮量，尿一氧化氮（NO）以 NO-x 量表示。

3. 分子生物学检测肾组织凋亡细胞

应用原位末端脱氧核苷酸转移酶法检测肾组织凋亡细胞，切片脱蜡入水，蛋白酶 K 消化 15min，蒸馏水洗 3 次，然后在新鲜配置的 30g/L H_2O_2 中浸泡 10min，蒸馏水洗 3 次，加末端脱氧核苷酸转移酶及地高辛标记的 dUTP 在 37℃ 下孵育 2h，TBS 法，然后依次加封闭液，过氧化物酶标记的抗地高辛抗体、SABC 试剂，DAB 显色，苏木素复染，脱水透明封片，胞核出现棕黄色颗粒者为阳性细胞。同时作阴性对照片。切片中凋亡细胞计数方法为×400 高倍视野下每个标本数 400 个肾小管中的阳性细胞数，数 20 个肾小管间质视野中的阳性细胞数，数 30 个肾小球中的阳性细胞数，分别作为肾小管、肾小管间质及肾小球中的凋亡细胞指数。

4. 组织滑雪染色法检测一氧化氮合酶（nitric oxide synthase，NOS）活性

参照 Bredt 等的方法，所有操作过程在 4℃ 下进行。按 1∶5（w/v）比例加入预冷的 50mmol Hopes，pH 7.4，内含 0.32mmol 蔗糖、1mmol EDTA、0.1mmol EGTA、1mmol PMSF、1/mmol DTT、1μmol Leupeptin、2μmol Pepstain A。在冰浴中用 Tekmer 组织匀浆器制成匀浆，20000r/min 离心 60min，上清即为 NOS 提取液。采用 3H-精氨酸转化生成 3H-胍氨酸测定法提取 50μl 反应 Buffer，使其终浓度为 50mmol Hepes，pH 7.4，内含 0.1mmol NADPH、30μmol BH4、10nmol CaM、1.25mmol $CaCl_2$、1mmol EGTA、0.2μCi3H-精氨酸（100 000~150 000cpm），反应管中加入 1mmol L-nitroarginine 作为本底，于 37℃ 水浴中反应 15min，用 2ml 预冷的 Buffer C 中止反应，再经 0.5~0.7ml Dowex 50W×8（Na±型）阳离子交换数值层析柱分离反应液中的 3H-精氨酸和新生成的 3H-胍氨酸。上样前层析柱先用 1ml 中止反应 Buffer（20mmol Hepes，pH5.5，内含 2mmol EDTA、0.2mmol EGTA、1mmol L-胍氨酸）平衡。上样后收集 2ml 流出液和 2ml 蒸馏水洗脱液，将收集的样品混匀后取出 1ml 于闪烁杯中，加入二甲苯-Triton×100 闪烁液 7ml，在液体内闪烁计数仪（FJ2100）上测定样品的每分钟放射性活性（CPM），由此计数计算 3H-胍氨酸的生成量。结合蛋

白质浓度计算 NOS 的比活性（以每分钟每毫克蛋白质生成的 3H-胍氨酸的 pmol 数表示）。

5. 统计学分析

实验数据以 t 检验，方差分析，相关的分析，χ^2 检验进行统计学处理，$P<0.05$ 为差异在统计学上有显著性意义，$P<0.01$ 为在统计学上有非常显著性意义。

（二）结果

（1）从表 12-43 可以看出：与空白对照组比较，模型组血清 TC 和 LDL-C 明显增高，TG 增高不明显，LDL-C 降低；与模型组比较，预防组、药物对照组及治疗组血清 TC、TG、LDL-C 显示不同程度降低，HDL-C 明显提高（$P<0.01$），以预防组效果最为理想，TC 和 TG 变化略小，提示虫草地黄活血汤的影响主要是降低 LDL-C 和提高 HDL-C 水平。

表 12-43　实验第 12 周血脂水平（mmol/L）（$\bar{x}\pm s$）

组别	TC	TG	HDL-C	LDL-C	TC/HDL-C
空白对照组	1.42±0.28 * *	1.61±0.41 * *	0.69±0.21 * *	2.12±0.14 * *	2.06±0.52
模型组	10.90±0.85	12.02±2.11	0.22±0.09	11.59±1.56	48.64±0.89
药物对照组	8.87±0.61	10.99±2.70	0.35±0.20 *	9.45±1.20 *	25.06±0.76
预防组	2.24±0.32 *	7.35±1.65 * *	0.58±0.39 * *	3.02±0.49 * *	3.93±0.54
治疗组	3.35±0.45 *	9.48±2.30 *	0.49±0.13 * *	4.27±0.33 *	6.82±0.83

注：* 与模型组比较 $P<0.05$，* * 与模型组比较 $P<0.01$。

（2）从表 12-44 可以看出：实验前各组间无明显差异；模型组血浆 ET 水平明显增高，比空白对照组高 4 倍，预防组、治疗组血浆 ET 水平下降显著（$P<0.01$），以预防组效果更明显，药物对照组血浆 ET 水平虽也有降低，但较模型组无显著性差异。治疗组血清 NO 低于空白对照组（$P<0.05$），而高于模型组（$P<0.05$），预防组较治疗组效果更为明显，差异更加显著（$P<0.01$）。

表 12-44　实验第 12 周血浆 ET 及血清 NO 水平（$\bar{x}\pm s$）

组别	ET（ng/L）	NO（mg/L）
空白对照组	135.27±29.40 *	17±3.0 *
模型组	735.95±127.10	8±2.4
药物对照组	598.36±83.28 *	12±2.0 *
预防组	192.27±52.70 *	14±2.5 *
治疗组	232.40±72.79 *	9±2.3 *

注：* 与模型组比较 $P<0.01$。

（3）从表 12-45 可以看出：模型组尿蛋白、尿 NO 含量均较空白对照组明显增高（$P<0.05$）。虫草地黄活血汤预防组、治疗组较模型组的含量明显减少（$P<0.01$），复方丹参治疗组含量虽较模型组减少，但无显著性差异。

表 12-45　实验第 12 周 24h 尿蛋白、尿 NO 定量结果（$\bar{x}\pm s$）

组别	N	尿蛋白（mg/24h）	尿 NO（μmol/24h）
空白对照组	6	14.53±4.07	6.96±3.02
模型组	6	34.30±14.69 *	16.56±6.30 *
药物对照组	6	28.93±10.45	12.37±4.11
预防组	6	17.33±3.56 △	7.86±3.74 △
治疗组	6	20.69±6.52 △	8.43±4.36 △

注：* 与空白对照组比较 $P<0.05$；△ 与模型组比较 $P<0.05$。

（4）从表12-46可以看出：动脉粥样硬化模型组较空白对照组肾组织细胞凋亡指数显著升高，虫草地黄活血汤预防组、虫草地黄活血汤治疗组指数虽较模型组减少，但无显著性差异。在模型组中肾小管 NOS 的灰度与肾小关细胞凋亡指数呈正相关（$r=0.974$），与肾小管间质细胞凋亡指数呈正相关（$r=0.986$），与肾小球细胞凋亡指数呈正相关（$r=0.975$），均为 $P<0.01$。

表12-46　肾组织中凋亡细胞指数分析（$\bar{x}\pm s$）

组别	肾小管细胞凋亡指数	肾小管间质细胞凋亡指数	肾小球细胞凋亡指数
空白对照组	0.17±0.03	0.29±0.03	0.00
模型组	1.41±0.89 *	0.87±0.50 *	0.31±0.23
药物对照组	1.12±0.36	0.69±0.33	0.25±0.20
预防组	0.23±0.08 △	0.31±0.05 △	0.07±0.03 △
治疗组	0.27±0.06 △	0.36±0.07 △	0.13±0.06 △

注：* 与空白对照组比较 $P<0.01$；△与模型组比较 $P<0.01$。

（5）从表12-47可以看出，动脉粥样硬化模型组较空白对照组 NOS 灰度明显增高，而虫草地黄活血汤预防组和虫草地黄活血汤治疗组 NOS 灰度较动脉粥样硬化模型组明显降低。

表12-47　肾皮质匀浆 NO 及肾组织 NOS 组化结果分析（$\bar{x}\pm s$）

组别	皮质匀浆 NO（mmol/g·protein）	NOS 灰度
空白对照组	3.86±2.12	0.330±0.009
模型组	7.71±2.73 *	0.389±0.018 * *
药物对照组	6.23±2.22	0.387±0.022
预防组	4.01±2.56 △	0.302±0.020 △
治疗组	4.35±2.46 △	0.321±0.018 △

注：* 与空白对照组比较 $P<0.05$；* * 与空白对照组比较 $P<0.01$；△与模型组比较 $P<0.01$。

（三）讨论

通过 24h 尿蛋白定量检测及尿 NO-x 排出量检测，得出高脂饮食喂养一段时间后的实验动物，24h 尿蛋白定量明显增加，较空白对照组有显著性差异（$P<0.05$），证实高脂饮食可导致健康肾脏受损。进一步研究发现，随着血脂的升高，实验动物尿 NO-x 排泄量明显增加，肾脏中 NOS 活性增强；动物体内的肾脏中的超氧离子（O_2^-）增加；NO 与 O_2^- 发生反应可生成对细胞具有毒性作用的过氧化亚硝酸盐。

高脂饮食导致肾脏损害的可能机制是，NOS 产生 NO，并与肾组织中的 O_2^- 发生反应生成过氧化亚硝酸盐，从而造成细胞凋亡；NOS 表达增加及 NO 的增多，可能通过细胞凋亡导致肾小球硬化及肾小管间质肾损害。而虫草地黄活血汤预防组和虫草地黄活血汤治疗组实验动物的 24h 尿蛋白和尿 NO 定量较模型组均有显著性差异，说明虫草地黄活血汤可起到 NO 合成抑制剂的作用，防治肾小球系膜细胞溶解组织蛋白尿并降低肾小球转化生长因子 β 的表达和胞外基质的积聚，防止肾小球硬化。

而肾组织凋亡细胞指数分析中，亦可以得出虫草地黄活血汤预防组和虫草地黄活血汤治疗组实验动物虽然有一定程度的肾损害，但较模型组和复方丹参治疗组有显著性差异，进一步证实了虫草地黄活血汤可以抑制 NO 的合成。

NOS 分为结构型 NOS（constitutive NOS，cNOS）和诱导型 NOS（inducible NOS，iNOS）。前者在生理条件下存在，释放基础量的 NO，后者的合成释放受诸多因素的影响。血管内皮细胞合成的

NOS（endothelial NOS，eNOS）属于 cNOS，而平滑肌细胞、巨噬细胞等被诱导合成的 NOS 主要为 iNOS。由于内源性 NO 作用的双向性，以及 NOS 异构体的多样性，使其在动脉粥样硬化斑块的发生、发展中所处的角色变得复杂起来。

在动脉粥样硬化的发生、发展过程中，内皮细胞 NOS 活性下降，而脂斑内皮细胞的 NOS 活性经历了由弱渐强，最后伴随着坏死中心的形成而消失的过程。这个演变过程，在动脉粥样硬化斑块早期可能与 NOS 基因上的剪应力反应元件、NF-κB 结合位点被激活有关；在进展期则可能是细胞损伤加重的结果，此机制有待进一步证实。如何使 iNOS 不过度合成，使 NO 维持在生理水平，值得进一步研究。

（四）结论

采用以中医补肾活血组方的"虫草地黄活血汤"对家兔进行实验性动脉粥样硬化疗效的研究，通过对实验动物的血脂、血浆内皮素、血清 NO 的检测，对尿蛋白排泄量，尿 NO 含量的观察，并检测肾组织 iNOS 的表达及肾组织中细胞凋亡情况，并与已被学术界公认的活血化瘀中药"复方丹参片"进行了对照，结果显示如下。

（1）虫草地黄活血汤有防治动脉粥样硬化形成的作用。其机制可能与其抑制血管内皮生长因子（vascular endothelial cell growth factor，VEGF）表达及保护血管内皮细胞有关。

（2）动脉粥样硬化组 NOS 的增高伴有肾组织细胞凋亡和尿蛋白的增加，提示动脉粥样硬化时，NOS 可能是肾损伤发生的机制之一。

（3）虫草地黄活血汤可降低动脉粥样硬化动物的 NOS 水平，并能减轻肾组织细胞凋亡和蛋白尿，提示该方剂对动脉粥样硬化引起的肾损伤有防治作用。

[摘自：《中国中西医结合肾病杂志》，2002，3（12）：695-698]

十二、虫草地黄活血汤治疗动脉粥样硬化实验研究

张勉之，段惠军，韩彩丽

动脉粥样硬化是以内膜下脂质沉积、血管平滑肌细胞和胶原增殖、泡沫细胞形成为主要特征的广泛性动脉病变。动脉粥样硬化一旦发生，就会因为动脉壁弹性下降、动脉管腔狭窄、继发性血栓形成而导致相应脏器缺血，出现严重并发症。近年来，随着中医、中西医结合研究的不断深入，使用中医药治疗动脉粥样硬化已经取得一定的成效，但治疗方法多局限在单纯活血化瘀上。补肾活血法是一种动脉粥样硬化中医新疗法，该法有机结合了补肾法与活血法，提高了临床治疗效果。我们应用该法对大白兔动脉粥样硬化进行实验性治疗，以验证其治疗及其作用机制。

（一）材料与方法

1. 家兔动脉粥样硬化模型的建立

健康雄性日本大耳白兔 30 只，体重（2.5±0.3）kg，随机分为五组：空白对照组、模型组、复方丹参治疗组、虫草地黄活血汤预防组和虫草地黄活血汤治疗组，每组 6 只，实验周期为 12 周。动脉粥样硬化饲料：胆固醇 0.56g/（kg·d）、蛋黄粉 5.6g/（kg·d），空白对照组喂饲普通兔饲料，其余四组均用动脉粥样硬化饲料喂养，虫草地黄活血汤预防组在喂动脉粥样硬化饲料的同时给中药，虫草地黄活血汤治疗组和复方丹参治疗组第 7 周起给相应中药。12 周末处死动

物，取血并摘取主动脉。

2. 生化检测

（1）TC、TG、HDL-C：采用北京中生生物工程高技术公司生产的试剂盒进行酶法测定，用日立 7060 型全自动升华分析仪进行检测。LDL-C 由 Friedewald 公式计算：LDL-C = TC-HDL-C-TG/2.2。

（2）血清脂质过氧化物（LPO）：采用 TBA 法，全血谷胱甘肽过氧化物酶（GSH-Px）活力采用 DTNB 直接法，SOD 活力采用三酚自氧化法。

3. 标本制备及染色观察指标

（1）大体标本制备及动脉粥样硬化面积测定：取各组分离的主动脉用 4% 多聚甲醛固定 4h，用 Herxheimers 液进行大体染色 20min，取出后用 80% 乙醇分色 20min，自来水冲洗。照相，用 HPIAS-1000 彩色病理图问分析系统对相片进行处理，最后计算斑块面积占总表面积的百分比。

（2）免疫组画样品制备：各组动物胸、腹主动脉同一部位分别取动脉壁组织 3 块，常规石蜡包埋，免疫组化染色，观察 VEGF 在血管壁的表达。VEGF 单克隆抗体购自 Sigma 公司。组织石蜡切片 4μm，每只 2 张切片，以 TBS 替代 VEGF 单克隆抗体作为阴性对照。

4. 统计学分析

实验数据以 t 检验，方差分析，相关分析、χ^2 检验进行统计学处理，$P<0.05$ 为差异在统计学上有显著性意义，$P<0.01$ 为差异在统计学上有非常显著性意义。

（二）结果

1. 血脂水平比较

从表 12-48 可以看出：与空白对照组比较，模型组血清 TC 和 LDL-C 明显增高，TG 增高不明显，HDL-C 降低；与模型组比较，虫草地黄活血汤预防组、复方丹参治疗组血清 TC、TG、LDL-C 显示不同程度降低，HDL-C 明显提高（$P<0.01$），以虫草地黄活血汤预防组效果最为理想，TC 和 TG 变化略小，提高虫草地黄活血汤对血脂的影响主要是降低 LDL-C 和提高 HDL-C 水平。

表 12-48　实验第 12 周血脂水平（mmol/L）（$\bar{x}\pm s$）

组别	TC	TG	HDL-C	LDL-C	TC/HDL-C
空白对照组	1.42±0.28**	1.61±0.41**	0.69±0.21**	2.12±0.14**	2.06±0.52
模型组	10.90±0.85	12.02±2.11	0.22±0.09	11.59±1.56	48.64±0.89
药物对照组	8.87±0.61	10.99±2.70	0.35±0.20*	9.45±1.20*	25.06±0.76
预防组	2.24±0.32*	7.35±1.65**	0.58±0.39**	3.02±0.49*	3.93±0.54
治疗组	3.35±0.45**	9.48±2.30*	0.49±0.13**	4.27±0.33**	6.82±0.83

注：* 与模型组比较 $P<0.05$；** $P<0.01$。

2. 生化指标比较

从表 12-49 可以看出：与空白对照组相比，模型组的 LPO 明显升高（$P<0.01$），虫草地黄活血汤预防组、治疗组 LPO 下降显著（$P<0.01$），其中虫草地黄活血汤预防组效果尤为明显。虫草地黄活血汤预防组、虫草地黄活血汤治疗组 GSH-Px 和 SOD 活力增加，较空白对照组明显升高。值得提出的是，模型组 GSH-Px 和 SOD 活力也有不同程度升高，后者与空白对照组比较差异有显著性，表明家兔在饲予高脂饮食后其自身也可产生较强的抗氧化能力。

表 12-49　实验第 12 周生化指标（μmol/L）（$\bar{x}\pm s$）

组别	LPO	GSH-Px	SOD
空白对照组	7.25±0.53**	131.60±20.71**	129.09±33.90**
模型组	8.54±0.20	154.14±27.39	284.07±79.49
药物对照组	8.02±0.50*	186.87±37.91	482.63±100.87*
预防组	7.42±0.63**	286.91±80.99	1321.4±188.21**
治疗组	7.63±0.80**	215.10±65.13*	604.04±108.88**

注：*与模型组比较 $P<0.05$；**$P<0.01$。

3. 肉眼及镜下观察

肉眼观察模型组较空白对照组斑块形成明显增多，而虫草地黄活血汤预防组和虫草地黄活血汤治疗组斑块形成明显减轻。空白对照组兔主动脉内膜完整，中层、外膜分界清楚；模型组兔主动脉内膜增厚，呈透明变性，并可见粥样硬化斑块内脂质沉积（苏丹Ⅲ染色呈猩红色），内膜下有大量泡沫细胞积聚；虫草地黄活血汤预防组、虫草地黄活血汤治疗组动物内膜较完整，无明显的脂质沉积；复方丹参治疗组动物内膜略增厚，可见脂质沉积及粥样斑块。

4. 主动脉粥样硬化面积的测定

虫草地黄活血汤预防组、治疗组动脉粥样硬化面积明显缩小，与模型组有非常显著性差异（$P<0.01$）；复方丹参治疗组动脉粥样硬化面积也有不同程度缩小，但与模型组差异无统计学意义。模型组与虫草地黄活血汤治疗组主动脉脂质斑块面积比较：动脉粥样硬化病变处呈鲜红色，正常动物内膜呈灰白色，虫草地黄活血汤预防组动物中有 2 只动物肉眼观无明显病变，其余 4 只有病变但较轻，主要分布在主动脉弓部，范围较局限，而模型组动物全部有病变且较严重，多较弥漫，有的广泛累及主动脉各段内膜。测得主动脉脂质斑块面积在总面积中所占比较率分别是：模型组为（26.6±9.8）%，虫草地黄活血汤预防组为（7.7±6.9）%，治疗组为（10.4±7.5）%，复方丹参治疗组为（19.2±7.9）%。虫草地黄活血汤预防组、虫草地黄活血汤治疗组与模型组相比差异显著（$P<0.05$）（表 12-50）。

表 12-50　实验第 12 周主动脉粥样硬化面积观察（$\bar{x}\pm s$）

组别	动脉粥样硬化病灶总面积（cm²）	动脉粥样硬化面积百分比（%）
空白对照组	0.59±0.25*	4.1±1.23*
模型组	5.67±1.94	26.6±9.88
药物对照组	4.78±0.81	19.2±7.96
预防组	2.48±0.94*	7.7±6.91*
治疗组	2.89±1.74*	10.4±7.53

注：*与模型组比较 $P<0.01$。

5. VEGF 表达的观察

空白对照组兔主动脉各层未见 VEGF 阳性表达；模型组兔主动脉粥样硬化斑块区可见棕黄色阳性表达信号，主要位于细胞质内及细胞外间质，非动脉粥样硬化区未见阳性着色。虫草地黄活血汤预防组、虫草地黄活血汤治疗组主动脉阳性表达较弱，复方丹参治疗组兔主动脉粥样硬化区亦可见棕黄色表达信号。各层 TBS 替代 VEGF 单克隆抗体对比实验呈阴性。

（三）讨论

补肾活血法是补肾法与活血法有机结合、高度统一，通过补肾促进活血，应用活血益于补肾，两者相互协同，达到改善肾虚血瘀的病理变化，使机体阴阳平衡、邪祛正存的一种新的治疗大法。这绝不是补肾法（或补肾药物）与活血法（或活血化瘀药）两者简单机械的叠加或同时使用。近年来的研究已经证实，补肾活血法是通过调节神经内分泌、免疫机能、改善微循环等一系列作用治疗各种慢性病、老年病及延缓衰老的一个大法。肾虚与血瘀相关并存，从临床研究到取得的进展已经证实了补肾活血法的疗效及理论基础。"肾虚血瘀论"的产生不仅成了中医理论体系中一个基本的病理机制，并通过补肾活血法的临床疗效及理论研究得到反证。"补肾活血法"随着理论、基础研究的深入和临床的大量应用，越来越显示出其良好前景。

VEGF 是 1989 年 Ferrara 等在牛垂体星状细胞体外培养分离出的一种糖蛋白，其在体内外都表现出特异性地促进 VEGF 并诱导血管生成作用，目前已知多种生长因子和细胞因子具有促进血管生成的作用，然而在众多的血管生成因子中，VEGF 是最有力的血管生成因子，它通过和血管内皮细胞的特异性受体结合，具有强大的促内皮增殖、促血管生成作用。其他血管生成因子的血管生成作用全部或部分通过增强 VEGF 的表达及生成而发挥作用。

有关 VEGF 在动脉粥样硬化斑块中增加的机制尚不清楚。作为动脉血管壁主要细胞成分的血管平滑肌细胞，含有 *VEGF* 基因。生理状态下，平滑肌细胞分泌少量 VEGF，通过旁分泌机制作用于血管内皮细胞，对维持内皮细胞的正常功能和损伤后的修复起重要作用。动脉粥样硬化状态下，血管平滑肌细胞在诸多因素的作用下，可由收缩型转化为分泌型，并能分泌多种细胞因子和生长因子，但 VEGF 是否分泌增加尚不清楚。由于动脉粥样硬化组织存在着局部缺血，而缺血、缺氧是诱发多种组织细胞分泌 VEGF 增加的重要原因[10]。另外，近来的研究表明，动脉粥样硬化血管壁中，白介素 1β（IL -1β），β 转化生长因子（TGFβ）含量明显增加。体外研究表明，IL -1β 和 TGFβ 均具有促进血管平滑肌细胞分泌 VEGF 增加的作用。因此，缺血和其他细胞因子的共同作用[11]可能是动脉粥样硬化斑块 VEGF 表达增加的重要原因。本研究发现，动脉粥样硬化斑块中 VEGF 表达增加，虫草地黄活血汤能有效降低 VEGF 的表达。

（四）结论

采用中医补肾活血法组方的"虫草地黄活血汤"对家兔进行实验性动脉粥样硬化疗效的研究，通过对实验动物的血脂、脂蛋白的观察，对 VEGF 在动脉粥样硬化斑块中的表达等方面的观察，结果显示，虫草地黄活血汤有防治动脉粥样硬化形成的作用。其机制可能与其抑制 VEGF 表达及保护血管内皮细胞有关。

［摘自：《中国医药学报》，2003，18（4）：204-206］

十三、补肾活血法中药对肾小管上皮细胞表型转化的抑制作用

张勉之

肾间质纤维化（renal interstitial fibrosis，RIF）是各种肾脏疾病发展的最终结果，近年来的研究显示相对于肾小球病变，肾间质病变与慢性肾功能衰竭的关系更为密切。因此，肾间质纤维化的防治正日益受到人们的重视。

目前，西药如黏附分子等防治 RIF 还处于实验阶段，尚未应用于临床。临床治疗 RIF 的措施主要是控制加剧肾功能恶化的危险因素，如高血压、高血脂、高血糖、高蛋白摄入及代谢性酸中毒等。而中药抗 RIF 的研究尚处于起步阶段，仅对大黄、丹参、三七等少数中药及其提取物有较深入的研究，而对中药复方的研究甚少，且缺少系统深入的作用机制研究。补肾活血法是张大宁

于1978年首先提出的一种新的中医理论和临床治疗大法。我们利用肾间质纤维化动物模型，通过检测肾组织角蛋白（cytokeratin CK）、波形蛋白（vimentin vim）和α-平滑肌肌动蛋白（α-smooth muscle action，α-SMA）等特异性标志物的表达，探讨该中药组方对肾间质纤维化的防治作用机制。

（一）材料与方法

1. 实验材料

（1）实验动物：Wister大鼠32只，雌雄各半，体重190～210g（解放军医学科学动物中心提供），在中国医学科学院基础医学研究所动物中心饲养。

（2）药物：根据补肾活血法组方，选取生黄芪、川芎、赤芍、鳖甲、甘草等，购自天津市药材公司，并经天津市中医药研究院鉴定。草药一并置于多功能提取罐内，用65%乙醇热回流提取两次，第一次加8倍量65%乙醇，提取3h，放出药液，第二次加6倍量65%乙醇，提取2h，放出药液。两次药液一并滤过，70～75℃回收乙醇，回醇后再减压浓缩（70℃，-0.06mPa）至相对密度为1.35～1.40（85℃热测）的稠膏，出膏率为10%。

2. 实验方法

（1）模型制备及给药：Wister大鼠32只，雌雄各半，其中24只在无菌条件下行单侧输尿管结扎术（unilateral ureteral obstruction，UUO），术后随机分成治疗组和模型组，治疗组于UUO手术第一天起给中药，根据动物体重高、低两个剂量予8只动物，分别是4.0g/（kg·d）和2.0g/（kg·d），模型组8只动物给予等量温水。其余8只行假手术，只找到输尿管并不结扎，常规喂养。实验期间自由饮水、摄食，室内温度控制在20～24℃，通风湿度良好。灌胃3周后，处死动物。

（2）免疫组织化学检测

1）免疫组织化学方法：切片厚4μm，常规脱蜡水化，一抗为兔抗大鼠α-SMA、CK、VIM单克隆体（1:50稀释），二抗为生物素化羊抗兔IgG（1:100稀释），以PBS代替一抗作阴性对照，具体步骤同第二部分。

2）免疫组织化学定量分析：肾组织免疫组织化学标本通过光学显微镜放大200倍摄取图像，输入图像分析系统内，进行免疫组织化学定量分析，在200倍光学显微镜下每个标本随机选取10个无肾小球的视野，计算每个视野内小管上皮细胞内免疫组织化学阳性面积和肾小管上皮细胞总面积的比值，取其平均值为每例标本肾小管上皮细胞阳性表达的比较值。

3）结果判定和记录：染色切片在光镜下观察肾间质炎细胞浸润及间质病变。将肾小管间质病变程度分为三级。即Ⅰ级：小管间质病变散在轻微，范围<15%；Ⅱ级：病变呈灶性或小片状分布，15%<范围<50%；Ⅲ级：病变呈灶性或小片状或弥漫分布，范围>50%。免疫组织化学α-SMA阳性细胞记录其量的差别，即每一切片用10×40倍光镜观察大鼠肾间质五处病变最为明显的区域，记录其阳性的细胞数。按每个高倍视野α-SMA阳性细胞数量的多少分为五级：<50为0级；50～100为Ⅰ级；101～200为Ⅱ级，201～300为Ⅲ级；>300为Ⅳ级。

3. 统计学处理

计量资料以均数±标准差（$\bar{x} \pm s$）表示，采用单因素方差分析（F检验），两组间比较采用q检验。

（二）结果

1. 光镜

HE、PAS染色切片可见假手术组无明显病理改变；模型组出现弥漫性炎细胞浸润、间质水肿，伴有不同程度的上皮细胞肿胀、变形及部分肾小管萎缩、管腔闭塞，肾间质出现多灶分别可见部分肾小管上皮细胞发生空泡变性，少数肾小管上皮细胞发生空泡变性增加并伴有部分肾小管上皮细胞核发生脱落，肾间质病变呈片状分布，范围<15%，属于Ⅰ级，较模型组比较有显著性差异。肾小管面积、管腔面积及管壁面积与模型组比较明显增加，有非常显著性差异（$P<0.01$），肾间质面积较模型组比较明显缩小（$P<0.01$），其中高剂量组效果更为明显，但高、较低剂量组比较无显著性差异（表12-51）。

表12-51　肾小管面积，管腔面积及管壁面积比较

分组	n	肾小管面积（μm^2）	肾小管腔面积（μm^2）	肾小管壁面积（μm^2）
假手术组	8	193.88±11.69	43.43±2.72	150.03±14.90
模型组	8	122.38±14.02	19.33±3.74	103.35±13.26
高剂量治疗组	8	175.25±15.38	36.01±1.52	139.21±9.36
低剂量治疗组	8	158.36±16.22	29.15±1.69	129.49±10.34

2. 肾组织免疫组织化学检验

（1）α-SMA 和 Vim 的表达：假手术组极少量 α-SMA 和 Vim 的表达，模型组 α-SMA 和 Vim 表达明显增加，肾间质阳性细胞数均>220；高、低剂量治疗组分别可见 α-SMA 和波形蛋白在肾小管上皮细胞胞质内有少量表达，每高倍视野 α-SMA 和 Vim 阳性细胞数均<200，较模型组 α-SMA 和 Vim 表达明显降低，均有非常显著性差异（$P<0.01$），其中高剂量组效果更为明显，但较低剂量组无显著性差异（表12-52）。

（2）CK 的表达：假手术组 CK 有较强的表达；模型组仅有少量 CK 表达；高、低剂量治疗组 CK 表达均较假手术组减弱，尤其低剂量治疗组明显，但两组较假手术组均无显著性差异；而该两组 CK 的表达明显强于模型组，有显著性差异（$P<0.01$）（表12-52）。

表12-52　肾组织免疫组织化学检验

分组	n	CK（%）	α-SMA（%）	Vim（%）
假手术组	8	0.2098±0.0235	0.0007±0.0001	0.0011±0.0022
模型组	8	0.0651±0.0063	0.0743±0.019	0.1122±0.0236
高剂量治疗组	8	0.1725±0.0172	0.0067±0.0011	0.0285±0.0037
低剂量治疗组	8	0.1576±0.0189	0.0158±0.0016	0.0338±0.0058

（三）讨论

五脏之病皆有虚实，独"肾"只虚不实。"肾"为人体元阴、元阳秘藏之所，元阴、元阳为人体生殖发育的根本，故宜秘藏，不宜过泄耗伤。"瘀"本由淤水的"淤"字转化而来，因属于病的范畴，故后改从"疒"部，是指瘀积不行，污秽不洁和已离经脉之血及在旧病后影响到脉络时所出现的病变，象征着瘀浊之水，不能进行畅利之意。肾阳的温煦、肾阴的化生是各脏腑经络的生理功能，是血液化生、循行，津液输布的重要保证。中医"瘀血"的概念与现代医学的"淤血"并不完全相同，现代医学多指静脉血液循环障碍，进而导致局部或全身的某些病理改变。中医"瘀血"的含义则范围广泛，有广义、狭义之分，而狭义的"瘀血"证就有积血、留血、蓄血、干血、死血、败血等之分；广义的"瘀血"除包括以上所述之外，更泛指由于痰浊、食滞、温疫、暑热、寒湿、情志刺激等因素引起的脏腑经络出现气滞血瘀的复杂多样的临床症状而言。肾精不足可致肾气亏虚，无力温煦、激发推动其他脏器。精不化血或阴血不充，诸脏腑四肢百骸失其濡养，从而出现三焦气化不利，气机升降失常，脏腑功能失调，血失通畅，脉道枯滞而至血瘀。血瘀又进一步影响气血运行，如此肾虚导致血瘀，血瘀加重肾虚，形成恶性循环，使脏腑组织器官发生各种疾患。所以说肾虚和血瘀不是孤立存在的，而是相互并存的，肾虚必兼血瘀，血瘀加重肾虚，往往肾虚是本，血瘀是标，肾虚是因，血瘀是果；反过来，瘀血又构成新的致病因素，从多方面加重肾虚的程度，形成恶性循环。我们认为，慢性肾病日久，必致肾精不足、水液排泄障碍，终至损伤脏腑，败坏形体。"虚瘀"为本病病机的关键。实验中所出现的肾间质纤维化、肾小管基底膜增厚、细胞因子增多等，均可证实其有"虚瘀"的病理改变。

张大宁教授根据"肾虚血瘀"的病理机制研制的以补肾活血法为大法的中药组方，综合了补肾法与活血化瘀法的长处，并发挥其独特的内涵和疗效，具有补肾、活血、软坚的攻效，改善肾虚血瘀的病理变化，使机体阴阳平衡、邪祛正存。该大法绝不是补肾法（或补肾药物）与活血法（或活血化瘀药物）的简单、机械叠加或同用。它是将补肾法与活血法有机结合，高度统一，通过补肾促进活血，应用活血加强补肾，两者相互协同。其中生黄芪含有苷类、多糖、氨基酸及微量元素，具有增强机体免疫功能、利尿、保肝、消除蛋白尿的作用；川芎含有川芎嗪、阿魏酸及内酯素等，可提高 γ 球蛋白及 T 淋巴细胞，对免疫系统有一定调整作用；赤芍含有芍药苷、牡丹酚、芍药苷等，可提高耐缺氧能力、抗血栓形成及改善微循环能力；鳖甲含有动物胶、CK、碘质及维生素 D 等，能抑制肝、脾之结缔组织增生，提高血红蛋白水平；甘草含有甘草次酸及多种黄酮成分，有类似肾上腺皮质激素样作用。诸味药配伍可调节机体免疫功能，改善微循环，软坚散结，提高组织损伤后的修复能力。

近年来肾小管间质损害在肾脏疾病中的作用日益受到国内外学者的重视。各种原因引起的肾小球疾病常常伴随着肾小管间质损伤，肾间质纤维化是所有慢性进行性肾脏疾病进展到终末期肾功能衰竭的共同形态学特点，决定着肾脏疾病的预后，小管间质病变的严重程度与 GFR 的下降密切相关。有关研究证实，在不伴有肾小管间质纤维化的肾脏疾病，肾功能恶化甚至肾小球硬化进展缓慢。UUO 是国内外学者公认的肾间质纤维化模型，伴随着疾病进展间质细胞增多，胶原分泌增加，最终导致肾间质纤维化。小管间质纤维化的过程包括小管细胞的丧失和细胞用基质（ECM）的积聚。肾小管间质中的肌成纤维细胞（myofibroblast，MyoF）是合成细胞外基质子 I 型和Ⅲ型胶原的主要细胞，是肾纤维化中使细胞外基质沉积增多的主要原因之一，是肾间质纤维化的重要机制之一。MyoF 可来自成纤维细胞，也可由肾小管上皮细胞转化而来，具有成纤维细胞和平滑肌细胞的特性，它可由肾小管上皮细胞转化而来，具有成纤维细胞和平滑肌细胞的特性，它可高度增殖，具有旁分泌、自分泌生长因子和胶原合成的能力。正常肾脏中几乎无 MyoF，在肾损伤的情况下，由静止的成纤维细胞转化而来。这些病理细胞的增多使细胞外基质合成和分泌增加，直接参与间质纤维化的形成，或者通过释放细胞因子，促使成纤维细胞的增殖和细胞外基质的沉积，从而间接加速了间质纤维化的进程。MyoF 能特异性表达间充质细胞的标志物 α-SMA 和 Vim，而正常肾小管上皮细胞可表达 CK。在肾组织无损伤或仅发生轻度损伤时肾小管上皮细胞仍可表达 CK，以后随着肾小管上皮细胞损伤逐渐加重，CK 的表达开始减弱，与此同时可见部分损伤的肾小管上皮细胞表达 α-SMA、波形蛋白，并表达逐渐增强，以后出现Ⅲ型胶原的表达，使肾间质中基质增多，发生纤维化。本实验证实，应用补肾活血为大法的中药组方，可抑制肾小管上皮细胞肌成纤维细胞转分化，使 MyoF 的表达减少，抑制纤维细胞的活化，从而抑制了肾间质纤维化的形成和发展。

（四）小结

补肾活血法中药使发生了间质纤维化大鼠特异性标志物肌成纤维细胞的表达减少，而使上皮细胞的表达增强，说明抑制并逆转了肾小管上皮细胞肌成纤维细胞转分化，组织了肾间质纤维化的进程。

十四、补肾活血法组方中药防治肾间质纤维化的实验研究

张勉之，段惠军，张大宁

肾间质纤维化是各种肾脏疾病发展的最终结果。近年来的研究显示，肾间质病变与慢性肾功能衰竭关系较肾小球更为密切。补肾活血法（nourishing kidney and activing blood）是张大宁于1978年首先提出的一种新的中医理论和临床治疗大法。我们利用肾间质纤维化动物模型，通过检测角蛋白（cytokeratin，CK）、波形蛋白（vimentin，Vim）和 α–平滑肌肌动蛋白（α–tsmooth muscle action，α–SMA）等特异性标志物的表达，观察该中药对肾间质纤维化的防治作用。

（一）材料

1. 动物

雄性 Wister 大鼠 32 只，清洁级，体重 220～286g（251.67±18.32g），由河北省实验动物中心提供。

2. 药物

根据补肾活血法组方，选取生黄芪、川芎、赤芍、鳖甲、甘草等，购自天津市药材公司，并经天津市中医药研究院鉴定。草药一并置于多功能提取罐内，用 65%乙醇热回流提取两次，第一次加 8 倍量 65%乙醇，提取 3h，放出药液，第二次加 6 倍量 65%乙醇，提取 2h，放出药液。两次药液一并滤过，70～75℃回收乙醇，回醇后再减压浓缩（70℃，-0.06mPa）至相对密度为1.35～1.40（85℃热测）的稠膏，出膏率 10%。

3. 试剂

抗 α–SMA 单克隆抗体（sigma 公司）、抗波形蛋白单克隆抗体、抗角蛋白单克隆抗体（Santa cruz 公司），均为第一抗体；生物素标记的抗小鼠 IgG 抗体及抗兔 IgG 抗体（华美公司），均为第二抗体。

4. 仪器

CMIAS 真彩色病理图像分析系统由北京航空航天大学研制。

（二）方法

1. 模型制备及给药

雄性 Wister 大鼠 32 只，其中 24 只在无菌条件下进行，术后随机分成治疗组和模型组，治疗组于 UUO 手术第一天起给中药，根据动物体重，高、低两个剂量灌胃，每一剂量 8 只动物，分别是 4.0g/（kg·d）和 2.0g/（kg·d），模型组 8 只动物给予等量温水。其余 8 只行假手术，只找到输尿管，并不结扎，常规喂养。实验期间自由饮水、摄食，室内温度控制在 20～24℃，通风湿度良好。灌胃 3 周后，处死动物。

2. 标本制备

肾组织标本用 10%的中性甲醛固定，经脱水、包埋，切成 2μm 的切片，作 HE、PASM 染色；另一些标本做成 4μm，切片脱蜡水化后，用 3%H_2O_2 溶液封闭内源性过氧化物酶（10min），磷酸盐缓冲液（PBS）冲洗（3～5min），在微波缓冲液中微波修复 10min，羊血清白蛋白封闭（20min），依次加入一抗（抗 α–SMA 抗体、抗波形蛋白单克隆抗体、抗角蛋白单克隆抗体）。4℃冰箱孵育过夜，加入二抗（生物素标记的抗小鼠 IgG 抗体及抗兔 IgG 抗体）37℃孵育 30min，

链霉素/卵白素复合物（ABC）37℃孵育30min，用DAB显色液显色3~5min，苏木素复染3min，最后用树脂封片。每批标本均做阴性及阳性对照。肾组织免疫组织化学标本通过光学显微镜放大200倍摄取图像，输入图像分析系统内，进行免疫组织化学定量分析，在200倍光学显微镜下每个标本随机选取10个无肾小球的视野，计算每个视野内肾小管上皮细胞内免疫组织化学阳性面积和肾小管上皮细胞总面积的比值，取其平均值为每例标本肾小管上皮细胞阳性表达的比较值。

3. 结果判定和记录

HE、PASM染色切片在光镜下观察肾间质炎细胞浸润及间质病变。将肾小管间质病变程度分为三级。即Ⅰ级：肾小管间质病变散在轻微，范围<15%；Ⅱ级：病变呈灶性或小片状分布，15%<范围<50%；Ⅲ级：病变呈灶性或小片状或弥漫分布，范围>50%。免疫组化α-SMA染色主要以肾间质血管平滑肌作为阳性对照，除此以外α-SMA阳性细胞记录其量的差别，即每一切片用10×40倍光镜观察大鼠肾间质五处病变最为明显的区域，记录其阳性细胞数。按每个高倍视野α-SMA阳性细胞数量的多少分为5级：<50为0级；50~100为Ⅰ级；101~200为Ⅱ级；201~300为Ⅲ级；>300为Ⅳ级。

4. 统计学处理

实验数据以均数±标准差（$\bar{X} \pm S$）表示，根据数据的性质与分布情况，计数资料采用χ_2检验，计量资料采用t检验，等级资料采用秩和检验。

（三）结果

1. 光镜

HE、PASM染色切片可见模型组出现弥漫性炎细胞浸润、间质水肿，伴有不同程度的上皮细胞肿胀、变性及部分肾小管萎缩、管腔闭塞，肾间质出现多灶性纤维化，范围>50%，属于Ⅲ级；高、低剂量治疗组分别可见部分肾小管上皮细胞发生空泡变性，少数肾小管上皮细胞发生空泡变性增加并伴有部分肾小管上皮细胞核发生脱落，肾间质病变呈片状分布，范围<15%，属于Ⅰ级，较模型组比较有显著性差异。肾小管面积、管腔面积及管壁面积与模型组比较明显增加，有非常显著性差异（$P<0.01$），肾间质面积较模型组比较明显缩小（$P<0.01$），其中高剂量组效果更为明显，但高、低剂量组比较无显著性差异；假手术组未见病理改变（表12-53）。

表12-53　肾小管、肾间质面积测量统计结果

	假手术组	低剂量治疗组	高剂量治疗组	模型组
肾小管面积	182.88±11.6*	175.25±15.38*	164.36±16.22*	122.38±14.02△
肾小管腔面积	46.43±2.72*	36.01±1.52*	28.15±1.69*	18.33±3.74△
肾小管壁面积	161.03±14.9*	147.21±9.36*	127.49±10.34*	101.35±13.26△

注：与模型组相比较*$P<0.01$；与假手术组比较△$p<0.01$。

2. 肾组织免疫组织化学检测

（1）α-SMA和Vim的表达分布：假手术组极少量α-SMA和Vim的表达；高、低剂量治疗组分别可见α-SMA和波形蛋白在肾小管上皮细胞胞质内有少量表达，每高倍视野α-SMA和Vim阳性细胞数均<200，其中高剂量组效果更为明显，但较低剂量组无显著性差异；模型组α-SMA和Vim表达明显增加，肾间质阳性细胞数均>220，较治疗组有非常显著性差异（$P<0.01$）。

（2）CK的表达分布：假手术组角蛋白有较强的表达；治疗组CK表达减弱；模型组CK的表达进一步减少，相比治疗组有非常显著性差异（$P<0.01$）（表12-54）。

表 12-54 肾组织免疫组织化学结果

	假手术组	低剂量治疗组	高剂量治疗组	模型组
CK	0. 2095±0. 0235 *	0. 1576±0. 0189 *	0. 1725±0. 0172 *	0. 0651±0. 0063 △
α-SMA	0. 0007±0. 0001 *	0. 0158±0. 0016 *	0. 0067±0. 0011 *	0. 0843±0. 019 △
Vim	0. 0011±0. 0022 *	0. 0338±0. 0058 *	0. 0285±0. 0037 *	0. 1122±0. 023 6 △

注: 与模型组相比较 $*P<0.01$; 与假手术组比较 $\triangle P<0.01$。

(四) 讨论

张大宁教授研制的以补肾活血为大法的该种中药, 具有补肾、活血、软坚的功效, 改善肾虚血瘀的病理变化, 使机体阴阳平衡、邪祛正存。其中生黄芪含有苷类、多糖、氨基酸及微量元素, 具有增强机体免疫功能、利尿、保肝、消除蛋白尿的作用; 川芎含有川芎嗪、阿魏酸及内酯素等, 可提高 γ-球蛋白及 T 淋巴细胞, 对免疫系统有一定调整作用; 赤芍含有芍药苷、牡丹酚、芍药花苷等, 可提高耐缺氧能力、抗血栓形成及改善微循环; 鳖甲含有动物胶、CK、碘质及维生素 D 等, 能抑制肝、脾之结缔组织增生, 提高血红蛋白水平; 甘草含有甘草次酸及多种黄酮成分, 有类似肾上腺皮质激素样作用。诸味药配伍可调节机体免疫功能, 改善微循环, 软坚散结, 提高组织损伤后的修复能力。近年来肾小管间质损害在肾脏疾病中的作用日益受到国内外学者的重视。各种原因引起的肾小球疾病常常伴随着肾小管间质损伤, 肾间质纤维化是所有慢性进行性肾脏疾病进展到终末期肾功能衰竭的共同形态学特点, 决定着肾脏疾病的预后, 肾小管间质病变的严重程度与 GFR 的下降密切相关。有关研究证实, 在不伴有肾小管间质纤维化的肾脏疾患, 肾功能恶化甚至肾小球硬化进展缓慢。小管间质纤维化的过程包括肾小管细胞的丧失和细胞外基质 (ECM) 的积聚。肾小管间质中的肌成纤维细胞 (myofibroblast, MyoF) 是合成细胞外基质 I 型和 III 型胶原的主要细胞, 是肾纤维化中使细胞外基质沉积增多的主要原因之一, 是肾间质纤维化的重要机制之一。MyoF 可来自成纤维细胞, 也可由肾小管上皮细胞转化而来, 能特异性表达间质细胞的标志物 α-SMA 和 Vim, 而正常肾小管上皮细胞可表达 CK。在肾组织无损伤或仅发生轻度损伤时肾小管上皮细胞仍可表达 CK, 以后随着肾小管上皮细胞损伤逐渐加重, CK 的表达开始减弱, 与此同时可见部分损伤的肾小管上皮细胞表达 α-SMA、波形蛋白, 并表达逐渐增强, 以后出现 III 型胶原的表达, 使肾间质中基质增多, 发生纤维化。UUO 是国内外学者公认的肾间质纤维化模型, 伴随着疾病的进展性间质细胞增多, 胶原分泌增加, 最终导致肾间质纤维化。本实验证实, 应用补肾活血法为大法的中药, 可抑制肾小管上皮细胞肌成纤维细胞转分化, 使 MyoF 的表达减少, 抑制纤维细胞的活化, 从而抑制了肾间质纤维化的形成和发展。

十五、活血法治疗慢性肾功能衰竭的实验研究

张勉之, 张大宁

慢性肾功能衰竭是由多种原因造成的慢性进行性肾实质损害, 使肾脏不能维持其基本功能, 导致体内注代谢潴留、水电解质及酸碱平衡失调、内分泌紊乱的一种综合病症, 是慢性肾脏疾病的终末阶段, 病情复杂多变且危重。祖国医学在治疗慢性肾功能衰竭方面积累了丰富的经验, 补肾活血法是临床常用的治法, 笔者通过实验研究, 观察补肾活血法组方对慢性肾功能衰竭大鼠的治疗作用。现汇报如下。

（一）材料

1. 动物

雄性 Wistar 大鼠 60 只，体重（165±22）g，购于河北省实验动物中心。随机分为六组，即肾衰排毒颗粒高、中、低三个剂量组，阳性药物对照组、模型对照组和假手术组，每组 10 只动物。

2. 药物

补肾活血法组方，由生黄芪、生大黄、大黄炭、乌药、莱菔子等组成，每包 2.5g，含生药量 5.98g；阳性对照药为包醛氧化淀粉，每袋 5g。

3. 仪器

血 Cr（除蛋白法）、BUN（尿素酶法）、白蛋白（溴甲酚绿比色法）、血红蛋白测定试剂盒均为南京建成生物工程研究所生产产品。

（二）方法

1. 模型制备及给药

雄性 Wistar 大鼠 50 只，常规麻醉消毒后，腹部正中纵切口，暴露肾脏，剥离肾包膜，右肾结扎切除，左肾切除上下极后，明胶海绵止血，关闭腹腔。1 周后将 50 只大鼠随机分成五组，每组 10 只；另一组 10 只为假手术组，与上述大鼠同时手术，分别将肾挤出，分离肾周筋膜和肾上腺后，送回腹腔，不做肾手术组先常规喂养 10 周。肾衰排毒颗粒以蒸馏水溶解为 0.208g/ml 的溶解（高剂量组），再以 1∶2 的比例稀释为 0.104g/ml、0.052g/ml 两个浓度（中、低剂量组），1.0ml/100g 灌胃给药（即等于 2.08g/ml、1.04g/ml、0.52g/ml）。阳性药物对照组参照 0.42g/ml 的溶液，1.0ml/100g 灌胃给药。模型对照组和假手术组灌服 1.0ml/100g 蒸馏水。实验期间自由饮水、摄食，室内温度控制在 20～24℃、通风湿度良好。每天灌胃一次，45 天后处死动物。

2. 观察指标

每周记录大鼠体重、死亡情况，并于给药前，给药后 15 天、30 天、45 天眼眶取血测血清 Cr、BUN、总蛋白、白蛋白及 Hb 含量；给药后 45 天留取 24h 尿液后，取出残余肾称重，并将肾脏固定于 10% 甲醛中，石蜡包埋，HE 染色光镜下观察肾小球、肾小管、肾间质和肾包膜的病理改变，根据其病理损伤的严重程度评分：–1 分；–～±2 分；±3 分；±–～±±4 分；±±5 分；±±～±±±6 分；±±±7 分，将肾小球、肾小管、肾间质和肾包膜的评分相加，即综合反映了肾组织的损伤程度。

3. 统计学处理

实验数据以均数±标准差（x±S）表示，根据数据的性质与分布情况，计数资料采用 χ^2 检验，计量资料采用 t 检验，等级资料采用秩和检验。

（三）结果

1. 给药前各组生化指标测定

给药前，与假手术组比较，模型组与对照组、阳性药物对照组及各剂量肾衰排毒颗粒组 Scr 及尿素氮均显著增高（$P<0.01$），Hb 明显降低（$P<0.01$），血清总蛋白变化不明显，白蛋白显著低于假手术组（$P<0.05$），白/球同时降低（表 12-55）。

表 12-55　给药前各组生化指标测定

组别	剂量（g/kg）	数量	Cr（μmol/L）	BUN（mmol/L）	Hb（g/L）	总蛋白（g/L）	白蛋白（g/L）	白/球比
假手术组	蒸馏水	10	83.6±15.5	5.1±0.8	145.8±11.1	78.6±6.5	33.3±2.9	0.73±0.06
模型对照组	蒸馏水	10	147.3±41.0	10.6±3.3	123.8±13.2	74.5±7.1	29.2±3.4	0.65±0.10
阳性药物对照组	4.2	10	146.8±42.4	12.0±4.6	136.4±10.7	84.8±15.6	28.1±4.1	0.55±0.19
肾衰排毒颗粒组	2.08	10	148.1±48.3	10.2±5.6	127.4±13.9	72.9±7.3	28.8±4.3	0.67±0.17
肾脏排毒颗粒组	1.04	10	146.5±39.8	10.8±3.2	132.2±9.4	80.2±11.6	30.1±3.9	0.63±0.15
肾脏排毒颗粒组	0.52	10	147.3±32.9	11.1±3.9	116.7±16.5	76.5±5.9	29.9±3.1	0.62±0.09

2. 给药后 15 天各组生化指标测定

给药后 15 天各肾衰排毒颗粒组及阳性药物对照组的血 Cr 水平均有所下降（与用药前比，阳性药物对照组、中、低剂量肾衰排毒颗粒组 $P<0.05$），模型组对照组的血 BUN 未见升高（与模型对照组比较，高、低剂量肾衰排毒颗粒组 $P<0.05$）；同时模型对照组 Hb 水平进一步下降，各给药组下降幅度较小（表 12-56）。

表 12-56　给药后 15 天各组生化指标测定

组别	剂量（g/kg）	数量	Cr（μmol/L）	BUN（mmol/L）	Hb（g/L）	总蛋白（g/L）	白蛋白（g/L）	白/球比
假手术组	蒸馏水	10	88.3±13.5	6.4±1.1	144.7±11.5	73.9±6.5	32.6±3.4	0.79±0.08
模型对照组	蒸馏水	10	144.3±52.0	14.1±6.9	115.8±16.2	75.3±5.6	28.5±3.2	0.62±0.11
阳性药物对照组	4.2	10	141.8±48.3	11.9±7.0	130.0±20.1	73.2±7.2	28.3±4.9	0.65±0.15
肾衰排毒颗粒组	2.08	10	122.1±56.3	9.2±2.5	118.5±11.5	72.7±4.9	31.8±7.1	0.86±0.55
肾脏排毒颗粒组	1.04	10	133.5±45.5	10.6±3.4	121.2±13.8	73.5±3.6	30.0±3.0	0.71±0.15
肾脏排毒颗粒组	0.52	10	139.4±57.1	10.8±5.9	123.4±10.7	71.5±3.7	31.3±2.1	0.73±0.07

3. 给药后 30 天各组生化指标测定

给药后 30 天，假手术组，中、低剂量肾衰排毒颗粒组大鼠死亡率为 0；模型对照组血 Cr 水平进一步升高，各受试药组血 Cr 水平亦有所增加，但升幅较模型组对照组小，各试验组血 BUN 水平同时升高，各组间无明显差异（表 12-57）。

表 12-57　给药后 30 天各组生化指标测定

组别	剂量（g·kg⁻¹）	数量	Cr（μmol/L）	BUN（mmol/L）	Hb（g/L）	总蛋白（g/L）	白蛋白（g/L）	白/球比
假手术组	蒸馏水	10	83.8±14.1	5.3±1.3	141.7±2.6	76.6±2.6	29.1±2.1&	0.63±0.05
模型对照组	蒸馏水	10	201.3±98.6	14.8±6.7	115.0±16.5	75.6±5.6	26.6±2.2	0.55±0.08
阳性药物对照组	4.2	10	167.1±88.5	9.5±3.2	131.7±11.9	72.7±4.0	27.7±3.8	0.62±0.12
肾衰排毒颗粒组	2.08	10	169.9±32.4	9.9±2.3	127.1±9.5	70.6±4.4	29.5±2.9	0.72±0.08
肾脏排毒颗粒组	1.04	10	175.3±82.9	13.6±5.4	112.7±9.8	70.2±3.3	27.2±3.4	0.64±0.09
肾脏排毒颗粒组	0.52	10	225.3±99.1	9.9±5.1	119.4±14.5	75.3±11.0	27.9±3.7	0.62±0.15

4. 给药后 45 天各组生化指标测定

继续给药至 45 天后，中剂量肾衰排毒颗粒组大鼠的死亡率与假手术组仍为 0；模型对照组血 Cr、BUN 水平进一步增高，而各给药组的血 Cr 水平明显降低；各受试药组 BUN 水平升高幅度低于模型对照组，呈剂量相关性（表 12-58）。

表 12-58 给药后 30 天各组生化指标测定

组别	剂量（g/kg）	数量	Cr（μmol/L）	BUN（mmol/L）	Hb（g/L）	总蛋白（g/L）	白蛋白（g/L）	白/球比
假手术组	蒸馏水	10	75.6±7.3	6.3±1.2	131.1±8.2	73.2±3.4	29.1±1.8	0.67±0.08
模型对照组	蒸馏水	10	225.3±196.0	15.6±5.8	106.1±9.7	83.6±8.6	25.6±3.3	0.48±0.16
阳性药物对照组	4.2	10	127.5±76.5	9.8±3.3	125.0±15.6	73.9±3.4	27.2±2.7	0.59±0.09
肾衰排毒颗粒组	2.08	10	130.9±30.7	9.9±2.3	113.1±19.1	72.0±3.5	29.5±2.9	0.58±0.10
肾脏排毒颗粒组	1.04	10	142.4±83.7	13.5±3.6	109.7±9.9	76.1±6.7	26.2±2.4	0.53±0.12
肾脏排毒颗粒组	0.52	10	181.3±120.1	14.9±8.1	107.0±20.3	80.6±7.3	25.7±3.2	0.49±0.14

5. 肾组织病理观察

大体观察模型对照组残余肾脏体积明显增大、肿胀、颜色较深；各剂量肾衰排毒颗粒组及阳性药物对照组大鼠肾脏色泽较红润。HE 染色，假手术组肾脏结构正常；模型对照组可见：肾包膜增厚伴大灶性钙化，肾小球肥大、毛细血管壁增厚、玻璃样变性，以致管腔阻塞，邻近的肾小管肥大、扩张，小管上皮细胞变成扁平，部分组病变类似，但程度较轻。统计结果显示，与假手术比较，模型对照组、阳性药物对照组及各剂量肾衰排毒颗粒组的肾组织损伤程度评分显著增加（$P<0.01$），与模型组比较，高、中剂量肾衰排毒颗粒组的评分明显偏小（$P<0.05$）（表 12-59）

表 12-59 肾组织病理观察

组别	剂量（g/kg）	数量	肾脏重量（mg）	肾组织损伤程度（分/个）
假手术组	蒸馏水	10	284±45	4.00±0.00
模型对照组	蒸馏水	10	515±172	18.5±5.13
阳性药物对照组	4.2	10	437±111	12.13±5.36
肾衰排毒颗粒组	2.08	10	380±64	12.33±5.07
肾衰排毒颗粒组	1.04	10	453±241	13.56±3.00
肾衰排毒颗粒组	0.52	10	403±114	13.25±6.34

（四）讨论

慢性肾功能衰竭是各种肾脏疾病末期的共同表现，是一种严重危害人类生命的疾病，且发病率正逐年增高[5]。防治 CRF 是世界医学亟待解决的难题，而西医目前尚没有一种有效治疗和控制的药物，只能运用对症治疗或替代疗法。张大宁教授在多年肾病临床实践的基础上，通过不断摸索和创新终于发现了该病的四大病机——"虚、瘀、湿、逆"，并根据中医补肾活血法的原理，予以扶正、培本、祛邪治疗。

肾衰排毒颗粒从祛邪入手，方中大黄及大黄炭有降浊排毒作用，现代药理学研究表明，大黄蒽醌和大黄酸蒽酮葡萄糖苷，通过抑制肾小球系膜细胞 DNA 和蛋白质的合成而引发系膜细胞生长抑制，减缓残余肾组织肾小球硬化的进展[9]。此外，大黄及其提取物还可选择性抑制肾小管细胞的高代谢状态，从而减轻高代谢对健存肾单位的损害，有效地降低肾小管上皮细胞的增殖，降低其细胞代谢。肾衰排毒颗粒尤其运用了中药活性炭技术及类似结肠透析作用，这对提高该药治疗 CRF 疗效也有一定作用。

以上实验研究分析证明，肾衰排毒颗粒确为治疗 CRF 的理想中成药，值得推广使用。

[摘自：《天津中医药》，2004，6（21）：459-461]

十六、补肾活血法对家兔实验性动脉粥样硬化的影响

张勉之

动脉粥样硬化是心脑血管疾病的主要病理过程，是各类缺血性疾病防治的基础，随着人们生活水平的日益提高及饮食结构的改变，动脉粥样硬化的发病率有逐渐增高的趋势，因此国内外十分重视对该病的研究，但调整血脂仍是目前防止动脉粥样硬化的重要措施，而尚未得出更为有效的治疗方案，我们应用张大宁的教授于 70 年代末首先提出的补肾活血法，对动脉粥样硬化的动物模型进行实验观察。现报告如下。

（一）材料和方法

1. 动物模型的建立和分组

本实验 30 只日本大耳白兔由河北医科大学实验动物中心提供，体重（2.5±0.5）kg，兔龄8～10个月，雌雄混杂，随机分为五组：正常组、模型组、预防观察组、对照组和治疗观察组，每组 6 只。饲料由河北医科大学动物室提供。除普通饲料组外，余四组给予胆固醇粉 1.4g/（2.5kg·d），蛋黄粉 14g/（2.5kg·d）；预防观察组中药 1.7g/（kg·d），治疗观察组中药 2.5g/（kg·d），对照组中药 1.9g/（kg·d）。实验期间，自由进水，每周测体重 1 次，饲养 12 周（共测体重 12 次），预防观察组与正常组、模型组的一半饲养 6 周。

2. 检测方法

血清 TC、TG、HDL-C、LDL-C 采用自动生化分析仪常规方法；血清 LPO 采用 TBA 法；全血 GSH-Px 活力采用 DTNB 直接法；血清 SOD 活力采用邻苯三酚自氧化法；载脂蛋白 A（ApoA）、载脂蛋白 B（ApoB）采用免疫比浊法（用 Beckman 700 型生化分析仪）；脂蛋白（a）[Lp（a）]、氧化型低密度脂蛋白（^{125}I-LDL）用 BIO—TEKEL311 型全自动酶标仪，采用酶联免疫法测定[4]；血浆内皮素（ET）水平采用均相竞争法直接测定，程序按解放军总医院东亚免疫技术研究所提供的^{125}I标记放免法进行。主动脉粥样硬化动脉粥样硬化面积测定采用 LuzexF 型图像分析仪对主动脉动脉粥样硬化病灶总面积及动脉粥样硬化病灶面积占主动脉面积百分比进行测量。收集 24h 尿液用磺基水杨酸法测尿蛋白定量，硝酸还原酶法及 Griess 试剂测尿 NO 量，尿 NO 以 NO-x 量表示。

麻醉处死兔取肾皮质测定 NO 含量，留取肾组织用 100 ml/L 甲醛固定做石蜡切片，切片脱蜡入水然后加鼠抗 iNOS 抗体（1∶100）依次加羊抗鼠 IgG 及 SABC 试剂，DAB 显色，苏木素复染，观察 iNOS 在肾脏中的表达。原位末端脱氧核苷酸转移酶法检测肾组织凋亡细胞，切片脱蜡入水，蛋白酶 K 消化 15 min，蒸馏水洗 3 次，然后在新鲜配制的 3097L H$_2$O$_2$ 水中浸泡 10min，蒸馏水洗 3 次，加末端脱氧核苷酸转移酶及地高辛标记的 dLTP 在 37℃下孵育 2h，TBS洗，然后依次加封闭液，过氧化物酶标记的抗地高辛抗体、SABC 试剂，DAB 显色，苏木素复染，脱水透明封片，胞核出现棕黄色颗粒者为阳性细胞。具体程序见试剂盒说明，同时作阴性对照片。

3. 统计学处理

所有资料均用 t 检验。

（二）结果

1. 血脂水平及生化指标的研究

从表 12-60 我们可以看出：与正常组比较，模型组血清 TG 和 LDLC 明显增高，TC 增高不明

显，HDL-C 降低；与模型组比较，预防观察组、对照组及治疗观察组血清 TC、TG、LDL-C 和 LPO 显示不同程度降低，HDL-C 明显提高（$P<0.01$），GSH-Px 和 SOD 活力增加，以预防观察组效果最为理想，TC 和 TG 变化略小，提示虫草地黄活血汤对血脂的影响主要是降低 LDL-C 和提高 HDL-C 水平。值得提出的是，模型组 GSH-Px 和 SOD 活力也有不同程度提高，后者与正常组比较差异有显著性，表明家兔在饲以高脂饮食后其自身也可产生较强的抗氧化能力。

表 12-60 试验后血脂水平及生化指标的结果

	TC（mmol/L）	TG（mmol/L）	HDLG（mmol/L）	LDL-C（mmol/L）	TC/HDL-C	LPO（μmol/L）	GSH-Px（μmol/L）	SOD（μmol/L）
正常组	1.17±0.48	1.61±0.41**	0.69±0.21**	2.12±0.14**	1.69±0.52	7.25±0.53**	131.60±20.71**	129.09±33.90
模型组	1.90±0.85	12.02±2.11	0.22±0.09	11.59±1.56	8.64±0.89	8.54±0.20	154.14±27.39	284.07±79.49
预防观察组	1.23±0.32*	7.35±1.65**	0.58±0.39*	3.02±0.4**	1.93±0.54	7.42±0.63**	286.91±80.99	1321.14±188.21**
对照组	1.77±0.61	10.99±2.70	0.35±0.20**	9.45±1.20**	5.06±0.76	8.02±0.50*	186.87±37.91	482.63±100.87**
治疗观察组	1.25±0.45*	9.48±2.30*	0.49±0.13*	5.57±0.33**	2.55±0.83	7.63±0.80**	215.10±65.13*	604.04±108.88**

注：t 检验，与模型组比较，*$P<0.05$，**$P<0.01$。

2. 血清脂蛋白含量的研究 （表 12-60）

从表 12-61 我们可以看出：模型组血清 ApoB、Lp（a）、OX-LDL 含量明显高于正常组、预防观察组、对照组、治疗观察组（$P<0.001$），而 ApoA 含量则正相反，表明虫草地黄活血汤能明显对抗动脉粥样硬化病人的血清脂蛋白含量的升高。

表 12-61 实验后血清脂蛋白含量测定

	ApoA（g/L）	ApoB（g/L）	Lp（a）（mg/L）	OX-LDL（μg/L）
正常组	4.60±0.02	1.06±0.12	61.5±1.7	12.8±4.2
模型组	1.92±0.60	5.91±1.12	164.6±11.4	95.9±6.1
预防观察组	4.12±0.49	1.13±0.10	98.8±3.4	40.3±3.5
对照组	3.07±0.14	3.19±1.00	122.8±11.0	76.2±3.1
治疗观察组	4.06±0.56	1.19±0.25	103.5±5.2	55.0±2.9

3. 血浆内皮素水平及主动脉动脉粥样硬化面积变化的研究

从表 12-62 可以看出，模型组血浆 ET 水平明显增高，比正常组高 4 倍，预防观察组、治疗观察组血浆 ET 水平下降显著（$P<0.01$），而预防观察组效果较明显，对照组血浆 ET 水平虽也有降低，但较模型组无显著性差异，主动脉动脉粥样硬化图像分析显示，预防观察组、治疗观察组动脉粥样硬化面积明显缩小，与模型组差异有非常显著性（$P<0.01$）；对照组动脉粥样硬化面积也有不同程度的缩小，但与模型组差异无统计学意义。动脉粥样硬化组与药物组主动脉脂质斑块面积比较：全部动物杀死后解剖发现，动脉粥样硬化病变处呈鲜红色，正常动物内膜呈灰白色，预防观察组动物中有 2 只动物肉眼观无明显病变，其余 4 只有病变但较轻，主要分布在主动脉弓部，范围较局限，而模型组动物全部有病变且较严重，多较弥漫，有的广泛累积主动脉各段内膜。测得主动脉脂质斑块面积在总面积中所占比较率模型组为（56.6±29.8）%，预防观察组为（7.7±6.9）%，治疗观察组为（10.4±8.5）%。预防观察组、治疗观察组与模型组相比差异显著（$P<0.05$）。

表 12-62 试验后血浆内皮素水平及主动脉动脉粥样硬化面积变化

	ET（ng/L）	动脉粥样硬化病灶总面积（cm	动脉粥样硬化面积百分比（%）
正常组	135.27±29.46*	0.59±0.25*	4.17±1.23*
模型组	735.95±127.10	5.67±1.94	39.67±14.90
预防观察组	192.27±52.70*	2.48±0.94*	22.44±4.25*
对照组	598.36±83.28*	4.78±0.81	36.84±11.71
治疗观察组	232.40±72.79*	2.89±1.74*	25.17±5.86*

注：t 检验，与模型组比较 * $P<0.01$。

4. 尿蛋白、尿 NO 定量的研究

从表 12-63 我们可以看出：模型组尿蛋白、尿 NO 含量均较正常组明显增高（$P<0.05$）。预防观察组、治疗观察组较模型组的含量明显减少（$P<0.01$）。对照组含量虽较模型组减少，但无显著性差异。

表 12-63 实验后 24h 尿蛋白、尿 NO 定量的结果

	尿蛋白（mg/24h）	尿 NO（μmol/24h）
正常组	14.53±4.07	6.96±3.02
模型组	34.30±14.69*	16.56±6.30*
预防观察组	17.33±3.56△	7.86±3.74△
对照组	28.93±10.45	12.37±4.11
治疗观察组	20.69±△	8.43±4.36△

注：t 检验，与正常组比较 * $P<0.05$；与模型组比较 △ $P<0.01$。

5. 肾皮质匀浆 NO 及肾组织 iNO 组织化学结果

从表 12-64 我们可以看出：实验结束后模型组动物肾脏皮质匀浆 NO 量明显增多（$P<0.05$），肾小管 iNOS 表达增强，预防观察组、治疗观察组较模型组的含量明显减少（$P<0.01$），对照组含量虽较模型组减少，但无显著性差异（每个标本选取 30 个视野，利用 IBAS 图像分析仪对其显色强度进行分析）。肾皮质匀浆 NO 含量与 24h 尿蛋白定量呈正相关，相关系数为 0.51（$P<0.05$）。

表 12-64 肾皮质匀浆 NO 及肾组织 iNO 组织化学结果分析

	皮质匀浆 NO（nmol/g·protein）	iNOS 灰度
正常组	3.86±2.12	0.330±0.009
模型组	7.71±2.73*	0.389±0.018
预防观察组	4.01±2.56	0.302±0.020
对照组	6.23±2.22	0.387±0.022
治疗观察组	4.35±2.46	0.321±0.018

注：t 检验，与模型组比较 * $P<0.01$。

6. 细胞中凋亡细胞指数

从表 12-65 我们可以看出：在模型组中肾小管 iNOS 的灰度与肾小管细胞凋亡指数呈正相关（$r=0.974$），与肾小管间质细胞凋亡指数呈正相关（$r=0.986$），与肾小球细胞凋亡指数呈正相关（$r=0.975$），均为 $P<0.01$。预防观察组、治疗观察组较模型组的指数明显减少（$P<0.01$），对照组指数虽较模型组减少，但无显著性差异。（切片中凋亡细胞计数方法为×400 高倍视野下每个标

本数 400 个肾小管中的阳性细胞数，数 20 个肾小管间质视野中的阳性细胞数，数 30 个肾小球中的阳性细胞数，分别作为肾小管、肾小管间质及肾小球中的凋亡细胞指数）。

表 12-65　肾组织中凋亡细胞指数分析

	肾小管细胞凋亡指数	肾小管间质细胞凋亡指数	肾小球细胞凋亡指数
正常组	0.17±0.03	0.29±0.03	0
模型组	1.41±0.89 *	0.87±0.50 *	0.304±0.23
预防观察组	0.23±0.08$^{\triangle}$	0.31±0.05$^{\triangle}$	0.07±0.03$^{\triangle}$
对照组	1.12±0.36	0.69±0.33	0.25±0.20
治疗观察组	0.27±0.06$^{\triangle}$	0.36±0.07$^{\triangle}$	0.13±0.06$^{\triangle}$

注：t 检验，与正常组比较 * $P<0.01$；与模型组比较 $\triangle P<0.01$。

（三）讨论

本研究结果表明，以张大宁首先提出的补肾活血法为大法的虫草地黄活血汤有降低动脉粥样硬化病人的血清 TC、TG、HDL、血清 LPD 的活力、ApoB、脂蛋白（a）、氧化型低密度脂蛋白、血浆内皮素水平及升高高铝度脂蛋白、全血谷胱甘肽过氧化物酶活力、血清 SOD 活力、ApoA 的作用。且相对于对照组有显著性差异，说明虫草地黄活血汤有明显的预防和治疗动脉粥样硬化的作用。

动脉粥样硬化是动脉硬化中的常见类型，发病机理尚未完全阐明，其特点为病变发生在动脉内膜，且主要局限于该处。先后有脂质和复合糖类聚积、出血和血栓形成、纤维组织增生和钙质沉着并有动脉中层的逐渐退变和钙化。病变多累及大、中型动脉，多呈偏心性分布。而动脉粥样硬化不只会导致心脑血管疾病，还会损害肾脏。即随着血脂的升高，肾脏中 NOS 增强，大量产生 NO，肾脏中 O_2^- 也随之增加。NO 与 O_2^- 发生反应后，生成对肾脏细胞有毒性作用的过氧化亚硝酸盐，从而造成细胞凋亡。细胞凋亡与肾小球硬化指数显著相关，提示细胞凋亡参与了肾小球硬化。在抗髓过氧化物酶相关的实验性新月体形成的肾小球肾炎模型中发现 iNOS 表达增强，过氧亚硝酸修饰的蛋白增多，双重染色显示硝基化的酪氨酸阳性细胞既产生 O_2^- 也表达 iNOS，高脂动物体内的 O_2^- 增加，肾脏中的 O_2^- 也增加，NO 与 O_2^- 反应可生成对细胞具有毒性作用的过氧化亚硝酸离子（$ONOO^-$）。本实验中的 iNOS 表达增强与肾组织凋亡细胞数量正相关，其可能机制就是 iNOS 产生 NO 与肾组织中的反应生成 $ONOO^-$，从而造成细胞凋亡。NO 增多与蛋白尿有关，iNOS 表达增强及 NO 的增多可能通过细胞凋亡导致肾小球硬化及肾小管间质损害。

近年对高脂血症的中医病因病机探讨，认为其外因为嗜食肥甘厚味，内因为脾肾不足，属本虚标实之证，脾肾不足为本、痰浊瘀血为标。故虫草地黄活血汤采用滋补肝肾、益气健脾，佐以行气活血奏效，不仅能有效地治疗动脉硬化，而且很好地保护了肾脏的功能。

[摘自：《澳门中医药杂志》，2001，3（1）：1–3]

张大宁诊治临床常见肾脏疾病的经验体会

第十三章　张大宁治疗急性肾小球肾炎的临床经验体会

急性肾炎，全名急性感染后肾小球肾炎，是一种临床常见的肾脏疾病，起病急，以血尿、蛋白尿、高血压、水肿、少尿及肾功能损伤等一组症状为常见，故又称急性肾炎综合征。本病常出现于急性感染之后，其感染多以链球菌感染为常见。本病主要发生于儿童，以 5～14 岁为多见，男女比例为 2∶1。如发生在成年，尤其是老年，则病情较重。张老师说，40～50 年前，这种病临床最为常见，但近些年来，随着人们卫生保健知识的提高、就医的及时，使临床上急性链球菌感染的病人很快得以诊断与控制，致使本病的发病率逐渐降低。本病的主要临床表现为血尿、蛋白尿、水肿、高血压、少尿、肾功能损伤，以及一系列全身疲倦症状，西医以对症治疗为主，预后一般。张大宁老师在古人"风水"常规治疗的基础上，加用清热解毒、治血化瘀之法，取得很好效果。

一、急性肾炎的传统认识与治疗

急性肾炎病人见到的第一个症状几乎都是血尿，其中肉眼血尿约占一半，尿色呈均匀的棕色混浊或呈洗肉水样，但无凝块，酸性尿中红细胞溶解破坏常使尿呈现酱油样棕褐色，数天至 1～2 周后消失，严重血尿病人尿道有不适感及尿频，但无典型的尿路刺激症状。

病人能见到的第二个症状多为水肿，统计证实，本病起病早期有 70%～90% 以上的病人出现水肿。轻者为晨起眼睑水肿，重者延及全身，大部分病人 2 周左右水肿自行减轻或消失，如水肿持续发展或成肾病综合征，多预后不良。

蛋白尿为肾脏疾病的特异性表现，急性肾炎病人大多出现蛋白尿，但一般不重，常在（0.5～3.5）g/d，3.5g/d 以上者多为成年，预后多不好。血尿和蛋白尿可持续多月，大都在 1 年内痊愈，长期不愈者提示病变持续发展或发生了其他肾小球疾病。

急性肾炎病人有 80% 出现高血压，老年人更为多见，但多与水肿呈平行变化，一般随利尿而恢复正常，如血压持续升高 2～3 周以上，而无下降趋势者，表明肾脏病变较重，久之可致肾功能受损。此外，本病病人大多出现少尿症状，日尿量<500ml，并可由此而产生一过性氮质血症，随着尿量增加，肾功能会恢复正常，若尿量正常后，肾功能仍不正常者，预后不佳。至于由少尿而发展成无尿者，提示可能出现新月体肾炎。

该病病人全身症状一般表现为疲乏、恶心、呕吐、嗜睡、头晕、腰痛等。此外，急性肾炎的病变前期大部分有前驱感染史（咽部或皮肤），为链球菌感染后 7～20 天开始出现症状，此时原发感染灶多已消失。

现代医学对于该病的治疗以对症治疗为主，利尿、降压、抗炎等，并强调卧床休息，饮食应以低盐饮食［（2.0～3.0）g/d］，以及富有维生素的食物，蛋白摄入量以 1g/（kg·d）为宜，过多或过少摄入蛋白均对肾脏不利。

张大宁老师认为，根据本病的临床表现，一般属于中医"水肿"中"风水"或"阳水"的范畴。"风水"一名，最早见于《内经》，《灵枢·论疾诊尺》篇有"视人之目裹上微肿，如蚕新卧起状……按其手足上，窅而不起者，风水肤胀也"的记载，《素问·汤液醪醴论》还提出了"开鬼门，洁净府，去菀陈莝"的治疗法则。东汉医圣张仲景在《金匮要略·水气病脉证并治》中，首次将"水肿"系统地分为"风水、皮水、正水、石水、黄汗"五个类型，其中"风水"症状为"风水、其脉自浮，外证骨节疼痛恶风"，显然系急性肾炎的表现。"皮水，其脉亦浮，外证胕肿，按之没指，不恶风，其腹如鼓，不渴，当发其汗"的论述，以其"脉浮、外证浮肿、当发其汗"等论述来看，似乎也应与急性肾炎有关。以后至《丹溪心法·水肿》中将水肿分为阴水、阳水两大类，指出"若遍身肿，烦渴，小便赤涩，大便闭，此属阳水"；《医宗必读·肿胀》提出"阳证必热，热者多实；阴证必寒，寒者多虚"等，确立了"阳水"与急性肾炎的至为关联。

中医对于本病的传统治疗大法一般定为"疏风解表，宣肺行水"，以越婢加术汤加减，麻黄、生石膏、白术、甘草、生姜、大枣。临床上根据风寒、风热予以加减，偏风热者，去姜枣，加银花、连翘、黄芩、板蓝根等；偏风寒者，去石膏，加苏叶、防风、桂枝等。如若水肿较重者，可加利尿消肿之品，如冬瓜皮、茯苓皮等；血尿重者加清热止血之品，如白茅根、车前草、大小蓟等；蛋白尿重者加金樱子、芡实等，以固涩敛精。

二、张大宁提出以"野菊花坤草汤为主治疗急性肾炎"的总体思路

对于以上所述的中医学对急性肾炎的传统认识及治疗法则，张大宁老师是基本认可的。但张老师在传统认识的基础上，有自己独特的见解。张老师认为，纵观整个中医学2000年来对"水肿"的认识，有一个不断修正、不断发展、不断成熟的过程。《内经》中只是简单地提出了水肿的症状、病因、治法；《金匮要略》中，张仲景第一次对水肿提出分类，分为风水、皮水、正水、石水、黄汗五种，并创制了至今仍在临床应用的越婢汤、越婢加术汤、防己黄芪汤、防己茯苓汤等千古名方。其中所论饮由水停、水气同源、"病痰饮者当以温药和之"等论述，至今仍有效指导临床。后华佗《中藏经》又在仲景"五水"的基础上，增加了肝水、心水、脾水、肺水、肾水而为"十水"，这次增加变化，其贡献在于将水肿与五脏直接联系起来；巢元方《诸病源候论·水肿病诸候》始有"水肿"之称，并分类为二十四候，并强调"脾病不能制水，水气独归于肾，三焦不泻，经脉闭塞，水气泛溢成肿"。于此，水肿与肺、脾、肾三脏气化失调有关的理论，始以定成。宋代严用和的《济生方·水肿论治》首先论及疮毒内归为水肿之病因、病机，其内云："有年少血热生疮，变为肿满，烦渴小便少，此为热肿"，"当辨其阴阳，阴水为病，脉来沉迟，色多青白，不烦不渴，小便涩少而清，大腑多泄，此阴水也，则宜用温暖之剂……阳水为病，脉来沉数，色多黄赤，或饮或渴，小便赤涩，大腑多闭，此阳水也，则宜用清平之药"，其治疗本病的实脾饮、疏凿饮子等，仍为临床所用，所以说"阴水、阳水"之分，实为宋代严用和《济生方》开始，而朱丹溪之阴水、阳水两分法，实则在严用和基础上的发展，正如朱丹溪在《丹溪心法》中所论"若遍身肿，不烦渴，大便溏，小便少，不涩赤，此属阴水"。总的来看，金元时期，各个医学家多强调"脾虚"，如《东垣十书》中"脾胃气虚弱，不能运化精微，而致水谷聚而不散"。至明代以后，各个医家开始强调"肾与命门"在水肿中的作用，李中梓、赵献可、张景岳，都十分强调水肿与肾阳不足的关系，如李中梓在《医宗必读·水肿胀满》中所言"水虽制于脾，实统于肾，肾本水脏，而元阳寓焉。命门火衰，既不能自制阴寒，又不能温养阳脾土，则阴不从阳而精化为水，故水肿之症，多属火衰"，与张景岳的"水为至阴，故其本在肾，水化于气，其标在肺，水惟畏土，其制在脾"等论述，其基点全是一样的。

张大宁老师在认真、仔细地分析了历代有关论述的基础上，通过大量临床实践，深深感觉宋代严用和《济生方》中有关"疮毒内归"的论述，与当今急性肾炎关系至密，认为"热毒、血

热、血瘀"是急性肾炎的主要病机,而"风寒风水、风寒皮水"之类实不常见,故大胆提出以清热解毒、凉血活血为主要治疗大法的野菊花坤草汤,方剂由野菊花、坤草、公英、地丁、紫草、赤芍、车前子、车前草、茅根、泽泻、冬瓜皮等组成,取得很好的疗效。近代药理实验证实,上述清热解毒药具有广谱抗病原体活性,具有较高的抗菌效果;对微生物的毒素有明显的对抗、减毒、灭活作用;且有提高机体免疫力,增强白细胞的吞噬能力。凉血活血药具有抗变态反应,改善毛细血管通透性,扩张血管,增加血流量,改善局部缺血,促进炎症消散,增加纤维蛋白溶解活性和抑制血小板凝聚的作用。

第十四章 张大宁治疗慢性原发性肾小球
疾病的临床经验体会

慢性原发性肾小球疾病是临床上最为多见的肾内科疾病，临床症状重叠、病理分型复杂，而西医治疗方法甚少，张大宁老师在几十年的临床实践中，总结了大量的临床实践经验，不仅疗效卓著，而且在理论上也有不少自己的独特认识，确是需要挖掘继承和整理的重要内容。

一、慢性原发性肾小球疾病的基本概念

前已谈及，慢性原发性肾小球疾病是临床上最为常见的肾脏疾病。过去经常将"肾小球疾病"统称为"肾炎"是不准确的，比较准确地讲，病理上肾小球毛细血管形态和（或）功能性的损伤则为"肾小球疾病"。肾小球疾病不是单一的疾病，而是由多种原因和各种发病机制所引起的，病理类型各异，临床表现又常有重叠的一组疾病。其中始于肾小球或始发病不清者为原发性肾小球疾病；如果是其他疾病（主要是全部系统性疾病）的一部分则为继发性肾小球疾病，当然临床上有时也很难完全界定。

一般来说，作为疾病的分型，可按临床表现分型、按功能改变分型、按病变解剖部位分型、按病理形态分型、按发病机制分型和按病因分型六种分型方法。对于慢性原发性肾小球疾病而言，临床（包括功能）分型无疑是第一位的，但近年来随着肾病学基础与临床研究的不断深入，病理技术的不断提高和人民对于肾脏病理的逐渐接受，肾脏疾病的病理分型也在逐渐推广，所以临床（包括功能）分型和病理分型成为慢性肾脏疾病的两种，也可以说是"两维"的重要分型方法。

我国肾脏病专业的奠基人王叔咸 1978 年首次在北戴河制定了"关于原发性肾小球疾病临床分类的初步方案"，分为"肾炎"和"肾病"两个类型，前者以炎症性疾病为主，包括急性肾小球肾炎、急进性肾小球肾炎、系膜毛细血管性肾炎、重度系膜增生性肾炎等；后者以变性疾病及炎症较轻的疾病为主，如微小病变肾病、膜性肾病早期、轻度系膜增生性肾小球肾炎等。1992 年 6 月，中华内科杂志编委会肾病专业组组织专题讨论会，修改并制定了新的"原发性肾小球疾病分型与治疗及诊断标准专题座谈会纪要"，比较明确、实用、简洁地将原发性肾小球疾病临床分型为五个类型，即急性肾小球肾炎、急进性肾小球肾炎、慢性肾小球肾炎、隐匿性肾小球疾病和肾病综合征。

如果从肾脏病理学角度看，慢性原发性肾小球疾病临床常见的类型可见 IgA 肾病、系膜增生性肾炎、微小病变肾病、膜性肾病、局灶节段性肾小球硬化、系膜增生性肾小球肾炎、纤维样肾小球病和免疫触须样肾小球病、脂蛋白肾病等。而我们临床上常说的慢性肾小球肾炎，则多指系膜增生性肾炎、局灶节段性肾小球硬化、膜性肾病、系膜增生性肾小球肾炎和增生硬化性肾小球肾炎。

慢性肾炎一般起病较慢，病情时轻时重，病程在 3 个月以上，可有水肿、蛋白尿、血尿或管型尿、高血压等表现，有时可伴有肾病综合征或重度高血压，常因感染（如呼吸道感染）而诱

发，称为"慢性肾炎急性发作"，该病可发展至慢性肾功能衰竭。至于隐匿性肾小球疾病（有时称为隐匿性肾炎），是指无明显临床症状，而主要表现为单纯性蛋白尿和肾小球源性血尿。临床上血尿的镜下血尿为多见，可少见肉眼血尿，如以血尿为主，而无其他异常，尿相差镜检红细胞以变形多样化为主，称为单纯性血尿，当注意与非肾小球源性血尿相鉴别。

肾病综合征临床见症所谓"三高一低"，即高蛋白尿（>3.5g/d），高水肿、高脂血症和低蛋白血症（血清白蛋白<30g/L），上述四条中，以高蛋白尿和低蛋白血症为必要条件。

以上临床分型只是一个从"现象"入手，对肾小球疾病的表面归纳，临床上不可能十分清晰、准确，并时而出现转换，且由于病理分型的逐渐普及，相互重叠、相互转化是经常发生的，所以必须综合地、不断地观察分析。

近年来，随着肾活检病理诊断技术的提高，慢性肾炎根据病理类型、病变程度选择用药和判断预后，大大提高了诊治水平，并在一定程度上防止了激素和免疫抑制剂的滥用。但总体治疗仍然以利尿、降压和对症处理为主，激素和免疫抑制剂一般须慎用。当然，肾病综合征的治疗应准确地使用糖皮质激素、细胞毒类药物、免疫抑制剂等。

二、中医学的认识

从中医学角度来看，慢性原发性肾小球疾病主要与中医学的"水肿"、"肾风"、"尿血"、"腰痛"、"关格"等有关。

（一）水肿

水肿在中医称作一个病名，在西医称作一个症状。水肿是指由于体内水液运行失常而潴留，泛溢肌肤，引起头面、眼睑、四肢、胸腹、腰背，甚至全身性浮肿的病证。水肿程度轻重不同，隐性水肿仅有体重增加而无明显水肿；轻度水肿为清晨眼睑肿胀及组织松弛处轻肿，或久坐久立后足背、下肢肿胀；中度水肿为双下肢明显肿胀，按之凹而不起；重度水肿则见全身明显水肿，甚有胸腔积液、腹水出现。

西医认为，水肿主要有肾性水肿、心源性水肿、肝源性水肿、营养不良性水肿、特发性水肿、药物性水肿、黏液性水肿七个类型。

而肾性水肿的临床特点是首先发生在组织松弛部位，如眼睑或颜面，后发展至足踝、下肢，严重时波及全身。水肿虽是肾病的主要表现，但水肿程度与肾脏病变严重程度不成正比，临床上不能作为判断预后的主要指标。

前已论及，慢性原发性肾小球疾病所导致的水肿，多属于中医"阴水"的范畴，即宋代严用和《济生方·水肿论治》中所及"阴水为病，脉来沉迟，色多青白，不烦不渴，小便涩少而清，大腑多泄，此阴水也，则宜温暖之剂"，以及朱丹溪在《丹溪心法·水肿》中的"若遍身肿，不烦渴，大便溏，小便少，不涩赤，此属阴水"的论述。

水肿成因，主要与肺、脾、肾三脏功能失调有关，急性，中医认为是"阳水"者，多与肺有关；慢性，中医认为是"阴水"者，多与脾肾有关，前者多为实证，后者多为虚证。张大宁老师经常很精彩地讲述《素问·经脉别论》中的那段众人皆知的经文"饮入于胃，游溢精气，上输于脾，脾气散精，上归于肺，通调水道，下输膀胱，水精四布，五经并行，合于四时五藏阴阳，揆度以为常也"，张老师所讲精彩之处，一在于解释"游溢精气"，按水谷入胃，胃为受纳之腑，但亦有一点点"消化"之能，"游溢"出点点水谷的"精气"；但更重要的消化器官在于"脾"，这里"上输于脾"的"上"字，张老师解释为"更重要的"、"更高级的"；在水液与水谷精微上归于肺，经肺气肃降、治节，输布全身，即经文所谓"通调（全身）水道"之后，余下的水液下输膀胱，于此，经过肺、脾、肾三脏的有效气化、运转之后，"水精分布，五经并行"，五脏六腑得以阴阳平衡，人体生命活动至为正常。仔细揣摩这段经文，可以看出"阳水"主要是外邪影响肺的"治节、输布"功能，而"阴水"则是因脾肾虚弱（主要是气虚、阳虚）而导致运化、温煦、气化、排尿等功能失常。

从临床辨证来看，慢性水肿，即阴水主要以脾虚湿盛、肾虚水泛为两大类型，前者似乎轻一点，后者似乎更重一些，但水肿日久，又自然出现"血瘀"的证候，"水瘀"又可互结，所以"虚"、"水湿"、"血瘀"就成为慢性水肿，以及"阴水"治疗的基本病机。

治法上脾虚湿盛者以黄芪建中汤加减；肾虚水泛者以济生肾气丸合真武汤加减。水肿较重且日久血瘀者，以当归散加减。对于逐水力大之药当慎用。

（二）肾风

"肾风"一词，最早见于《内经》，《素问·奇病论》曰："有病庞然如有水状，切其脉大紧，身无痛，形不瘦，不能食，食少……病生在肾，名为肾风，肾风而不能食，善惊，惊已心气痿者死"；《素问·风论》曰："以冬壬癸中于邪者为肾风，肾风之状，多汗恶风，面庞然浮肿，脊痛不能正立，其色炲，隐曲不利，诊在肌上，其色黑"；《素问·评热病论》曰："有病肾风者，面胕庞然壅，害于言，可刺否？岐伯曰：虚不当刺，不当刺而刺，后五日其气必至"。

而后，华氏《中藏经》、《针灸甲乙经》及《诸病源候论》中均对"肾风"一病有所论述，如《中藏经》中有"人中百病难疗者，莫过于水也……有因嗽而发者，有因劳而生者，有因凝滞而起者，有因虚乏而成者，有因五脏而出者，有因六腑而来者，类目多种而状各不同，所以难治者，由此百状，人难晓达……故人中水疾，死者多矣"。由于中医学历来重视"症状"和"证候"，重视对于临床症状辨证后所得出的"证"，以便"辨证论治"，所以对于一些"病名"并不甚重视，这就形成在后来的1000多年中，医家重视"水肿"的辨证论治，而忽视了"肾风"，但也不是全然如此，如近代著名医家章次公曾说："肾风一词，顾名思义，似乎古人也知道这些水肿的症状是和肾脏有关联的"；当代著名国医大师任继愈更明确提出慢性肾小球肾炎的中医病名应为"肾风"。近年来，国家中医药管理局组织学术界制定的《中医诊疗方案》和《中医临床路径》均将IgA肾病、局灶节段性肾小球硬化定为"肾风"和"慢肾风"。

有关"慢肾风"的诊断、辨证、治疗、方药均同于慢性"水肿"，即"阴水"的证治，在此不再赘述。

（三）尿血

尿血在中医属于"血证"病名下的一个病，西医称为血尿，为一个症状。本来在传统中医的概念中，"尿血"系指"肉眼血尿"，即肉眼可见的血尿，这种血尿尿液一般略浑浊，如洗肉样，可略显云雾状，在尿沉渣显微镜检查时，可呈现满视野的红细胞，在该尿液离心后，上清液变为无色或焦黄色透明。近些年来，随着中医学的发展，尤其是实际临床工作的需要，把西医称之为"镜下血尿"的也列入中医"尿血"的范畴，有人称之为"微观辨证"。镜下血尿指通过显微镜或化学方法检测出来的血尿，即主要指尿沉渣显微镜检查高倍视野下有3个以上红细胞者，这还需注意不要单单只靠试纸条法确定是否存在血尿，因为血尿、血红蛋白尿、肌红蛋白尿及不少原因，都可以在试条法中显现潜血阳性或红细胞阳性。临床上需要特别注意的是，判断血尿的来源和病因，这就主要靠尿相差镜检和有关尿的观察，一般来说，肾小球源性血尿一定是全程血尿，而非肾小球源性血尿则可能表现为初始血尿（病变在尿道）、终末血尿（病变在膀胱三角区）或全程血尿（出血部位可能位于输尿管膀胱开口以上部位）。确定全程血尿可以通过询问肉眼血尿病人排尿时所见或尿三杯试验（一次排尿分前、中、后三段留尿，行尿沉渣镜检红细胞数量）。此外，绝大多数肾小球源性血尿病人，尿中没有血丝、血块，仅出现在 IgA 肾病、紫癜肾、小血管肾炎、新月体性肾炎等血尿特别突出的极个别的病人中。而非肾小球源性血尿血丝、血块则较为常见。若沉渣镜检发现红细胞管形，则几乎可以肯定是肾小球源性血尿。在尿相差镜检中，尿红细胞形态为变形红细胞者，多为肾小球源性血尿；而非肾小球源性血尿多为正常形态红细胞。如多形型提示为肾小球源性血尿、均一型提示非肾小球源性血尿；若尿中变形红细胞与正常形态红细胞数目相等则为混合型，提示肾小球损害合并肾小球部位以下的泌尿系损害。此外，尿蛋白的圆盘电泳出现中分子蛋白尿或高分子蛋白尿时，提示肾小球源性血尿，出现类似于血浆蛋白质的电泳图形，表明为非肾小球源性血尿。另外，肾小球源性血尿还可以具有其他肾脏疾病的表现，如蛋白尿、水肿、高血压等，而非肾小球源性血尿则没有。总之，要结合症状、检验，以及病人的全身症状分析判断。

从临床上看，血尿的病因可分为泌尿系统疾病、全身性疾病、尿路邻近器官疾病三类，有人统计，约98%血尿是由泌尿系统疾病所引起的，只有2%的血尿是由全身性疾病或泌尿系统邻近器官病变所致。儿童期血尿多见于急性肾炎、泌尿系结石、胡桃夹现象等；青少年、中年期多为慢性肾炎、泌尿系感染、泌尿系结石、肾结核等；40 岁以上的"无痛血尿"病人，应首先排除膀胱肿瘤。另外，临床上还须注意"一过性血尿"，即有些人在剧烈运动之后，高热、严寒、重体力劳动、长久站立，或使用某些药物（如利福平、维生素 B2 等）后，也可出现"一过性血尿"，但而后即自行消失。我们在这里介绍的主要为肾小球源性血尿。

非肾小球源性血尿可根据不同原因采取不同的治疗方法，如感染者当以消炎治疗，结石者当以碎石排石治疗、结核者当以抗痨治疗等。而肾小球源性血尿，尤其是慢性肾小球源性血尿，西医尚无满意的治疗方法。

中医病名的"尿血"又称溺血、溲血、小便血或小便出血，仔细分析古代经典与医著，可以看出中医学对"尿血"病因、病机的认识，是从"多实证"，具体地说是"多热证"、"多膀胱热证"，向"虚证"、向"虚证、实证"并存转变和发展。《素问·气厥论》中即有"肺移热于膀胱、则癃、溺血"的记载，张仲景《金匮要略·五脏风寒积聚病脉证并治》也有"热在下焦者，则尿血，亦令淋秘不通"的描述。至隋代巢元方始将"尿血"一病放在《诸病源候论·虚劳病诸候·虚病尿血候》篇中，并首先提出"劳伤"一语，原文是"劳伤而生寒热，血渗于肺故也。血得热而妄行，故因热疏散，渗于胞，而尿血也"，当然，巢元方一是符合临床辨证实际，二是尊重经典，故仍强调了"血热"而致"尿血"的传统观点。至明代医家李梴在《医学入门·血类·溺血》中则详细地论述了以虚实辨"尿血"的论点，文中云："溺血纯血全不痛，暴热实热利之宜，虚损房劳兼日久，滋阴补肾更无疑"，明代大家张景岳则在《景岳全书·杂证论·血证、尿血证治》中，对"尿血"一病作了较为全面的论述，分列三焦火盛、肾阴不足、肾虚不禁、气虚下陷等证，并列举了相应的治疗方药，基本上奠定了"尿血"一病辨证论治的基础。再至清代李用粹在《论治汇补·下窍门·溺血》中，对尿血的认识则更为全面、更为完善了"或肺气有伤，妄行之血，随气化而下降胞中，或脾经湿热内陷之邪，乘所胜而下传水府，或肝伤血枯，或肾虚火动，或思虑劳心，或劳力伤脾，或小肠结热，或心包伏暑，俱使热乘下焦，血随火溢"，"是溺血未有不本于热者，但有各脏虚实之不同耳"。综上所述，古人在认识"尿血"一病时，从几乎"完全是热"，过度发展到"热与虚"并有，至五脏均可导致"尿血"的认识过程。

至于慢性"尿血"（包括镜下血尿），从中医学来讲，肯定是"虚多热少"，所以脾不统血、肾气不固、气阴两虚、肝肾阴虚、阴阳两虚，以及夹有心火、夹有湿热、夹有风热等证型，或成为临床常见的类型。治疗上人参归脾汤、无比山药丸、参芪地黄汤、知母地黄汤、小蓟饮子、导赤散等加减，均系临床常用的有效方剂。

（四）蛋白尿

蛋白尿对于肾脏疾病属于特异性指标，也是诊断肾脏疾病、判断肾脏疾病轻重的重要指标。正常人尿常规检查为尿蛋白阴性，24h尿蛋白正常值，成人<150mg/d，儿童<300mg/d；超过此值即为"蛋白尿"，若>3.5g/d时，为大量蛋白尿。微量蛋白尿为（20～200）μg/min，在糖尿病肾病的早期诊断中有较重要的意义。日常生理性尿蛋白包括黏蛋白、白蛋白、免疫球蛋白、黏多糖等。尿常规与24h尿蛋白定量比较，后者更为准确。另外要注意的是检查大量蛋白尿时，先时尿中会出现大量持久的细小泡沫，这也是不少病人前来肾内科就诊化验的原因，也许正是这种现象，使不少肾病病人得以发现。但是，有泡沫尿的不一定有蛋白，"正定理存在，逆定理不存在"，所以应加以注意。

蛋白尿一般可分为"生理性"蛋白尿和病理性蛋白尿。所谓"生理性"蛋白尿指在发热、剧烈运动后出现的"一过性"蛋白尿，属于"功能性"蛋白尿，热退或休息后可能消失。另外还有一种"直立性"蛋白尿，指当人体直立时，尿中即会发现蛋白，平躺时消失，确定的方法是将24h尿蛋白定量，分为夜间8h和白天16h非卧位的尿蛋白定量，若24h尿蛋白的总量>150mg，而8h的卧位尿蛋白定量>50mg时，即可以认为是直立性蛋白尿。直立性蛋白尿常见于青少年，30岁以上者很少见。以上两种所谓"生理性"蛋白尿，也是相对而言的，"一过性"蛋白尿时间长了，也可变为"持续性"蛋白尿，即由"功能性"转为"器质性"；至于"直立性"蛋白尿，有人曾做过这类人群的肾活检病理检查，发现47%人群完全正常，45%存在轻微异常，8%左右有明显的肾小球疾病的病理改变。还有的研究发现"直立性"蛋白尿与左肾静脉受压有关，在对这类人群的检查中，左肾静脉受压占13/15例，而正常人中，仅占9/80例，因此，有人认为"直立性"蛋白尿与直立性血尿一样，属于胡桃夹现象，但迄今为止，还没有人能解释为什么多数病人中没有直立性蛋白尿和血尿共存的现象。总之，直立性蛋白尿至少与两组原因有关，即左肾静脉受压与早期的肾脏功能性与轻度器质性程度有关，正因为如此，所以有人将以上两种所谓"生理性"蛋白尿称为"良性蛋白尿"。

如上所述，医学上将蛋白尿又分为四类：肾小球性、肾小管性、溢出性和良性蛋白尿。肾小球性蛋白尿，多发生在各种原发和继发的肾小球疾病时，肾小球基底膜对蛋白通透性增加；肾小管性蛋白尿，多发生在肾小管对正常情况下肾小球滤过的蛋白重吸收能力下降所致，见于肾小管和间质性疾病；溢出性蛋白尿属于血液中异常的蛋白质增多，经肾小球滤出，超出肾小管重吸收能力，在尿中出现而产生的蛋白尿，如肌红蛋白（指纹肌溶解）、溶菌酶（白血病）、免疫球蛋白轻链蛋白（单克隆免疫球蛋白病）等；良性蛋白尿即指上述所谓"生理性"蛋白尿。

中医古籍及理论中无"蛋白尿"一说，根据近几十年来中医学术界的普遍认识，认为"蛋白尿"属于"肾精流失"的范畴，即"蛋白质"属于中医学中"精"的范围，"精，食物之精华也"；《素问·六节藏象论》言："肾者主蛰，封藏之本，精之处也"；《诸病源候论·虚劳病诸候·虚劳失精候》更直接指出"肾气虚损，不能藏精，故精漏失"，所以说脾气不足，中气下陷；肾气虚弱，固摄无力，实为"肾精流失"的主要原因。当然，外邪的侵袭，湿热郁结、瘀血不解等因素，也是造成急性"肾精流失"和长期慢性"肾精流失加重"的一个重要因素。

对于"慢性"蛋白尿的治疗，中医学一般有两大类，一类是传统的中医辨证论治，如脾气虚弱、中气下陷型，肾气不固、失于封藏型，脾肾两虚、阴阳双虚型等。诸如人参解脾汤、参苓白术散、防己黄芪汤、五子衍宗丸、右归丸等，均为临床常用方剂。二类是近几十年来新发现的针对蛋白尿的单味中药，包括它的提取物，主要有雷公藤、昆明山海棠、火把草根、黄葵等。

（五）腰痛

首先要指出的是，这里的"腰痛"是一个广义的概念，包括腰背疼痛、腰部酸痛等症状，可以发生在一侧，也可以发生在两侧。腰背部的组织，包括皮肤、皮下组织、肌肉、韧带、脊椎、肋骨、脊髓膜等，这些组织中仅仅一个组织出现问题都会引起腰背痛，其中以脊椎疾病为常见，内脏疾病引起的腰痛，以肾脏疾病为多见。这里要说明的一点是，肾脏的实质无感觉神经分布，病变时不会出现疼痛感，临床时有些病人说自己"肾疼痛"是不存在的。但肾包膜、输尿管、肾盂有来自 T10 至 L1 段的感觉神经分布，当肾盂、输尿管内张力增高或内膜受牵扯时，可发生"肾区疼痛"，应注意的是，我们用"肾区疼痛"，而不用"肾疼痛"，因为肾脏本身是不会疼痛的。临床上根据疼痛的性质可分为肾绞痛和肾区钝痛，肾小球疾病时腰痛较轻，唯 IgA 肾病腰痛较为明显。临床上，需鉴别肾肿大疼痛、肾周围炎症疼痛、肾绞痛及非肾源性疼痛。如肾绞痛多由结石造成，如输尿管被结石、血块或坏死组织阻塞，而致尿路急性扩张时，可发生急性剧痛，疼痛常向大腹、外阴及大腿内侧等部位放射，是间歇性剧烈绞痛，同时可伴有肉眼血尿或镜下血尿、恶心、呕吐、大汗淋漓等。

中医认为，腰为肾之源，为肾之精气充裕之域，与膀胱互为表里，足太阳膀胱经循行于此，且任、督、冲、带等诸经脉络脉亦布其间，故内伤、外感及外伤等，伤及于肾或痹阻其经络时，皆可发生腰痛。

《素问·脉要精微论》指出"腰者，肾之府，转摇不能，肾将惫矣"，从而奠定了"肾虚而致腰痛、腰酸、腰软无力"的理论基础。张仲景《金匮要略·五脏风寒积聚病脉证并治》上有这样一段论述"肾着之痛，其人身体重，腰中冷，如坐水中，形如水状，反不渴，小便自利，饮食如故，病属下焦，身劳汗出，衣里冷湿，久久得之，腰以下冷痛，腹重如带五千钱，干姜苓术汤主之"，这种论述，可以讲既论述了病名、症状，又论述了病因、治法、方药，可以说开创了有关腰痛辨证论治的先河。至巢元方《诸病源候论·腰背病诸候》，更具体地分析了腰痛的不同类型"凡腰痛有五：一曰少阴，少阴肾也，十月万物阳气伤，是以腰痛；二曰风痹，风寒著腰，是以痛；三曰肾虚，役用伤肾，是以痛；四曰暨腰，坠堕伤腰，是以痛；五曰寝卧湿地，是以痛。肾主腰脚，肾经虚则受风冷，内有积水，风水相搏，浸积于肾，肾气内著，不能宣通，故令腰痛。劳伤肾气，经络既虚，或因卧湿当风，而风湿乘虚搏于肾，肾经与血气相击而腰痛，故云风湿腰痛"。金元四大家中朱丹溪更在其代表著作《丹溪心法·腰痛论》中，详细地论述了腰痛的病因、病状与治法"腰者，肾之外候，一身所恃以转移阖辟者也。盖诸经贯于肾而络于腰脊，肾气一虚，凡冲寒、受湿、伤冷、蓄热、血涩、气滞、水积、堕伤与失志、做劳、种种腰痛，叠见而层出矣"，"腰痛主湿热，肾虚、瘀血、挫闪、有痰积。脉大者肾虚，脉涩者瘀血，脉缓者湿热"，"房劳过者多矣"。明代大家张景岳更明确指出"腰痛之虚证十居八九"《景岳全书·杂证谟·腰痛》)。清代叶天士在《临证指南医案》中系统地将腰痛总结为"夫内因治法：肾脏之阳有亏，则益火之源以消阴翳；肾脏之阴内夺，则状水之源以制阳光。外因治法：寒湿伤阳者，以苦辛温以通阳泄浊；湿郁生热者，以苦辛以胜湿通气。不内外因治法：劳役伤肾者，以先天后同治。坠堕损伤者，辨伤之轻重，与瘀之有无，为或通或补"。李用粹在《证治汇补·腰痛》总结其要为"治惟补肾为先，而后随邪之所见者以施治，标急则治标，本急则治本，初痛宜疏邪滞，理经隧；久痛宜补真元，养气血"。

需要指出的是，对于慢性肾小球疾病而言，腰痛并非特异性症状，过去在定中医病名时，经常把"肾炎"与"腰痛"并提，民间也流传着"腰一痛就先看看是不是肾炎"的说法，实际是不准确的。腰痛的病因很多，如果说，在排除外伤的情况下，"肾虚"应该是"腰痛"，或"腰背酸痛"的主要病因，但这决不意味是我们在这里所说的"慢性原发性肾小球疾病"与腰痛关系十分密切，临床上不少肾脏疾病病人自始至终不觉得"腰痛"，而"腰痛"的病人很多都没有肾脏疾病。所以必须"谨察病因，各司其属"。

关于慢性原发性肾小球疾病的中医辨证论治，脾虚者以益气健脾、利湿壮腰为主，如防己黄芪汤加减；肾虚者以滋阴补肾，温肾助阳为主，如左归丸、右归丸加减。夹有外邪者，寒湿者当以祛寒除湿；湿热者当以祛湿清热；瘀血者当以活血化瘀；气滞者当以疏肝理气，随症加减，疗效甚佳。

（六）关格

关格是中医的病名术语，从20世纪50年代末开始，慢性肾功能衰竭属于中医"关格"的范畴，逐渐为广大医家所接受，无论是各种中医内科学的著作，还是中医肾病学的专著，以及中医院校中医内科学几版教材中，均将"关格"与慢性肾功能衰竭视为同一种病证。在《新世纪全国高等中医药院校七年制规划教材·中医内科学》（中国中医药出版社，2005年）中，对于关格的论述"元虚衰，气化失常，关门不利，浊毒内蕴，损伤脏腑，耗伤气血，引起气机升降失司，临床以大便不利与恶心呕吐并见为典型表现的病症。西医学的慢性肾功能衰竭可参照本节进行辨证论治"。由此，全国各级中医医院医生书写病历时，均进慢性肾功能衰竭的中医病名定为"关格"。

考"关格"一词最早源于《内经》，《素问·六节藏象论》曰："人迎与寸口俱盛四倍以上为关格，关格之脉赢，不能极于天地之精气，则死矣"，《灵枢·脉度》曰："阴气太盛则阳气不荣也，故曰关。阳气太盛则阴气弗能荣也，故曰格。阴阳俱盛，不得相荣，故曰关格，不得尽期而死也"，以后在《难经·三十七难》中又指出"邪在六腑，则阳脉不和，阳脉不和，则气留之；气留之，则阳脉盛矣。邪在五脏，则阴脉不和，阴脉不和，则血留之；血留之，则阴脉盛矣。阴气太盛，则阳气不得营也，故曰关。阴阳相盛，不得相营也，故曰关格。关格者，不得尽其命而死矣"。这里所指的关格，主要指其脉证而言，这是当前医学所公认，即与后世所论关格一病无任何关系。但张大宁老师指出，这里所论的"不得尽其命而死矣"的严重后果，无疑为以后医家所定的当今为尿毒症的危重病证打下了一定的基础。所以当今医家"关于内难关格所论，与后世所言无关"的说法，也不尽完善。

一般认为，关格作为病名的提出，最早见于张仲景《伤寒论》一书。《伤寒论·平脉法第二》曰："关则不得小便，格则吐逆"，也就是说"不得小便的关"和"吐逆的格"同时并见者为关格。这就明确地排除了"单单吐逆的胃炎"和"单单无尿的尿潴留"等病证。以后的历代医家大都以此为基础，如明代李中梓在《病机沙篆·关格》中说："关者阴盛之极，故闭关而溲不得通也。格则阳盛之极，故格拒而食不得入也"，清代怀抱奇亦认为"关格一症，上则格而不入，下则闭而不得，乃阴阳偏盛之候，亦阴阳离绝之证也"（《医彻·杂证·关格》）。

现代医学认为，慢性肾功能衰竭由于肾实质损害而出现代谢产物潴留，水、电解质和酸碱平衡失调所引起各系统的损害及某些内分泌功能损害，从而出现恶心、呕吐、小便少甚至无尿、贫血等症状，为临床所见。但慢性肾功能衰竭所导致的脏器受损、内环境的紊乱等，绝不是"关、格"两个症状所能概括的，它反应在消化系统、神经系统、血液系统、心血管系统、呼吸系统等诸多方面，出现一系列病证，所以根据"关、格"二症，而定其为"关格"一病，似欠妥当。更需要指出的是，在大量的慢性肾功能衰竭病人中，真正以"关、格"为主症的并不多见，中医学是以主要症状定病名的，张大宁老师曾组织我们对临床1000多例各种原因导致的慢性肾功能衰竭病人做过统计，发现"关、格"并见者只占16.8%，且96.4%为三、四期，而在这96.4%中，因肾病综合征（尤其是糖尿病肾病）而致者占72.4%，由此可见真正能将慢性肾功能衰竭命名为关格一病的所占百分比是很少的，所以在临床上凡见慢性肾功能衰竭（包括一至四期）一律简单地诊断为"关格"显然是不准确的，也违反了中医学的原旨，所以，张大宁老师认为，慢性肾功能衰竭应包括在中医学的"肾劳"、"溺毒"、"肾风"、"癃闭"及"关格"等范畴。

鉴于"关格"一病在"慢性肾功能衰竭"一章中，有详细的论述，故在此不再赘述。

三、张大宁治疗慢性原发性肾小球疾病的经验体会

张大宁老师在几十年的临床实践中，可以说是积累了中医治疗慢性原发性肾小球疾病的丰富的临床经验，并有不少很独特的、很深刻的心得体会。理论上，张老师认为中医学"证"的概念、"辨证"的概念的引进，使人们在认识肾脏疾病方面，增加了一个切入点，或说是一个角度，也就是从另外一个"全新的"侧面看待肾脏疾病，形成认识肾脏疾病的"三维坐标"，即一个临床、一个病理、一个证候，多维的认识不但使人们对肾脏疾病的认识更加深刻，治疗上也会更加多维化、系统化。临床上"补肾治血法"的运用，包括在此大法基础上一些"小法"的运用，药物的选择、配方及剂量上的调配等，张老师运用得当，准确灵活，疗效甚佳。

（一）中医"辨证"的引进，使人们在认识肾脏疾病上形成"三维坐标"

迄今为止，现代医学对肾脏疾病的认识，是从临床，发展为临床、病理，也就是从"一维"发展到"二维"，无疑地说这是一个进步、一个发展，是一种对肾脏病变认识的进一步深入。前已论及，以"证"为核心的医学体系是中医学的特点、特色和优势所在，也就是说，"证"是从另外一个"切入点"、一个"角度"认识人体的生命活动，包括生理和病理，有人说："证"是中医学对人体患病时，也就是生命活动不正常时，对于人体"整体"状态的概括，用望、闻、问、切四诊方法寻求这种"证"的过程，就是"辨证"的过程，从这个角度讲，中医对慢性原发性肾小球疾病的"辨证"，实际上就是从第三维（如果临床指第一维，病理指第二维）坐标角度认识这种病，使人们对于这种病的认识形成"三维"坐标，也就是说，如果一向坐标是一条线的话，二向坐标就是一个"平面的点"，而三向坐标则是一个"立体的点"，张老师说，那个"立体的点"将比西医的"平面的点"的认识，会更深入、更准确、更科学了。而根据这个"点"的位置，从三个"投影"进行治疗，势必疗效将会有很大的提高，张老师多年的临床充分证实了这点（图14-1）。

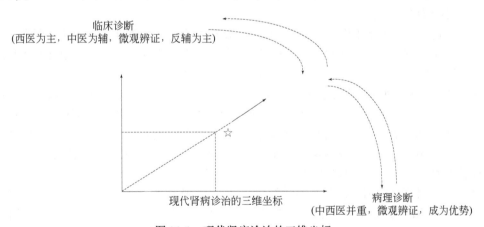

图 14-1 现代肾病诊治的三维坐标

（二）补肾活血法是治疗慢性原发性肾小球疾病的基本治疗大法

前已论及，鉴于慢性原发性肾小球疾病的临床表现特点，如慢性水肿、尿血、蛋白尿、腰痛，以及舌象、脉象等，决定了它以"虚证"、"瘀证"、"脾虚、肾虚证"、"脾肾阳虚证"夹杂"血瘀证"为主的中医辨证特点，所以补肾活血法自然成为治疗慢性原发性肾小球疾病的基本治疗

大法。

近20年来，以张大宁老师亲传弟子张勉之教授为首的课题组，在认真、系统地学习继承张大宁老师以补肾治血法为主，治疗各种慢性肾脏疾病临床经验的基础上，进行了现代科学方法系统全面的临床和实验研究，取得很大的成果，获得国家各项科学进步一等奖、二等奖。研究证实，张大宁补肾活血法不仅能保护肾脏功能、保护残余的肾单位，而且还在一定程度上修复已被破坏的肾单位，对肾小球硬化、肾间质纤维化、肾小管萎缩及血管狭窄等，都有一定治疗作用，在一定程度上，动摇了现代医学"不可逆"的理论，为世界整体肾病学的发展，做出了贡献。

（三）黄芪的运用

黄芪是中医治疗慢性肾脏疾病，尤其是慢性原发性肾小球疾病的常用药物，该药源自《神农本草经》，列为上品，原文载："黄芪，味甘，微温，无毒。治痈疽，久败疮，排脓……补虚"，其中讲了黄芪的性味，"甘而微温"，又因其在外科疮疡的应用，即"治痈疽久败疮，排脓"这种外科疮疡中的"气虚"、"阴证"，而引出黄芪的根本功效——"补虚"，这里并没有具体指其"补什么部位的虚"、"补哪一脏腑的虚"，而从与其前后出现的《金匮要略》中的防己黄芪汤、黄芪桂枝五物汤、黄芪建中汤、黄芪芍桂苦酒汤方及桂枝加黄芪汤等重用黄芪的方剂，将黄芪的"补虚"功效，予以了更全面、更具体的诠释。

《金匮要略·痉湿暍病脉证治》曰："风湿，脉浮，身重，汗出恶风者，防己黄芪汤主之"，方剂组成："防己一两、甘草半两（炒）、白术七钱半、黄芪一两一分（去芦）"。

《金匮要略·血痹虚劳病脉证并治》曰："血痹阴阳俱微，寸口关上微，尺中小紧，外证身体不仁，如风痹状，黄芪桂枝五物汤主之"，方剂组成："黄芪三两、芍药三两、桂枝三两、生姜六两、大枣十二枚"。

《金匮要略·血痹虚劳病脉证并治》曰："虚劳里急，诸不足，黄芪建中汤主之"，方剂组成："于小建中汤（桂枝三两、甘草三两、大枣十二枚、芍药六两、生姜三两、胶饴一升）内加黄芪一两半，余依上法"。

《金匮要略·水气病脉证并治》曰："问曰：黄汗之为病，身体肿，发热汗出而渴，状如风水，汗沾衣，色正黄如柏汁，脉自沉，何从得之？师曰：以汗出入水中浴，水中汗孔入得之，宜芪芍桂酒汤主之"，方剂组成："黄芪芍桂苦酒汤方：黄芪五两、芍药三两、桂枝三两"。

《金匮要略·水气病脉证并治》曰："黄汗之病，两胫自冷，假令发热，此属历节。食已汗出，又身暮盗汗出者，此劳气也。若汗出已反发热者，久久其身必甲错，发热不止者，必生恶疮。若身重，汗出已辄轻者，久久必身瞤，瞤即胸中痛，又从腰以上必汗出，下无汗，腰髋弛痛，如有物在皮下状，剧者不能食，身疼重，烦躁，小便不利，此为黄汗，桂枝加黄芪汤主之"，方剂组成："桂枝三两、芍药三两、甘草二两、生姜三两、大枣十二木文、黄芪二两"。

仅从以上张仲景经文所见，黄芪的"补虚"，即可解释为"补肺气、补脾气、补肾气，固卫气"的"补气升阳、益气固表"功效，又兼有"消水肿、通气机、托疮生肌"的作用，可见在张仲景时代，实际上黄芪的作用已比较完整、比较全面了。

张大宁老师认为，在此以后，有些古代医家，尤其是一些比较有影响的医家，从本人的"学术偏见"出发，将黄芪的功效"各取所需"地偏重了某一方，客观上将其功效"缩小"了。如金元四大家中李东垣从其"内伤脾胃，百病由生"的"后天脾胃学说"出发，在其代表作《脾胃论》中，罗列补中益气汤、调中益气汤、升阳益胃汤等，均以黄芪为主药，取其健脾补气之义，故将黄芪紧紧记牢于"补脾气"之列。后世民国名医张锡纯《医学衷中参西录》中的升陷汤，以黄芪为主药，配以人参、升麻等药，益气升阳，健脾补气，治疗中气下陷、清阳不升，即为遵从李东垣之义。

金元四大家另一大家朱丹溪遵从《本草备要》中的"黄芪，生用固表，无汗能发，有汗能止，温分肉，实腠理"论述，以生黄芪为君，既能补中气益脾气，又能实卫气而固表，臣以白术，益气健脾，助黄芪补气固表，再佐以防风走表而祛风邪，取"黄芪得防风而功愈大"，三药相合，名之为"玉屏风散"，益气固表止汗，张老师认为，此不过朱丹溪将李东垣之黄芪"健脾补气"，扩大而为"补脾气、补肺气"，实则仍未体现《神农本草经》及仲景之要义。至清代中叶的著名医家王清任力主"多实践、多临床、少空谈"，创立了当今被世界医学学术界所公认的"活血化瘀"学说，创立了血府逐瘀汤、少腹逐瘀汤、隔下逐瘀汤、通窍活血汤及补阳还五汤等多年不朽的方剂。其中最有创意的是补阳还五汤，以补气与活血合用，标本同治，而补气者，以重用黄芪为要，方中黄芪用至四两，佐以当归尾、赤药、地龙、川芎、红花、桃仁，共奏补气活血通络之效，临床上用于气虚血瘀之中风证，疗效甚佳，至今被中西医界广泛使用。从一定程度上讲，王清任可以说是一名善于使用黄芪的专家。《医林改错》中，有补气方剂12首，其中11个方剂用黄芪，9个方剂补气与活血同用，如补阳还五汤、黄芪赤风汤、可保立苏汤、止泄调中汤等，用量上，王清任强调"药味要紧，分量更要紧"，黄芪之量最小八钱，最大为八两，一般在一至四两之间。张老师说，其实早在12世纪医家张元素所著《珍珠囊》中即有较为完整的论述"黄芪甘温纯阳，其用有：补诸虚不足，一也；益元气，二也；壮脾胃，三也；去肌热，四也；排脓止痛，活血生血，内托阴疮，为疮家圣药，五也"，遗憾的是，至今不少医家很少博览群书，而漏此最为科学、全面的论述。

基于上述论述，张大宁老师在使用黄芪问题上特别强调三点：一是黄芪是"补虚"、"补气"、"补肺气"、"补脾气、补心气、补肾气"，而并非只补"脾、肺之气"，这实际上是还原"黄芪"功效的本来面貌，所以在论述黄芪治疗慢性肾脏疾病的作用时，大可不必"从脾到肺、从脾肺到肾"地牵强附会地"转来转去"论述，而应直截了当地说明黄芪的"补脾气、补肺气、补肾气"作用。二是黄芪的剂量上，量一定要大，张老师曾经讲过"王清任可以视作一个中医史上疗效很好的医家，可以和叶天士并相媲美，王氏用黄芪之广泛、剂量之大，应当认真学习实践"，所以，张老师临床上用黄芪小则30g，多则90g、120g，甚至160g，疗效甚好。三是张老师强调用生黄芪，取其固表之功，又可防外邪侵表之感冒，因为慢性肾脏病病人最怕感冒，又最容易感冒，所以生黄芪确有它独特的作用。

（四）川芎的应用

川芎是张大宁老师在治疗慢性原发性肾小球疾病中经常使用的药物。川芎一药，也出自《神农本草经》，列为上品，书载"川芎，味辛温，主中风入脑，头痛，寒痹，筋挛缓急，金创，妇人血闭无子"，按说作为活血药的川芎，人所尽知，但其真正的特色和优势，张老师却有着自己的独特看法。张老师认为，《神农本草经》中关于川芎的论述，可以看出四个问题：一是川芎性味辛温；二是功效活血化瘀，可治"妇人血闭"诸症，包括其因"血闭"而致"无子"之症；三是在活血化瘀药中，川芎具有辛温香窜，行血中之气的特点，即可以"行气活血"，上可以入脑治头痛，中可以走窜全身经络治寒痹、筋挛缓急；四是可以有通达气血、活血定痛之功，治疗跌损伤痛、疮疡肿痛。

正是基于此，后世《珍珠囊》一书中云："川芎上行头目，下行血海，故清神四物汤所皆用也"；《本草汇言》中更明确指出"川芎，上行头目，下调经水，中开郁结，血中气药。尝为当归所使，非但治血有功，而治气亦神验也。味辛性阳，气善走窜而无阴凝粘滞之态。虽入血分，又能去一切风，调一切气，此为要药"，这段论述，可谓对川芎一药功效的最精辟、最完整的论述。张老师正是基于此论，故在慢性肾小球疾病中予以最经常的使用。张老师说，中医活血必佐以行气，单用活血药，不是正统中医的用法，而用川芎则不然，"行血中之气"，气血同行，确为一杰，所以用量亦应量大，临床上张老师少则 30g，多则 60g，效果很好。

另外，在"血尿"病人中，张老师再三强调，中医绝非"见出血即止血"，亦须辨证论治。"血瘀出血"者亦须"活血止血"，且有些方中止血药过多，亦须配以"活血之品"，所以在"血尿"病人中，张大宁老师也经常使用川芎一药，疗效很好。

（五）升麻的应用

升麻也来自《神农本草经》上品，称为"周升麻"，《名录别录》称为"周麻"，李时珍《本草纲目》称为"鬼脸升麻"。现代中医学一般称其"辛、微甘、微寒。归肺、脾、胃、大肠经。功效发表透疹，清热解毒，升举阳气"，换句话说，升麻的作用可分为三类：一是发表作用，治疗外感或麻疹不透；二是清热解毒，治疗各种热毒阳疮，尤其头面毒火；三是升举阳气，包括中气下陷和肾虚不固，扩而用之，亦有升提药物功效的作用。

本来《神农本草经》中记载升麻是"味甘、平，主解百毒，辟温疫瘴气，邪气蛊毒"，功效主要集中在上述功效的前两种，至金元四大家李东垣时，才正式提出"升阳、升提"的概念，《东垣试效方》中的普济消毒饮，以黄芩、连翘、板蓝根等清热解毒药，佐以升麻、柴胡等升提清热解毒的中药作用，治疗风热疫毒上攻的大头瘟，以及现代的腮腺炎等，疗效非常之好。李东垣的另一名方补中益气汤，亦以升麻辅助黄芪、人参补气升阳、升提中气，治疗中气下陷之诸症，亦为医界所赞誉。民国名医张锡纯在《医学衷中参西录》中，创立升陷汤，系遵李东垣补中益气汤之宗旨，以升麻佐黄芪，亦为传世名方。

张大宁老师认为，慢性肾脏疾病中的"蛋白尿"、"血尿"系中气下陷、肾气不固所致；而慢性肾功能衰竭中的"氮质血症"系"浊阴不降、浊毒不排"所造致，用句通俗的话说，为"该排的不排，不该泄的泄了"，而升麻一药，可提升中气、固摄肾气，故临床上应与"补气药及固涩药配伍"，以解决"蛋白尿"及"血尿"问题；与"排毒药"配伍，以解决慢性肾脏病中的氮质血症问题。而当今临床上多注重"补"、"涩"、"排"，而忽视了"升提"，实为肾病临床的一大缺陷，所以张老师在慢性肾脏病中广泛使用升麻，确为张老师的一大特色。张老师说，应用升麻实际上古书早有记载，只不过人们没有留意到，如《本草纲目》中有"升麻引阳明清气上升，时珍用治阳气郁遏及元气下陷诸病，每有殊效。大抵人年五十以后，其气消者多，长者少，降者多，升者少"，明代著名医家贾所学所撰《药品化义》"升麻，善提清气，少用佐参、芪升补中气，使清阳之气升而浊阴之气下降"等论述，早已内涵着这个观点。

（六）大黄的应用

大黄是一味中医学中应用非常早，使用非常广泛的药物。在全世界 60 余种大黄中，我国占有三分之二，据史学家考据，公元前 100 多年，我国与国外出口经济交流中，大黄作为药物即占很大比例，历史学家范文澜先生在《中国近代史》一书中云："茶叶大黄，外夷若不得此，即无以为命"，一直至今，国外不仅用大黄作缓泻剂使用，而且还用它作糕饼、高级糖果及饮料的原料。目前大约有 20 个国家将大黄列入药典。考大黄，原载于《神农本草经》，列为下品，原文载"大黄下瘀血，血闭寒热，破症瘕积聚，留饮宿食，荡涤肠胃，推陈致新，通利水谷，调中化食，安和五脏"，仔细地阅读、分析、研究这段经文，可以比较完整地看到大黄的全部功效，换言之，张老师说，这段经文中大黄的功效，至今基本上还没有跳出这个圈子。后世医家的论述也是在上述经文基础上，略加细化、具体，没有大的变化。

《汤液本草》曰："大黄，阴中之阴药，泄满，推陈致新，去陈垢而安五脏，谓如戡定祸乱以致太平无异，所以有将军之名。"

《药性论》曰："主寒热，消食，炼五脏，通女子经候，利水肿，破痰实，冷热积聚，宿食，利大小肠，贴热毒肿，主小儿寒热时痢，烦热，蚀脓，破留血。"

《本草纲目》曰："大黄，乃足太阴，手足阳明，手足厥阴五脏血分之药，凡病在五经血分着，宜用之"，"下痢赤白，里急腹痛，小便淋沥，实热燥结，潮热谵语，黄疸，诸火疮。"

《本草经疏》曰："大黄气味大苦大寒，性禀直遂，长于下通，故为泻伤寒温病、热病、泄热，热结中下二焦，二便不通，及湿热胶疾滞于中下二焦之要药，祛邪止暴，有拨乱反正之殊功。"

《药品化义》曰："大黄气味重浊，直降下行，走而不守，有斩关夺门之力，故号将军，专攻心腹胀满，胸胃蓄热，积聚疾实，便结瘀血，女人经闭。"

《本草正》曰："大黄欲速者生用，泡汤便吞；欲缓者热用，和药煎服。气虚者同以人参，各黄龙汤；血虚者同以当归，名玉浊数。佐以甘草、桔梗，可缓其行，佐以芒硝、厚朴，益助其锐。用草之多寡，酌人实虚，假实误用，与鸩相类。"

《医学表中参西录》曰："大黄，味苦、气香、性凉，能入血分，破一切瘀血，为其气香，故兼入气分，少用之亦能调气，治气郁作疼。其力沉而不浮，以攻决为用，下一切癥瘕积聚，能开心下热痰以愈疯狂，降肠胃热实以通燥结，其香窜透窍之力，又兼利小便，性虽趋下，而又善清在上之热，故目疼齿疼，用之皆为要药。又善解疮疡热毒，以降胃热，并能引胃气下行，故善止吐衄，仲景治吐衄血有泻心汤，大黄与黄连、黄芩并用。《本经》谓其能'推陈致新'，因有黄良之名。仲景治血痹虚劳，有大黄䗪虫丸，有百劳丸，方中皆用大黄，是真能深悟'推陈致新'之旨者也。凡气味俱厚之药，皆忌久煎，而大黄尤甚，且其质经水泡即软，煎一两沸，药力皆出，与他药用煎宜后入，若单用之，开水浸服即可，若轧作散服之，一钱之力可抵煎汤者四钱。大黄之力虽猛，然有病则病当，恒有多用不妨者，是以治癫狂其脉实者，可用至二两，治疗毒之毒热甚盛者，示可以用至两许，盖用药以胜病为准，不如此则不能胜病，不得不放胆多用地。"

这里还必须提到的是医圣张仲景在《伤寒杂病论》中，对于大黄的巧妙使用。张老师说，张仲景在《伤寒杂病论》中创立了36个含有大黄的方剂，充分体现了大黄的大部分功效，如大承气汤，以大黄配以芒硝、厚朴、枳实，治疗阳明腑实证，即实热便秘；又如麻子仁丸，以大黄伍以麻仁、杏仁、蜂蜜等润肠药物，泻下缓和；再如泻心汤，以大黄与黄连、黄芩配伍，清热泻火、凉血止血，主治血热妄行之吐血、衄血、咯血等症；更如《金匮要略》中的大黄牡丹皮汤，以大黄与牡丹皮、桃仁、芒硝等同用，治疗肠痈腹痛，效果甚佳；还有张仲景的下瘀血汤、桃核承气汤等，以大量大黄配伍活血药，既可下瘀血，又可清瘀热；茵陈蒿汤，大黄伍茵陈、栀子，主治湿热黄疸等，至今仍广泛运用于临床。

另外要提到的是，金元时代四大家中刘完素创立的防风通圣散，张元素创立的三化汤，疗效甚佳，方中均有大黄，尤其是张子和以善用大黄等攻下药而闻名，他提出了"通泻可以补虚"观点，实是对《神农本草经》中"大黄……推陈致新……安和五脏"的诠释；补土派代表李东垣创立的复元活血汤、托里散等均含大黄；滋阴学派大家朱丹溪在此基础上，结合自己学说特点，提出的"泻火即保阴"观点，也属于这一理念。我们曾对《丹溪心法》一书中含有大黄的方剂做一统计，大致有240多个。

至清代温病学说蓬勃发展，温病四大家在创立了卫气营血辨证、三焦辨证的同时，提出"下不厌早"的观点，不仅大大地扩大、发展了张仲景几个承气汤的使用范围，而且创立了不少以大黄为主药的复方。如吴鞠通首创的新加黄龙汤、宣白承气汤、导赤承气汤、牛黄承气汤、增液承气汤和护胃承气汤，至今仍在临床上广泛使用，收效甚佳。

总之，大黄一药，在我国使用的数千年历史中，其基本功效仍然未跳出《神农本草经》的范围。张老师说，《神农本草经》中有关大黄的论述，可归纳为两大方面，一是"祛邪"，二是"扶正"。"祛邪"之中，可"活血、破血、下血"、可"泻下、通便、泻热"、可"消食、消积、消病"、可"消癥、消瘕、破满"；"扶正"之因，在于"推陈致新"、在于"通泻可以补虚"、在于"泻火可以保阴"、在于"祛邪方可安和五脏"。

张大宁老师在治疗慢性肾脏病中，以小剂量大黄活血、破瘀、消食、祛邪；在慢性肾功能衰竭中，以较大剂量大黄通便活血、通利湿浊、降浊排毒，均取得较佳效果。尤其是张老师根据元代名医葛可久所著《十药神书》中的十灰散的启示，用大黄炭，即大黄炭用于慢性肾功能衰竭，既口服，又灌汤，取得很好疗效。

第十五章 张大宁治疗泌尿系统感染的临床经验体会

泌尿系统感染又称尿路感染，简称尿感，是指病原体侵犯尿路黏膜或组织所引起的尿路炎症。根据感染发生的部位，可分为上尿路感染和下尿路感染，前者为肾盂肾炎，后者主要为膀胱炎，肾盂肾炎又可分为急性肾盂肾炎和慢性肾盂肾。导致感染的病原体如细菌（主要为大肠杆菌，占急性感染的80%~90%）、真菌、支原体、衣原体、病毒、寄生虫等。国外流行调查资料显示，普通人群泌尿系统感染率约为0.91%，女性人群发生率约为2.05%，40%~50%的妇女一生中有过泌尿系统感染史，女性与男性的比例约为10∶1。

一、泌尿系统感染

泌尿系统感染包括从尿道到肾脏的整个泌尿系统的感染，如果按部位划分，可分为下尿路感染和上尿路感染，下尿路感染则指膀胱炎，上尿路感染则指肾盂肾炎，肾盂肾炎则又可分为急性和慢性。泌尿系统感染如果从有无症状划分，可分为有症状泌尿系感染和无症状泌尿系感染，后者指病人有真性细菌尿而无泌尿系感染感症状。

泌尿系统感染的发病机制主要由外源性致病菌和人体机体的防御机能两方面因素造成的。

致病菌的感染，有上行感染、血行感染和淋巴道感染三种，其中以上行感染最为多见。所谓上行感染是指细菌经尿道上行至膀胱，乃至肾盂所引起的，由于女性尿道短而宽，且尿道口接近肛门和阴道，易受粪便和阴道分泌物的感染，加之性生活的影响，所以女性泌尿系感染的发生率特别高，致病菌大都为肠道内平时孳生的菌群。调查显示，学生中女性泌尿系感染发病率约为1.2%，而男性仅为0.03%~0.04%；未婚女青年泌尿系感染发病率为1.2%，已婚女青年为5%；60岁以上女性泌尿系感染发病率高达10%~12%，多为无症状性细菌尿。据中山大学附属第一医院普查3万名妇女结果，泌尿系感染发病率为2%；已婚与未婚比为12.8∶1。成年男性，一般极少发生泌尿系感染，50岁以后由于前列腺肥大的原因才有较高的发病率，约7%。

由于以上各种原因，致病菌进入膀胱后，30%~50%可经输尿管上行引起肾盂肾炎，其机制可能与种种原因引起膀胱输、尿管反流有关。

血行感染指致病菌从体内的感染灶进入血液，而后到达肾脏和尿路的其他部位所引起的感染，此种感染较少见，占整个尿感病例的3%以下。

淋巴道感染属于罕见，指有的学者认为病人盆腔器官发生炎症，阑尾炎或结肠炎时，细菌通过淋巴道进入肾脏，但有些学者不同意此说法。

与"外源性致病菌"处于同等地位的另一发病机制为"机体的防御功能"。所谓机体的防御功能指人体本身的因素，宿主的第一防御机制是正常阴道菌群，特别是乳酸杆菌。乳酸杆菌单独或与其他正常阴道菌群一起能够抵抗泌尿系感染的发生。其次，细菌进入膀胱后，膀胱能在2~3天内将侵入细菌清除，尿液的冲洗作用，能清除大约99%侵入尿路的细菌；此外，膀胱天然的黏膜防御机制、尿道括约肌的天然屏障作用等，也都起着重要的防御作用。

其他如人体的免疫反应，包括体液免疫、细胞免疫、自身免疫及遗传因素等，也都在泌尿系统感染的发病中起到一定的作用。

泌尿系统感染临床上一般可分为膀胱炎、急性肾盂肾炎、慢性肾盂肾炎、尿道综合征、泌尿系统结核、真菌性尿路感染及慢性泌尿系统感染等。

膀胱炎为常见泌尿系统感染，多发生于中青年妇女，占整个泌尿系感染的50%以上，可分为急性膀胱炎和慢性膀胱炎。临床表现为尿频、尿急、尿痛、耻骨弓上不适等，尿常规白细胞阳性，30%左右有血尿。急性肾盂肾炎是由各种常见的革兰阴性杆菌或革兰阳性球菌引起，多发生于20~40岁的女性，男女比例1:10。临床上除见膀胱刺激症状（尿频、尿急、尿痛）外，常见有全身发热、腰痛或脊肋角叩痛的症状，正规清洁中段尿细菌定量培养，菌落数 $\geq 10^5\,CFU/ml$，清洁离心中段尿，沉渣白细胞数 $\geq 10/HP$，做膀胱穿刺尿培养，细菌阳性。

慢性肾盂肾炎多由于急性肾盂肾炎治疗不彻底，反复发生，迁延不愈而致，60%以上系由大肠杆菌所感染。诊断此病一般注意以下五点：①泌尿系感染史在1年以上，抗生素治疗效果不佳；②膀胱穿刺尿细菌培养灭菌前后均阳性，且为同一菌株生长者；③经治疗症状消失后仍有肾小管功能减退（须排除其他原因所致）；④肾脏指出 $\leq 45\%$（一例或双例），集合系统显著分离，除外梗阻者；⑤可有间歇性脓尿或菌尿史，如尿蛋白漏出较多时，当与肾小球肾炎相鉴别，慢性肾盂肾炎常出现肾小管间质持续性功能和结构改变，其肾小管功能受损先于肾小球功能受损。同时，其同位素肾图与肾盂造影显示，两例病变不一致，或静脉肾盂造影可见肾盂肾盏变形。

尿道综合征，又称无菌性尿频——排尿不适综合征，为临床常见病症，该病无明显膀胱、尿道器质性病变，仅有尿频、尿急或有尿痛的症状，而三次中段尿细菌定量培养阴性，并排除结核、真菌、厌氧菌感染者。

泌尿系结核包括肾及泌尿系其他部位结核，其感染途径主要是人体内结核病灶中的结核菌经血流播散到肾脏，但往往蔓延至膀胱时才出现典型的临床症状，多继发于肺结核之后。多发病于20~40岁青壮年，男性多于女性，男女比例为2:1。该病除大多有尿频、尿急、尿痛等膀胱刺激症状外，会伴有低热、盗汗、消瘦及厌食等全身结核症状，尿常规检查，尿液呈酸性，脓尿，60%以上有血尿，尿培养结核杆菌阳性，必要时可做静脉肾盂造影。

对于上述病症的治疗，急性的感染，多以抗生素为主；慢性肾盂肾炎，酌情使用抗生素；结核者当以抗痨药物为主，必要时手术治疗。

二、中医学的认识

从中医学的角度来看，泌尿系感染主要与中医学的"淋证"、"尿浊"、"腰痛"、"尿血"、"关格"等病证有关，鉴于"腰痛"、"尿血"、"关格"已在有关章节予以介绍，故在此仅介绍"淋病"与"尿浊"两病。

（一）淋证

中医学的"淋证"，是以小便急短涩、滴沥刺痛、小腹拘急，或痛引腰腹为主要临床表现的病证。初起主要是湿热蕴结下焦，膀胱气化不利，久病则由实转虚，形成肾虚膀胱湿热的虚实夹杂之证，末期肾阴阳俱衰、浊毒之邪壅滞，三焦气化不利而发展为"关格"。

"淋"之名始见于《内经》，有"淋"、"淋溲"、"淋满"等记载，《素问·六元正纪大论》称为"淋閟"，经文曰："小便黄赤，甚则淋"，"热至则身热，吐下霍乱，痈疽疮疡，瞀郁注下，瞤瘛肿胀，骨节变，肉痛，血溢血泄，淋閟之病生矣"。至医圣《金匮要略》则对"淋"的描述则较为详尽了，其书"消渴小便不利淋病脉证并治"一篇云："淋之为病，小便如粟状，小腹弦急，痛引脐中"，"小便不利，蒲灰散主之；滑石白鱼归散，茯苓戎盐汤并主之"，"淋家不可发汗，发汗则必便血"；另一篇"五脏风寒积聚病脉证并治"中，更明确指出"热在下焦者，则尿血，亦会淋泌不通"。

关于"淋"的分类，历代医家主要是根据临床症状和病因、病机进行划分的。如华佗《中藏经》将淋证分为冷淋、热淋、气淋、劳淋、膏淋、砂淋、虚淋、实淋八种；巢元方《诸病源候论·淋病诸候》中将淋证分为石淋、劳淋、气淋、血淋、膏淋、寒淋、热淋七种，云："诸淋者，由肾虚而膀胱热故也。肾虚则小便数，膀胱热则水下涩，数而且涩，则淋沥不宣，故谓之淋"，"热淋者，三焦有热，气博于肾，流入于胞而成淋也，其状小便赤涩；石淋者，淋而出石也。肾主水，水结则化为石，故肾客砂石。肾虚为热所乘，热则成淋，其病之状，小便则茎里痛，尿不能卒出，痛引少腹，膀胱里急，砂石从小便道出，甚者寒痛令闷绝；膏淋者，淋而有肥，状如膏，故谓之膏淋，亦曰肉淋，此肾虚不能制约肥液，故与小便俱出也；血淋者，是热淋之甚者则尿血，谓之血淋，心主血，血之行身，通遍经络，循环脏腑，其热甚者则散失其常经，溢渗入胞，而成血淋也；寒淋者，其病状先寒战然后尿是也，由肾气虚弱，下焦受于冷气，人脆与正气交争，寒气胜则战寒而成淋，正气胜，战寒鲜，故得小便也；劳淋者，谓劳伤肾气，而生热成淋也，肾气通于阴，其状尿留茎内，数起不出，引小腹痛，小便不利，劳倦即发"。王熹则在《外台秘要》中引用北周姚僧坦《集验方》中的论述，提出"五淋"之说"《集淋》论五淋者，石淋、气淋、膏淋、劳淋、热淋也"。而宋代严用和所谈"五淋"又与之略有不同，其代表著作《济生方·淋利论治》曰："淋之为病、气、石、血、膏、劳是也"，后世医家多以此为"淋证"的主要分类法。

金元时期，著名医家刘完素在《素问玄机原病式·六气为病》中，特别强调热邪致病的重要性，并认为淋证的病机与气血郁结有关。朱丹溪则在《丹溪心法·淋》中，则更重视心与小肠病变在淋证发病中的作用，强调"执剂之法，并用流行滞气，疏利小便，清解邪热，其于调平心火，又三者之纲领焉。心清则小便利，心平则血不妄行"，"血淋一证，须看血色冷热。色鲜者，心、小肠实热；色瘀者，肾、膀胱虚冷。若热极成淋，服药不效者，宜减桂五苓散加木通、滑石、灯心、瞿麦少许，蜜水调下。病者为血淋，不痛者为尿血"。

明代王肯堂在《证治准绳·淋》中，则特别提出"湿"的概念，提出"淋病必由热甚生湿，湿生则水液浑凝结而为淋"。另一著名医家张景岳则特别提出"淋"之发病与"积蕴热毒"和"肾虚命门不固、中气下陷"有关的较为完善的淋证病机理论，提出"淋之初病，则无由乎热剧，无容辨矣。淋久不止，及痛涩皆去，而膏液不已，淋如白浊者，此惟中气下陷及命门不固之证也，故必以脉以证而察其为寒为热为虚，庶乎治不致误"。特别倡导"凡热者宜清，涩者宜利，下陷者宜升提，虚者宜补，阳气不固者宜温补命门"，从而奠定了当今治疗"淋证"的理论基础。

近年来，关于"淋证"的中医辨证论治，一般以"六淋"论治。即热淋、石淋、气淋、血淋、膏淋和劳淋。热淋者，小便短数，灼热刺痛，溺色黄赤，少腹拘急胀痛，舌质红，苔黄腻，脉象滑数，治以清热利湿通淋，方如八正散加减等。石淋者，尿中时夹沙石，小便艰涩，或排尿时有中断，尿道窘迫疼痛，少腹拘急，或腰腹绞痛难忍，尿中带血，治以清热利湿，通淋排石，方如石韦散加减。气淋者，实证为小便涩滞，淋沥不宣；虚证为尿有余沥，前者治以利气疏导，方如沉香散加减；后者治以补中益气，方如补中益气汤加减。血淋者，实证表现为小便热涩刺痛，尿色深红，或夹有血块，疼痛腹满；虚证为尿色淡红，尿痛涩滞不甚。实证治以清热通淋，凉血止血，方如小蓟饮子；虚证治以滋阴清热，补虚止血，方如知柏地黄丸加减。膏淋者，实证小便浑浊如米泔水，置之沉淀如絮状，上有浮油如脂，或夹有凝块，或混有血液；虚证表现为病程日久，反复发作，淋出如脂。实证治以清热利湿，分清泄浊，方如程氏萆薢分清饮加减；虚证以补虚固摄，方如膏淋汤。劳淋者，小便淋沥不已，反复发作，遇劳则发，尿时疼痛较轻，腰部酸痛等，治以健脾益肾，方如无比山药丸加减。

总之，淋证初发实证居多，热者居多，病长反复发作则虚证居多，脾肾虚者为多。若发病日久，正气衰败，浊毒上扰时，则可发展为"关格"危证。

（二）尿浊

尿浊以小便混浊，白如泔浆为主症，排尿时无疼痛。病因多以久食肥甘厚味，逸多劳少，或房事过度，致使脾失健运，酿湿生热，湿热下结膀胱，清浊不分所致。日久则脾肾两虚，健运失权，固摄无力，则反复发作，病情加重。

本病初期多以湿热蕴结膀胱论治，治以清热化湿，方如程氏萆薢分清饮；日久则脾肾两虚，偏脾虚者以补中益气汤加减，偏肾虚者，若以阴虚为主则以知柏地黄丸加减，以阳虚为主则以金匮肾气丸加减。

三、张大宁治疗泌尿系感染的临床经验体会

首先，张大宁老师认为，本病病名以"淋证"命名是不妥的，"证"字是中医学中特有的概念，它是中医学从另外一个角度，即不同于现代医学的角度，去分析、归纳人体生命活动异常的一个特殊的概念，是对"症状"、"体征"等进行中医学理论处理后，所"升华"出的一个独特的概念，它是中医学治疗疾病的基础，所谓"辨证论治"。而"淋"是中医学的一个病名，如果在其后予以"证"，即"淋证"作为一个病名，显然是不恰当的。至于古人论著中使用"淋证"病名，是由于古时在使用"症"、"证"时，没有加以区分所致。张老师特别指出，古代学者如医圣张仲景在其经典著作《金匮要略·消渴小便不利淋病脉证并治》中就只使用了"淋"一个字的病名，还有些古代学者，包括近代一些学者注意了这个问题，而使用了"淋病"这个病名，如《中医药学高级丛书·中医内科学》（1995 年）中，病名使用的是"淋病"，张老师认为，如果使用"淋病"一词临床上容易与西医性病中的"淋病"相混淆，且易引起病人反感，故张老师认为是否可以使用单独一个字"淋"来命名该病，如果一个字使用起来不上口的话，不否用古代的"淋溲"一词，或《内经》中的"淋闭"一词。

关于该病的病机，张老师特别强调"肾虚膀胱湿热"，这是"正气"与"邪气"双方夹杂、双方斗争、双方盛衰的准确分析，"膀胱湿热"是"邪气"，"肾虚"是"正气"，病初以"邪气"为主，主要病机是"膀胱湿热"；病久以"正气"为主，主要病机是"肾虚"。但病初时不等于没有"肾虚"，病久时不等于没有"湿热"，只不过孰轻孰重而已，这正同于西医在泌尿系感染中所讲的两大发病机制——致病菌和人体防御机制，同样外界的致病菌，有人发病，有人不发病，原因就是人体的"防御机制"，也就是"正气"，所以人体正气在本病中起着重要的作用。

另外，中医论著，尤其是古代论著中，多以"热"论之，如"热淋"等，张老师认为，"淋"之发病，论"邪气"当以"湿热互结"、"结于膀胱"所致，如单一"热"邪，不足以表现其病机，故当以"湿热淋"，更为科学与准确。

再有几个小问题，一是当前不少著作，甚至中医高校讲义中，在论述到该病时，经常使用"膀胱气化不利"一语，张老师认为准确地说，应是"肾的气化不利"，而非"膀胱"，因为《内经》中所论"膀胱者，州都之官，津液藏焉，气化则能出焉"的"气化"系指"肾"的气化，经文原意是"膀胱是个储尿、排尿的器官"，但"何时排尿，排尿多少"则由"肾"所决定，即"肾的气化"作用，这就是"气化则能出焉"的原意。二是仲景在《金匮要略》中提到的"淋家不可发汗"中的"淋家"，应是指"慢性淋病病人"，即已有"劳淋"，如是"慢性肾盂肾炎"之意，张老师认为这句经文应理解为对于"淋家"这样的慢性病病人，应当注意"正气已衰"，不

可乱用"发汗"等易伤及正气的治法，当然也包括"泻下"、"破气"等药物。

关于泌尿系感染的治疗，张大宁老师特别强调要注意"正气"和"邪气"两个方面，即"致病菌"和"人体防御机能"两方面。急性期时以"祛邪"为主，兼"正气"，慢性期时以"扶正"为主，兼顾"祛邪"。张老师在治疗急性感染时，注意在使用清热解毒药物的同时，并用"凉血"之品，因为热毒炽盛，自然易致"血热"，且可"迫血妄行"而出现"尿血"，所以张老师以自拟野菊花坤草汤治之，疗效甚佳。野菊花苦寒清热解毒之性尤胜，《本草纲目》载"治痈肿疔毒"，且有平肝降火之效，《医宗金鉴》也曾组方五味消毒饮，与公英、金银花、紫花地丁等同用，治疗各种疮疡热毒，近代研究证实，野菊花有显著的抗炎作用，对金黄色葡萄球菌等有明显的抑制作用。益母草苦而微寒，既可活血凉血，又可利水消肿，且有清热解毒之力，佐以野菊花，清热凉血止血，治疗急性热毒所致的"热淋"、"血淋"等实为对症。此外，益母草的利水消肿作用，无疑增强了该方的功效。处方中，张老师一方面配合公英、败酱草、石韦等清热解毒、利水通淋之品，另一方面注意到"扶正"但在急性期不可"大补、峻补"，故以二至丸（女贞子、旱莲草）加味伍之，在治疗膀胱炎、急性肾盂肾炎等方面获得明显的治疗效果。

在治疗各种慢性泌尿系感染时，张老师特别强调"正气"即"肾虚、脾虚"在发病等中的重要作用，张老师经常以"正气存内，邪不可干"，"邪气所凑，其气必虚"的经文来讲急、慢性泌尿系感染的病机变化，急性期时，以"邪气盛"为主，但也要兼顾"正气"，慢性期时，以"正气虚"为主，但也要兼顾"邪气"。张老师以自拟的"补肾清利汤"加减治疗慢性泌尿系感染取得很好效果。该方以生黄芪、石斛、五味子、女贞子、旱莲草、生地、白术、茯苓、陈皮、太子参、补骨脂等"补助正气"，以蒲公英、败酱草、白花蛇舌草、半枝莲、石韦、车前子、车前草、扁蓄、土茯苓等"祛除邪气"，随症加减，调整剂量，疗效甚佳。

在这里，张老师还是注意到"固涩"、"升提"等治法及药物的使用，芡实、金樱子、沙苑子、煅牡蛎、升麻等随症选用。

第十六章　张大宁治疗糖尿病肾病的临床经验体会

糖尿病肾病（DN）是当前临床常见的肾脏疾病，是糖尿病的主要微血管病变之一。随着社会的进步、人们生活水平的提高，糖尿病的发病率越来越高，"消渴病，富贵人之疾也"，加之糖尿病常识的日益普及，降糖药物的不断改善，糖尿病病人生存时间不断延长，使得糖尿病肾病的发病率呈不断快速上升的趋势。据美国、日本及许多西欧国家统计资料证实，糖尿病肾病已成为尿毒症的首位病因。

国外有资料证实，高达20%～40%的糖尿病病人发展为糖尿病肾病，更为严重的是其发病率于糖尿病发病10年后迅速上升，20～30年后达到最高峰，为40%～50%。由于该病病人机体存在着极其复杂的代谢紊乱，故治疗起来更显得非常麻烦，迄今为止，现代医学尚无非常有效的治疗方法，基本停留在对症治疗的水平上。对此，张大宁老师有着一整套独特的理论与经验，使不少糖尿病肾病Ⅰ期、Ⅱ期、Ⅲ期、Ⅳ期及Ⅴ期初期的病人得到治愈、控制或好转，改变了西医关于本病"完全不可逆"的理论，获得广大病人的赞誉。

一、现代医学关于糖尿病肾病的认识

糖尿病肾病的发病机制十分复杂，包括了众多因素的参与。总的来说是起始于糖代谢障碍所致的血糖过高，在一些有关危险因子的影响下，通过启动了许多细胞因子的网络，而造成全身一些重要器官的损害，其中肾脏的损害即为糖尿病肾病。

具体地讲，糖尿病肾病的病因有遗传因素、肾脏血流动力学异常、血糖过高所致代谢改变、高血压，以及血管活性物质代谢异常等。

首先，可以肯定地讲，糖尿病肾病与遗传因素有着十分重要的关系，其中男性糖尿病肾病的发病率较女性为高，1型糖尿病较2型为高。在诸多的遗传因素中，比较显见的是血管紧张素转化酶、醛糖还原酶及葡萄糖转运因子、基因多态性等与糖尿病肾病的发病有关。

在糖尿病肾病的发病中，肾脏血流动力学异常也是一个重要因素。大量临床观察与实验证实，GFR上升和肾血浆流量（RPF）过高也是糖尿病肾病的重要发病原因，动物实验证实其两项升高的机制，可能与激素、代谢性因素、管球反馈失常等因素造成的肾小球入球小动脉扩张有关。

应当说，血糖过高所引起的代谢改变应当为糖尿病肾病发生的关键。血糖过高主要通过肾脏血流动力学改变及代谢异常引起肾的损害，其中代谢异常导致肾损害的机制主要有肾组织糖代谢紊乱。

其次，高血压、血管活性物质代谢异常等都是引起糖尿病肾病的重要因素。临床观察资料证实，高血压可能与糖尿病肾病同时存在，在1型糖尿病中，高血压几乎与微量白蛋白血尿平行发生，而在2型糖尿病中，高血压则常在糖尿病肾病前出现。高血压在糖尿病时的发病机制十分复杂，包括容量过多，周围血管由于多种血管活性物质作用失调而阻力上升，以及一些与钠离子代谢有关的转运蛋白如 Na^+-Li^+ 逆向转运因子，Na^+-H^+ 转运因子等活力过高等，血压控制好坏与糖尿病肾病发展密切相关。此外，脂代谢的紊乱，可促进肾小球的硬化，进一步促进糖尿病肾病的进展。

血管活性物质的代谢异常，包括肾素—血管紧张素系统的激活、内皮素系统代谢的异常、前列腺素代谢的异常、生长因子代谢的异常等，都是影响糖尿病肾病发生、发展的重要原因。

糖尿病肾病的临床表现，与一些慢性肾小球疾病一样，大体上也有一个由"少量蛋白尿—大量蛋白尿—慢性肾功能衰竭"的发展过程。其病理学表现为对肾脏所有结构的损害，这些损害包括与代谢异常有关的肾小球硬化、小动脉性肾硬化、和感染有关的肾盂肾炎，以及与缺血有关的肾乳头坏死等。但在这些病理变化中，只有肾小球硬化与糖尿病有直接关系，是糖尿病全身微血管并发症之一，所以，有些学者主张将糖尿病肾病称为糖尿病肾小球硬化。其余均非糖尿病所特有，只是发病率比非糖尿病病人要高而且病情严重。

丹麦学者 Mogensen 提出根据糖尿病肾病的临床表现和病理变化，将糖尿病肾病分为以下五期。

Ⅰ期：肾小球高滤过和肾脏肥大期。此为糖尿病肾病受累的初期改变，与高血糖水平一致，血糖控制后可以得到部分缓解。这一期无病理学改变。

Ⅱ期：正常白蛋白尿期。GFR 高出正常水平。其病理改变为肾小球基底膜（GBM）增厚，系膜区基质增多，运动后 UAE 升高（>20μg/min），休息后恢复正常。如果这一期能有效地控制血糖，病人可能长期稳定在这一期。

Ⅲ期：早期糖尿病肾病期，又称"持续微量白蛋白尿期"。GFR 开始下降到正常水平。肾小球病理改变重于Ⅱ期，可以出现肾小球结节样病变和小动脉玻璃样变。UAE 持续升高（20~200）μg/min［相当于 24h 尿白蛋白（30~300）mg/d，或尿白蛋白/Cr（30~300）μg/mg］，称为"微量白蛋白尿"。病人血压升高，此期使用降压药物及 ACEI 或血管紧张素受体拮抗剂（ARB）类药物，可减少尿白蛋白的排除，明显延缓肾病的进展。

Ⅳ期：临床糖尿病肾病期。病理上出现典型的 K-W 结节。持续大量白蛋白尿（UAE>200μg/min）或蛋白尿>500mg/d，约 30% 可出现肾病综合征，GFR 明显下降。该期的特点是尿白蛋白不随 GFR 下降而减少，部分病人还伴有镜下血尿和少量管型。病人一旦进入该期，病情会迅速进展，如不积极控制，GFR 将平均每月下降 1ml/min。

Ⅴ期：终末期肾功能衰竭（GFR<15ml/min·1.73m^2）。尿白蛋白量因肾小球硬化而减少，尿毒症症状明显，最后需要透析治疗。

对于糖尿病肾病的治疗，主要还局限在对症治疗，如控制血糖、控制血压、降脂治疗、饮食治疗、透析治疗及肾或胰肾联合移植等。

二、中医学对糖尿病肾病的认识与治疗

糖尿病在中医称为"消渴病"，早已为中西医界所共识，并发肾病后，随其不同主症而分属中医"水肿"、"尿浊"、"关格"、"溺毒"、"肾劳"等不同的病名范畴。近年来，我国中医肾病界提出以"消渴肾病"命名本病，虽看起来有一定道理，但有些牵强附会，必要性也不大，当然，在没有更好的中医病名之前，姑且还是用"消渴肾病"吧。

中医对于糖尿病肾病的辨证论治，一般来说，早期多表现在阴虚燥热证，治宜养阴清热，方如玉女煎加减等；中期表现为气阴两虚证，治宜益气健脾、养阴滋肾，用方如六味地黄丸、补中益气汤加减等；后期脾肾阳虚证，治宜补肾健脾、温阳利水、降逆排毒，方如金匮肾气丸、补中益气汤、温脾汤加减等。

三、张大宁老师治疗糖尿病肾病的经验体会

对于糖尿病肾病，首先张大宁老师认为大量过多地讨论"病名"意义是不大的，称之为"消渴肾病"，或随症命名，甚至原封不动地使用"糖尿病肾病"都是可以的，都不影响中医学对它的治疗与研究，其关键在于"辨证"，在于"方药"的使用，根本在于"疗效"。

其一，张老师认为，由于糖尿病肾病的病程、发病机理、症状特点等，其在中医辨证上，应该是一个"脾虚—脾肾虚—脾肾阳虚、肝肾阴虚、阴阳俱虚、温浊邪毒"的过程，晚期"心气虚、心血虚"也在其中，换句话说，是一个涉及多脏器，"以虚为主，虚实兼杂"的复杂病证。

其二，鉴于糖尿病肾病的病证特点，"久病血瘀"、"气虚血瘀"等，也必须贯穿糖尿病肾病的全过程，所以，"活血化瘀"的治法也就贯穿治疗的全过程，当然是"由轻而重"的过程。

其三，在微观辨证上，根据糖尿病肾病的特点，张老师经常使用一些"软坚化结"的药物，取得一定效果。

其他，如对于蛋白尿时固涩与升提药物的配合；肾功能衰竭时"降逆排毒"的使用；大黄炭、海藻炭等炭类药的使用；自始至终大剂量生黄芪的使用；五味子的使用；活血药的使用等，基本上等同于其他慢性肾脏疾病的使用，故在此不再赘述。

第十七章 张大宁治疗慢性肾功能衰竭的临床经验体会

慢性肾功能衰竭是临床常见的病症，是各种原发性和继发性肾脏疾病终末期的共同表现，其发病率近年来一直处于上升趋势。迄今为止，现代医学除了在终末期的血透和器官移植外，尚无满意的治疗方法，尤其从肾功能代偿不全开始，在一个较长的阶段，西医只能采取保守的对症治疗，完全处于被动的地位。而中医学在此领域，却有着一些灵活多样的治疗方法。张大宁老师在长期的医疗实践中，系统地总结了一整套中医辨证论治的方药，治疗了数以万计的慢性肾功能衰竭的病人，取得了满意的效果。

一、关于中医病名的认识

从 20 世纪 50 年代末开始，慢性肾功能衰竭属于中医"关格"的范畴，逐渐为广大医家所接受，无论是各种中医内科学的著作，还是中医肾病学的专著，以及中医院校中医内科学几版教材中，均将关格与慢性肾功能衰竭视为同一病证。在《新世纪全国高等中医药院校七年制规划教材·中医内科学》（2005 年）中，对于关格的论述"元虚衰，气化失常，关门不利，浊毒内蕴，损伤脏腑，耗伤气血，引起气机升降失司，临床以小便不利于恶心呕吐并见为典型表现的病症。西医学的慢性肾功能衰竭可参照本节进行辨证论治"。由此，全国各级中医医院医生书写病历时，均将慢性肾功能衰竭中医病名定为"关格"。

考关格一词最早源于《黄帝内经》，《素问·六节藏象论》曰："人迎与寸口俱盛四倍以上为关格，关格之脉赢，不能极于天地之精气，则死矣"；《灵枢·脉度》曰："阴气太盛则阳气不荣也，故曰关。阳气太盛则阴气弗能荣也，故曰格。阴阳俱盛，不得相荣，故曰关格，不得尽期而死也"；以后在《难经·三十七难》中又指出"邪在六腑，则阳脉不和，阳脉不和，则气留之；气留之，则阳脉盛矣。邪在五脏，则阴脉不和，阴脉不和，则血留之；血留之，则阴脉盛矣。阴气太盛，则阳气不得相营也，故曰关。阴阳相盛，不得相营也，故曰关格。关格者，不得尽其命而死矣"。这里所指的关格，主要指其脉证而言，这是当前医学所公认，即与后世所论关格一病无任何关系。但张大宁老师指出，这里所论的"不得尽其命而死矣"的严重后果，无疑为以后医家所定的，当今为尿毒症的危重病症打下了一定的基础。所以当今医家"关于内难所论关格，与后世所谈的关格无关"的说法，也不尽完善。

一般认为，关格作为病名的提出，最早见于张仲景《伤寒论》一书。《伤寒论·平脉法第二》曰："关则不得小便，格则吐逆"，也就是说"不得小便的关"和"吐逆的格"同时并见者为关格。这就明确地排除"单单吐逆的胃炎"和"单单无尿的尿潴留"等病证。以后的历代医家大都以此为基础，如明代李中梓在《病机沙篆·关格》中说："关者阴盛之极，故闭关而溲不得通也。格则阳盛之极，故格拒而食不得入也"，清代怀抱奇亦认为"关格"一证，"上则格而不入，下则闭而不得，乃阴阳偏胜之候，亦阴阳离绝之证也"（《医彻·杂证·关格》）。

现代医学认为，慢性肾功能衰竭由于肾实质损害而出现代谢产物潴留，水、电解质和酸碱平衡失调所引起各系统的损害，从而出现恶心、呕吐，小便少，甚至无尿症状，为临床所常见。但慢性肾功能衰竭所导致的脏器受损、内环境的紊乱等，绝不是"关、格"两个症状所能概括的，它反应在消化系统、神经系统、血液系统、心血管系统、呼吸系统等诸多方面，出现一系列病证，所以单单根据"关、格"二症，而定其为"关格"一病，似欠妥当。更需要指出的是，在大量的慢性肾功能衰竭病人中，真正以"关、格"为主症的并不多见，中医学是以主要症状定病名的，张大宁老师曾组织我们对临床1000多例各种病因导致的慢性肾功能衰竭病人做过统计，发现"关、格"并见者只占16.8%，且96.4%为慢性肾功能衰竭的三、四期，而在这96.4%中，因肾病综合征（尤其是糖尿病肾病）而致者占72.4%，由此可见真正能将慢性肾功能衰竭命名为关格一病的所占百分比是很少的，所以在临床上凡见慢性肾功能衰竭（包括一至四期）一律简单地诊断为"关格"显然是不准确的，也违反了中医学的原旨。

张大宁教授认为，根据慢性肾功能衰竭的主要临床表现、病机及其病理改变过程，应归属于中医学"肾劳"、"肾风"、"溺毒"、"癃闭"，当然也包括"关格"等范畴。

隋代巢元方《诸病源候论·虚劳病诸候》中曾有"五劳"的论述，即肺劳、肝劳、心劳、脾劳、肾劳。而"肾劳"一词，首先见于《素问》王冰注中曰："肾劳也，肾气不足，阳气内攻，劳热相合，故恶风而振寒"，这里有两个重点，一是"劳"，劳者虚劳也，又称虚损，七年制中医内科学讲义中，曾将虚损定义为"虚者，即气血阴阳亏虚；损者，即五脏六腑损伤，本病以两脏或多脏劳伤，气血阴阳中两种或多种因素损伤为主要病机，以慢性虚弱性证候为主要表现的病证。本病发病缓慢，病程较长，迁绵难愈"。这里从根本上反映了慢性肾功能衰竭的病理学基础和临床表现，而其中肾虚为其主要病机，所以定义为"肾劳"是比较合理的。二是在王冰注中提到的"恶风而振寒"的症状，既反映了肾阳亏损的"身体衰弱，热量不足"的病理学基础，又反映了肾功能衰竭后期的临床症状，是非常恰当的。后世宋代严用和《济生方》中所述"肾劳虚寒，面肿垢黑"等形象则更为准确。

"肾风"一词，首先见于《内经》。《素问·奇病论》云："有病庞然如水状，切其脉大紧，不能食，病生在肾，名为肾风，心气萎者死。"所谓"庞然如水状"，形象地描述了肾衰竭的望诊，"心气萎者死"的论述，明确地提出了肾衰竭病人出现"心包积液"的危险预后。

"溺毒"一病，在清末何廉臣《重订广温热论·验方妙用》中曾详细地描述了尿毒症晚期的病机与症状"溺毒入血，血毒上脑之候，头痛而晕，视力朦胧，恶心呕吐，呼吸带有溺臭，间或猝发癫痫状，甚则神错惊厥，不省人事"等，可以说是古人对尿毒症的临床表现最为形象的论述。

至于"癃闭"、"关格"病名，已为学者所公认，在此不做赘述。由此，张老师认为，科学地讲，慢性肾功能衰竭应属于"肾劳"、"肾风"、"溺毒"及"癃闭"、"关格"等范畴，单单定义为关格显然是不恰当的。

二、病因病机与辨证

慢性肾功能衰竭多因各种慢性肾脏疾病（包括原发性肾脏疾病与继发性肾脏疾病）反复不愈，迁延日久所致。一般来讲，素禀先天不足、感受外邪、劳倦内伤、饮食不节、久病正虚等都会直接或间接地导致或影响本病。从病机上讲，脾肾阳虚、肝肾阴虚、湿毒内停、肝风内动、气滞血瘀、邪陷心包等，都为临床常见。但在诸多的病因病机中，张大宁老师认为要紧紧抓住三个主要病机，即肾虚、血瘀与湿毒，而肾虚从肾气不足到肾阳虚损，至肾元衰败；血瘀从血瘀气滞到瘀血内积，至瘀毒互结；湿毒从湿毒内蕴到湿毒上逆，至湿毒四泛，是慢性肾功能衰竭病机发展的重要过程。也就是说，"虚、瘀、毒"的逐渐加重，是慢性肾功能衰竭从轻到重的根本病因病机。

　　当然，张老师也再三指出，慢性肾功能衰竭是一个综合症候群，临床综合征，从中医学理论讲，也涉及诸多脏器，如初病脾肾，中期肝肾，后期损及多个脏器，形成肾元衰败、肝风内动、内陷心包等本虚标实的多种病机。但辨证之要在于抓重点，举重则旁轻，抓本则标明，择其要者，一通百通；不择其要，杂乱无穷。

　　为此，张大宁老师在临床辨证上重点抓了肾虚、血瘀及湿毒三大基础辨证，在此基础上，结合不同病人的症状、舌脉等，主次兼顾，立法施治。

　　在主症的问诊上，慢性肾功能衰竭早期病人重点抓水肿、尿少、眩晕及一般肾虚症状，很少有特异性症状。中期以后重点抓夜尿的增多和畏寒肢冷两个症状。一般讲，夜尿应占一天24h尿量的三分之一，但随着肾功能衰竭的加重，夜尿量可至二分之一，甚至更多，畏寒肢冷亦为常见，尤其老年人更为突出，这些均系肾虚进一步亏损所致。到晚期病人，重点抓恶心呕吐、皮肤瘙痒、小便清长无味、各种出血倾向等，最后则出现气短不能卧、神昏谵语、昏迷至死。

　　恶心呕吐一症，早期表现为晨起刷牙时恶心，而后才逐渐发展为吃饭或喝汤药时恶心呕吐，不少病人都误认为胃病，按慢性胃炎治疗，从而耽误了病情。皮肤瘙痒一症系由湿毒外泛肌肤所致，一般以胸背部为主，尤以遇热时为甚，而老年单或双下肢瘙痒者则多与肾功能衰竭无关。小便清长无味多出现在晚期，系由肾元亏损，不能排泄体内毒素所致，此时病人可以尿少、尿闭，也可以尿量正常，为此，不少病人常对自己是否肾功能衰竭表示怀疑，实际上此时尿液有量无质，尿液已无氨味，肾元已败。出血可表现为齿衄、鼻衄、肌衄、咯血、呕血、便血等，亦为肾元亏虚、气不摄血所致。至于气短难卧者，多为心阳心气不足，邪入心包的先兆，最后则邪入心包、神昏谵语，昏迷致死。

　　此外要提到的是，按中医本来的观点来看，腰痛应是肾虚的重要的、特异性症状，但是张大宁老师做了大量的临床治疗后发现，在全过程的慢性肾功能衰竭中，腰痛发生不足35%，故不应把腰痛作为重要主症处理。

　　慢性肾功能衰竭的望诊，张老师提出了"望诊四要"，即"一望面色二看舌，三望舌下四甲错"，所谓"望而知之谓之神"。面部望诊为"望诊四要"之首，面部的色泽荣润或枯槁，真实地反映了体内脏腑，尤其是肾中精气的盛衰。就慢性肾功能衰竭而言，张大宁教授将面色分为较正常、萎黄、㿠白与黧黑四种。即开始时面色较为正常，而后出现萎黄、㿠白，至最后出现面色黧黑，病情由轻至重。我们曾统计过500例血Cr在451μmol/L以上病人，面色黧黑者占91.85%。张老师特别强调，慢性肾功能衰竭的面色不仅仅因为"贫血、血虚"所造成，从中医的病机分析，慢性肾功能衰竭的面色是由"虚与湿毒上扰"共同造成，可以理解为在"贫血"面色的外面，罩上一层"浊毒"，系一种特有的面色。张老师经常通过这种望诊，能大体上说出病人的血Cr检验值，当然多是中后期的肾功能衰竭病人。

　　二望舌，张老师认为慢性肾功能衰竭病人在舌体、舌质与舌苔的表现方面，要注意"虚、瘀、湿"三个方面。主要为舌体胖大者为脾肾阳虚，舌质红绛者为肝肾阴虚，瘀血内阻，舌苔黄腻或白腻者均为湿毒内蕴。

　　三望舌下，张老师非常重视舌下望诊。舌下望诊大体最早记载于隋朝巢元方的《诸病源候论》，其卷十二记载"身面发怳，舌下大脉起青黑色"，宋代陈自明又有"舌下之脉黑复青"的描述，以后《察病指南》中论有"舌下脉青而黑，子母皆死"等，这些均为以后舌下脉络诊法奠定了基础。

　　正常人舌下位于舌系带两侧各有一条纵行的大脉络，即舌下脉络。其直径在1.6～2.7mm，长度不超过舌尖与舌下肉阜连线的五分之三，颜色暗红。望舌下脉络主要是指其长度、形态、色泽、粗细及舌下小血络等变化。张老师认为，短细色淡者为肝肾不足、气血虚弱；粗涨青紫，甚至紫黑者为血瘀，色越深者瘀越重，可结合望舌综合分析。但有时舌下脉络变化早于舌的变化。我们曾在临床上统计过 98 例慢性肾功能衰竭病人，其中从舌下脉络统计 89% 的血瘀症，会随着病情加重，其血瘀症的比例呈上升趋势，所以舌下望诊应是诊断瘀血的重要一环。

四甲错，即望肌肤甲错。慢性肾功能衰竭病人由于肾虚血瘀，气血虚弱的原因，致使肌肤不得营养，加之湿毒邪泛，所以呈现一种肌肤甲错的现象。临床上多表现在四肢，且先从下肢开始，延至上肢。

对于诊脉，张大宁老师非常重视，认为切脉是中医诊断疾病的一种重要方法，万万不可忽视，那种认为"切脉已经过时，做做样子而已"的说法是绝对错误的。在慢性肾功能衰竭中，首先要重视尺脉，尺脉候肾，左尺脉以决肾阴，右尺脉以决肾阳，两者配合，可判断人体元阴、元阳之根。张教授讲，切尺脉时，先要重视其"有根与无根"，"有根者，虽沉而有力，有力而势柔，势柔而数缓，数缓而律齐（这里的数指数字的数），无根者，沉而无力，微而欲散，或浮大而空，虚弱欲绝。若左关弦细者，多虚阳上扰，右关濡弱者多脾虚湿停，寸关尺三部俱沉细欲绝者，多为死候"。

三、治法与用药

慢性肾炎是一个临床综合病症，无论从局部还是从全方面，都是涉及多个脏器，多种病理变化的复杂病症。不可能仅靠一种方剂，一种药物就完全解决。因此，张老师早在 20 世纪 80 年代即提出"肾衰系列方治疗慢性肾衰"的理念和方法，即"补肾活血为本，祛湿降逆为标；整体局部相结合，理证治病相结合，多种治法相结合"的全方位治疗方剂，并研制了健肝补肾汤、滋补肝肾汤、活血汤、补肾扶正方剂、活血化瘀方剂五个治本方剂；以及化湿汤、降浊汤、利水汤、平肝汤、肾衰灌肠液、清热防感饮等多个治标方剂，标本并治，取得一定的效果。

近 20 年来，张大宁老师在上述研究的基础上，通过大量临床实践与基础研究，无论在临床疗效上，还是对疾病认识的深度上，都有了进一步的提高。首先从方法上，在诸多的治疗方法中，明确地提出了治疗慢性肾功能衰竭的基本大法，即补肾活血排毒法，定为所有治疗方法的基础。补肾法中以平补为基础，如冬虫夏草、生黄芪、白术、补骨脂、覆盆子等；活血法中，以辛温为主，如丹参、川芎、五灵脂、蒲黄等；排毒法中以降逆祛湿排毒为主，如大黄、大黄炭等。由此研制成功补肾扶正胶囊、活血化瘀胶囊、肾康宁胶囊、补肾生血胶囊、补肾排毒胶囊及肾衰灌肠液等全方位的制剂，而这些方剂中，张老师独特成功巧妙地运用了中药配伍，在疗效上取得了满意的效果。

冬虫夏草，张大宁老师是我国最早将其用于治疗肾脏病治疗的专家之一，一般书载始见于 1757 年清代吴仪洛《本草从新》，实际在 1694 年清代汪昂所著的《本草备要》中即有明确的记载。同时，张老师认为，明代《本草纲目》中所描述的"雪蚕（雪蛆）"从产地、形态、功能、意义、主治等都类似于冬虫夏草，当然这还有待于进一步考据。

《本草备要》云："冬虫夏草，甘平，保肺益肾，止血化痰，已劳嗽"，明确指出其性味与功效。重点在于补肺肾，而清代柴允煌所撰的《药性考》中进一步指出其功能主要在于"秘精益气，专补命门"。所以张老师于 20 世纪 70 年代初就将其运用于慢性肾脏疾病的临床治疗，认为冬虫夏草性味甘平，力强不猛，阴阳并补，不热不燥，虚寒、虚热者均可用之，补阳时可伍黄芪、白术之类；补血时可伍当归、黄精之类。盖黄芪、白术之类健脾补气，得虫草之力，命门火旺，后天得先天之帮，先天得后天之助，三药配合，先后天则俱盛也。另，冬虫夏草伍当归、黄精之类，实有补肾补气生血之妙，相得益彰，精血并补。于此，先天后天、气血阴阳均得到补益。冬虫夏草的用量为每日 0.5 ~ 2g，用法可压粉白水送服，也可置于汤剂之中，先单独煎煮两次，再与群药合煎，制成成药时可作赋形剂使用。至于人工冬虫夏草菌丝体张老师多以 10∶1 的剂量参考使用。

五灵脂与蒲黄炭配伍，古代称失笑散，源于宋代《太平惠民和剂局方》。方中五灵脂苦咸甘温，入肝经血分，可通利血络，散瘀利结；蒲黄炭甘平，行血消瘀，活络行气。两药配伍，为活血化瘀，散结通络之优势组合；无怪乎清代吴谦在《医宗金鉴·删补名医方论》中作过如下论述"凡兹者，由寒凝不消散，气滞不流行，恶露停留，小腹结痛，迷闷欲绝，非纯用甘温破血行血之剂，不能攻函荡平也。是方用灵脂之甘温疏肝，生用则行血，蒲黄甘平入肝，生则能破血，共用可有推陈致新之功。甘不伤脾，辛能散瘀，不觉诸症悉除，直可以一笑而置之矣"。而慢性肾功能衰竭，系病证日久，瘀血至深，瘀血加重肾虚，肾虚至瘀更重，故行瘀活血为治疗之大法，张老师常以失笑散，用量各为10~30g。这里要特别指出的是，张老师在长期、大量的临床实践中，发现以茵陈配伍失笑散，对于慢性肾功能衰竭中氮质血症有降低血肌酐的作用，张老师称之为"茵陈失笑散"，为此，张老师曾在全国各种肾病学术会议及讲课中介绍，现已在全国各地推广，受到肾病界中西医的欢迎。

大黄是中医最早使用的中药之一，在第一部中药学术著作《神农本草经》中，就有大黄的记载"下瘀血，血闭寒热，破癥积聚，留饮宿食，荡涤肠胃，推陈致新，通利水谷，调中化食，安和五脏"。而后又很早地用于方剂配伍之中，如《武威汉代医简》中的30首药方中，有5首应用了大黄。而在张仲景《伤寒杂病论》中竟有89处应用了大黄。占全书方剂的四分之一左右，他创立了34首大黄复方，占他前创323首方剂中的10.5%，其应用范围，涉及血证、痰饮、热毒、积滞等诸多方面，大柴胡汤、大小承气汤、桃红承气汤、抵当汤、大黄䗪虫丸等皆属此类。

张老师在治疗慢性肾功能衰竭中，根据"补肾、活血、排毒"的理论，大量使用大黄以排毒破瘀，祛浊降逆，一般采用后下方法，用量在10~30g不等，根据临床表现，使其大便在每日2~3次，既能排毒又不伤正。在配伍上，大黄配甘草，仿张仲景大黄甘草汤之用，即"食已即吐者，大黄甘草汤主之"来治肾功能衰竭病人浊毒上逆，表热内结之呕吐，确有"上病取下"之意，以大黄苦寒攻下、清热降浊，以甘草和胃保津，同时取其甘暖，制大黄苦寒之弊，合之亦有张仲景在《金匮要略·呕吐秽下利病脉证治》中所云"秽而腹满，视其前后，知何部不利，利之则愈"的涵义。另大量配伍活血化瘀药，亦为张仲景用药之妙。张老师常说："近年来，不少医者仅知大黄为通利攻下之品，而忘却其行血破血之用，殊不知仲景用大黄，攻下活血并存，下瘀血汤，桃红承气汤，大黄䗪虫丸等比比皆是。"后世方剂中，吴鞠通的《温病条辨》中化癥回生丹亦为大黄与虻虫、桃红、三棱等同用，故在治疗慢性肾功能衰竭中，大黄既有排毒之力，又有活血之攻。此外大黄与补阳散寒之药，如补骨脂、附子、肉桂同用，皆取"补泄同施，邪正兼顾"之意。另外，大黄与冬虫夏草、黄芪配伍，大黄与当归、黄精配伍，均体现了"祛邪不伤正，扶正不滞邪"的中医整体治疗法则，使邪出正安，正复邪无。

另外，张老师在灌肠药的使用上，还提出了炭类药的问题，如大黄炭、生芪炭、海藻炭，采取特殊工艺，起到了吸附作用，提高了灌肠的效果。

四、其他有关问题

（一）关于肾性贫血

肾性贫血是慢性肾功能衰竭的常见症状，系指各种因素造成肾脏 EPO 产生不足或尿毒症血浆中一些毒性物质干扰红细胞的生成和代谢所导致的贫血。临床上血 Cr>308 μmol/L（3.5mg/dl）时即可伴发贫血。一般认为，由于慢性肾功能衰竭病人病程长，耐受力强，所以有时当贫血很严重时，尚可维持较为正常的生活。张大宁老师认为，从中医学角度讲，肝藏血，肾藏精，乙癸同源，精血互化。肾精亏虚，势必不能化生肝血，从而导致肝血的虚损。反之，肾功能衰竭病人鼻衄、便血等出血倾向，又可导致肝血不足，而加重肾精的亏损。所以滋补肝肾，涵养精血，是治疗肾衰贫血的主要大法。此外，脾主运化水谷以生血，脾气又能统血，所以健脾补气亦为治疗肾衰贫血的又一大法。临床上六味地黄丸合四物汤，再佐黄芪、党参等，疗效较佳。我们临床上曾治疗一例尿毒症病人，血红蛋白<5g，长期使用 EPO 无效，而单单使用补肾生血胶囊使之贫血得以纠正。

（二）关于高血钾症

血清钾>5.5mmol/L 或 22mg/dl 时，称为高血钾症。引起高血钾症的原因很多，如钾的摄入过多、钾的排出减少、细胞内钾释出等。其对循环系统、神经系统、酸碱平衡及肌肉的影响都是很严重的，慢性肾功能衰竭病人进入晚期时，则会出现高血钾症。对此，张大宁老师采取两种方法，一方面采取常规方法排钾，如控制含钾食物、药物的摄入，避免输库存血等，也可以使用一些排钾、降钾的药物；另一方面，对中药的服法及一些制剂的工艺上做了相应的处理，取得满意的效果。

一般认为，中药中含钾量高是人所共识的，如扁蓄、泽泻、茵陈、五味子、煅牡蛎、旱莲草等。不少高血钾病人，由于服用中药而致病情加重，甚至出现心脏骤停。而中药治疗慢性肾功能衰竭的疗效又是非常肯定的。为此，张大宁老师采取两个方法。第一在涉及治疗肾衰的成药制剂时，增加一道工艺，即以离子交换的方法脱钾，使制剂中不再含钾，这样在慢性肾功能衰竭的全过程中均可使用。另一方面，由于煎服的汤剂剂量小、每日服，不便于脱钾，故规定血钾在>5.5mmol/L，但<6.0mmol/L 时，每日一次；>6.0mmol/L，则停服汤药，待血钾正常后再行使用。

（三）关于煎服方法

张大宁老师根据对治疗慢性肾脏疾病常用方药煎煮数次后的含量测定，研制了一套独特的"张氏煎煮法"，即根据不同剂量的生药，使用一定量的水，两次煎煮后，混合后再以文火浓缩到300ml、600ml、900ml、1200ml、1800ml 不等（根据病人年龄），每日分别以 50ml，日 2 次；100ml，日 2 次；150ml，日 2 次；200ml，日 2 次；300ml，日 2 次服法，1 剂服 3 天，不但充分发挥了药效，而且节约了经费，避免了中药的浪费。

第十八章　张大宁治疗男子阳痿的临床经验体会

男子阳痿属于男子性功能障碍的范畴，是临床常见的病证，尤其在男科病证中更为多见。自古以来，中医多以"虚证"、"肾虚"，尤其"肾阳虚"论治，故"补肾壮阳"为治疗阳痿的第一大法。张大宁老师集几十年临床经验，在认真、仔细研讨《内经》及历代医家名著基础上，大胆提出"以肾为主，肝肾并治，活血化瘀，辛温香窜"新的16字治疗方针，取得非常良好的治疗效果。

一、阳痿的概念和诊断

阳痿是一个在临床上，甚至日常生活上经常遇到的病名，主要指男子房事时阴茎痿软不举，或举而不坚，影响正常性交的病证。现代医学中因各种疾病而引起的性功能障碍，或性神经衰弱，表现为以"房事时阳痿不举"为主要症状的病证，属于本病范畴。

阳痿在《内经》中既称"阳痿"，有时也称"阴痿"。《灵枢·邪气藏府病形》篇称为"阳痿"；《素问·五常政大论》云："太阴司天，湿气下临，肾气上从，黑起水变，埃冒云雨，胸中不利，阴痿，气大衰而不起不用"，则称为"阴痿"，意思都是一样的。《韩氏医书六种·阳痿论》上解释道："阳者，男子外肾；痿者，弱也；弱而不用，欲举而不能谓之阳痿。"

关于阳痿的诊断，首先要排除男子的性器官发育不全，或由于连续房事而引起一过性的"性疲劳"，前者属于泌尿外科治疗的范畴，后者需要休息一段时间再行房事。另外，老年人，如60～70岁以上老人，由于生理性的肾中精气衰退，自然性欲减退，起阳不足，尤其在不注意"节制"的情况下，更会出现性功能不足，这也不应属于本病的范畴。

所以，阳痿的诊断，应是指青壮年的男性，在性生活时阴茎完全不能勃起，或虽然略有勃起，但勃而不坚，不能进行正常的性生活者，可以诊断为阳痿。西医曾以"能不能进入女性阴道"作为阳痿的客观诊断标准，张老师认为这样的标准过于太高，而有些中医又时以病人自己主诉"阳痿"者为诊断标准，实过于模糊，甚至有的病人以"早泄"，即过早射精，射精后阴茎痿软也认为是"阳痿"，完全是一种误诊，临床上均应加以注意。

二、中医学的传统辨证论治

传统中医学对于阳痿的认识，多局限在"虚"字，尤其是"肾虚"上，故历代医家对本病的治疗一直以"补虚"、"补肾"为主。《素问·痿论》云："思想无穷，所愿不得；意淫于外，入房太甚，宗筋弛纵，发为筋痿，及为白淫。"唐代医家王焘在其代表著作《外台秘要·虚劳阴痿候》中更明确指出"病源肾开窍于阴，若劳伤于肾，肾虚不能荣于阴气，故痿弱也"。所以清代大家叶天士在《临证指南医案》中指出"阳痿"一病，必须"非峻补真元不可。盖因阳气既伤，真阴必损，若纯乎刚热燥涩之补，必有偏胜之害，每兼血肉温润之品缓调之"，所以自古以来，

"补虚"、"补肾虚"、"补肾壮阳"成为中医学治疗阳痿的第一大法。羊肾(这里所指的"肾"实为雄性动物的生殖器)、驴肾、海狗肾等成为治疗阳痿的常用中药。

具体地讲,"阳痿"一病,传统的辨证论治多分为命门火衰、心脾虚损、大恐伤肾及湿热下注等几个类型,尤以命门火衰为最多,治疗以温肾壮阳(当然须加滋补肾阴之品,所谓古人讲"以阴中求阳"),如右归丸、五子衍宗丸、赞育丸等加减;心脾虚损者治以补益心脾、健脾养心,如人参健脾汤加减;大恐伤肾者当以补肾宁神治之,如大补元煎、启阳娱心丹等加减;湿热下注者临床见症甚少,当见阳痿并见阴囊坠胀、肿痛、小便赤涩灼痛、舌质红、苔黄腻、脉滑数等,治疗应以清利湿热之法,如龙胆泻肝汤等加减。

三、张大宁"以肾为主,肝肾并治,活血化瘀,辛温香窜"的治疗阳痿新大法

张老师作为中医肾病学专家,男子性功能障碍、阳痿病证自然属于其研究范畴。他经过多年的实践和研究后,于20世纪70年代大胆提出了一个治疗男子阳痿的新理论,即"以肾为主,肝肾并治,活血化瘀,辛温香窜",意思是说,在中医"治肾"的基础上,要注意到"肝",注意到"活血化瘀",而在"活血化瘀"的药物中,要特别注意使用"辛温香窜"中药。这里张老师在临床上特别推荐使用"川芎"一药。考"川芎"一药,最早见于《神农本草经》,至今已2000多年。中医认为川芎是辛温香窜之品,功效为活血行气,李时珍在《本草纲目》中曾称其为"血中气药也,辛以散之,故气郁者宜之,药中加芎为佐,气行血调,其病立止"。男子阳痿一证,固然肾虚为基础,但不少病人并非由于房劳过度,流失肾精所致,而是因为情志所伤,或大恐,或大惊,或肝郁。大恐则伤肾,惊则气下,渐至阳痿不振,举而不坚,导致阳痿。肝主筋,"为罢极之本",阴器为宗筋之汇,若情志不遂,忧思郁结,肝失疏泄条达,则宗筋所聚无能,血气瘀滞,筋脉不通,自然"阳器不举",遂至阳痿一症。尤其要指出的是,张老师认为,随着社会的进步,人们对于"性"知识认识的普及,致使房事过度所致阳痿者已逐步减少,代之而来的是社会节奏的加快,社会竞争的激烈,工作压力的增加,人们精神的紧张致使情志不遂、肝气郁结所引起的阳痿者日趋增多,再加上有些女性对"性生活"要求的过度,男性对"性生活"的紧张、忧郁、悲观,从而形成"因郁而痿"、"因痿而郁","痿、郁"互致的恶性循环,使病机更加复杂,治疗更加困难。因此,张老师提出的"以肾为主,肝肾并治,活血化瘀,辛温香窜"的16字治病方针,以及以此而研制的"起阳胶囊",临床疗效甚佳,至今深受病人欢迎。20世纪90年代,美国辉瑞药厂研制成功治疗男子阳痿的药物"西地那非(伟哥)",一时轰动全球,世界哗然,据说辉瑞开始是想用来治疗冠心病,实际也是取其活血化瘀之用,然后发现男子用之多迅速起阳,于是反而用来治疗阳痿,疗效甚佳,这使张老师不由地联想起自己治疗阳痿地理论与用药——"活血化瘀,辛温香窜",取"血中气药"川芎为主,岂不有异曲同工之妙哉!张老师是大陆第一位登上宝岛台湾的杰出学者(1990年8月),在台有很大的影响,当1996年张老师第三次访台讲学时,正值西地那非进入台湾,到达台北机场的第一次记者招待会上,很多记者提出有关"西地那非"的问题,张老师即刻介绍了有关上述对于阳痿的理论与治法的研究成果,没想到一周之内,整个台湾"川芎"畅销,甚至一时脱销,至今在台传为佳话,这些研究成果已被编入中医学院的教材当中,成为中医临床上的一大亮点。

张大宁老师在此新理论基础上研制的院内制剂"起阳胶囊",在天津市中医药研究院使用的几十年中,广受国内外病人的赞誉。

附　参考文献

《素问·六节藏象论》曰："肝者，罢极之本，魂之居也，其华在爪，其充在筋，以生白气。"

《诸病源候论·虚劳筋挛候》曰："肝藏血而候筋，虚量损血，不能荣养于筋，致使筋气极虚，又为寒邪所侵，故筋挛也。"

《格致余论·阳有余阴不足论》曰："主闭藏者肾也，司疏泄者肝也，二脏皆有相火，而其系上属于心。"

《周氏医学丛书·脏腑药式·肝部》曰："肝之血，而气者所以行平血，气滞则白凝，行血中之气正以行血也。"

第十九章　中医学的虚证与"虚不受补论"

张大宁老师认为，中医学有关"虚证"的内容，从基础理论的论述到临床实践的疗效，从方药的选择到各种特色治疗方法的运用，无不显示出中医学的特色和优势，可以无愧地讲，中医学有关于"虚证"的理论和实践，极大地补充了现代医学的空白，是中医学在医学世界宝库中的又一支炫丽的奇葩。

从字义上讲，虚，《中华大字典》解释为："空也，意思不实也、中空也、弱也，真气不足也"，意思是相对于"实"、"壮"而言的"弱、不足"等"虚弱"的意思。中医学认为，人体的一切病证，从总的来说，都可以概括为实证与虚证两大类，"实则邪气有余，虚则正气不足"，《内经》所谓"邪气盛则实，精气夺则虚"（《素问·通评虚实论》），其治法则为"虚者补之"（《素问·三部九候论》）。当然，虚证当中有阴、阳、气、血、精、津液及脏腑经络之不同，故临床病证及治疗方药亦随之而有所区别，由此而演变出众多有效的治疗方法、药物方剂和防病健身的方法。

作为奠定中医学理论体系的四大经典之首——《内经》中，不但详细地论述了"虚证"的概念、病因、分类、症状、治法等，而且还系统地论述了"虚证"的预防方法，从而奠定了中医学有关"虚证"的理论基础。如《素问·玉机真藏论》中有"脉细、皮寒、气少、泄利前后、饮食不入，此谓五虚"的提法；《素问·阴阳应象大论》中"劳者温之，燥者濡之，损者益之"的论述等，都为后世有关不同虚证、不同辨证、不同治法的论述起到了启发和推动作用。

此外，在虚证的预防方面，《内经》中专列《素问·上古天真论》、《素问·四气调神论》等篇，详述了饮食起居、劳逸结合、精神调养、邪气所避、四季养身等方面的具体方法，以此预防疾病、固护卫气、保护正气、健康长寿，至今仍有着积极的指导作用。

《难经》继《内经》之后，进一步探究"虚证"其意。《难经·四十八难》指出"人有三虚三实，何谓也？然：有脉之虚实、有病之虚实、有诊之虚实也。故曰虚实也"。致于所致五脏虚证的原因，《难经·四十九难》则指出"忧愁思虑则伤心，形寒饮冷则伤肺，恚怒气逆，上而不下则伤肝，饮食劳倦则伤脾，久坐湿地，强力入水则伤肾，是正经自病也"。《难经》所述，对虚证探讨又前进了一步，以脏腑为主，分列虚证症脉病候，其论提及"以虚及损，虚损并重"。

至汉代医圣张仲景，在其《金匮要略》中，专列"血痹虚劳病脉证并治"篇，始立"虚劳"病证专论，侧重脾、肾二脏。其中"肾气丸"以温肾助阳、"建中诸方"补气健脾，均为后世之表。《伤寒论》中，仲景提出热病伤正，当急下存阴，如诸承气汤之类；或清热兼益气，用白虎加人参汤之类；热病后期，阴血已伤，阳气亦虚，邪热尚存，可用黄连阿胶汤以育阴清热；以及炙甘草汤的益气护阴复脉等，都可为"虚者补之"治疗各种虚证的典范。

隋唐时期，巢元方所著《诸病源候论》为世界上第一部病理学专著，该书中专列"虚劳病诸候"篇，系统而详尽地论述了有"虚劳"所致的多种病证的症脉，以及诸证的治法。继后孙思邈《备急千金要方》中，对虚证予以脏腑分类证治，并以"飞尸鬼疰"之说，首言肺虚（这里指肺痨）可以传染的说法。王焘的《外台秘要》原引五劳、六极、七伤之说，提出"五蒸"、"二十三蒸"之说，对以阴虚发热为主候的病证，论述非常详尽。其后《济生方》等著作，对虚证又从不同角度进行了探讨，使中医对虚证有了进一步的发展。

　　金元时期，医家辈出，临床经验日益丰富，学术理论体系渐趋成熟，李东垣《脾胃论》博引《内经》、《难经》经文，深究奥义，结合临床，独创脾虚内伤之说，重点探讨脾胃虚证的病因、病机、转变规律、病症脉治等，提出"甘温除热"之法，首创以补中益气汤为代表的系列健脾补气和胃方剂，至今在临床上广为使用，疗效甚笃。

　　滋阴派代表朱丹溪的代表著作《丹溪心法》中，以"阴常不足，阳常有余"立论，主以"滋阴降火"，创制大补阴丸等滋阴方剂，对"阴精虚损"颇有创见。其他如《十药神书》、《证治要诀》等，都对虚证的论述有所发挥。

　　明清时代，中医对虚证的理论、临床、方药都有进一步的发展。《景岳全书》中，专立"虚损"篇，详论虚损的病因、病机、辨证论治等，并创利"补阵"新方，尤重于补肾，立左归丸、左归饮、右归丸、右归饮等。尤其是温病大家中的叶天士、吴鞠通、王孟英等，对于在温热病中因温邪热毒所致津液虚损、气阴两虚、气脱亡阴、绝证亡阳等证，如何使用生津补液、益气养阴、补气固脱、回阳救逆等"补虚"之法，都创制了非常有效的新方药。

　　此外，《红炉点雪》、《理虚元鉴》、《不居集》、《医宗必读》等，都从内、妇、儿、外、眼等不同学科病证中系统详尽地论述了虚证的病因、病机及辨证论治的规律。

　　近代至现代 100 多年来，随着中医学较快速度的发展，人们对"虚证"的研究、认识也在不断加深，尤其是以现代科学手段研究中医学不同虚证方面，更出现一些明显的成果，如虚证与神经—内分泌系统的关系、与人体免疫功能的关系等，尤其是在制作中医"虚证"不同证型的动物模型方面，不少学者做了大量的探讨，并取得一定的成果，这也从基础实验方面验证了中医"虚证"的科学内涵，相信中医学的"虚证"及"补虚"的理论和说法，一定会对世界医学的发展做出贡献。

　　在这里，张大宁老师还讲到一个经常听到的讲法，即"虚不受补论"，张老师是这样讲的：

　　"补法"是中医学治法中八法之一，也称补益法，在临床上占有很重要的地位，很大程度上讲，弥补了现代医学的空白。从概念上讲，"补法"是运用药物或其他方法辅助人体正气，补益脏腑虚损，增强体质，提高人体抵抗力和免疫力，以压倒邪气，消除各种衰弱症状，从而使人体阴阳平衡，恢复健康，也就是说，补法是"虚证"的治疗大法，正如《内经》所言"虚者补之"。

　　临床上，我们经常遇到这样的病人"我的身体很弱，但就是虚不受补"，有的医生甚至也对病人说："你的身体太弱了，但是虚不受补"，不少病人都点头称是。真的是这样吗？张大宁老师认为，"虚者补之"是中医基本大法，理所当然，绝对不存在"既为虚证，又不可以补法"的道理，但为什么有些人，本来身体很弱，而服了补药反而更感觉不适了呢？其原因主要是补不得当，具体说，或是补的时机不对，或是补的对象不准。

　　首先，补法要掌握时机，人虽虚弱，但邪气恋身，甚至邪气很旺时，要以祛邪为主，或祛邪扶正兼顾，或单以祛邪，若一味使用补法，不但达不到补益人体的目的，相反还能助长邪气，使病情加重。只有当邪气已衰，病势呈现虚证时，才能使用补法，这就是"急则治其标，缓则治其本"的道理。当然也有"祛邪兼扶正"的治法，不过也须分清主次，权衡邪正，辨证施治。

　　再有，补益的对象也很重要。人体虚弱，虽然多表现为全身症状，但总会以某一部位为主，如气虚时当补气、血虚时当补血、阴虚时当滋阴、阳虚时当助阳。五脏也是如此，肾阴虚时当补肾阴，肾阳虚时当补肾阳；心气虚时当补心气，心血虚时当补心血；脾阳虚时当健脾补气，阴虚时当和胃养阴；肝血虚者当以滋养肝血；肺气虚者当以补益肺气，肺阴虚者当以滋肺养阴等。如果气虚反补血，阴虚反补阳，肝虚反补脾……那自然就达不到补益的目的，反会造成虚火上炎、阴气凝滞等，但这都不是"虚不受补"，只是补的对象不对罢了。

附 参考文献

《脉经·平虚实第十》曰：人有三虚三实，何谓也？然：有脉之虚实，有病之虚实，有诊之虚实。

脉之虚实者，脉来软者为虚，牢者为实。病之虚实者，出者为虚，入者为实；言者为虚，不言者为实；缓者为虚，急者为实。诊之虚实者，痒者为虚，痛者为实。外痛内快，为外实内虚，内痛外快，为内实外虚。故曰虚实也。

问曰：何谓虚实？答曰：邪气盛则实，精气夺则虚。何谓重实？所谓重实者，言大热病，气热脉满，是谓重实。

问曰：经络俱实如何？何以治之？答曰：经络皆实，是寸脉急而尺缓也。

当俱治之。故曰滑则顺，涩则逆。夫虚实者，皆从其物类始，五脏骨肉滑利，可以长久。

《红炉点雪·六味丸方论》曰：六味丸，古人制以统治痰火诸证。痰火之作，始于水亏火炽金伤，绝其生化之源乃尔。观方中君地黄，佐山药、山茱、使以茯苓、牡丹皮、泽泻者，则主益水、清金、敦土之意可知矣。盖地黄一味，为补肾之专品，益水之主味，孰胜乎此？夫所谓益水者，即所以清金也。惟水足则火自平而金自清，有子令母实之义也。所谓清金者，即所以敦土也。惟金气清肃，则木有所畏而土自实，有子受母荫之义也。而山药者，则补脾之要品，以脾气实则能运化水谷之精微，输转肾脏而充精气，故有补土益水之功也。而其山茱、茯苓、丹皮，皆肾经之药，助地黄之能。其泽泻一味，虽曰接引诸品归肾，然方意实非此也。盖茯苓、泽泻，皆取其泻膀胱之邪。古人用补药，必兼泻邪，邪去则补药得力。一辟一阖，此乃玄妙。后世不知此理，专一于补，所以久服必致偏胜之害。六味之设，何其神哉！经有亢则害成酒制之论，正此谓也。谨按诸品行能，赘之分而之下，以备学者之参考焉。

六味丸，治男子五劳七伤，精血亏损，梦遗盗汗，咳嗽失血，骨蒸朝热，虚羸瘦悴等证，又治女人伤中胞漏下血瘀血诸候，一切痰火，已病未病。并皆治之。

《红炉点雪·大造丸方论》曰：吴球云：紫河车即胞衣也。儿孕胎中，脐系于胞，胞系母脊，受母之荫，父精母血，相合生成，真元所钟，故曰河车。虽寓后天之形，实得先天之气，超然非他金石草木之类可比。愚每用此得效，用之女人尤妙。盖本其所自出，各从其类也。若无子及多生女，月水不调，小产难产人服之，必主有子。危疾将绝者，一二服，可更活一二日。其补阴之功极重，百发百中久服耳聪目明，须发乌黑，延年益寿，有夺造化之功，故名大造丸。用紫河车一具（男用女胎，女用男胎，初生者，米泔洗净，新瓦焙干研末，或以淡酒蒸熟，捣晒研末，气力尤全，且无火毒），败龟板（年久者，童便浸三日，酥炙黄）二两（或以童便浸过，石上磨净，蒸熟晒研，尤妙），黄柏（去皮，盐酒浸，炒）一两半，杜仲（去皮，酥炙）一两半，牛膝（去苗，酒浸，晒）一两二钱，肥生地黄二两半（入砂仁六钱，白茯苓二两，绢袋盛，入瓦罐，酒煮七次，去茯苓、砂仁不用，杵地黄为膏，听用），天门冬（去心）、麦门冬（去心）、人参（去芦）各一两二钱，夏月加五味子七钱，各不犯铁器，为末，同地黄膏入酒，米糊丸如小豆大。每服八九十丸，空心盐汤下，冬月酒下。女人去龟板，加当归二两，以乳煮糊为丸。男子遗精，女子带下，并加牡蛎粉一两。世医用阳药滋补，非徒无益，为害不小。盖邪火只能动欲，不能生物。龟板、黄柏，补阳补阴，为河车之佐；加以杜仲补肾强腰，牛膝益精壮骨；四味通为足少阴经药，古方加陈皮，名补肾丸也。生地黄凉血滋阴，得茯苓、砂仁同黄柏则走少阴，白飞霞以此四味为天一生水丸也。天、麦门冬能保肺气，不令火炎，使肺气下行生水；然其性有降无升，得人参则鼓动元气，有升有降，故同地黄为固本丸也。又麦门冬、人参、五味子三味，名生脉散，皆为肺经药。此方配合之意，大抵以金水二脏为生化之原，加河车以成大造之功故也。一人病弱，阳事大瘘，服此二料，体貌顿异，连生四子。一妇年六十已衰惫，服此寿至九十犹强健。一人病后不能作声，服此气壮声出。一人病瘘，足不任地者半年，服此后能远行。

《理虚元鉴·治虚脉法总括》曰：脉来缓者，为虚，软、微、弱皆虚也。弦为中虚；细而微者，气血皆虚；小者，气血皆少。又脉芤血气脱，沉、小、迟者，脱气。（以上皆劳倦之脉，虚怯劳热之症也。）又微而数者，为虚热；微而缓滑者，为虚痰。

《理虚元鉴·治虚脉法分类》曰：一、心肾不交，两寸弦数，两尺涩。《纪传》曰：左寸脉迟，心虚；右寸微滑，精气泄。

二、梦泄遗精，尺寸脉迟而涩。心肾不交，梦淫精泄，真元耗散，不寿之征。又曰：寸数脾弦，两尺细数，精离位。青年左尺微涩，色欲伤。《正传》曰：诸芤动微紧，男子失精，女鬼交。心脉短小，梦遗精。尺数，相火炽而遗。

三、漏精，右尺弱如发细，天精摇摇，寒精自出，马口有粘腻之累，房事不久，绝孕。

四、肾痹，寸虚弱而涩，尺沉细而数。

五、夜热，微弦虚数，或沉或涩，软弱而细。

六、骨蒸，数大，或滑、急、促、细而数。

七、干咳嗽，左寸涩数，右大急数。

八、虚痰嗽，软细弱，气口微细而数，或滑大而虚。

九、血虚痰火，左寸涩而弦数，右寸虚大而滑，或数而涩，尺中虚涩。又曰：细而紧数，细则血虚，数必咳嗽，紧则为寒。寒因血虚而客于肺经，反而作热，故脉数而咳嗽也。

十、咳嗽痰中带血珠，右寸滑而数，或濡而弱，即煎厥之症。

十一、咳嗽带血，寸数而大，或滑而紧急，关、寸弦而涩，即煎厥。

十二、劳嗽吐血、咳血、呕血、咯血，即薄厥。脉得诸涩、濡，为亡血，芤为失血，涩为血吐血、唾血，脉迟小弱者生；实大者死。唾血，坚强者死；濡滑者生。

十三、传尸劳，《脉经》云：男子平人脉滑大为劳极，虚涩亦为劳。

十四、气口脉弦而数者，脉瘘也。（《脉诀》气口数而虚涩，肺瘘之形。疑即肺瘘之误。）

十五、六脉软弱，阳虚极也。

《理虚元鉴·治虚有三本》曰：治虚有三本，肺、脾、肾是也。肺为五脏之天，脾为百骸之母，肾为性命之根，治肺、治脾、治虚之道毕矣。夫东垣发脾气胃一论，便为四大家之首，丹溪明滋阴一著，便为治劳症之宗；立斋究明补火，谓太阳一照，阴火自弭。斯三先生者。皆振古之高人，能回一时之习尚，辟岐黄之心传者。然皆主于一偏，而不获全体之用。是以脾胃之论，出于东垣则无弊，若执丹溪以治者，全以苦寒降火，有碍于中州之土化。至于"阳常有余，阴常不足"，此实一偏之见，难为古人讳者，而后人沿习成风，偏重莫挽，凡遇虚火虚热，阴剧阳亢之病，辄以黄柏补肾、知母清金，未能生肾家真水，而反以熄肾家真火。夫肾者，坎象，一阳陷于二阴之间。二阴者，真水也。一阳者，真火也。肾中真水，次第而上生肝木，肝木又上生心火。肾中真火，次第而上生脾土，脾土又上生肺金。故生人之本，从下而起，如羲皇之画卦然。盖肾之为脏，合水火二气，以为五脏六腑之根。真水不可灭，真火独可熄乎？然救此者，又执立斋补火之说，用左归、右归丸，不离苁蓉、鹿茸、桂、附等类，而罔顾其人之有郁火无郁火，有郁热无郁热，更不虑其曾经伤肺不伤肺。夫虚火可补，理则诚然。如补中益气汤，用参、芪、术、草之甘温以除大热。然苟非清阳下陷，犹不敢轻加升、柴、归、姜辛热之品，乃反施之郁火郁热之症，奚啻抱薪救火乎！余唯执两端以用中，合三部以平调。一曰清金保肺，无犯中州之土。此用丹溪而不泥于丹溪也。一曰培土调中，不损至高之气。此用东垣而不泥于东垣也。

一曰金行清化，不觉水自流长。乃合金水于一致也。三脏既治，何虑水火乘时，乃统五脏以同归也。但主脾、主肾，先贤颇有发明，而清金保肺一着，尚未有透达其精微者，故余于论肺也独详。此治劳之三本，宜先切究也。

《理虚元鉴·治虚二统》曰：治虚二统，统之于肺、脾而已。人之病，或为阳虚，或为阴虚。阳虚之久者，阴亦虚，终是阳虚为本；阴虚之久者，阳亦虚，终是阴虚为本。凡阳虚为本者，其治之有统，统于脾也；阴虚为本者，其治之有统，统于肺也。此二统者，与前人之治法异。前人治阳虚者，统之以命火，八味丸、十全汤之类，不离桂、附者是；前人治阴虚者，统之以肾水，六味丸、百补丸之类，不离知、柏者是。余何为而独主金、土哉？盖阴阳者，天地之二气。二气交感，干得坤之中画而为离，离为火；坤得干之中画而为坎，坎为水。水火者，阴阳二气之所从生，故乾坤可以兼坎离之功，而坎离不能尽乾坤之量。是以专补肾水者，不如补肺以滋其源，肺为五脏之天，孰有大于天者哉？专补命火者，不如补脾以建其中，脾为百骸之母，孰有大于地者哉？

《理虚元鉴·阳虚三夺统于脾》曰：就阳虚成劳之统于脾者言之，约有三种：曰夺精，曰夺气，曰夺火。气为阳，火者，阳气之则火与气相次俱竭。此夺精之兼火与气也。劳役辛勤太过，渐耗真气。气者，火之属，精之用。气夺，则火与精连类而相失。此夺气之兼火与精也。其夺火者，多从夺精而来，然亦有多服寒药，以致命火衰弱，阳痿不起者。此三种之治，夺精、夺火主于肾，夺气主于脾。余何为而悉统于脾哉？盖阳虚之症，虽有夺精、夺火、夺气之不一，而以中气不守为最险。故阳虚之治，虽有填精、益气、补火之各别，而以急救中气为最先。有形之精血，不能速生；无形之真气，所宜急固。此益气之所以切于填精也。回衰甚之火者，有相激之危；续清纯之气者，有冲和之美。此益气之所以妙于益火也。夫气之重于精与火也如此，而脾气又为诸火之原，安得不以脾为统哉？余尝见阳虚者，汗出无度；或盛夏裹绵；或腰酸足软而成痿症；或肾虚生寒，木实生风，脾弱滞湿，腰背难于俯仰，股不可屈伸，而成痹症；或面色皎白，语音轻微。种种不一，然皆以胃口不进饮食，及脾气不化为最危。若脾胃稍调，形肉不脱，则神气精血可以次第相生，又何有亡阳之虞哉？此阳虚之治，所当悉统于脾也。

《理虚元鉴·阴虚之症统于肺》曰：就阴虚成劳之统于肺者言之，约有数种，曰劳嗽，曰吐血，曰骨蒸，极则成尸疰。其症有兼嗽者；有竟从劳嗽起，而兼吐血者；有竟从吐血起，而兼劳嗽者；有久而成尸疰者；有始终只一症，而或痊或毙者。凡此种种，悉宰于肺治。所以然者，阴虚劳症，虽有五劳、七伤之异名，而要之以肺为极则。故未见骨蒸、劳嗽、吐血者，预宜清金保肺；已见骨蒸、劳嗽、吐血者，急宜清金保肺；曾经骨蒸、劳嗽、吐血而愈者，终身不可忘护肺。此阴虚之治，所当悉统于肺也。

《理虚元鉴·虚症有六因》曰：虚症有六因：有先天之因，有后天之因，有痘疹及病后之因，有外感之因，有境遇之因，有医药之因。

因先天者，指受气之初，父母或年已衰老，或乘劳入房，或病后入房，或妊娠失调，或色欲有亏，则至二十左右，易成劳怯。然其机兆，必有先现，或幼多惊风，骨软行迟；稍长读书不能出声，或作字动辄手振，或喉中痰多，或胸中气滞，或头摇目瞬。此皆先天不足之征。

宜调护于未病之先，或预服补药，或节养心力，未可以其无寒无热，能饮能食，并可应接世务，而恃为无惧也。即其病初起，无过精神倦怠因后天者，不外酒色、劳倦、七情、饮食所伤。或色欲伤肾，而肾不强固；或劳神伤心，而脾弱不复健运。先伤其气者，气伤必及于精；先伤其精者，精伤必及于气。或发于十五、六岁，或二十左右，或三十上下，病发虽不一，而理则同归耳。

因痘疹及病后者，痘乃先天阳毒，疹乃先天阴毒。故痘宜益气补中，则阳毒之发也净，而终此脾泄胃弱，腹痛气短，神瘁精亏，色白足痿，不耐劳动，不禁风寒，种种气弱阳衰之症，皆由痘失于补也；凡肺风哮喘，音哑声嘶，易至伤风咳嗽等类，种种阴亏血枯之症，皆由疹失于清也。至于病后元气尚亏，更或不自重命，以劳动伤其气，以纵欲竭其精，顷间五脏齐损，恒致不救，尤宜慎之。

因外感者，俗语云：伤风不醒结成痨。若元气有余者，自能逼邪使出；或肾精素浓，水能救，不至于成痨也。若其人或酒色无度，或心血过伤，或肝火易动，阴血素亏，肺有伏火，一伤于风火，因风动则痨嗽之症作矣。盖肺主皮毛，风邪一感于皮毛，肺气便逆而作嗽。似乎伤风咳嗽，殊不经意，岂知咳久不已，提起伏火，上乘于金，则水精不布，肾源以绝，且久嗽失气，不能下接沈涵，水子不能救金母，则劳嗽成矣。

因境遇者，盖七情不损，则五劳不成，惟真正解脱，方能达观无损，外此鲜有不受病者。从窘迫难堪。此皆能乱人情志，伤人气血。医者未详五脏，先审七情，未究五劳，先调五志，大宜罕譬曲喻，解缚开胶。荡佚者，惕之以生死；偏僻者，正之以道义；执着者，引之以洒脱；贫困者，济之以钱财。是则仁人君子之所为也。

因医药者，本非痨症，反以药误而成。或病非因感冒而重用发散，或稍有停滞而妄用削伐，遂致邪热胶固，永不得解。凡此能使假者成真，轻者变重，所宜深辨也。

《理虚元鉴·心肾论》曰：夫心主血而藏神者也，肾主志而藏精者也。以先天生成之体论，则精生气，气生神；以后天精、梦泄种种精病者，必本于神治；于怔忡、惊悸种种神病者，必本于气治。盖安神必益其气，益气必补其精。

《理虚元鉴·心肾不交论》曰：虚劳初起，多由于心肾不交，或一念之烦，其火翕然上逆，天精摇摇，精离深邃。浅者梦而成阳虚一路，不为阴虚之症也。其单见心肾不交，滑精梦泄，夜热内热等候者，此为劳嗽之因，而未成其症也。其心肾不交，心火炎而乘金，天突急而作痒，咯不出，咽不下，喉中如有破絮粘塞之状，此劳嗽已成之症也。

第二十章 谈"亚健康"

"亚健康"是近年来非常流行的一个课题，西医讲，中医也讲，各种理论、治法、方药及著作、学会、专家等都应运而生，对此，张大宁老师有以下论述。

一、"亚健康"的提出

（一）健康和疾病的概念

20世纪50年代前，人们对健康的理解有两个误区。

其一，认为健康即"没病"，所谓"没病"实际上指在当时的医学科学条件下，没有诊断出疾病的人，即为"健康的人"。而后随着医学科学的发展，不断地出现"新的疾病"，也就是从"没病"的人群中，新出现的"有病"的人，所以，用今天的眼光看，"健康"也是相对的。

其二，在当时医学模式为单纯生物医学模式的前提下，"健康"只是指人体，作为单纯生物体的"有病无病"，而完全没有顾及心理、社会和环境的因素，是一个片面的、平面的健康状态，1948年的《世界卫生组织宪章》中虽然指出"健康不仅为疾病或羸弱之消除，而系体格、精神与社会之完满健康状态"，其中，羸弱、体格实际内涵亚健康状态，而"精神、社会"实际上已经有了后来符合医学模式的初萌，但这些均未引起医学界的广泛重视。直至1978年的《阿拉木图宣言》中才明确地指出"健康不仅是疾病与体虚的匿迹，而是身心健康，社会幸福的总体状态。达到尽可能高的健康水平是世界范围的一项最重要的社会性目标"。1984年联合国WHO在制定《保健大宪章》中指出"健康不仅是没有疾病和虚弱症状，而且包括身体，心理和社会适应能力的完整状态"。由此逐渐奠定了医学模式由单纯的生物医学模式到生物—心理—社会复合医学模式的过程。

由此指出健康的概念，应该是躯体健康、心理健康、社会适应良好（还应该包括道德健康）的综合理念，只有这三个方面的完全健全，才算得上一个真正健康的人。当然，后来在20世纪70年代末，张大宁老师提出了在此医学模式基础上，应再加上自然（后改称环境）的生物—心理—社会—环境综合医学模式，这将在另章论述。

那么"疾病"呢？也可以理解为不仅仅是一种单纯的生物学事件，即躯身的损伤和功能的紊乱，其他如心理缺陷、精神上的异常，以及对社会适应能力的低下等，都可以理解为"疾病"。

但是这里必须指出的是，上述这个"疾病"的概念是一个广义的概念，是一个原则上的、笼统的概念，实际上已经包含了"亚健康"的概念，因为临床上真正称之为"疾病病种"的，是那些现在"在号"的病种，即卫生部门或书上记载的"疾病病种"，而那些现在尚未发现的，或现在理解为"亚健康"的，或现代医学水平尚未能诊断出来的"疾病"，也许还划在"健康"或"亚健康"的范围，所以从这个角度讲，现代医学所说的"疾病"也应该是相对的。

（二）中医学有关健康和疾病的概念

阴阳学说是中国古代的哲学学说，它的引进促进了中医学基础理论的形成，也被广泛地引入到中医学从基础到临床、养生的各个领域，自然，有关人体、健康、疾病的概念也是以其为指导而形成的。

中医学认为，人体的正常生命活动是阴阳两个方面保持着对立统一的协调关系的结果，即"阴阳平衡"，这里既包括人的生理，也包括心理、对社会和环境的适应力（后者用中医的话讲叫"天人合一"），《内经》所谓"阴平阳秘，精神乃治"，也就是说，"阴平阳秘，精神乃治"为人体处于健康状态；"阴阳离决，精气乃绝"，人即死亡；而处在"既不平衡，又未离绝"的"阴阳不调"广阔区间，即为"疾病"状态（表20-1）。

表20-1 "阴阳平衡"与"阴阳离绝"

健康	康复 → 疾病 → 恶化					死亡
阴阳平衡	阴阳不调					阴阳离决
	邪气实	阳邪阴邪 伤及→正气 {阴液 阳气} 出现	{阳盛—热证 阴盛—寒证}		实证	
	正气虚	阴虚阳盛 导致 {阳盛 阴盛} 出现	{阴虚阳盛—虚热证 阳虚阴盛—虚寒证}		虚证	
		阴虚阳虚 损及 {阳 阴} 出现—阴阳两虚证				

（三）关于"亚健康"概念

"亚健康"概念是20世纪80年代中后期开始提出的，前苏联学者N.布赫曼通过对WHO有关健康定义和标准的研究发现，不少人群中存在着一种"似健康非健康、似病非病"的现象，他把这种状态称为"第三状态"（健康为"第一状态"，疾病为"第二状态"），于是有人又将其称为"病前状态"、"灰色状态"、"中间状态"、"亚健康状态"、"临床病期"、"潜病期"等。国内学者王育学在20世纪90年代中期首次提出了"亚健康"名词，比较准确地表达了亚健康的基本概念。他的定义为"介于健康和疾病的中间状态，在相当高水平的医疗机构经系统检查和单项检查未发现疾病，而病人自己确实感觉到躯体和心理上的种种不适，这种情况，称之为亚健康"。

这种定义基本上反映了"亚健康"的概念和内涵。当然根据"健康"的定义，"亚健康"自然包含"躯体亚健康"、"心理亚健康"和"社会环境适应亚健康"三类。此外，有人提出还应有"道德亚健康"一类，但因其社会种类因素颇多，故多不纳入医学的范畴。

二、中医学与"亚健康"

（一）中医学关于"亚健康"的表述

严格来讲，从中医学的正统理论上看，应该没有"亚健康"一说，因为"凡属阴阳不调者均为疾病"，"疾病就是阴阳的偏盛偏衰"，无论什么病因，外因、内因、不内外因等，最终导致五脏六腑阴阳的偏盛偏衰，即导致"疾病"的产生，不存在着"阴阳不调"还未产生"疾病"的道理。

但是，随着中医学的发展，现代医学的不断渗透，加之当今医学市场的现实需要，临床上对于病人的诊断无疑应当以西医的"疾病病名"为主，既或中医医院，也须做出中西医病名的双重诊断，所以无疑会出现大量的西医诊断为无病，而病人自己确感觉不适的人群，实际上这部分人群，中医都可以根据中医辨证论治的理论方法，给予一个"病名"和"辨证"的诊断，但在实际"操作"上，却不可行，现在的病人都有一定的医学常识，谈及"病名"时，他们很难以中医的病名来表达自己的疾病，而只是在叙述中医看病过程时，才谈及中医的"辨证"，如肾虚、脾虚、血瘀、肺热等，这些也就构成了"亚健康"的群众和社会基础，所以实际上中医学在论及"亚健康"或在临床上诊断"亚健康"时，不可能是"纯中医"的概念和论述，肯定是渗入了现代医学的内容，或者说一定是中西医结合的论述结果，因为单单以中医的语言，是叙述不清"亚健康"的。

张大宁老师试探着以下述语言表达"亚健康"的概念：一种用当今世界最高水平的现代医学诊断手段，尚不能明确其"病名"，而自然人在使用中医望、闻、问、切四诊手段诊断时，确能诊断出中医"病"、"症"时，即可诊断为亚健康状态。应当说明的是，所谓"亚健康"应当是一个相对的概念，我们今天认为是"亚健康"的，也许过一段时间，随着医学的进步，又会发现是某一种新发现的疾病，这就是"亚健康"的相对性。

（二）中医学关于"亚健康"的临床应用

如上所述，中医学对于"亚健康"状态的整体调理无外乎还是"辨证论治"的，即如是证则如是治，望、闻、问、切四诊手段的灵巧运用，可以在"亚健康"状态中，得到两个结论：一是中医的"病名"，如腰痛、眩晕、虚劳、郁证等；二是中医的"证型"，如脾肾阳虚、肺肾阴虚、肝郁气滞、心肾不交等，然后根据辨证的结果，制定治疗大法、小法、方剂、药物或其他治疗手段等。在这个整个过程中，可以考虑西医诊断结果，但又不能受"这个结果"的干扰，这就是中医学对于"亚健康"状态的具体运用。

张大宁老师认为，中医在"亚健康"的辨证中，最常见的是"虚证"、"郁证"、"湿热证"、"虚寒症"等，所以曾考虑在临床上先将这几个证中的若干临床"小证型"予以规范化、标准化，统称为"××综合征"，如肾阴虚综合征、肝气郁滞综合征、脾胃湿热综合征等，以便体现出"疾病"与"亚健康"在中医辨证上的区别，并便于西医医生的临床使用，当然前提是在没有西医诊断出某种"疾病"的情况下。张老师还认为，在此基础上，如果再能在每一个证型下统一出一个或几个规范方药，则不仅中医医生可以使用，而且西医医生也可以用，并且使中西医结合的临床工作无疑向前迈进了一大步。

（三）亚健康与中医学的体质学说

中医学的体质学说，最早源于《内经》，《灵枢·寿夭刚柔》中说："人之生也，有刚有柔，有弱有强，有短有长，有阴有阳"，"形有缓急，气有盛衰，骨有大小，肉有坚脆，皮有厚薄，其以立寿夭"，这是对人之生来体质即有差别的原始论述。而后又从阴阳学说、五行学说、人体形态及心理体征等方面对人体体质类型进行了划分。

《灵枢·行针》中，从阴阳学说角度，根据人体阴阳之气的盛衰不同及不同类型人对针刺得气反应的不同，将人体体质划分为"重阳之人"、"多阴而少阳"、"阴阳和调"和"颇有阴"四种类型。而《灵枢·通天》中也根据人体阴阳含量的多少，以及行为表现、心理性格及生理功能等，将人体体质分为五类："多阴而无阳"的"太阴之人"、"多阴少阳"的"少阴之人"、"多阳而少阴"的"太阳之人"、"多阳少阴"的"少阳之人"，以及"阴阳之气"的"阴阳和平之人"，且明确指出"凡五人者，其态不同，其筋骨气血各不等"。

《灵枢·阴阳二十五人》是《内经》中最系统而全面地对人体体质进行分类的篇章，该文从阴阳五行学说角度，根据人的皮肤颜色、形态特征、生理功能、行为习惯、心理状态、对环境的适应能力，以及对某些疾病的易患性等，先将人体体质划分为木、火、土、金、水五种基本体质类型，而后，又与五音（角、徵、宫、商、羽）相结合，根据五音太少，阴阳属性及手足三阳经的左右上下、气血多少的差异，将以上木、火、土、金、水五型中的每一类型再各自分为五个亚型，即二十五个人体体质类型，也就是常说的"阴阳二十五人"。

根据人体形态和功能特征划分人体体质类型，主要在《灵枢·逆顺肥瘦》和《灵枢·卫气失常》两篇，前者以体形肥瘦、年龄长幼，把体质分为"肥人"、"瘦人"、"常人"三型，并根据人的不同体质特征，进一步划分了"端正敦厚者"、"壮士真骨者"和"婴儿"等不同类型。后者则只是把肥胖的人按皮肤纹理及皮下肌肉特征，进一步分为"膏"、"肉"和"脂"三型。

根据人的心理特征划分体质，主要指《灵枢·论勇》中，将体质划分为"勇"、"怯"两型，并将其内在脏腑组织的特征、心理特征等做了论述。《素问·血气形志》中，根据人体的心理特征，将体质划分为以下形志类型：形乐、志乐、形苦志乐、形苦志苦、形乐志苦和形数惊恐等。

以后历代，在《内经》的基础上，虽然也有些医家从基础、诊断、临床和养生等不同角度，对人体体质学说有所论述，但大多散在临床各科的辨证论治中，鲜有单独系统论述。如医圣张仲景在《伤寒杂病论》中，关于"强人"、"羸人"、"盛人"、"虚弱家"、"阳虚"等，亦寓意了一些人体体质的概念；隋代巢元方《诸病源候论》中的"人有禀性畏漆"；宋代钱乙《小儿药证直诀》中的"小儿易为虚实"、"脏腑柔弱"、"易虚易实"；唐代孙思邈《备急千金要方》中的"不知食宜者"；金元时期刘完素的"气衰"、"阴虚阳实"之体；明代张景岳在《景岳全书·传忠录》中"故以人之禀赋言，则先天强厚者多寿，先天薄弱者多夭，后天培养者，寿者更寿，后天斫削者，夭者更夭"的论述，以及清代末年著名医学章楠在其代表著《医门棒喝》中"人之体质，或偏于阴，或偏于阳，原非一定，岂可谓之常乎"的明确论述，都从不同角度不同程度上，发展了《内经》关于体质学说的理论。

现代著名医家、国医大师王琦在20世纪70年代，首先明确提出"中医体质学说"的概念，在做了大量基础、临床工作的基础上，将人体体质分为九种基本类型，即平和质、气虚质、阳虚质、阴虚质、瘀血质、痰湿质、湿热质、气郁质和特禀质。

而后，著名中西医结合专家匡调元等将人体体质分为六类：正常质、晦涩质、腻滞质、燥红质、迟冷质、倦㿠质，其中后五类为病理性体质。

另外，还有一些医家也对此做了探讨与尝试，提出了一些不同的体质分类法。

张大宁老师认为，中医的体质学说无疑对"亚健康"理论是一个补充与贡献，当然还是如前所述，"亚健康"是相对的，是有时限性的，也许随着现代医学的发展，一些现在认为是"亚健康"状态的，变成一种新的疾病，也就是从"亚健康"中分离出去，所以张老师再三强调，中医关于"亚健康"的论述，一定是中西医结合的。

附　参考文献

《灵枢·通天》篇曰：黄帝问于少师曰：余尝闻人有阴阳，何谓阴人？何谓阳人？少师曰：天地之间，六合之内，不离于五，人亦应之，非徒一阴一阳而已也，而略言于耳，口弗能遍明也。黄帝曰：愿略闻其意，有贤人圣人，心能备而行之乎？少师曰：盖有太阴之人，少阴之人，太阳之人，少阳之人，阴阳和平之人。凡五人者，其态不同，其筋骨气血各不等。

黄帝曰：其不等者，可得闻乎？少师曰：太阴之人，贪而不仁，下齐湛湛，好内而恶出，心和而不发，不务于时，动而后之，此太阴之人也。

少阴之人，小贪而贼心，见人有亡，常若有得，好伤好害，见人有荣，乃反愠怒，心疾而无恩，此少阴之人也。

太阳之人，居处于于，好言大事，无能而虚说，志发乎四野，举措不顾是非，为事如常自用，事虽败，而常无悔，此太阳之人也。

少阳之人，諟諦好自贵，有小小官，则高自宜，好为外交，而不内附，此少阳之人也。

阴阳和平之人，居处安静，无为懼懼，无为欣欣，婉然从物，或与不争，与时变化，尊则谦谦，谭而不治，是谓至治。

古之善用针艾者，视人五态，乃治。盛者泻之，虚者补之。

黄帝曰：治人之五态奈何？少师曰：太阴之人，多阴而无阳，其阴血浊，其卫气涩，缓筋而厚皮，不之疾泻，不能移之。

少阴之人，多阴少阳，小胃而大肠，六腑不调，其阳明脉小，而太阳脉大，必审调之，其血易脱，其气易败也。

太阳之人，多阳而少阴，必谨调之，无脱其阴，而泻其阳。阳重脱者易狂，阴阳皆脱者，暴死，不知人也。

少阳之人，多阳少阴，经小而络大，血在中而气外，实阴而虚阳。独泻其络脉，则强气脱而疾，中气不足，病不起也。

阴阳和平之人，其阴阳之气和，血脉调，谨诊其阴阳，视其邪正，安容仪，审有余不足，盛则泻之，虚则补之，不盛不虚，以经取之，此所以调阴阳，别五态之人者也。

黄帝曰：夫五态之人者，相与毋故，卒然新会，未知其行也，何以别之？少师答曰：众人之属，不知五态之人者，故五五二十五人，而五态之人不与焉。五态之人，尤不合于众者也。黄帝曰：别五态之人，奈何？少师曰：太阳之人，其状黮黮然黑色，念然下意，临临然长大，膕然未偻，此太阴之人也。

少阴之人，其状清然窃然，固以阴贼，立而躁险，行而似福，此少阴之人也。

太阳之人，其状轩轩储储，反身折膕，此太阳之人也。

少阳之人，其状立则好仰，行则好摇，其两臂两肘，则常出于背，此少阳之人也（表20-2）。

表 20-2　五态之人分类

类别	特征	体质	外态	治则
太阴之人	贪而不仁，下齐湛湛，好内而恶出，心和而不发，不务于时，动而后之	多阴而无阳，其阴血浊，其卫气涩，阴阳不和，缓筋而厚皮	黮黮然黑色，念然下意，临临然长大，膕然未偻	不之疾泻，不能移之
少阴之人	小贪而贼心，见人有亡，常若有得，好伤好害，见人有荣，乃反愠怒，心疾而无恩	多阴少阳，小胃而大肠	清然窃然，固以阴贼，立而躁险，行而似伏	六腑不调，其阳明脉小，而太阳脉大，必审调之，其血易脱，其气易败也
太阳之人	居处于于，好言大事，无能而虚说，志发于四野，举措不顾是非，为事如常自用，事虽败而常无悔	多阳而少阴	轩轩储储，反身折膕	必谨调之，无脱其阴，而泻其阳，阳重脱者易狂，阴阳皆脱者，暴死，不知人
少阳之人	是谛好自贵有小人官，则高自宜，好为外交，而不内附	多阳少阴，经小而络大，血在中而气外，实阴而虚阳	立则好仰，行则好摇，其两臂两肘，则常出于背	独泻其络脉，则强气脱而痴。中气不足，病不起也
阴阳和平之人	居处安静，无为惧惧，无为欣欣，宛然从物，或与不争，与时变化，尊则谦谦，谭而不治，是谓至治	阴阳气和，血脉调	委委然，随随然，偶偶然，愉愉然，暶暶然，豆豆然，众人皆曰君子	谨察其阴阳，视其邪正，安容仪，审有余不足，盛则泻之，虚则补之，不盛不虚，以经取之

《灵枢·阴阳二十五人》黄帝曰：余闻阴阳之人何如？伯高曰：天地之间，六合之内，不离于五，人亦应之。故五五二十五人之政，而阴阳之人不与焉。其态又不合于众者五，余已知之矣。愿闻二十五人之形，血气之所生，别而以候，从外知内，何如？岐伯曰：悉乎哉问也，此先师之秘也，虽伯高犹不能明之也。黄帝避席遵循而却曰：余闻之得其人弗教，是谓重失，得而泄之，天将厌之，余愿得而明之，金柜藏之，不敢扬。岐伯曰：先立五形金木水火土，别其五色，异其五形之人，而二十五人具矣。黄帝曰：愿卒闻之。岐伯曰：慎之慎之，臣请言之。

木形之人，比于上角似于苍帝，其为人苍色，小头，长面大肩背直身小，手足好。有才，劳心少力多忧，劳于事，能春夏不能秋冬感而病生。足厥阴，佗佗然，大角之人比于左足少阳，少阳之上遗遗然。左角之人比于右足少阳，少阳之下随随然。钛角之人，比于右足少阳，少阳之上推推然。判角之人比于左足少阳，少阳之下枯枯然。

土形之人，比于上宫，似于上古黄帝，其为人黄色圆面、大头、美肩背、大腹、美股胫、小手足、多肉、上下相称行安地，举足浮。安心，好利人不喜权势，善附人也。能秋冬不能春夏，春夏感而病生，足太阴，敦敦然。大宫之人比于左足阳明，阳明之上婉婉然。加宫之人，比于左足阳明，阳明之下坎坎然。少宫之人，比于右足阳明，阳明之上，枢枢然。左宫之人，比于右足阳明，阳明之下，兀兀然。

金形之人比于上商，似于白帝，其为人方面白色、小头、小肩背小腹、小手足如骨发踵外，骨轻。身清廉，急心静悍，善为吏，能秋冬，不能春夏，春夏感而病生。手太阴敦敦然，钛商之人比于左手阳明，阳明之上，廉廉然。右商之人，比于左手阳明，阳明之下脱脱然。左商之人比于右手阳明，阳明之上监监然。少商之人，比于右手阳明，阳明之下，严严然。

水形之人，比于上羽，似于黑帝，其为人，黑色面不平，大头廉颐，小肩大腹动手足，发行摇身下尻长，背延延然。不敬畏善欺绍人，戮死。能秋冬不能春夏，春夏感而病生。足少阴汗汗然。大羽之人，比于右足太阳，太阳之上，颊颊然。少羽之人，比于左足太阳，太阳之下洁洁然。桎之为人，比于左足太阳，太阳之上安安然。是故五形之人二十五变者，众之所以相欺者是也（表20-3）。

表20-3 阴阳二十五人分类

类型/禀赋特点	典型					分类		
	地区	肤色	体形	禀性	时令适应	五音	阴阳属性	态度
木形	象东方地区的人们	苍色	小头，长面，大肩背直，身小，手足好	有才，劳心，少力，多忧，劳于事	能春夏，不能秋冬，感而病生	上角	足厥阴	佗佗然
						大角	左足少阳之上	遭遭然
						钛角	右足少阳之上	推推然
						左角	右足少阳之上	随随然
						判角	左足少阳之上	枯枯然
火形	象南方地区的人们	赤色	广䏶，脱面，小头，好肩背髀腹，小手足，行安地，疾心，行摇，肩背肉满	有气，轻财，少信，多虑，见事明，好颜，急心	能春夏，不能秋冬，秋冬感而病生	上徵	手少阴	核核然
						质徵	左手太阳之上	肌肌然
						右徵	右手太阳之上	鲛鲛然
						少徵	右手太阳之下	慆慆然
						质判	左手太阳之下	支支颐颐然

类型/禀赋特点	典型					分类		
	地区	肤色	体形	禀性	时令适应	五音	阴阳属性	态度
土形	象中央地区的人们	黄色	圆面，大头，美肩背，大腹，美股经，小手足，多肉，上下相称，行安地，举足浮	安心，好利人，不喜权势，善附人也	能秋冬，不能春夏，春夏感而病生	上宫	足太阴	敦敦然
						大宫	左足阳明之上	婉婉然
						少宫	右足阳明之上	枢枢然
						左宫	右足阳明之下	兀兀然
						加宫	左足阳明之下	坎坎然
金形	象西方地区的人们	白色	方面，小头，小肩背，小腹，小手足，如骨发踵外，骨轻	身清廉，急心，静捍，善为吏	能秋冬，不能春夏，春夏感而病生	上商	手太阴	敦敦然
						钛商	左手阳明之上	廉廉然
						左商	右手阳明之上	监监然
						少商	右手阳明之下	严严然
						右商	左手阳明之下	脱脱然
水形	象北方地区的人们	黑色	面不平，大头，廉颐，小肩，大腹，动手足，发行摇身，下尻长，背延延然	不敬畏，善欺绐人	能秋冬，不能春夏，春夏感而病生	上羽	足少阴	汗汗然
						桎羽	左足太阳之上	安安然
						大羽	右足太阳之上	颊颊然
						众羽	右足太阳之下	洁洁然
						少羽	左足太阳之下	纡纡然

第二十一章　张大宁谈肾的养生保健

前已论及，肾是人体生命之本，在整个人体生命活动中，起着非常重要的作用，一般来讲，人到中年之后，肾中精气开始虚弱，人体整体素质亦随之衰退，古人有"人过四十，阴气自半"的说法，尽管"40 之后"尚不至于"（肾）阴气自半"，但肾中精气不断衰退，则是必然的。

西医学研究证实，人类在 40 岁以后肾脏的各项功能渐进性下降，自 50～60 岁后肾脏功能日趋衰退，甚至表现出肾脏的形态学变化。

本来，人类出生时肾脏重约 50g，随着生长发育逐渐增重，至 30～40 岁时重量可达 250～270g，40 岁以后，肾脏逐渐萎缩，重量减轻，至 80～90 岁时可降至 185～200g，减少 20%～30%，肾脏体积缩小。北京大学曾采用 B 型超声法对 120 例健康人肾脏测量的结果表明，肾脏总体积随年龄增长而减小，70 岁以后体积明显下降，80 岁时较 20 岁下降约 62cm^3（18.1%）。一般认为，40 岁以后大约每 10 年自然缩小并减重 10%，这一倾向在男性较女性更为明显，这样计标，人从 40 岁开始，肾脏功能一年递减为 1%，当然，人有 50% 也就是一半的肾脏功能就可以基本完成整个肾的生理功能，所以并不会表现出"肾功能减退"。但老年之后肾组织的衰减，即表现为肾皮质的变薄及功能性肾单位数目的减少，则是不可避免的。

总之，中老年之后，无论从中医角度，还是西医角度，其肾的保健是至关重要的。以下从十个方面谈谈中老年肾保健中应该注意的问题。

一、注意寒邪的侵袭

前面谈到导致肾虚的原因时，曾简单地讲过寒邪，讲过六气与六淫。本来，风、寒、暑、湿、燥、火是自然界六种不同的气候变化，分别对应于不同的季节，如春季多风、夏季多暑、长夏（即农历六月）季节多湿、秋季多燥、冬季多寒，这种季节气候的变化，是自然界中万物生长的必要条件，被称为"六气"，《内经》中又叫六元，对人体是有益而无害的。由于工作的原因，我多年来经常去广东，广东人几乎家家注重食补，用药膳、用中药，但总的说来体质不如北方人，原因很多，我认为其中有一条很重要的原因是广东几乎没有四季气候的变化，用当地人的话讲，叫"长夏无冬，春秋相连"，一年之中只有"两季"，一是气候炎热，湿气很盛，一是凉快一点，潮气不重，但根本没有四季的变化。而北方气候，一年之中，热是热、寒是寒，季节分明，尽管不太重视食补药膳，但"人高马大"，面色有红似白，反而体质更强壮一点，我想其中气候的变化可能是一个因素吧。

六气是正常的，而六淫是非正常的。淫字，从字的本意上讲，为过度、过甚之谓，古称洪水为淫水即为本意。有人说"过与不及均为淫"，"非其时而有其气，有其气而非其时"等，都是这个意思。确切地说，六淫就是使人致病的风、寒、暑、湿、燥、火六种病邪的总称。《金匮要略·脏腑经络先后病脉证》说："夫人禀五常，因风气而生长，风气虽能生万物，亦能害万物，如水能浮舟，亦能覆舟。若五脏元真通畅，人即安和。寒气邪风，中人多死"，说明自然界的气候变化，虽是生长发育的条件，但又是产生疾病的因素，而人体能否发病，另外一个重要因素还在于人体正气的强弱，正气强盛，则邪不能害，反之则易感六淫而致病。

寒为冬季的主气，寒气太过，伤及人体，使人发病，即为寒邪。寒以冬季最多，但其他季节亦可见到。淋雨涉水，或汗出当风，过用冷气等，亦可使人感受寒邪而致病。

在这里我们要谈一下张大宁老师关于WHO关于医学模式的转变问题，30多年前，WHO提出医学模式应由单纯的生物医学模式，过渡到生物—心理—社会三者合一的综合医学模式。换言之，即人的生理、病理、疾病、诊断、治疗、预防、保健等。除了应当考虑其生物因素外，还应考虑到"心理及社会"的综合因素，显然这是西医学的一大进步。当时，看到西医学模式的这种变化，张老师想起中医学"天人合一"的理论。《内经》上曾以"人与天地相参也，与日月相应也"来表述，中医学简化为"天人合一"或"天人相应"，最简单地说，中医学病因学说中的"外邪六淫、伤人致病"不就是这个道理吗，于是张老师在天津市中医学会组织的一次学术报告会上，大胆提出了医学模式应当为"生物—心理—社会—自然"的四者统一的综合医学模式，受到与会者的一致赞成，有关报纸还做了报道。后来不久，WHO再次修改医学模式，定为"生物—心理—社会—环境"的综合医学模式。添加进去一个"环境"，实际上是把张老师提出的"自然"改为"环境"。张老师觉得是比较更准确一些，更加科学化了，但不管怎样，可以说从一个侧面，反映了中医病因学说中"六淫伤人"的科学性。

中医认为，寒为阴邪，易伤阳气，其伤人途径有两个：一是外寒侵袭肌表，损伤卫阳，称为"伤寒"。二是外寒直中脏腑，损伤脏腑之阳，称为"中寒"，后者尤为严重。而中医学的另外一个重要学术观点是"正气存内，邪不可干"，"邪之所凑，其气必虚"，人体正气充足，外寒之邪虽然存在，但不宜伤人，若正气虚弱，则很容易感受外邪而发病。人至中老年之后，肾中精气亏乏，所以极其感受寒邪，轻则伤寒感冒，重则直中肾脏，前面谈到的《伤寒论》中的"少阴寒化证"就是直中脏腑的一个例子。张老师还见过一个40多岁的外国男人，每天晚上都开着冷气行房，每次一个多小时，半个月过来，他得了一种自我感觉"浑身上下骨头关节都疼痛难忍"的病证，去了多家北京、香港、日本的大医院，用了各种药物理疗方法，均无效果。经有关方面介绍到张老师处就医，诊断为寒邪直中脏腑的"少阴寒化证"，以张仲景《伤寒论》中麻黄附子细辛汤加减，一个多月即告痊愈。

总之，肾保健的第一条就是注意寒邪的侵袭。具体来讲，中老年之后，注意保暖，要知道人体的"卫气"（即卫外之气）是以肾气为根本的。肾气足则卫气足，卫气足则不易感受寒邪。另外，睡眠的时候，"卫气行于里"，人体卫外功能最差，所以一旦睡着，即须多加被服，以免感受寒邪。

此外，中老年之后，空调冷气的使用要特别注意，严格来讲，现代使用的"冷气"，还不能完全等同于自然界的"寒邪"，应当属于"虚邪贼风"之列，伤人最重，所以中老年使用空调时，一则不能"直吹"；二则无论多炎热的天气，睡眠时都应将"冷气"关上，以免伤及人体；三则性生活时，不仅冷气不可直吹，而且温度不宜太低。

二、注意饮食调养

饮食是肾脏保健的重要方法，它指人体正确地调节饮食结构，以便合理摄取营养，以补养肾中精气，增进健康，强壮身体，预防疾病，达到延年益寿的目的。唐代著名医家孙思邈曾在其著作《备急千金要方·食治》中说过"安身知本，必资于食"，"不知食宜者，不足以存生也"，"是故食能排邪而安脏腑，悦神爽志，以资血气"。

一般来说，饮食所伤多先伤及脾胃，然伤久亦可伤肾，且不少饮食所伤可直接伤肾，所以饮食调养也是肾保健中应注意的一个大问题。

日常生活中，我们常说的注意饮食调养主要指五个方面，即注意饮食清洁、注意饥饱有常、注意饮食偏嗜、注意过寒过热、注意过度烟酒。近些年来，随着社会的进步，物质生活的丰富，以及生活方式、饮食结构的改变，营养缺乏的情况已经大为减少，营养过度的问题显得突出。肥胖人群日渐增多，糖尿病、高血压、高脂血症、高尿酸血症等的发病率大幅度增高，这些都直接或间接地影响到肾脏，出现肾脏疾病。

一是注意控制脂肪和胆固醇的摄入量。胆固醇是动物脂肪中一类脂肪物质，在体内可转化成各种类固醇物质，如胆汁、类固醇激素和维生素 D3，它与磷脂和蛋白结合，构成细胞的膜结构存在于细胞表面和内部，如细胞膜、核膜和线粒体膜等。胆固醇是神经髓鞘的重要组成部分，可见胆固醇的生理功能是十分重要的。

但是过量地摄入脂肪、胆固醇，如肥肉、蛋黄等，可促使血管粥样硬化，不仅可造成高血压、冠心病、脑血管病等，间接影响肾脏，而且或可使肾动脉硬化，直接损及肾脏。一般来说，老年人饮食中的脂肪供给，不宜超过进食总量的20%，如以体重60kg的人计算，每天进食脂肪类食物总量应维持在50～60g。进食的脂肪类食物应以不饱和脂肪酸，如鱼类为最佳选择。

二是注意摄入充足但要适量的蛋白质。蛋白质是生命的基础，生命活动在一定程度上，可以说是蛋白质功能的表现。蛋白质是人体内极为重要的营养物质，是作为体内生物合成的主要原料。在体内，摄入的糖类可以转化为脂肪，脂肪的水解物甘油也可转化为糖。而构成蛋白质的20种氨基酸中称为必需氨基酸的 8 种，则不能由糖或甘油转化生成，只能从食物中获得。蛋白质是人体内唯一的氮的来源，消化吸收的氮量与排出的氮量相等时称为氮总平衡，营养正常的成年人都表现为氮总平衡，若摄取量少于排量则称为负氮平衡，我们常说的"营养不良"，主要指蛋白质的缺乏，这种"营养不良"及消耗性疾病等都是一种"负氮平衡"。因此，食物中的蛋白质对人体正常代谢具有十分重要的意义。这里还要指出一点，有些疾病，如慢性肾功能衰竭时，应限制蛋白质的摄入，并根据病人情况定出每日摄入蛋白质的总量，但有的病人以为索性一点蛋白质也不摄入，是不是对肾脏有好处，实际是非常错误的，结果就造成"负氮平衡"，营养不良，体质极度虚弱，不利于病情的恢复。

人至中年之后，血清中的各种氨基酸的比值都低于青年人，这就需要补充充足的优质蛋白质，否则会引起中老年的营养不良和贫血。这里要特别提到的是，若干年前人们经常提到的"高蛋白、低脂肪"饮食，需要给予新的诠释，人们现在生活水平普遍地提高，优质蛋白质的摄入量大大提高，各种鱼肉、蛋奶丰富充足，这种过多地摄入蛋白质，势必加重肾脏的负担，也会影响肾脏的健康。所以，我们叫"注意摄入充足但要适量的蛋白质"，而不是一味地加大蛋白质的摄入量。这里还要提到的是，为了防止大量动物蛋白质摄入而导致糖尿病等"富贵病"，也要多吃一些豆类蛋白质，豆类素有"素肉"之美称，蛋白质质量与动物蛋白质并不相差很远，却不富含动物性食物普遍存在的胆固醇，所以也是中老年比较理想的蛋白质来源。

三是注意高嘌呤食物的摄入。我们知道，血清尿酸含量与食物内嘌呤含量成正比，高嘌呤食物对体内尿酸浓度有显著影响，而高尿酸血症则是导致痛风及肾病的重要原因，所以注意控制高嘌呤饮食的摄入是肾脏保健的重要内容。

一般来说，动物内脏、海鲜、肉汤（长时间炖肉使大部分的嘌呤进入汤中）、啤酒等嘌呤含量最高，其次包括大部分鱼类、贝类、肉食及禽类。蔬菜中以芦笋、菜花、四季豆、菜豆、菠菜、蘑菇、花生等含量较多。而奶、蛋、米及面制品和其他大部分蔬菜则嘌呤含量较低。一般蔬菜水果多属碱性食物，可以增加体内碱储量，使体液 pH 升高。尿液 pH 升高可防止尿酸结晶形成和促使其溶解，增加尿酸的排出量，防止形成结石或已形成的结石溶解。不少蔬菜水果中含有少量的钾元素，钾也可以促进肾脏排出尿酸，减少尿盐沉积。另外要多饮食，促进尿酸排泄。此外，血尿酸与体重指数呈正相关，因此应节制每日的进食量，控制每天饮食中的总热量，减轻体重。高尿酸者以饮食控制在正常人的80%为妥，严禁暴饮暴食。

四是注意盐的摄入。钠的代谢是人体代谢中的重要内容，但饮食过咸，会使钠离子在人体内积累过剩，引起血管收缩，致使血压升高，造成脑血管障碍。中老年人食欲减低，往往将食物调咸以增加食欲，这是不恰当的。WHO建议每日食盐用量一般不应超过6g为宜，但我国华北地区盐的摄入量每日可达15g，东北地区甚至可达20g之多，大大超过正常的食盐摄入量，很易出现高血压和肾脏疾病。有人统计脑血管疾病的病死率，北方高于南方，可能和北方人摄盐量过高有关。

五是注意多饮水。水是取之不尽、用之不竭的物质，也就是我们常说的"饮食"中的"饮"的主要部分。水是人体原生质的重要组成部分，水占人体总量的大部分，约人体重的60%是体液。当水分减少时，原生质即由溶胶状态转为凝胶状态，致使活力减弱。人体新陈代谢中绝大部分生化反应是以水为媒介的，许多营养是水溶性的，只有溶解在水中才能发挥其生理功能。水还参与重要的生化反应，如水化反应、水解反应等。水又是代谢作用的产物之一，水有利于人体热量散发与保持体温，使人体能够适应寒冷的气候和酷热的天气，能够从事大运动量的活动。水还是人体各器官组织之间的润滑剂，可减少运动时摩擦对身体造成的伤害。由此可见，水对人体的生理作用是极其重要的，是人体重要的不可缺少的物质。

一个正常的人，要注意多饮水，多排尿，以促进人体新陈代谢，促进人体代谢的废物，起到保护肾脏乃至人体的作用。一般来讲，一天一个人至少要饮2000～3000ml水，当然，肾脏出现疾病时其饮水量如何掌握，则需要视情况而定了。

三、注意适当的运动

"生命在于运动"、"运动有利健康"是人们经常说的两句话，但如果说到"肾的保健"，则应当是"适当的运动"。

早在产生于战国末期吕不韦的名著《吕氏春秋》中即有"流水不腐，户枢不蠹，动也，形气亦然，行不动则精不流，精不流则气郁"的论述，而后，唐代著名医家孙思邈更在其代表著作《千金翼方·养性》中，介绍了一些具体的"动静结合"的中老年运动方法，他说："四时气候和畅之日，量其时节寒温，出门行三里二里，及三百二百步为佳"，"故养性者，不但饵药、餐霞，其在于兼百行。百行周备，虽绝药耳，足以遐年"。史书《三国志·魏书·方技传》中，曾有一个有趣的故事，说的是名医华佗的两个学生吴普和樊阿，向老师请教养生长寿的方法，华佗传给樊阿的是一种"漆叶青黏散"的长寿秘方，使樊阿活了100多岁，而传给吴普的则是流传千古名誉国内外的"五禽戏"，并且告知学生"人体欲得劳动，但不当使极尔。动摇则谷气得消，血脉流通，病不得生，譬犹户枢不朽是也"，吴普以此运动锻炼，结果活到90多岁还"耳目聪明，齿牙完坚"。

现代研究证实，人至中老年之后，适当的运动可减缓人体内分泌衰退的过程，增强垂体—肾上腺皮质轴的功能，有利于蛋白质、脂肪、糖类、无机盐等的代谢，增强甲状腺功能，提高细胞的新陈代谢，从而使生命力更旺盛。有人对51名60～90岁（平均69岁）练太极拳平均30年以上的老人与47名不运动的老人作比较研究，结果表明，练太极拳组的老人甲状腺素和血清睾酮浓度及垂体分泌的促激素浓度，都不同程度地高于不运动的老年人。此外，适当运动可以提高人体免疫力也已经是不争的事实。

多年来，张老师带领的团队曾对中老年适当运动与泌尿系统肾脏的关系，进行了系统研究，结果表明适当运动可改善肾脏的血液供应，提高肾脏排泄代谢废物的功能，还能加强肾脏对水和其他对身体有益物质的重吸收，有利于保持人体内环境的恒定，维持水与电解质的平衡，维持泌尿系统的正常功能，从而起到推迟泌尿系统乃至整个机体老化的进程。

另外，适当运动对人体呼吸系统、消化系统、运动系统、神经系统等都有着有益的作用。

当然，中老年的运动我们叫"适当"，也就是说要"恰当"，不可"太过与不及"，不运动、过量也不行，每个人要根据自己的身体条件、环境条件、生活条件等，采取适合自己的运动方式。"运动不足"时，会导致体内的代谢，尤其是脂类代谢发生紊乱，引起一系列诸如肥胖病、高脂血症、脂肪肝、糖尿病、冠心病、高血压等疾病。而"运动太过"，超过自身的适应量时，也会影响人体的脏腑功能。如持续强烈运动会使尿量明显减少，甚至会出现"运动性蛋白尿"，这是由于过量运动时，肾小球的通透性增强，或血中乳酸增多使蛋白质体积变小。肾小管上皮细胞肿胀而出现蛋白尿。这是由于不适当的运动而使肾脏功能受到损害所致。

此外，老人突然由过去多年不运动而马上开始剧烈运动，如打网球等，致使发生急性心肌梗死或脑出血者，屡见不鲜，亦应特别注意。

四、注意精神调养

精神调养是养肾益肾的重要环节。中医经常将人的精神、情绪变化概括为"七情"，即指人的喜、怒、忧、思、悲、恐、惊七种情志变化，是人对客观事物的本能反映和表现，一般属于正常的生理反应。《礼·礼运动》曰："喜、怒、哀、惧、爱、恶、欲，七者勿学而能"，《内经》据此提出了喜、怒、忧、思、悲、恐、惊、畏八种情绪，后世认为"恐与畏同类"，故成为今日"七情"之说，这个七情大致概括了人类所表现出的基本情绪，其中"思"有思维、思考、思虑之意，但在七情中，似乎主要指"思虑"。

中医学认为，人体的情志活动，是以脏腑中的气血阴阳精气为物质基础的，具体来说，七情与五脏有着直接的、密切的关系，《素问·天元纪大论》中说："人有五脏化五气，以生喜怒思忧愁"，具体地说"肝在志为怒，心在志为喜，脾在志为思，肺在志为忧，肾在志为恐"。本来，正常的七情，并不致病，但突然的、强烈的，或长期持久的情志刺激，则会超出一个人能适应的能力或耐受程度，则会导致脏腑经络的功能紊乱，气血运行失常，从而使人体阴阳失去平衡协调。这样，七情就成为致病因素，中医称为"内伤七情"，属于致病因素中的"内因"，正如宋代陈无择在其代表著作《三因极一病证方论·三因论》中所说"七情，人之常性，动之则先自脏腑郁发，外形于肢体，为内所因"。

尽管中医学有"怒伤肝，喜伤心，思伤脾，忧伤肺，恐伤肾"的"五志伤五脏"的说法，但历代医家大都认为"五志过度皆可伤肾"，也就是说，无论哪一种情志的太过，均可影响人体体内气机升降，血运畅通和肾中精气的旺盛，从而使肾脏致病，所以保持情绪的平和，注意精神的调养，是肾的保健、养生、防病，乃至长寿的重要一环。

20世纪80年代末，WHO曾作过一次关于人类寿命的大型样本的流行调查，得出三个结论：一是人的寿命和运动没有直接的关系，即长期运动的人不一定不长寿，长期不运动的人不一定不长寿。二是运动的人生活质量高，也就是说，经常运动的人到一定年龄还能参加各种社会活动，如旅游、登山、游泳等，所以生活质量比别人高。三是遗传因素是人类平均寿命的重要因素，父母长寿，子女自然"加分"，好比一个钢筋水泥的住房和一间草屋，这个水泥住房再不保养，也胜过那间草屋，这就是先天遗传的原因。当然，WHO特别强调，"遗传因素影响寿命只表现在差异显著的人群当中"，也就是说，你的父母80~90岁，他的父母50~60岁，那你们俩平均寿命则差异很大，如果父母都在70~80岁，则子女的平均寿命就不会有很大差异了。如果用统计学的术语来说，$P<0.05$时，差异就显著了，$P<0.01$时，差异就非常显著了；反之，如果$P>0.05$，则表现不出差异。四是精神因素对人的平均寿命的影响。WHO经过大量、长期的流行调查显示，最根本影响人的平均寿命的是精神因素，就是说，精神平和、情绪和缓的人平均寿命较长；反之，情绪波动很大，忽高忽低或长期抑郁、长期郁闷的人则心、脑血管疾病的发病率较高，而影响人的寿命。此外，国内外大量研究证实，长期精神抑郁的人，癌症发病率，尤其是消化系统癌症的发病率大幅度上升。张大宁老师在临床上见过不少患乳房良性肿瘤的妇女，情绪开朗，心情舒畅，几十年过来，仍然没有变化，而有的妇女长期精神抑郁、闷闷不乐，五六年过来，良性肿瘤就癌变了。张老师也留意过一些食管癌的病人，往往在患病前有一段长期郁闷的历史。《内经》所谓"三阳结，谓之膈"，"膈塞闭绝，上下不通，则暴忧之病也"，异常的情志活动是通过神经—内分泌功能的紊乱和机体免疫功能的降低而促进癌症的发生或恶化的；反之，积极开朗的情志活动则能预防癌症的发生或延长癌症病人的生命。

所以，良好的情绪、健康的心理状态是有助于养肾保健、有助于人体健康的重要因素。《素问·阴阳应象大论》说："圣人为无为之事，乐恬淡之能，从欲快志于虚无之守，故寿命无穷，与天地终，此圣人之治身也"；《医学心语·保生四要》亦有"人之有生，惟精与神，精神不敝，四体长春"的论述。一个人如果能始终保持安定清静的状态，心情舒畅，心境坦然，不贪欲妄想，多做些诸如绘画、书法、音乐、下棋、旅游等有趣味、有意义的活动，陶冶情操，修性怡神，则可达到养肾护肾，防病长寿的目的。

20 世纪 80 年代初，张大宁老师曾搞过一次天津市长寿老人健康、心理、社会的综合情况调查，当时全市 90 岁以上老年人共 2060 人，100 岁以上长寿老人 6 位。在 2000 多位 90 岁以上的老人中，张老师团队见到了 300 多人，100 岁以上的 6 位老人，不仅全见到了，而且对其中 3 个人全程观察投药至去世。这 6 位百岁老人全是女性，以下仅举两位百岁老人的例子，说明精神情绪对长寿的影响。

一位王氏老太太 101 岁，当张老师第一次费了很大的周折找到她家时，见到一位 70 多岁的老者，他说王老太太是他母亲，不住在这儿，住在宝坻县，张老师想进一步问问家庭情况，这位老者很不愿意回答，张老师只好走了。过了两个多月，张老师再次来访，老者仍然说没在，以后又去了几次，结果均没在。到第五次去时，又碰了个钉子，张老师刚要走出他家，坐在他家门口附近有几位妇女，其中一位对张老师说："这位大夫，他家 100 多岁的老太太就住在家里，没在外边儿。"听到此话，也没顾及问在哪，急急忙忙又返回去，找到那位老者，张老师很诚恳、详细地说明了我们是搞老年人健康状态研究的，当时张老师在天津中医学院研究生教研室任副主任，专门从事肾脏的研究，对百岁老人进行全面查体，并根据情况投药，这一切都不收取任何费用。也许被张老师多次来这儿感动，也许被张老师这一席话感动，他说了一句"就在对过儿"，本来这是一排排新中国成立后盖的"工人新村"，每间 10 平米，一米多的夹道对面，每家一间小厨房，厨房的门窗敞着，看不到有人，张老师问："在哪儿了?"老者说："旁边儿"，原来在两家两个小厨房中间，小小的一块地上搭起一个三角形的小屋，原来张老师以为是放煤的，所以没留意，仔细一看，有一个狭窄的小木门，打开木门，里面一股污气冲鼻，昏暗的灯光下，在用砖砌起的一个窄窄的小炕上，躺着一位老太太，这就是 101 岁的王氏老太太。开始她很不配合，不检查，也不大说话，但脑子非常清楚，说话条理，张老师慢慢地、不厌其烦地、仔细地、认真对她讲我们是干什么的，体检有什么好处，应当服什么药等，而且给她房子做卫生，送去蛋糕，给他儿子，也就是那位 70 多岁的老者送去精美的挂历（当时挂历是很稀缺的礼品），张老师还从自己工资中拿出 10 元钱给这位百岁老人和她的儿子（当时张老师的工资每月只有 60 多元），一来二去终于感动了他们，老太太很好，她儿子也很好，叙述生活历程、家庭情况、性格特点、喜恶哀乐等。抽血检查、尿便常规、心电图及望闻问切等，在当时的医学条件，在家里躺着不能去医院的情况下，可谓尽到了最大的努力，达到了最高的水平，体检的结果，老人的身体情况几乎一切正常。

在张老师和老人交往的几年中，发现她每天的三顿饭几乎都是她儿子或孙女送进来的半个馒头和一杯白水，儿子很孝顺，大小便大多他打理，但饭食实在太差了，后来她长了几颗牙，有时孩子们送进一点菜，几乎没人和她聊天谈话，张老师去了坐在她炕前一个小板凳上，聊上半小时，有时还买点蛋糕，一小块一小块地给她用水送，她非常开心、高兴。后来就经常盼着张老师去，有一次她突然很严肃地问张老师："你是不是觉得我的孩子都不孝顺?"张老师忙说："没有、没有，您的孩子都很孝顺。"她没理张老师，接着说下去："张大夫，你对我很好，但如果我让你每天三次给我送馒头和水，你可能做不到吧!"一句很简单，但很精辟有力的语言，让张老师顿时感到激动，甚至可以说是震撼。老太太太明白了，世理看得太清楚了，同样一件事，看好是它，看坏也是它。如果老太太想"每天吃这种饭，太难了"，那她心情都会很郁闷、很痛苦，反过来她想"到这么大年纪，每天还能保证有儿女三顿送饭、送水，伺候大小便，已经很不错了"，那她就活得很快乐、很自信，这就是一种肾的保健，就是一种养肾，她就能长寿，就能活到百岁，所以精神调养是养肾保肾的重要一环，这位老太太一直活到105岁仙逝。

再举一个例子，李氏老太太，我们找到她时她整100岁，住在一个当时叫"偏单"的公寓里，一大间一小间一个走道，因为提前通知她们家了，电视台、电台、日报社、晚报社联同张老师研究小组一行十几个人，一同到她家，所以她家收拾得很干净，儿子、儿媳、孙子、孙女全家准时迎候，见到李老太太时，才发现这是一个双目失明30多年的盲人，躺在这个偏单的大房间内，当记者问到她长寿的秘诀时，她说："秘诀就是一条，儿媳妇好"，于是记者赶紧叫来她儿媳妇，一个70多岁的老人，然后照了一张儿媳妇给老太太梳头的照片，第二天刊载在报纸上。过了一个来月，小组又自己去为她体检了，也是提前告诉她，发现她住在偏单的小屋内，张老师也没理会。又过了3个多月，有一次张老师自己从她家过，无意中想上楼去看一下她，当张老师敲门后，发现开门的竟这是位百岁老太太，家中只有她一个人，张老师惊奇地发现，她竟住在狭长楼道上搭起的一个窄窄的木床上，她熟练地在楼道中走动，尽管双目失明，但可以知道厨房、厕所等每一个房门，她坐在狭窄的床上对我说："张大夫，我本来就住在楼道的这张床，你们第一次来时，又是电视、又是报纸，我就说在那个大房间里住，后来你们来，我临时在小房间，实际我就在这儿住，这儿很好，我是个瞎子，对我来说，大房小房都一样，我一百多岁了，有人给我做饭，有人给我洗衣服，我已经很满足了。"一席居高临下、看破人生的谈话，让人们觉得眼前这位百岁老人是这样了不起，这样伟大，由此也证明，精神调养对人体的影响是多么大了。

总之，一个人能保持精神愉快，情绪舒畅，恬淡宁静是肾保健的重要内容，《内经》中提示了"恬淡虚无"的保肾养生思想，指出"恬淡虚无，真气从之，精神内守，病安从来"的道理。

五、注意睡眠的养生调养

睡眠是养肾、保肾的重要内容，人的一生中有三分之一的时间是在睡眠中度过的，古人有"眠食两者为养生之要务"，"能眠者，能食，能长生"的说法，睡眠能使身体消除疲劳，恢复体力，使肾精保持充足，使身脑得到充分的休息。动物实验表明，动物饥饿25天时仍可恢复健康，而5天不睡眠就有可能导致死亡，由此可见从某种意义上讲，"睡眠比饮食更重要"。

中医学认为，睡眠是阴阳消长平衡的一个过程，阳入于阴则成寐，阳出于阴则为寤。《灵枢·大惑论》中说："阳气尽则卧，阴气尽则寤"；《灵枢·口问》又说："卫气昼日行于阳，夜半则行于阴，阴者主夜，夜者卧，阳者主上，阴者主下，阳气尽，阴气盛则目瞑，阴气尽而阳气盛则寤矣"，这里阳是指白昼活动，兴奋的过程，属功能；阴是指静止、休息、恢复的过程，属物质。

过去有一个公认的说法，认为人老了之后，睡眠时间减少了，每天5~6h就可以了，老年人睡眠迟，醒得早，睡得浅，晚间醒的次数增加，尤其是老年男性，由于前列腺肥大，夜尿次数增加，更影响了夜间睡眠，所以老年人似乎就应该少睡眠。但近年来的大量研究证实，老年人必须保证每天7~8h的睡眠，才可以达到填肾精，养肾气的目的，还有的研究表明，每天平均睡眠不足 4h 的人，死亡率是前者的 2 倍，所以保证睡眠是养肾的重要一环。

在这里要讲一下睡"子午觉"的问题。中医学认为"天人合一"，也称"天人相应"，就是说"人与自然是一个统一的整体，自然环境处处影响着人的生理、病理及治疗、养生保健等，人也应该时时处处地适应、配合这种不断变化的自然环境"，只有这样，才能做到"天人相应"、"天人合一"。睡眠也是这样，中午的时间（午时指中午 11 ~ 1 点），外界阳气最盛，"午时睡眠可养肾阳"；夜半之时（子时指夜半 11 ~ 1 点）外界阴气最盛，"子时睡眠可养肾阴"，"午时不睡伤其（肾）阳，子时寐耗其（肾）阴；伤其阳者嗜眠，耗其阴者失眠"，也就是说，中午不睡午觉则伤肾阳，肾阳伤则下午易嗜睡、困乏；夜半不睡则伤肾阴，肾阴伤则过了半夜 1 点后难入睡，所以睡"子午觉"，实是养肾阴，助肾阳的重要方法，老年人更应该如此。此外，尽量做到"自然醒"，尤其老年人，更为重要。

由于工作的原因，张老师多年来经常在广东，发现广东人包括港澳人，多不睡午觉，他们把睡午觉称为睡懒觉，中午从不休息，而且晚上睡觉多睡得很晚，无论有事没事，大都磨蹭到夜半 1 点左右才睡，或早上晚起一会儿，也多半 7 点前起床，每天平均只睡 5 ~ 6h，所以广东人多体质不好，多肾虚，近些年来，随着改革开放，南北交流，广东人也逐渐认识到睡"子午觉"的好处，睡午觉及每晚早睡的人逐渐增多，这对养肾保肾无疑是有好处的。

此外，睡眠的方式、环境与养肾也有一定关系。唐代著名医家孙思邈认为"凡人卧，春夏向东，秋冬向西，头勿北卧及墙北亦勿安床。凡欲眠，勿歌咏，不详起。上床先脱左右，卧勿当舍下。卧勿留灯烛，令魂魄及六神不安，多愁怨。人头边安炎炉，日久引火气，头重目赤及鼻干。夜卧当耳勿有孔，吹入即耳聋。夏不用露卧，日久面皮厚，喜成癣或作面风。冬夜勿覆其头，得长寿"。

宋代蔡氏在《睡诀》里提出"睡眠而屈，觉正而伸，早晚以对，先睡以对，先睡心，后睡眼"，由于心脏的位置，睡眠一般以右侧卧位较为合适。

总之，睡眠与养肾有着至关重要的关系，保证睡眠时间，讲究睡眠方法无疑对人体健康有着至关重要的关系。

六、注意性生活的适度

前面曾经谈过，中医学并不认为一切性生活都是伤肾的，对人体不利的。恰恰相反，中医学认为性的要求是人的正常生理表现，无论男女，到了一定年龄后，都会有性的要求，"女子二七（14 岁）"、"男子二八（16 岁）"后，肾精逐渐充盛，女子月经"以时下"，男子"精气溢泻"，都是正常的性的表现，正如孔子所言"食色，性也"，这可以说是人的天性，也可以说人的本能，如果人到正常年龄后没有性的要求，反而是一种不正常的表现。

医学上常说的"房事不节"，系指性生活的过度，包括次数频繁，每次时间过长，早婚或手淫过多等，"房事过度"在古医术中有时也称"房室过度"，是一个意思。房事不节则使肾中精气受伤、亏损，人体正气损伤，则百病丛生。陈无择在《三因极一病证方论》中将"房事"列为"不内外因"，《景岳全书·论虚损病源》中说："色欲过复者，多成劳损"，"精强神亦强，神强必多寿；经七虚气亦虚，气虚必多夭"，"设禀赋成薄，且恣情纵欲，再伐后天，则必成虚损"，由此可见，房劳过度，损伤肾精，阴虚及阳、阴两阳两虚，必然出现腰膝酸软、头晕耳鸣、两目干涩、神疲乏力、健忘失眠、梦遗滑精、阳痿早泄、性欲减退、男子不育，或女子白淫、闭经、崩漏、女子不孕等。

有人曾对古代皇帝的寿命进行过统计，除康熙、乾隆等有限的几个皇帝长寿至 80 多岁外，多数皇帝寿命不长，有的年纪轻即夭折，这不能不和皇帝三宫六院、七十二嫔妃的色欲过度有关。

这也从另外一个较证实节制房事的重要性。

至于性生活到底以多少日一次为正常，应随不同年龄、不同体质而有所区别，如30岁左右的年轻人一周可3次左右；40岁左右一周2次左右；50岁左右以一周1次左右；60岁左右半月至一月1次左右、70岁以上随个人情况而定，原则上以第二天自我感觉为准，如果第二天仍感疲乏、体力不支，尚未恢复的人，即系为"过度"了，反之则属"正常"的表现。

七、注意定期体检

定期体检是肾保健以至整个人体保健的重要内容，当前，随着社会的进步，人们生活水平的提高，体检已经成为人们成长生活的重要组成部分。对于没有特殊疾病的人，一年一体检，应当成为惯例，如果有条件的人能做到半年一体检，则更为恰当。

为什么要进行定期体检呢？原因就是要了解自己的身体，提前发现疾病，以便及时采取措施。我们知道不少疾病早期很长一段时间是没有症状，没有表现的。一旦发现就为时已晚，只有通过体检才能早些发现。拿一个常见病"痛风"来看，在痛风发病前很长一段时间内，病人没有任何症状，只有通过血液检查才能发现血尿酸升高，我们称为高尿酸血症，这是痛风病的第一期，而后才会发生急性痛风性关节炎发作期，病人下肢关节，尤其是脚趾、大拇指红肿热痛。在这以前单单是高尿酸血症时，不体检、不验血是不会发现的。如果提前发现，及时使用降尿酸药物，并注意饮食，就避免了痛风病的发生。另外，不少肿瘤的早期发现是影响肿瘤预后的重要因素，早一天发现，早一天治疗就能延长病人的生命，甚至可以根治肿瘤，而早期肿瘤几乎80%以上是没有症状的，也能靠体检发现，所以对于肿瘤，定期体检更显得很重要。

体检内容又分为一般体检和特殊体检两种，一般体检指全身性常规体检，每个人可根据自己的身体状况、年龄性别及经济状况而选择不同的"套餐"，现在全国多数大型综合性医院都设立了体检中心，设立内容、价格不同的"套餐"供人们选择。社会上还新建立了不少的专门从事体检的健康中心、体检中心等。

特殊检查指针对自己的疾病选择定向的体检内容，如心血管病重点检查心脏，肾脏病人重点检查肾脏等，这里我举一个常见的糖尿病肾病的体检案例。一般来说，2型糖尿病是不影响人的寿命的，照样可活90岁、100岁。但主要是避免并发病的出现，而糖尿病的并发病很多，从头到脚都有，诸如脑卒中、冠心病、糖尿病性视网膜病变、糖尿病肾病、多发性神经炎等，所以IDF（国际糖尿病联盟）有这样一个说法："避免糖尿病并发病出现的要素，在于有效地控制血糖，有效地控制血压和有效地控制血脂"，张大宁老师在后面加了一句话，即"有效地保护肾脏"，也就是说，只有"有效地保护肾脏"，才可以避免糖尿病肾病的出现。糖尿病肾病按国际上通用的丹麦Mogensen分类法，可分为五期：第一期为肾小球高滤过和肾脏肥大期。这一期肾脏受累很小。第二期为正常白蛋白尿期。这一期GFR高于正常水平，运动后尿中白蛋白排出率升高（UAE>20μg/min），但休息后可恢复正常，如果在这一期中能良好地控制好血糖，则病人可长期地稳定在该期。第三期为早期糖尿病肾病期，又称"持续微量白蛋白尿期"。UAE持续升高，其24h尿白蛋白达30～300mg，血压升高，如果这期能抓紧治疗，亦可有良好效果。第四期为临床糖尿病肾病期。这期24h尿中白蛋白>500mg，水肿等症状相继出现，GFR持续明显下降，平均每月下降1ml/min。第五期，也就是最后一期，为终末期肾功能衰竭期，很快进入尿毒症阶段。在这五期中，到第二期，甚至第三期病人都不会有什么症状表现，如果不进行尿的检查，不会发现问题，而一旦出现症状，则病人已进入第四期，所以有效地、有针对性地体检是非常重要的。

这里我想到这样一件事，在过去很长一段时间内，北欧五国的平均寿命都在世界各国中名列前茅，而近年来日本的平均寿命跃居世界前列，究其原因，用日本人的话说，"半年一体检，是其中重要原因之一"。

八、注意药物性肾损害

肾脏是机体代谢并排出代谢废物、化学物质及各种药物的重要器官，由此也就成为这些物质导致损伤的主要靶器官。医学上将职业、环境理化因素或药物所造成的肾损伤，统称为中毒性肾脏病，而药物性肾损害则是其中最常见的类型之一，所以注意药物性肾损害是肾养生保健的重要内容。

药物为什么容易引起肾脏的损害呢？原因大体有六个：一是由于肾脏血流特别丰富，其血流量约占心输出量的四分之一，每分钟流经肾脏的血流量为 1200～1400ml，大量药物可随血流到达肾脏，从而产生肾损害。二是肾小球毛细血管内皮细胞面积很大，若能展开的话，成人约 $1.5m^2$，由药物致敏的抗原—抗体复合物容易在肾小球毛细血管丛内沉积，产生过敏性血管炎。三是肾小管上皮细胞对多种药物有分泌和重吸收作用，增加了药物为肾小管的直接毒害作用。四是肾髓质中对流浓缩系统的作用，使髓质肾小管和乳头部药物浓度显著增高，极易发生肾乳头坏死。五是肾小管在酸化过程中的 pH 改变，可影响药物的溶解度，造成某些药物在肾小管内沉积，损害肾小管。六是当药物排泄时，许多肾实质细胞的酶系统被抑制或灭活。由于上述六个因素，许多药物在经过肾脏代谢或排泄的过程中，由药物的直接毒性作用，过敏反应，或其他因素，导致药物性的肾脏损害。

一般来说，药物性肾损害的发生率难以获得确切的统计资料，其主要原因，在于有的药物性肾损害表现为很轻微或一过性而被忽视；有的虽很明显，却被临床医生误诊为其他普通肾脏疾病等，但据国内外有限的统计数字，其发病率呈现高速上升趋势。

临床容易导致肾损害的药物大体上有如下几类。

（一）抗生素类

严格来讲，临床上常用的抗生素大都有不同程度的肾毒性。当前由于抗生素的广泛应用，尤其滥用抗生素现象的普遍发生，由抗生素引起的急、慢性肾脏损害也就经常出现。我们根据抗生素对肾毒性的大小，可将抗生素分为四类：一是肾毒性大的抗生素，包括两性霉素 B、新霉素、头孢噻啶等；二是中度肾毒性抗生素，包括庆大霉素、卡那霉素、阿米卡星、链霉素、四环霉素、磺胺类等；三是肾毒性较小的抗生素，包括青霉素类、头孢唑啉、头孢拉定、土霉素、利福平等；四是不引起或较少引起肾损害的抗生素，如红霉素、氯霉素、多西环素、头孢曲松钠（菌必治）等。

对于肾脏疾病病人必须使用抗生素时，要注意除尽量选用肾毒性较小的抗生素外，还要注意避免长时间用药，避免与其他肾毒性药物协同使用，避免与强利尿药合用，以防止循环血容量不足，加重抗生素的肾毒性，当然更重要的是注意监视肾功能，及时检查尿液等。

（二）解热镇痛药

解热镇痛药指非甾体类抗炎药物，包括阿司匹林、非那西丁、布洛芬、保泰松、吲哚美辛、吡罗昔康等。此类药物因其有抗炎、解热、镇痛作用，而在类风湿关节炎、颈椎病、偏头痛等慢性病中长期服用，由此引起慢性间质性肾炎和肾乳头坏死等。

（三）造影剂

造影剂常应用于静脉肾盂造影、血管造影、胆囊造影和增强计算机摄影等。造影剂可因其高渗性直接损伤肾小管及使肾缺血、GFR 下降而发生急性肾功能衰竭。造影剂所致急性肾功能衰竭常见于原有肾功能不全、糖尿病、老年人或脱水的病人。

（四）中草药

一般人有一个误区，认为服用任何中草药都是安全、无毒副作用的，实际这是不正确的。《淮南子》中载："神农尝百草，一日而遇七十毒"，明代张景岳云："药以治病，因毒为能……毒药攻邪也"，这些论述都说明有些中草药也存在或多或少的毒性，其中最突出的是"马兜铃酸肾病"。

20 世纪 90 年代初，比利时医生在给妇女使用香港减肥药"苗条丸"时，出现数十例肾功能衰竭尿毒症，于是将其称为"中草药肾病"。后来经过中外学者的近 10 年研究，发现真正导致肾损害的是马兜铃科药物，如马兜铃、广防己、关木通、青木香等，因而将其命名为"马兜铃酸肾病"。由此引起了因长期服用龙胆泻肝丸（内含关木通）、冠心苏合丸（内含青木香）等药物而导致尿毒症的病人的反应。我曾接触诊治过 200 多例因服用上述两种药而致尿毒症的病人，统计分析表现，每天连续两次服用一袋龙胆泻肝丸 10~12 个月，可导致尿毒症；每天连续两次服用一丸冠心苏合丸，亦可导致尿毒症。2006 年我曾参与一次中华医学会的医疗纠纷鉴定，一名妇女服用带有马兜铃酸中药的汤剂治疗支气管哮喘，服用两年后哮喘治愈，但发现尿毒症，因此又到其他医院透析，并做肾移植，而后在报上发现"马兜铃酸肾病"报道后，与当初治疗哮喘的医院发生纠纷。鉴于当时我国药典并未记载马兜铃科药物的肾损害问题，故医院方面只做了人道上的一种歉意补助，而并未列入医疗事故。当然现在最新的药典已经把这种马兜铃科药物的肾损害列入，如果医生再随意开具这种药物，则属于违法范围。

药物性肾损害都有什么呢？一般来说，表现为急性肾衰竭、急性过敏性间质性肾炎、慢性间质性肾炎与肾病综合征、梗阻性肾脏损害五种，当然，不同的药物所引起的肾脏损害部位不同、组织学改变不同、临床表现不一，但蛋白尿、血尿、水肿、血压升高、夜尿多，以至血 Cr 升高、BUN 升高、贫血、双肾萎缩等，都是非常重要的临床表现。

此外，中草药中乌头、苦楝皮、秋水仙、苍耳子等，也对肾脏有或多或少的损害，临床使用亦应特别注意。

九、注意预防继发性肾病

肾病从发病学角度，可分为原发性肾病和继发性肾病两种。顾名思义，前者指开始就发生在肾脏的疾病，如急慢性肾炎、肾病综合征、肾盂肾炎、多囊肾等；后者指发生在其他脏器的病变，而后影响到肾脏的疾病，也就是说，继发于其他疾病的肾脏疾病，称为继发性肾病，如高血压肾病、糖尿病肾病、紫癜肾等。

显而易见，控制继发性肾病的原发病，是预防继发性肾病的重要一环。在这里我举一个临床最常见的因没有控制好高血压而导致肾病，以致最终导致尿毒症的例子。

这些年来，美国和欧洲心脏病协会相继发表了新的高血压诊断标准，提出理想血压为120/80mmHg，高压在 120~140mmHg，或低压在 80~90mmHg 为高血压前期或血压高值。建议健康人群，应将血压控制在 130/80mmHg 以下。我国从 1950 年以来进行了四次血压普查（1959 年、1979 年、1991 年、2004 年），结果显示高血压发病率呈现进行性升高，目前我国高血压病人已超过 1.6 亿，男性略高于女性。

高血压分为原发性高血压和继发性高血压，原发性高血压病因不清，基本上是终生服药，很难治愈，准确地讲，叫"控制血压"；继发性高血压大多可找到原因，如肾动脉狭窄、嗜铬细胞瘤、原发性醛固酮增多症等，只要解除病因、治愈原发病，则血压大多可恢复正常，但继发性高血压只占所有高血压的10%。

临床上我们发现患高血压的病人，经常有两个误区：一是以症状的有无作为服降压药的标准，而不是以血压的高低作为服药的标准；二是一旦服用降压药血压正常后，就自行停止服降压药，认为血压正常了，再服就把血压降得太低了。这是两个认识的误区，我在临床上发现，不仅农村农民、工厂工人会出现这两种误解，不少身居高官、满腹经纶的学者也存在这两种误区，结果出现不应当出现的肾损害，甚至肾功能衰竭。

我们知道，高血压有分期、分级之说，分级指将高血压升高的水平分为1级、2级、3级，1级是血压140～159/90～99mmHg，2级是160～179/100～109mmHg，3级是收缩压大于或等于180mmHg，舒张压大于或等于110mmHg，当然，级越高危险性越大。而高血压的分期则是以高血压可造成的"靶器官"的损害轻重为基础性的，我们知道，单纯的高血压是不会死人的，它是以影响至靶器官，造成靶器官的损害来影响人体生命的。而靶器官则包括心脏、脑、眼、肾等，其中肾即指高血压的肾损害。

我们在临床上经常遇到这样的病人，一发现就是尿毒症，其原因很多是由于不认真服用降压药造成的，今天头晕服降压药，明天头不晕就不服降压药，有时人体适应了高血压，没有症状则长期不服降压药，结果造成高血压的肾损害，一旦发现已属慢性肾功能衰竭晚期，或尿毒症了，所以，我们讲控制好继发性肾病中的原发病，实际上是防止肾病的重要一环。我们经常给病人举这个例子，高血压好像是粒子弹，控制好它，使它不致于伤人、伤物，那就不构成危险，如果控制不好，则会出现伤及其他，甚至伤及人的生命了。

十、注意科学使用保健品

近30年来，随着人民生活水平的提高，人们对于健康、长寿的要求日趋强烈，随之而来的多种多样的保健品应运而生。初期多追逐"古人"、"古方"、"御医"、"御方"、"几千年前的宫廷秘方"等，越古越好，越奇越好；后期又开始追逐"洋人"、"洋方"，找点"高鼻梁、蓝眼睛、讲洋话"的洋人做广告，名为"科技最新产品"、"世界各国流行"等。据不完全统计，从改革开放至今，已有近万种保健品相继问世，当然，每个保健品都寿命不长，周期很短，最多几年就销声匿迹了。

我们必须承认，在这众多的保健品中，不少保健品有一定的，甚至很强的科学性，处方严谨，用药精良，工艺先进，确有一定效果。对人体的免疫力、人体的体质，用中医的话说，对"肾中精气的增强"，有着很好的疗效。但也不能否认，不少保健品处方草率，用药粗糙，工艺落后，或是配方不错，但实际用药不足，甚至伪劣假冒，对人体毫无益处。所以科学地使用保健品，尤其对于老年人是特别重要的。

如何科学地选择保健品呢？我们认为一是要选择正规企业的产品，查其是否有国家正式批号，检查外形及是否过期等；二是很重要的一条，最好在医生的指导下使用，请医生诊治后再用，以保证对症，保证效果。

第二十二章　张大宁研制的院内制剂（经验方）

张大宁老师长期从事中医肾病的医教科研工作，除在理论上提出过"心—肾轴心系统学说"、"肾虚血瘀论与补肾活血法"等新的理论外，还以其丰富的临床经验研制成功数十种行之有效的方剂和药物，受到广大病人的赞誉，在社会上产生强烈反响，有些药物走出国门，广受海外病人的好评。

以下仅介绍张老师研制的与中医肾病有关的院内制剂 16 种，需要指出的是，这 16 种制剂作为院内制剂已在医院使用 20 余年，多年来以其高超的疗效赢得全国各地肾病病人的欢迎，不少港澳台地区的病人也来此取药，甚至东南亚、欧美及日本等地也有不少病人来津看病取药，其取得的社会效益和经济效益是巨大的。

一、肾康宁胶囊

【处方】　黄芪 300g，土茯苓 100g，丹参 60g，蒲公英 60g，败酱草 60g，荠菜花 100g，覆盆子 30g，冬虫夏草 7g，赤芍 60g。

【制法】　以上九味，冬虫夏草全量，置远红外烤箱 100℃灭菌 60min，粉成细粉备用。其余八味加水煎煮两次，第一次 2h，第二次 1.5h，合并煎液，滤过。静置 24h，滤液减压（0.06mPa）浓缩至相对密度为 1.34～1.36（55～60℃）的清膏。清膏 65℃真空干燥（0.08mPa）90min，粉碎成细粉，细粉再与冬虫夏草细粉用等量递增法加入混匀，装入胶囊，制成 1000 粒（每粒相当生药 0.78g），即得。

【性状】　本品为胶囊剂，内容物为黄棕色至棕褐色的粉末；味微咸。

【鉴别】

（1）取得本品 10 粒，倾出内容物，加甲醇 20ml，超声处理 3min，滤过，滤液蒸干，残渣加水 20ml 使其溶解，水层水饱和的正丁醇振摇提取两次，每次 25ml，分取正丁醇液，用氨试液洗涤两次，每次 25ml，弃去氨试液，正丁醇液蒸干，残渣加甲醇 1ml 使其溶解，作为供试品溶液。另取黄芪甲苷对照品，加甲醇制成每 1ml 含 1mg 的溶液，作为对照品溶液。照薄层色谱法（《中国药典》2005 年版一部附录 VIB）试验，吸取供试品溶液 5～10μl 及对照品溶液 4μl，分别点于同一硅胶 G 薄层板上，以三氯甲烷—甲醇—水（13：6：2）10℃以下放置过夜的下层溶液为展开剂，展开，取出，晾干，喷以 10% 硫酸乙醇溶液，加热至斑点显色清晰。供试品色谱中，在与对照品色谱相应的位置上，显相同颜色的斑点。

（2）取本品内容物 10g，研细末，加甲醇 40ml，超声处理 30min，滤过，滤液蒸干，残渣加甲醇 1ml 使其溶解，作为供试品溶液。另取芍药苷对照品，加甲醇制成每 1ml 含 1mg 的溶液，作为对照品溶液。照薄层色谱法（《中国药典》2005 年版一部附录 VIB）试验，吸取上述两种溶液各 2～6μl，分别点于同一硅胶 G 薄层板上，以三氯甲烷—乙酸乙酯—甲醇—甲酸（40：5：10：0.2）为展开剂，展开，取出，晾干，喷以 5% 香草醛硫酸溶液，在 105℃加热至斑点显色清晰。供试品色谱中，在与对照品色谱相应的位置上，显相同颜色的斑点。

（3）取本品内容物 10g，研细，加甲醇 40ml，超声处理 30min，滤过，滤液蒸干，残渣加

2.5%醋酸溶液 20ml 使其溶解，用乙醚提取两次，每次 20ml，合并乙醚液，蒸干，残渣加甲醇 1ml 使其溶解，作为供试品溶液。另取丹参对照药材 1g，加甲醇 25ml，同法制成对照药材溶液。照薄层色谱法（《中国药典》2005 年版一部附录 VIB）试验，吸取上述两种溶液各 2~6μl，分别点于同一硅胶 G 薄层板上，以甲苯—乙酸乙酯—甲酸（5:5:1）为展开剂，展开，取出，晾干，置紫外光灯（365nm）下检视。供试品色谱中，在与对照药材色谱相应的位置上，显相同颜色的荧光斑点。

【检查】　应符合胶囊剂项下有关的各项规定（《中国药典》2005 年版一部附录 IL）。

【功能与主治】　补肾活血，益气固精。用于肾虚血瘀，精气不固所致腰膝酸软、面浮肢肿、周身乏力、尿少尿浊等症；慢性肾脏疾患引起的蛋白尿、血尿见上述证候者。

【用法与用量】　口服，一日 3 次，每次 2~4 粒。

【注意事项】　服药期间除按医嘱注意饮食之外，还应禁食生冷油腻，禁食海鲜羊肉、辛辣等物。

【规格】　每粒装 0.35g。

【贮藏】　密闭，置阴凉干燥处。

【有效期限】　12 个月。

二、补肾扶正胶囊

【处方】　冬虫夏草 45.5g，黄芪 454.5g，黄连 45.5g，山茱萸 454.5g。

【制法】　以上四味，冬虫夏草、黄芪粉碎成细粉，其余黄连、山茱萸两味加水煎煮两次，第一次加 8 倍量水煎煮 2h，第二次加 6 倍量水，煎煮 1.5h，合并煎液，滤过，滤液在 60℃、0.06mPa 压力条件下浓缩至相对密度为 1.34~1.36 的清膏，与上述细粉混匀，在 65℃、0.08mPa 压力条件下干燥 90min，粉碎，装胶囊 1000 粒，即得。

【性状】　本品为胶囊剂，内容物为黄褐色粉末，味苦。

【鉴别】

（1）取本品内容物细粉，置显微镜下观察：菌丝白色，细长，分枝或不分枝，虫体组织碎片，淡黄色或黄棕色。纤维成束或离散，壁厚，表面有纵裂纹，两端断裂成帚或较平截。

（2）取本品内容物 5g，研细，加 2%氢氧化钾甲醇溶液 25ml，加热回流 30min，滤过，滤液蒸干，残渣加水 20ml 使其溶解，加乙酸乙酯振摇提取两次，每次 20ml，弃去乙酸乙酯液，水层继用水饱和正丁醇溶液振摇提取三次，每次 20ml，合并正丁醇提取液，用氨试液洗涤两次，每次 20ml，弃去氨试液，正丁醇液蒸干，残渣加甲醇 2ml 使其溶解，作为供试品溶液。另取黄芪甲苷对照品适量，加甲醇制成每 1ml 含 1mg 的溶液，作为对照品溶液。照薄层色谱法（《中国药典》2005 年版一部附录 VIB）试验，吸取上述两种溶液各 5~10μl，分别点于同一硅胶 G 薄层板上，以三氯甲烷—甲醇—水（13:7:2）10℃以下放置的下层溶液为展开剂，展开，取出，晾干，喷以 10%硫酸乙醇溶液，在 105℃加热至斑点显色清晰，供试品色谱中，在与对照品色谱相应的位置上，显相同颜色的斑点。

（3）取本品内容物 5g，研细，加甲醇 25ml，超声处理 30min，滤过，滤液蒸干，残渣加甲醇 2ml 使其溶解，作为供试品溶液。另取黄连对照药材 0.19g，加甲醇 10ml，同法制成对照药材溶液。再取盐酸小檗碱对照品适量，加甲醇制成每 1ml 含 1mg 的溶液，作为对照品溶液。照薄层色谱法（《中国药典》2005 年版一部附录 VIB）试验，吸取上述三种溶液各 1~2μl，分别点于同一硅胶 G 薄层板上，以甲苯—乙酸乙酯—异丙醇—甲醇—浓氨（6:3:1.5:1.5:0.5）为展开剂，展开，取出，晾干，置紫外光灯（365nm）下检视，供试晶色谱中，在与对照药材色谱相应的位置上，显相同的黄色荧光斑点。

【检查】　应符合胶囊剂项下有关的各项规定（《中国药典》2005 年版一部附录 IL）。

【功能与主治】　补肾健脾，扶助正气。用于各种慢性肾病与肾虚病证，腰酸浮肿、气短乏力。

【用法与用量】　口服，一次 2～3 粒，一日 2～3 次。

【注意事项】　服药期间除按医嘱注意饮食外，还应禁食生冷油腻，禁食海鲜羊肉、辛辣等物。

【规格】　每粒装 0.42g。

【贮藏】　密闭，置阴凉干燥处。

【有效期限】　12 个月。

三、活血化瘀胶囊

【处方】　天仙子 5g，穿山甲 250g，三棱 300g，赤芍 500g，蜈蚣 15g。

【制法】　以上五味，蜈蚣、穿山甲全量，赤芍半量粉碎成细粉，其余三棱等两味及剩余半量赤芍加水煎煮两次，第一次加水 8 倍量水，煎煮 2h，第二次加 6 倍量水煎煮 1.5h，合并煎液，滤过，滤液在 60℃、0.08mPa 压力条件下浓缩至相对密度为 1.34～1.36 的清膏。与上述细粉混匀，在 65℃、0.08mpa 压力条件下干燥 90min，粉碎，装胶囊 1000 粒（每粒相当生药 0.87g），即得。

【性状】　本品为胶囊剂，内容物为浅棕色粉末，味咸、苦。

【鉴别】

（1）取本品，置显微镜下观察：鳞甲碎片无色，有大小不等的圆孔。草酸钙簇晶存在于薄壁细胞中，常数个排列成行。

（2）取本品 10 粒，倾出内容物，加乙醇 20ml，超声处理 15min，滤液蒸干，残渣加乙醇 2ml 溶解，作为供试品溶液。另取赤芍对照药材 0.5g，同法制成对照药材溶液。照薄层色谱法（《中国药典》2005 年版一部附录 VIB）试验，吸取上述两种溶液 2μl，分别点于同一硅胶 G 薄层板上，以氯仿—甲醇—醋酸乙酯—水乙酸（20∶12∶3∶0.1）为展开剂，展开，取出，晾干，喷以 10% 硫酸乙醇溶液，在 105℃烘约 10min。供试品色谱中，在与对照药材色谱相应的位置上，显相同颜色的斑点。

【检查】　应符合胶囊剂项下有关的各项规定（《中国药典》2005 年版一部附录 VL）。

【功能与主治】　活血化瘀，软坚散结。改善肾脏供血。用于各种急、慢性肾脏疾患等。

【用法与用量】　口服，一次 2 粒，一日 3 次。

【注意事项】　服药期间除按医嘱注意饮食之外，还应禁食生冷油腻，禁食海鲜羊肉、辛辣等物。

【规格】　每粒装 0.42g。

【贮藏】　密闭，置阴凉干燥处。

【有效期限】　12 个月。

四、补肾止血胶囊

【处方】　黄芪 180g，冬虫夏草 5g，地黄（炭）270g，仙鹤草 270g，茜草 270g，苎麻根 270g，白茅根 270g，三七 180g。

【制法】　以上八味，冬虫夏草全量，置远红外烤箱100℃灭菌60min，粉成细粉备用。其余七味加水煎煮两次，第一次8倍量水2h，第二次6倍量水1.5h，合并煎液，滤过。静置24h，滤液在0.06mPa压力条件下浓缩至相对密度为1.34～1.36（60℃）的清膏。清膏内加糊精适量。搅均，在65℃、0.08mPa压力条件下干燥90min，粉碎成细粉，细粉再与冬虫夏草细粉用等量递增法加入混匀，装入胶囊，制成1000粒（每粒相当生药1.72g）。

【性状】　本品为胶囊剂，内容物为黄棕色至棕褐色的粉末；味微咸。

【鉴别】

（1）取本品10g，研细末，加2%的氢氧化钾甲醇溶液40ml，加热回流30min，滤过，滤液蒸干，残渣加水20ml使其溶解，加乙酸乙酯振摇提取两次，每次20ml，弃去乙酸乙酯液，水层继用水饱和正丁醇溶液振摇提取三次，每次20ml，合并正丁醇提取液，用氨试液洗涤两次，每次20ml，弃去氨试液，取正丁醇提取液，蒸干，残渣加甲醇2ml使其溶解，作为供试品溶液。另取黄芪甲苷对照品适量，加甲醇制成每1ml含1mg的溶液，作为对照品溶液。照薄层色谱法（《中国药典》2005年版一部附录ⅥB）试验，吸取上述两种溶液各2～4μl，分别点于同一硅胶G薄层板上，以三氯甲烷—甲醇—水（13:7:2）10℃以下放置的下层溶液为展开剂，展开，取出，晾干，喷以10%硫酸乙醇溶液，加热至斑点显色清晰，供试品色谱中，在与对照品色谱相应的位置上，显相同颜色的斑点，置紫外光灯（365nm）下检视，供试品色谱中，在与对照品色谱相应的位置上，显相同颜色的荧光斑点。

（2）取三七对照药材1g，加2%的氢氧化钾甲醇溶液20ml，加热回流30min，滤过，滤液蒸干，残渣加水20ml使溶解，用水饱和正丁醇溶液振摇提取三次，每次20ml，合并正丁醇提取液，用氨试液洗涤两次，每次20ml，弃去氨试液，取正丁醇提取液，蒸干，残渣加甲醇2ml使溶解，作为对照药材溶液。另取［鉴别］（2）项下的供试品溶液作为供试品溶液。照薄层色谱法（《中国药典》2005年版一部附录ⅥB）试验，吸取上述两种溶液各2～4μl，分别点于同一硅胶G薄层板上，以三氯甲烷—甲醇—水（13:7:2）10℃以下放置的下层溶液为展开剂，展开，取出，晾干，喷以10%硫酸乙醇溶液，加热至斑点显色清晰，供试品色谱中，在与对照药材色谱相应的位置上，显相同颜色的斑点。再置紫外光灯（365nm）下检视，供试品色谱中，在与对照药材色谱相应位置上，显相同颜色的荧光斑点。

【检查】　应符合胶囊剂项下有关的各项规定（《中国药典》2005年版一部附录IL）。

【功能与主治】　补肾扶正，活血化瘀，止血。用于肾虚血瘀，或阴虚血热，尿血色淡暗或鲜红，伴腰膝酸软，心烦少寐，倦怠乏力，头晕耳鸣等症；慢性肾炎见上述证候者。

【用法与用量】　口服，每日三次，每次2～4粒。

【注意事项】　服药期间除按医嘱注意饮食之外，还应禁食生冷油腻，禁食海鲜羊肉、辛辣等物。

【规格】　每粒装0.35g。

【贮藏】　密闭，置阴凉干燥处。

【有效期限】　12个月。

五、补肾生血胶囊

【处方】　黄芪240g，当归240g，黄精120g，枸杞子120g，阿胶240g，熟地黄120g，川芎120g，冬虫夏草5g，白芍120g。

【制法】　以上九味，阿胶、冬虫夏草全量，分别置远红外干燥箱烘干灭菌后，粉成细粉备用。其余七味加水煎煮两次，第一次2h，第二次1.5h，合并煎液，滤过。静置24h，滤液在

60℃、0.06mPa 压力条件下浓缩至相对密度为 1.34 ~ 1.36（60℃）的清膏。清膏在 65℃、0.08mPa 压力条件下干燥 90min，粉成细粉，细粉再与冬虫夏草细粉用等量递增法加入混匀，装入胶囊，制成 1000 粒（每粒相当生药 1.33g）。

【性状】　本品为胶囊剂，内容物为黄棕色至棕褐色的粉末。

【鉴别】

（1）取本品 10 粒，倾出内容物，加甲醇 20ml，超声处理 30min，滤过，滤液蒸干，残渣加水 20ml 使溶解，水层用水饱和正丁醇振摇提取两次，每次 25ml，分取正丁醇液，用氨试液洗涤两次，每次 25ml，弃去氨试液，正丁醇液蒸干，残渣加甲醇 1ml 使其溶解，作为供试品溶液。另取黄芪甲苷对照品，加甲醇制成每 1ml 含 1mg 的溶液，作为对照品溶液。照薄层色谱法（《中国药典》2005 年版一部附录 VIB）试验，吸取供试品溶液 5 ~ 10μl、对照品溶液 4μl，分别点于同一硅胶 G 薄层板上，以三氯甲烷—甲醇—水（13：6：2）10℃以下放置过夜的下层溶液为展开剂，展开，取出，晾干，喷以 10% 硫酸乙醇溶液，加热至斑点显色清晰。供试品色谱中，在与对照品色谱相应的位置上，显相同颜色的斑点。

（2）取本品内容物 5g，研末，加甲醇 25ml，超声处理 30min，滤过，滤液蒸干，残渣加甲醇 1ml 使其溶解，作为供试品溶液。另取芍药苷对照品，加甲醇制成每 1ml 含 1ml 的溶液，作为对照品溶液。照薄层色谱法（《中国药典》2005 年版一部附录 VIB）试验，吸取上述两种溶液各 2 ~ 6μl，分别点于同一硅胶 G 薄层板上，以三氯甲烷—乙酸乙酯—甲醇—甲酸（40：5：10：0.2）为展开剂，展开，取出，晾干，喷以 5% 香草醛硫酸溶液，在 105℃加热至斑点显色清晰。供试品色谱中，在与对照品色谱相应的位置上，显相同颜色的斑点。

【检查】　应符合胶囊剂项下有关的各项规定（《中国药典》2005 年版一部附录 IL）。

【功能与主治】　补气生血，益肾填精。用于气血不足，肾精亏损所见疲倦乏力、头晕目眩、腰酸软、面色萎黄不华等症；肾性贫血见上述证候者。

【用法与用量】　口服，每次 2 ~ 4 粒，每日 3 次。

【注意事项】　服药期间除按医嘱注意饮食之外，还应禁食生冷油腻，禁食海鲜羊肉、辛辣等物。

【规格】　每粒装 0.35g。

【贮藏】　密封，置阴凉干燥处。

【有效期限】　12 个月。

六、滋肾清利胶囊

【处方】　石韦 270g，蒲公英 180g，败酱草 180g，半枝莲 180g，扁蓄 120g，大蓟 90g，小蓟 90g，冬虫夏草 5g，白花蛇舌草 180g。

【制法】　以上九味，冬虫夏草全量，置远红外烤箱（100℃）60min，粉成细粉备用。其余八味加水煎煮两次，第一次 2h，第二次 1.5h，合并煎液，滤过。静置 24h，滤液在 0.06mPa 压力条件下浓缩至相对密度为 1.34 ~ 1.36（55 ~ 60℃）的清膏。清膏在 65℃、0.08mPa 压力条件下干燥 90min，粉成细粉，细粉再与冬虫夏草细粉用等量递增法加入混匀，装入胶囊，制成 1000 粒（每粒相当生药 1.3g），即得。

【性状】　本品为胶囊剂，内容物为黄棕色至棕褐色的粉末；味微苦。

【鉴别】　取本品内容物 10g，加甲醇 40ml，超声处理 30min，滤过，滤液蒸干，残渣加水 20ml 使其溶解，用乙酸乙酯振摇提取两次，每次 20ml，合并乙酸乙酯液，蒸干，残渣加甲醇 1ml 使其溶解，作为供试品溶液。另取蒲公英对照药材 1g，加乙酸乙酯 20ml，超声处理 30min，滤过，滤液蒸干，残渣加甲醇1ml使溶解，制成对照药材溶液。照薄层色谱法（《中国药典》2005年版一部附录 VIB）试验，吸取供试品溶液及对照药材溶液各5~10μl，分别点于同一硅胶G薄层板上，以乙酸丁酯—甲酸—水（7：2.5：2.5）的上层溶液为展开剂，展开，取出，晾干，置紫外光灯（365nm）下检视，供试品色谱中，在与对照药材色谱相应的位置上，显相同颜色的荧光斑点。

【检查】　应符合胶囊剂项下有关的各项规定（《中国药典》2005年版一部附录 IL）。

【含量测定】　照高效液相色谱法（《中国药典》2005年版一部附录 VID）测定。

（1）色谱条件与系统适用性试验：以十八烷基硅烷键合硅胶为填充剂，以甲醇—水—冰醋酸（12：88：1）为流动相，检测波长为324nm。理论板数按绿原酸峰计算应不低于4000。

（2）对照品溶液的制备：取绿原酸对照品适量，精密称定，加甲醇制成每1ml含40μg的溶液，即得。

（3）供试品溶液的制备：取装量差异项下的本品内容物，研细末，取约1g，精密称定，置具塞锥形瓶中，精密加入50%甲醇50ml，密塞，称定重量，超声处理（250W，频率33kHz）45min，放冷，再称定重量，用50%甲醇补足减失的重量，摇匀，滤过，取续滤液，即得。

（4）测定法：分别精密吸取对照品溶液与供试品溶液各10μl，注入液相色谱仪，测定，即得。

本品每粒含绿原酸（$C_{16}H_{18}O_9$），不得少于0.50mg。

【功能与主治】　清利湿热，通淋益肾。用于肾虚，膀胱湿热所致尿频、尿痛、尿不尽、尿道灼热、或有发热恶寒、腰痛乏力、食少恶心等症；泌尿系统感染见上述证候者。

【用法与用量】　口服，每次2~4粒，每日3次。

【注意事项】　服药期间除按医嘱注意饮食之外，还应禁食生冷油腻，禁食海鲜羊肉、辛辣等物。

【规格】　每粒装0.35g。

【贮藏】　密闭，置阴凉干燥处。

【有效期限】　12个月。

七、糖肾康胶囊

【处方】　黄芪360g，女贞子240g，墨旱莲240g，赤芍360g，丹参120g，冬虫夏草10g。

【制法】　以上六味，冬虫夏草全量，置远红外干燥箱烘干，灭菌后粉成细粉备用。其余五味加水煎煮两次，第一次加水8倍量2h，第二次加水6倍量1.5h，合并煎液，滤过。静置24h，滤液减压浓缩至相对密度为1.34~1.36（50~60℃）的清膏。清膏内加糊精适量。混均，60~75℃减压干燥，粉碎成细粉，细粉再与冬虫夏草细粉用等量递增法加入混匀，过筛装入胶囊，制成1000粒（每粒相当生药1.33g），即得。

【性状】　本品为胶囊剂，内容物为黄棕色至棕黄色的粉末。

【鉴别】

（1）取本品10粒，倾出内容物，加甲醇20ml，超声处理30min，滤过，滤液蒸干，残渣加水20ml使其溶解，水层用水饱和的正丁醇振摇提取两次，每次25ml，分取正丁醇液，用氨试液洗涤两次，每次25ml，弃去氨试液，正丁醇液蒸干，残渣加甲醇1ml使溶解，作为供试品溶液。另取黄芪甲苷对照，加甲醇制成每1ml含1ml的溶液，作为对照品溶液。照薄层色谱法（《中国药典》2005年版一部附录 VIB）试验，吸取供试品溶液5~10μl及对照品溶液4μl，分别点于同一硅胶G薄层板上，以氯仿—甲醇—水（13：6：2）10℃以下放置过夜的下层溶液为展开剂，展开，取出，晾干，喷以10%硫酸乙醇溶液，加热至斑点显色清晰。供试品色谱中，在与对照品色谱相应的位置上，显相当颜色的斑点。

（2）取本品 10g，研细末，加甲醇 40ml，超声处理 30min，滤过，滤液蒸干，残渣加 2.5% 醋酸溶液 20ml 使其溶解，用乙醚振摇提取三次，每次 20ml，合并乙醚液。蒸干，残渣加甲醇 1ml 使其溶解，作为供试品溶液。另取丹参对照药材 1g，加甲醇 10ml，同法制成对照药材溶液。照薄层色谱法（《中国药典》2005 年版一部附录 VIB）试验，吸取上述两种溶液各 2~6μl，分别点于同一硅胶 G 薄层板上，以甲苯—乙酸乙酯—甲酸（5:5:1）为展开剂，展开，取出，晾干，置紫外光灯（365nm）下检视，供试品色谱中，在与对照药材色谱相应的位置上，显相同颜色的荧光斑点。

【检查】 应符合胶囊剂项下有关的各项规定（《中国药典》2005 年版一部附录 IL）。

【含量测定】 照高效液相色谱法（《中国药典》2005 年版一部附录 VID）测定。

（1）色谱条件与系统适用性试验：以十八烷基硅烷键合硅胶为填充剂，以乙腈–0.1% 磷酸溶液（15:85）为流动相，检测波长为 230nm。理论板数按芍药苷峰计算应不低于 6000。

（2）对照品溶液的制备：取芍药苷对照品适量，精密称定，加甲醇制成每 1ml 含 70pg 的溶液，即得。

（3）供试品溶液的制备：取装量差异项下的本品内容物，研细末，取约 0.6g，精密称定，置具塞锥形瓶中，精密加入甲醇 50ml，密塞，称定重量，超声处理 30min，放冷，再称定重量，用甲醇补足减失的重量，摇匀，滤过，取续滤液，即得。

（4）测定法：分别精密吸取对照品溶液与供试品溶液各 10μl，注入液相色谱仪，测定，即得。

本品每粒含赤芍以芍药苷（$C_{23}H_{28}O_{11}$）计，不得少于 1.6mg（暂定）。

【功能与主治】 补益肝肾，益气活血。用于肝肾不足，气阴两虚兼血瘀，腰膝酸软、神疲乏力、多尿或少尿、浮肿等症；糖尿病肾病见上述证候者。

【用法与用量】 口服，每日 3 次，每次 2~4 粒。

【注意事项】 服药期间除按医嘱注意饮食之外，还应禁食生冷油腻，禁食海鲜羊肉、辛辣等物。

【规格】 每粒装 0.35g。

【贮藏】 密闭，置阴凉干燥处。

【有效期限】 12 个月。

八、前列清利胶囊

【处方】 女贞子 240g，墨旱莲 240g，蒲公英 240g，半枝莲 120g，牛膝 120g，扁蓄 120g，败酱草 240g，冬虫夏草 8g，石韦 240g。

【制法】 以上九味，冬虫夏草全量，置远红外灯箱 100℃ 灭菌 60min，粉成细粉备用。其余八味加水煎煮两次，第一次加水 8 倍量 2h，第二次加水 6 倍量 1.5h，合并煎液，滤过。静置 24h，滤液在 0.06mPa 压力条件下浓缩至相对密度为 1.34~1.36（55~60℃）的清膏。清膏在 65℃、0.08mPa 压力条件下干燥 90min，粉成细粉，细粉再与冬虫夏草细粉用等量递增法加入混匀，过筛，装入胶囊，制成 1000 粒（每粒相当生药 1.57g），即得。

【性状】 本品为胶囊剂，内容物为黄棕色至棕褐色的粉末，味微苦。

【鉴别】 取本品 5g，倾出内容物，加乙酸乙酯 20ml，超声处理 30min，滤过，滤液蒸干，残渣加甲醇 1ml 使其溶解，作为供试品溶液。另取蒲公英对照药材 1g，加乙酸乙酯 20ml 同法制成对照药材溶液。照薄层色谱法（《中国药典》2005 年版一部附录 VIB）试验，吸取供试品溶液及对照药材溶液 2~6μl, 分别点于同一硅胶 G 薄层板上, 以乙酸丁酯—甲酸—水 (7:2.5:2.5) (上层溶液) 为展开剂, 展开, 取出, 晾干, 置紫外光灯 (365nm) 下检视, 供试品色谱中, 在与对照药材色谱相应的位置上, 显相同颜色的荧光斑点。

【检查】 应符合胶囊剂项下有关的各项规定 (《中国药典》2005 年版一部附录 IL)。

【功能与主治】 补益肝肾, 清利湿热。用于肝肾阴虚, 湿热蕴郁下焦, 尿频尿痛, 或尿浊小腹痛, 会阴部痛或性欲减低及阳痿, 阴囊潮湿等症; 前列腺炎见上述证候者。

【用法发用量】 口服, 每日 3 次, 每次 2~4 粒。

【注意事项】 服药期间除按医嘱注意饮食之外, 还应禁食生冷油腻, 禁食海鲜羊肉、辛辣等物。

【规格】 每粒装 0.35g。

【贮藏】 密闭, 置阴凉干燥处。

【有效期限】 12 个月。

九、前列通利胶囊

【处方】 女贞子 300g, 墨旱莲 300g, 三棱 300g, 莪术 300g, 丹参 150g, 牛膝 150g, 蒲公英 150g, 冬虫夏草 6g。

【制法】 以上八味, 冬虫夏草全量, 置远红外干燥箱 100℃灭菌 60min, 粉成细粉备用。其余七味加水煎煮两次, 第一次加水 8 倍量 2h, 第二次加水 6 倍量 1.5h, 合并煎液, 滤过。静置 24h, 滤液在 55~60℃、0.06mPa 压力条件下浓缩至相对密度为 1.34~1.36 (60℃) 的清膏, 清膏内加糊精 20g。搅均, 在 60~70℃、0.08mPa 压力条件下干燥, 粉成细粉, 细粉再与冬虫夏草细粉用等量递增法加入混匀, 装入胶囊, 制成 1000 粒 (每粒相当生药 1.67g), 即得。

【性状】 本品为胶囊剂, 内容物为棕黄色至黄棕色的粉末, 味咸, 微苦。

【鉴别】

(1) 取本品 3g, 加水 15ml, 超声处理 10min, 滤过, 滤液加稀盐酸 1ml, 再加醋酸乙酯 10ml, 振摇萃取, 分取醋酸乙酯层, 蒸干, 残渣加醋酸乙醋 1ml 使其溶解, 作为供试品溶液。另取丹参对照药材 2g, 加水 100ml, 煮沸 30min, 放冷, 滤过, 滤液浓缩至约 10ml, 同法制成对照药材溶液。照薄层色谱法 (《中国药典》2005 年版一部附录 VIB) 试验, 吸取上述两种溶液各 4~10μl, 分别点于同一硅胶 G 薄层板上, 以甲苯—醋酸乙酯—甲酸 (8:5:2) 为展开剂, 展开, 取出, 晾干, 喷以 10% 磷钼酸乙醇溶液, 105℃加热至斑点显色清晰。供试品色谱中, 在与对照药材色谱相应的位置上, 显相同颜色的斑点。

(2) 取本品内容物 5g, 加乙醇 25ml, 超声处理 30min, 滤过, 滤液蒸干, 残渣加水 20ml, 用乙酸乙酯提取两次, 每次 20ml, 弃去乙酸乙酯液, 水液用水饱和正丁醇提取两次, 每次 20ml, 合并正丁醇液, 蒸干, 残渣加甲醇 1ml 使其溶解, 作为供试品溶液。另取女贞子对照药材 0.5g, 加甲醇 20ml, 超声处理 30min, 滤过, 滤液蒸干, 残渣加甲醇 1ml 使其溶解, 作为对照药材溶液。再取红景天苷对照品, 加甲醇制成每 1ml 含 1mg 的溶液, 作为对照品溶液。照薄层色谱法 (《中国药典》2005 年版一部附录 VIB) 试验, 吸取上述三种溶液各 2~6μl, 分别点于同一硅胶 GF$_{254}$ 薄层板上, 以三氯甲烷—甲醇—丙酮—水 (6:3:1:1) 10℃以下放置下层溶液为展开剂, 展开, 取出, 晾干, 置碘蒸气中熏, 置紫外光灯 (254nm) 下检视。供试品色谱中, 在与对照药材及对照晶色谱相应的位置上, 显相同颜色的斑点。

【检查】 应符胶囊剂项下有关的各项规定 (《中国药典》2005 年版一部附录 IL)。

【功能与主治】 补益肝肾, 活血化瘀。用于肝肾不足, 瘀血内阻所致尿频, 尿余沥, 排尿不畅，尿流变细、尿等待等症；前列腺肥大见上述证候者。

【用法与用量】 口服，每次 2～4 粒，每日 3 次。

【注意事项】 服药期间除按医嘱注意饮食之外，还应禁食生冷油腻，禁食海鲜羊肉、辛辣等物。

【规格】 每粒装 0.35g。

【贮藏】 密闭，置阴凉干燥处。

【有效期限】 12 个月。

十、强肾壮腰胶囊

【处方】 杜仲 180g，桑寄生 180g，女贞子 180g，墨旱莲 180g，续断 180g，狗脊 180g，覆盆子 90g，冬虫夏草 8g。

【制法】 以上八味，冬虫夏草全量，置远红外干燥箱烘干灭菌后，粉成细粉备用。其余七味加水煎煮两次，第一次 2h，第二次 1.5h，合并煎液，滤过。静置 24h，滤液浓缩（60℃、0.08mPa）至相对密度为 1.34～1.36 的清膏。真空干燥（65℃、0.08mPa、90min），粉碎，再与冬虫夏草细粉用等量递增法加入混匀，装入胶囊，制成 1000 粒（每粒相当生药 1.18g），即得。

【性状】 本品为胶囊剂，内容物为黄棕色至棕褐色的粉末；味微咸。

【鉴别】

（1）取本品 10 粒，倾出内容物，加无水乙醇 20ml，超声处理 30min，滤过，滤液蒸干，残渣加无水乙醇 1ml 使其溶解，作为供试品溶液。另取续断对照药材 0.5g，加无水乙醇 20ml，同法制成照药材溶液。照薄层色谱法（《中国药典》2005 年版一部附录 VIB）试验，吸取上述两种溶液各 2～6μl，分别点子同一硅胶 G 薄层板上，以氯仿—甲醇—水（13：7：2）10℃以下放置过夜的下层溶液为展开剂，展开，取出，晾干，喷出 10% 硫酸乙醇溶液，加热至斑点显色清晰。供试品色谱中，在与对照品色谱相应的位置上，显相同颜色的斑点。

（2）取本品 10g，研细末，加乙醇 50ml，超声处理 30min，滤过，滤液蒸干。残渣加水 20ml 使其溶解，加盐酸 1ml，加热回流 60min，放冷，用乙酸乙酯提取两次，每次 20ml，合并乙酸乙酯液，蒸干，残渣加乙酸乙酯 1ml 使其溶解，作为供试品溶液。另取槲皮素对照品，加甲醇制成 0.5mg/ml 的溶液，作为对照品溶液。照薄层色谱法（《中国药典》2005 年版一部附录 VIB）试验吸取上述两种溶液各 2～6μl，分别点于同一硅胶 G 薄层板上，以甲苯—甲酸乙酯—甲酸（10：8：1）为展开剂，展开，取出，晾干，喷以 3% 三氯化铝乙醇溶液，在 105℃加热数分钟，置紫外光灯（365nm）下检视，供试品色谱中，在与对照品色谱相应的位置上，显相同颜色的荧光斑点。

（3）取本品内容物 5g，加乙醇 50ml，超声处理 1h，滤过，滤液蒸干，残渣加水 20ml 使其溶解，用乙酸乙酯提取两次，每次 20ml，合并乙酸乙酯液，蒸干，残渣加乙酸乙酯 1ml 使其溶解，作为供试品溶液。另取原儿茶酸对照品，加甲醇制成每 1ml 含 1mg 的溶液，作为对照品溶液。照薄层色谱法（《中国药典》2005 年版一部附录 VIB）试验吸取上述两种溶液各 2～6ul，分别点于同一硅胶 G25F 薄层板上，以三氯甲烷—乙酸乙酯—甲苯—甲酸（5：6：3：1）为展开剂，展开，取出，晾干，置紫外光灯（254nm）下检视。供试品色谱中，在与对照品色谱相应的位置上，显相同颜色的斑点。

【检查】 应符合胶囊剂项下有关的各项规定（《中国药典》2005 年版一部附录 IL）。

【功能与主治】 补肾养肝，壮腰健骨。用于肾虚所致的腰痛，腰膝酸软，下肢痿弱，健忘等症。

【用法与用量】 口服，每日 3 次，每次 2～4 粒。

【注意事项】　服药期间除按医嘱注意饮食之外，还应禁食生冷油腻，禁食海鲜羊肉、辛辣等物。

【规格】　每粒装 0.35g。

【贮藏】　密闭，置阴凉干燥处。

【有效期限】　12 个月。

十一、启 阳 胶 囊

【处方】　仙茅 120g，淫羊藿 120g，女贞子 240g，墨旱莲 240g，黄芪 120g，川芎 240g，蛇床子 120g，冬虫夏草 8g，甘草 120g。

【制法】　以上九味，冬虫夏草全量，置远红外干燥箱烘干灭菌后，粉成细粉备用。其余八味加水煎煮两次，第一次 2h，第二次 1.5h，合并煎液，滤过，静置 24h，滤液在 0.06mPa 压力条件下浓缩至相对密度为 1.34～1.36（55～60℃）的清膏。清膏内加糊精 50g，搅均，清膏在 65℃、0.08mPa 压力条件下干燥 90min，粉碎成细粉，细粉再与冬虫夏草细粉用等量递增法加入混匀，装入胶囊，制成 1000 粒（每粒相当生药 1.33g），即得。

【性状】　本品为胶囊剂，内容物为棕黄色至棕褐色的粉末；味微苦。

【鉴别】

（1）取本品 10 粒，倾出内容物，加甲醇 20ml，超声处理 30min，滤过，滤液蒸干，残渣加水 20ml 使其溶解，水层用水饱和的正丁醇振摇提取两次，每次 25ml，分取正丁醇液，用氨试液洗涤两次，每次 25ml，弃去氨试液，正丁醇液蒸干，残渣加甲醇 1ml 使溶解，作为供试品溶液。另取黄芪甲苷对照品，加甲醇制成每 1ml 含 1ml 的溶液，作为对照品溶液。照薄层色谱法 [《中国药典》2005 年版一部附录 VIB）试验，吸取供试品溶液 5～10μl 及对照品溶液 4μl 分别点于同一硅胶 G 薄层板上，以氯仿—甲醇—水（13：6：2）] 10℃以下放置过夜的下层溶液为展开剂，展开，取出，晾干，喷以 10% 硫酸乙醇溶液，加热至斑点显色清晰。供试品色谱中，在与对照品色谱相应的位置上，显相同颜色的斑点。

（2）取本品 10g，研细末，加乙醇 50ml，超声处理 30min，滤过，滤液蒸干，残渣乙醇 1ml 使其溶解，作为供试品溶液。另取蛇床子素对照品，加甲醇制成每 1ml 含 1mg 的溶液，作为对照品溶液。照薄层色谱法（《中国药典》2005 年版一部附录 VIB）试验吸取上述供试品溶液 4～10μl 及对照品溶液 2μl，分别点于同一硅胶 G 薄层板上，以甲苯—乙酸乙酯—正乙烷（3：3：2）为展开剂，展开，取出，晾干，置紫外光灯（365nm）下检视。供试品色谱中，在与对照品色谱相应的位置上，显相同颜色的荧光斑点。

（3）取淫羊藿苷对照品，加甲醇制成每 1ml 中含 0.5mg 的溶液，作为对照品溶液。照薄层色谱法（《中国药典》2005 年版一部附录 VIB）试验吸取 [鉴别] 项下的供试品溶液及上述对照品溶液各 6μl，分别点于同一硅胶 G 薄层板上，以乙酸乙酯—丁酮—甲酸—水（10：1：1：1）为展开剂，展开，取出，晾干，喷以 5% 三氯化铝乙醇溶液，加热数分钟后，置紫外光灯（365nm）下检视。供试品色谱中，在与对照品色谱相应的位置上，显相同颜色的斑点。

【检查】　应符合胶囊剂项下有关的各项规定（《中国药典》2005 年版一部附录 IL）。

【功能与主治】　益肾养肝，行气活血。用于性功能障碍，阳痿、早泄、遗精等症。

【用法与用量】　口服，每次 2～4 粒，每日 3 次。

【注意事项】　服药期间除按医嘱注意饮食之外，还应禁食生冷油腻，禁食海鲜羊肉、辛辣等物。

【规格】　每粒装 0.35g。

【贮藏】 密闭，置阴凉干燥处。

【有效期限】 12个月。

十二、益肾排石胶囊

【处方】 金钱草400g，石韦225g，大蓟150g，小蓟150g，海金沙225g，蒲公英150g，牛膝225g。

【制法】 以上七味，加水煎煮两次，第一次2h，第二次1.5h，合并煎液，滤过。静置24h，滤液减压（0.06mPa）浓缩至相对密度为1.34~1.36（55~60℃）的清膏。清膏内加糊精适量，搅均，65℃真空干燥（0.08mPa）90min，粉碎成细粉，过筛。装囊，制成1000粒（每粒相当生药1.53g），即得。

【性状】 本品为胶囊剂，内容物为黄棕色至棕褐色的粉末；味微咸。

【鉴别】

（1）取本品20粒，加乙醇50ml，加热回流1h，放冷，滤过，滤液蒸干，残渣加水25ml使其溶解，用乙酸乙酯振摇提取两次，每次20ml，弃去乙酸乙酯液，水层用水饱和的正丁醇振摇提取两次，每次20ml。合并正丁醇液，用氨试液洗涤两次，每次20ml，弃去氨试液；正丁醇液蒸干，残渣加乙醇1ml使其溶解，作为供试品溶液。另取牛膝对照药材5g，加乙醇25ml回流1h，放冷，滤过，滤液蒸干，残渣加乙醇1ml使其溶解，作为对照药材溶液。照薄层色谱法（《中国药典》2005年版一部附录VIB）试验，吸取上述两种溶液各4~10μl，分别点于同一硅胶G薄层板上，以三氯甲烷—甲醇—水（40:10:1）为展开剂，展开，取出，晾干，喷以5%香草醛硫酸溶液，热风呗至斑点显色清晰。供试品色谱中，在与对照品色谱相应的位置上，显相同颜色的斑点。

（2）取本品内容物5g，研细末，加甲醇25ml超声处理30min，滤过，滤液蒸干，残渣加水20ml使其溶解，用乙醚提取两次，每次15ml，弃去乙醚液，水液加盐酸1ml，加热回流60min，迅速冷却，用乙酸乙酯提取两次，每次20ml，合并乙酸乙酯液，用水30ml洗涤，弃去水液，乙酸乙酯液蒸干，残渣加乙酸乙酯1ml使其溶解，作为供试品溶液。另取槲皮素对照品，加甲醇制成每1ml含0.5mg的溶液，作为对照品溶液。照薄层色谱法（《中国药典》2005年版一部附录VIB）试验吸取上述供试品溶液2~6μl及对照品溶液2μl，分别点于同一硅胶G薄层板上，以甲苯—甲酸乙酯—甲酸（10:8:1）为展开剂，展开，取出，晾干，喷以3%三氯化铝乙醇溶液，在105℃加热数分钟，置紫外光灯（365nm）下检视。供试品色谱中，在与对照品色谱相应的位置上，显相同颜色的荧光斑点。

【检查】 应符合胶囊剂项下有关的各项规定（《中国药典》2005年版一部附录L）。

【功能与主治】 清热利湿，通淋排石。用于肾虚血瘀，湿热蕴结引致的尿频、尿痛、尿道滞塞、或有血尿、腰腹绞痛、小腹胀急等症；泌尿系结石见上述证候者。

【用法与用量】 口服，每日3次，每次2~4粒。

【注意事项】 服药期间除按医嘱注意饮食之外，还应禁食生冷油腻，禁食海鲜羊肉、辛辣等物。

【规格】 每粒装0.35g。

【贮藏】 密闭，置阴凉干燥处。

【有效期限】 3个月。

十三、肾衰排毒胶囊

【处方】 大黄360g，大黄（炭）360g，蒲公英180g，茵陈180g，败酱草180g，五灵脂

180g, 赤芍 90g, 蒲黄（炭）180g, 丹参 90g, 覆盆子 60g, 冬虫夏草 5g, 黄芪 90g。

【制法】 以上十二味，冬虫夏草全量，置远红外干燥箱烘干，灭菌后粉成细粉备用。其余十一味，大黄（炭）、蒲黄（炭）用布包，加水煎煮两次，第一次 2h，第二次 1.5h，合并煎液，滤过。静置 24h，滤液在 0.06mPa 压力下浓缩至相对密度为 1.34～1.36（55～60℃）的清膏。清膏内加糊精 50g，搅均，清膏在 65℃、0.08mPa 条件下干燥 4h，制成细粉，细粉再与冬虫夏草细粉用等量递增法加入混匀，装入胶囊，制成 1000 粒（每粒相当生药 1.955g），即得。

【性状】 本品为胶囊剂，内容物为黄棕色至棕褐色的粉末；味微咸。

【鉴别】

（1）取本品 5 粒，倾出内容物，加甲醇 25ml，超声处理 20min，滤过，滤液蒸干，残渣加甲醇 1ml 使其溶解，作为供试品溶液。另取蒲公英对照药材 0.5g，加无水乙醇 15ml 同法制成对照药材溶液。照薄层色谱法（《中国药典》2005 年版一部附录 VIB）试验，吸取供试品溶液及对照药材溶液 2～4μl，分别点于同一硅胶 G 薄层板上，以乙酸丁酯—甲酸—水（8：1.5：0.5）为展开剂，展开，取出，晾干，喷以 2% 的茚三酮溶液（茚三酮 2g，冰醋酸 3ml，加乙醇制成 100ml）105℃加热至斑点显色清晰。供试品色谱中，在与对照品色谱相应的位置上，显相同颜色的斑点。

（2）取本品内容物 10g，研细末，加甲醇 40ml，超声处理 30min，滤过，滤液蒸干，残渣加甲醇 1ml 使其溶解，作为供试品溶液。另取芍药苷对照品，加甲醇制成每 1ml 含 1mg 的溶液，作为对照品溶液。照薄层色谱法（《中国药典》2005 年版一部附录 VIB）试验，吸取上述两种溶液各 2～6μl，分别点于同一硅胶 G 薄层板上，以三氯甲烷—乙酸乙酯—甲醇—甲酸（40：5：10：0.2）为展开剂，展开，取出，晾干，喷以 5% 香草醛硫酸溶液，105℃加热至斑点显色清晰。供试品色谱中，在与对照品色谱相应的位置上，显相同颜色的斑点。

【检查】 应符合胶囊剂项下有关的各项规定（《中国药典》2005 年版一部附录 IL）。

【含量测定】 照高效液相色谱法（《中国药典》2005 年版一部附录 VID）测定。

（1）色谱条件与系统适用性试验：以十八烷基硅烷键合硅胶为填充剂；以甲醇—0.1% 磷酸溶液（85：15）为流动相。检测波长为 254nm。理论板数按大黄素峰计算应不低于 8000。

（2）对照品溶液的制备：取大黄素、大黄酚对照品适量，精密称定，加甲醇制成每 1ml 含大黄素 4μg、大黄酚 9μg 的混合溶液，即得。

（3）供试品溶液的制备：取装量差异项下的本品容物，研细末，取约 1g，精密称定，置具塞锥形瓶中，精密加入甲醇 50ml，称定重量，加热回流 1h，放冷，再称定重量，用甲醇补足减失的重量，摇匀，滤过。精密量取续滤液 10ml，减压回收溶剂至干，加 8% 盐酸溶液 10ml，超声处理 2min，再加三氯甲烷 10ml，加热回流 1h，放冷，置分液漏斗中用少量三氯甲烷洗涤容器，并如分液漏斗中，分取三氯甲烷层，酸液再用三氯甲烷提取三次，每次 15ml，合并三氯甲烷液，减压回收溶剂至干，残渣加甲醇使溶解，转移至 10ml 量瓶中，加甲醇至刻度，摇匀，滤过，取续滤液，即得。

（4）测定法：分别精密吸取上述对照品溶液与供试品溶液各 10μl，注入液相色谱仪，测定，即得。

本品每粒含大黄以大黄素（$C_{15}H_{10}O_5$）和大黄酚（$C_{15}H_{10}O_4$）总量，计不得少于 0.18mg。

【功能与主治】 补肾扶正，活血化瘀，排毒赔降浊。用于慢性肾炎，慢性肾功能衰竭，尿毒症及配合血透加强治疗效果。

【用法与用量】 口服，每日 3 次，每次 2～4 粒。

【注意事项】 服药期间除按医嘱注意饮食之外，还应禁食生冷油腻，禁食海鲜羊肉、辛辣等物。

【规格】 每粒装 0.35g。

【贮藏】　密闭，置阴凉干燥处。

【有效期限】　12个月。

十四、肾衰灌肠液

【处方】　大黄150g，大黄炭100g，生牡蛎75g，土茯苓50g，川芎50g。

【制法】　以上五味加水煎煮两次，第一次8倍量水煎煮2h，第二次6倍量水，煎煮1h，合并煎液滤过，滤液减压（0.06mPa）浓缩至相对密度为1.08～1.10（60℃）的清膏，加水100ml，滤过，并用水补足至1000ml，分装压盖，封口，100℃流通蒸汽灭菌40min，即得。

【性状】　本品为棕褐色液体。

【鉴别】　取本品5ml，加水5ml，加稀盐酸2滴，移至分液漏斗中，用乙醚提取两次，每次10ml，分取醚层，加氨试液10ml，振摇，水层应显红色。

【检查】

（1）相对浓度：应不低于1.01（《中国药典》2005年版一部附录Ⅵ）。

（2）最低装量：取本品，依法检查（《中国药典》2005年版一部附录ⅫC）应符合规定。

【含量测定】　照高效液相色谱法（《中国药典》2005年版一部附录ⅥD）测定。

（1）色谱条件与系统适用性试验：以十八烷基硅烷键合硅胶为填充剂；以甲醇—0.1%磷酸溶液（85∶15）为流动相；检测波长为254nm；理论板数按大黄素峰计算应不低于9000。

（2）对照品溶液的制备：取大黄素、大黄酚对照品适量，精密称定，加甲醇制成每1ml含大黄素15μg、大黄酚30μg的混合溶液。即得。

（3）供试品溶液的制备：取本品，摇匀，精密量取20ml，置50ml，量瓶中，加水稀释至刻度，摇匀。精密量取10ml，置圆底烧瓶中，加盐酸2.5ml，再加三氯甲烷25ml，加热回流1h，放冷，置分液漏斗中，用少量三氯甲烷洗涤容器，并入分液漏斗中，分取三氯甲烷层，酸液再用三氯甲烷提取三次，每次20ml，合并三氯甲烷液，减压回收溶剂至干，残渣加甲醇使溶解，转移至10ml量瓶中，用甲醇稀释至刻度，摇匀。即得。

（4）测定法：分别精密吸取对照品溶液与供试品溶液各10μl，注入液相色谱仪，测定，即得。

本品每1ml含大黄以大黄素（$C_{15}H_{10}O_5$）和大黄酚（$C_{15}H_{10}O_4$）总量，计不得少于0.074mg。

【功能与主治】　祛湿降浊，行血益肾。用于慢性肾功能衰竭，尿毒症，食少呕吐，食少呕吐，头晕腹胀，神疲乏力。

【用法与用量】　保留灌肠（每次2h）一次100ml，一日1～2次。

【注意事项】　服药期间除按医嘱注意饮食之外，还应禁食生冷油腻，禁食海鲜羊肉、辛辣等物。

【规格】　每瓶装200ml。

【贮藏】　密闭，置阴凉干燥处。

【有效期限】　12个月。

十五、肾衰（灌肠）颗粒

【处方】　大黄1500g，大黄炭1000g，生牡蛎750g，土茯苓500g，川芎500g。

【制法】　以上五味，大黄、大黄炭、川芎加6倍量乙醇，60℃回流提取两次，每次2h，合并提取液，减压（0.06mPa）浓缩至相对密度为1.25（60℃）的清膏备用。药渣与土茯苓、生牡蛎，加水煎煮两次，第一次加 8 倍量水，煎煮 2h，第二次加 6 倍量水，煎煮 1.5h，合并煎液，滤过，滤液减压（0.06mPa）浓缩至相对密度为 1.25（60℃）的清膏，与上述清膏混合均匀，加 200g 糊精喷雾干燥，制成 1000g，分装，即得。

【性状】　本品为棕色至棕褐色的颗粒。

【鉴别】

（1）取本品 2g，加甲醇 10ml，超声处理 15min，滤过，滤液蒸干，残渣加水 15ml 使其溶解，加盐酸 1ml，置水浴加热 20min，用乙醚提取两次，每次 20ml，合并乙醚液，挥干，残渣加三氯甲烷 1ml 使其溶解，作为供试品溶液。另取大黄对照药材 0.1g，同法制成对照药材溶液。照薄层色谱法（《中国药典》2005 年版一部附录 VIB）试验。吸取上述两种溶液 2μl，分别点于同一硅胶 G 薄层板上，以石油醚（30-60℃）—甲酸乙酯—甲酸（15∶5∶1）的上层溶液为展开剂，展开，取出，晾干，置紫外光灯（365nm）下检视，供试品色谱中，在与对照药材色谱相应的位置上，显相同的荧光斑点，再置氨气中熏后，日光下检视，斑点变为红色。

（2）取本品 5g，研细末，加乙醚 25ml，超声处理 15min，滤过，滤液挥干，残渣加乙酸乙酯 1ml 使其溶解，作为供试品溶液。另取川芎对照药材 0.5g，加乙醚 25ml，同法制成对照药材溶液。照薄层色谱法（《中国药典》2005 年版一部附录 VIB）试验，吸取上述两种溶液各 2~6μl，分别点于同一硅胶 G 薄层板上，以正己烷—乙酸乙酯（4∶1）为展开剂，展开，取出，晾干，置紫外光灯（365nm）下检视。供试品色谱中，在与对照药材色谱相应的位置上，显相同颜色的荧光斑点。

【检查】　应符合颗粒剂项下有关的各项规定（《中国药典》2005 年版一部附录 IC）。

【含量测定】　照高效液相色谱法（《中国药典》2005 年版一部附录 VID）测定。

（1）色谱条件与系统适用性试验：以十八烷基硅烷键合硅胶为填充剂；以甲醇—0.1% 磷酸溶液（85∶15）为流动相；检测波长为 254nm，理论板数按大黄素峰计算应不低于 9000。

（2）对照品溶液的制备：取大黄素、大黄酚对照品适量，精密称定，加甲醇制成每 1ml 含大黄素 8μg，大黄酚 15μg 的混合溶液，即得。

（3）供试品溶液的制备：取装量差异项下的本品，研细末，取 1g，精密称定，置具塞锥形瓶中，精密加入甲醇 50ml，密塞，称定重量，加热回流 1h，放冷再称定重量，用甲醇补足减失的重量，摇匀，滤过，精密量取续滤液 10ml，置圆底烧瓶中，回收甲醇至干，加 8% 盐酸溶液 10ml，超声处理 2min，再加三氯甲烷 25ml，加热回流 1h，放冷，置分液漏斗中，用少量三氯甲烷洗涤容器，并入分液漏斗中，分取三氯甲烷层，酸液再用三氯甲烷提取 3 次，每次 20ml，合并三氯甲烷液，减压回收溶剂至干，残渣加甲醇使溶液，转移置 10ml 量瓶中，用甲醇稀释至刻度，摇匀。即得。

（4）测定法：分别精密吸取对照品溶液与供试品溶液各 10μl，注入液相色谱仪，测定，即得。

本品每袋含大黄以大黄素（$C_{15}H_{10}O_5$）和大黄酚（$C_{15}H_{10}O_4$）总量，计不得少于 11.0mg。

【功能与主治】　祛湿降浊，行血益肾。用于慢性肾功能衰竭，尿毒症，浮肿尿少，食少呕吐，头晕腹胀，神疲乏力。

【用法与用量】　取本品一袋加水 100ml，保留灌肠，一日 1~2 次。

【注意事项】　服药期间除按医嘱注意饮食之外，还应禁食生冷油腻，禁食海鲜羊肉、辛辣等物。

【规格】　每袋装 15g。

【贮藏】　密闭，置阴凉干燥处。

【有效期限】　12 个月。

十六、保　肝　片

【处方】　　五味子363g，柴胡72.6g，当归121g，丹参121g，黄芪363g，茵陈181.5g。

【制法】　　以上六味，当归粉碎成细粉，备用。五味子、柴胡、丹参三味，加6倍量60%的乙醇回流提取6h，滤过，提取液回收乙醇，减压浓缩至相对密度为1.35（60℃）的清膏；上述药渣与黄芪、茵陈加水煎煮两次，第一次加8倍量水煎煮2h，第二次加6倍量水煎煮1.5h，合并煎液，滤过，滤液在0.06mPa压力条件下浓缩至相对密度为1.35（60℃）的清膏，与上述细粉及清膏混合均匀，制粒，在65℃、0.08mPa压力条件下干燥90min，制成糖衣片1000片，即得。

【性状】　　本品为糖衣片，除去糖衣后显棕褐色；味酸、苦。

【鉴别】

（1）取本品10片，除去糖衣，研细末，加三氯甲烷20ml，振摇提取，分取三氯甲烷层，蒸干，残渣加三氯甲烷1ml使其溶解，作为供试品溶液。另取五味子对照药材1g，加三氯甲烷10ml，浸泡过夜，滤过，滤液作为对照，药材溶液。照薄层色谱法（《中国药典》2005年版一部附录VIB）试验，吸取供试品溶液4μl，对照药材溶液2μl，分别点于同一硅胶 GF$_{254}$ 薄层板上，以石油醚（30～60℃）—甲酸乙酯—甲酸（15∶5∶1）的上层溶液为展开剂，展开，取出，晾干，置紫外光灯（254nm）下检视。供试品色铺中，在与对照药材色谱相应的位置上，显相同颜色的荧光斑点。

（2）取本品，除去包衣，研细末，取2g，加乙醚25ml，超声处理10min，滤过，滤液挥干，残渣加乙酸乙酯1ml使其溶解，作为供试品溶液。另取当归对照药材0.5g，加乙醚10ml，同法制成对照药材溶液。照薄层色谱法（《中国药典》2005年版一部附录VIB）试验，吸取上述两种溶液各4～6μl，分别点于同一硅胶 G 薄层板上，以正乙烷—乙酸乙酯（9∶1）为展开剂，展开，取出，晾干，置紫外光灯（365nm）下检视。供试品色谱中，在与对照药材色谱相应的位置上，显相同颜色的荧光斑点。

（3）取本品，除去包衣，研细末，取5g，加2%氢氧化钾甲醇溶液25ml，加热回流30min，放冷，滤过，滤液蒸干，残渣加水20ml，使其溶解，用乙酸乙酯振摇提取两次，每次20ml，弃去乙酸乙酯液，水液用水饱和正丁醇振摇提取三次，每次20ml，合并正丁醇液，用氨试液洗涤两次，每次20ml，弃去氨试液，正丁醇液蒸干，残渣加甲醇1ml使其溶解，作为供试品溶液。另取黄芪甲苷对照品，加甲醇制成每1ml含1mg的溶液，作为对照品溶液。照薄层色谱法（《中国药典》2005年版一部附录VIB）试验，吸取上述两种溶液各2～4μl，分别点于同一硅胶 G 薄层板上，以三氯甲烷—甲醇—水（13∶7∶2）10℃以下放置12h的下层溶液为展开剂，展开，取出，晾干，喷以10%硫酸乙醇溶液，在105℃加热至斑点显色清晰。在供试品色谱中，在与对照品色谱相应的位置上，显相同颜色的斑点；置紫外光灯（365nm）下检视，显相同颜色的荧光斑点。

【检查】　　应符合片剂项下有关的各项规定（《中国药典》2005年版一部附录ID）。

【含量测定】　　照高效液相色谱法（《中国药典》2005年版一部附录VID）测定。

（1）色谱条件与系统适用性试验：用十八烷基硅烷键合硅胶为填充剂；以乙腈—甲醇—水—甲酸（9∶27∶63∶1）为流动相；检测波长为286nm，理论板数按丹酚酸 B 峰计算应不低于5000。

（2）对照品溶液的制备：取丹酚酸 B 对照品适量，精密称定，加甲醇制成每1ml含60μg的溶液，即得。

（3）供试品溶液的制备：取本品20片，除去糖衣，精密称定，研细末，取约0.5g，精密称定，置具塞锥形瓶中，精密加入50%甲醇25ml，密塞，称定重量，超声处理（功率240W，频率

45kHz）40min，放冷，再称定重量，用50%甲醇补足减失的重量，摇匀，滤过，取续滤液即得。

（4）测定法：分别精密吸取对照品溶液与供试品液各10μl，注入液相色谱仪，测定，即得。本品每片含丹参酚酸 B（$C_{36}H_{30}O_{16}$），计不得少于 0.20mg。

【功能与主治】 扶正疏肝，清热利湿。用于慢性肝炎，疲乏少力，肝区隐痛不适。

【用法与用量】 口服，一次4片，一日3次。

【注意事项】 服药期间除按医嘱注意饮食之外，还应禁食生冷油腻，禁食海鲜羊肉、辛辣等物。

【规格】 每片重0.27g。

【贮藏】 密闭，置阴凉干燥处。

【有效期限】 12个月。

第二十三章 张大宁的"退热颗粒"与润嗓含片

张大宁老师临床上有两个非常行之有效的方剂——退热颗粒及润嗓片，几十年来被医院广泛使用，并流传至国内外，不少远近病人慕名来院索取，现介绍如下。

一、退 热 颗 粒

【处方组成】 柴胡、黄芩、生石膏、贯众、丹皮、甘草。

（1）君：柴胡30g，黄芩30g。

（2）臣：石膏20g，贯众20g。

（3）佐：丹皮20g。

（4）使：生甘草15g。

【处方依据】 源于《伤寒论》"太阳之为病，脉浮，头项强痛而恶寒"，"太阳病，发热汗出，恶风脉缓者名曰中风"，"太阳病，或已发热或未发热，必恶寒，体痛呕逆，脉阴阳俱紧者，名曰伤寒"。三阳之病：太阳、阳明、少阳分属阳证。张大宁教授认为太阳经位于最外表，寒邪侵袭先犯太阳（手足经）而太阳病（伤寒、中风），以恶寒为主，其中太阳在表为开，为恶寒，少阳为半表半里为枢纽，表现为寒热往来，而阳明在里为阖，为发热。据此，张大宁教授根据多年临床经验，总结出退热方，集临证擅清热之柴胡、黄芩、石膏、贯众等而成。

张老师指出，小柴胡汤治疗"往来寒热"主要是柴胡、黄芩两味药，而合并阳明者，以"热"为主，可以理解为：少阳病为枢，但因为寒热往来之中，以热为主，故为"门枢之中，门偏于向里开"，故以白虎汤为主药加用石膏，称之为小柴胡加石膏汤，再加上凉血活血之丹皮，治疗时疫外感之贯众等，合之为成，临床退热甚佳。

【功能主治】 清热解毒，和解少阳。主要用于治疗营卫失调所致发热的一系列病证，症见发热恶寒，鼻塞流涕，头身疼痛，咳嗽，或口干咽痛，或身重脘闷；或壮热胸痛，咳嗽喘促或面赤心烦，口苦口臭；寒热往来，口苦咽干等。张大宁提出，该方治疗尤以"冷、热、汗、解"为主要治疗病证，即病人中午开始发冷，而后发热，至晚上汗出，再汗出而热退。第二天仍然如此，持续不退。西医检验血象不高，中性粒细胞不高，不是细菌感染，抗生素无效，激素有时有效，但停药又发热，换句话"西药无效"，该方疗效甚佳。

【处方注解】

（1）柴胡：出自《神农本草经》，味苦，平。①《神农本草经》：心腹大肠胃中结气，饮食积聚，寒热邪气，推陈致新。②《别录》：除伤寒心下烦热，诸痰热结实，胸中邪逆，五藏间游气，大肠停积，水胀，及湿痹拘挛。性味：辛苦微寒，归肝胆肺经，功效疏散退热、舒肝解郁、升举阳气。本品辛散苦泄，善于驱邪解表退热和疏散。

少阳半里半外之邪。现代研究认为柴胡具有解热、抗炎、促进免疫、抗肝损伤、抗辐射等功效。

（2）黄芩：出自《吴普本草》。①《神农本草经》：主诸热黄疸，肠澼，泄利，逐水，下血闭，（治）恶疮，疽蚀，火疡。②《药性论》：能治热毒，骨蒸，寒热往来，肠胃不利，破壅气，治五淋，令人宣畅，去关节烦闷，解热渴，治热腹中疒痛，心腹坚胀。黄芩的根入药，味苦、性寒，有清热燥湿、泻火解毒、止血、安胎等功效。主治温热病、肺热咳嗽、湿热黄胆、肺炎、痢疾、咳血、目赤、胎动不安、痈肿疔疮等症。黄芩的临床抗菌性比黄连好，而且不产生抗药性。现代研究认为黄芩具有抗细菌、抗真菌、变态反应、抗血小板聚集、抗凝、降血脂、保肝利胆等功效。

小柴胡汤治疗"寒热往来"非常有效，但张大宁老师认为该方主要为柴胡、黄芩两味药的作用。柴胡透泻清利解少阳之邪，并能疏泄气机之瘀滞，使少阳之邪得以疏散，黄芩清泄少阳之热。柴胡之升散，得黄芩之清泄，两者相配伍，而达到和解少阳的目的。

（3）石膏：源自《本草纲目》，《神农本草经》"主中风寒热，心下逆气，惊喘，口干舌焦，不能息"。辛、甘、微寒。归肺、胃经。擅能清热，以制阳明气分内盛之热，并能止渴除烦，为清解肺胃二经气分实热的要药。

（4）贯众：《神农本草经》"主腹中邪热气，诸毒，杀三虫"。苦寒，能清气分、血分之热毒，为治疗疫疠之要药。

（5）丹皮：《神农本草经》"主寒热，中风瘈疭、痉、惊痫邪气"。苦辛，微寒，善于清透阴分伏热，功效清热凉血活血。

（6）甘草：调和诸药。

诸药合用，以祛邪为主，兼顾正气，使邪气得解，枢机得利，诸证自除。

二、润嗓含片

【处方组成】　金银花、麦冬、西青果。

（1）君、臣：金银花10g，麦冬10g。

（2）佐、使：西青果6g。

【处方依据】　慢性咽炎系中医喉痹范畴，主要指以咽部红肿疼痛，或干燥、异物感，或咽痒不适，吞咽不利等为主要临床表现的疾病。"喉痹"一词，最早见于《内经》，如《素问·阴阳别论》曰："一阴一阳结，谓之喉痹"，其含义较广，大抵包含了具有咽喉部红肿疼痛为特点的多种咽喉部急、慢性炎症。后世医家对疾病的分类渐趋详细，将"喉痹"作为一种独立的疾病区分开来，如《喉科心法》云："凡红肿无形为痹，有形是蛾"，但总的来说，古代医籍中"喉痹"的概念一直较为笼统。现代中医喉科对"喉痹"的概念已逐渐统一，系专指急、慢性咽炎，根据病因病机的不同，急性咽炎又可称为"风热喉痹"或"风寒喉痹"。本病的形成，多因起居不慎，肺卫失固，致使风热邪毒乘虚侵犯，由口鼻而入直袭咽喉，以致咽部红肿疼痛而发为风热喉痹。若因失治误治，或平素肺胃积热，则邪热传里而出现肺胃热盛的重症。素体虚寒者，风寒之邪犯于皮毛，内应于肺，郁结于咽喉，则可表现为风寒喉痹。

对于喉痹，临床多阴虚论治，而对其他兼证顾及不够。张大宁教授在临床中观察到，慢性咽炎虽是局部病变，但与全身情况关系密切。由于病程长，局部表现为血瘀、淋巴滤泡增生及黏膜暗红等症状。许多病人兼有咳痰，局部检查有黏液性分泌物等痰凝郁结表现。因此，慢性咽炎除阴虚外常兼有气虚、气滞、痰凝、血瘀等。鉴于此，张大宁老师以方中金银花甘、寒，归肺、心、胃经，可清解肺热之毒，其性甘寒气芳香，甘寒清热而不伤胃，芳香透达又可祛邪，既能宣散风热，还善清解血毒。现代研究证明，金银花含有绿原酸、木樨草素苷等药理活性成分，对溶血性链球菌、金黄葡萄球菌等多种致病菌及上呼吸道感染致病病毒等有较强的抑制力，其临床用途非常广泛，可与其他药物配伍用于治疗呼吸道感染、菌痢、急性泌尿系统感染等40余种病症。

麦冬甘，微苦，微寒。归心、肺、胃经。养阴生津降火，润肺清心解毒。

西青果清热、利咽、生津。

双花、麦冬、西青果（青果）走肺和心，双花、麦冬清肺利咽并可消心火，麦冬，养肺胃之阴，可养心阴血，可长期保护嗓子。全方共奏清热利咽之效。

临床用药证实，润嗓方不但清利咽喉，而且效果突出。药症相符，切中病机，起效快，长期服用无毒副作用，是治疗慢性咽炎的理想药物。

第二十四章　张大宁保健系列膏方

　　膏方，中医学中中药剂型的一种。传统的中药剂型有丸、散、膏、丹、汤剂等类型，而"膏"型又分为两种，一是外用，俗称膏药；二是内服，称为膏方，也叫膏滋。

　　膏方或称膏滋，是由中药汤剂（煎剂）浓缩演变而来，具体方法是中药饮片煎煮浓缩加上糖类、黄酒等辅料制作而成。一般内服膏方有两种，一种是成方膏方，即由药厂选用疗效确切的方剂加工制作而成的膏方药，可作为中成药直接在医院或市场销售，如枇杷膏、梨膏、西瓜膏等；另一种是医生根据病人具体情况，辨证论治而单独、特别制作的个体膏方，实际上是一种浓缩了的汤剂，一则保持了中药汤剂提取的优点，二则一次制作可较长时间使用，简洁方便，尤其对慢性病病人更为适合。

　　膏方在中医学中已有2000年的历史，早在医圣张仲景的《伤寒杂病论》中，即有不少膏方，如鳖甲煎丸、猪膏发煎等，华佗《中藏经》中亦有左慈真人千金地黄煎，其后如葛洪《肘后备急方》中的黑膏，孙思邈《备急千金要方》、《千金翼方》中的金水膏、苏子煎、地黄煎，《洪氏集验方》中的琼玉膏等，都在临床上广泛使用。至晚清时著名医家张聿清著有《膏方》一书，系统、全面地论述了膏方的制作方法和临证应用，可谓一部论述膏方的经典著作。

　　近年来，随着疾病谱的改变，各种慢性病、老年病的发病率大幅度上升，加之人民生活水平的提高，生活节奏的加快，致使服用膏方的人群也越来越多，已由南方广东、广西、福建等地，发展至江苏、浙江，以及北方诸省。尤其是各种肾病基本病愈的恢复期病人，各种虚证、亚健康、冬病夏治病人等，更是欢迎这种剂型。在此情况下，张大宁老师研制了各种滋补膏方，兹介绍八种临床使用最广泛、最受欢迎的膏方。

一、慢性肾病膏方（简称慢肾膏）

　　【组成】　生黄芪10g，土茯苓5g，荠菜花5g，丹参5g，川芎5g，五味子5g，公英5g，败酱草5g，覆盆子6g。

　　以上为一日量。

　　【按语】　此方适用于各种肾病基本治愈的恢复期病人，或轻度而不能服用汤剂的慢性肾病病人。方中生黄芪补气健脾，五味子、覆盆子补肾固精，丹参、川芎活血化瘀，土茯苓、荠菜花祛湿清热，公英、败酱草清热解毒，共奏补肾活血、祛湿清热之效，亦可为各种慢性肾病平时服用的辅助方剂。

二、慢肾衰膏方（简称肾衰膏）

　　【组成】　生黄芪15g，土茯苓5g，丹参5g，川芎5g，五味子5g，茵陈10g，五灵脂5g，蒲黄类5g，海藻类5g，大黄炭10g，生大黄5g，芡实3g，升麻3g，白术5g，覆盆子6g。

　　以上为一日量。

　　【按语】　此方适用于慢性肾功能衰竭基本治愈的恢复期病人，或轻度而不能服用汤剂的慢性肾功能衰竭的病人，该方充分体现张大宁老师治疗慢性肾功能衰竭的几个要素：一是补肾健脾活血法，如生黄芪、五味子、覆盆子、白术、丹参、川芎；二是通便排毒、祛湿化浊，如大黄炭、生大黄、土茯苓、海藻类；三是升清固涩同用，如芡实、升麻；最后是张老师发明的降血 Cr 的特效方——茵陈失笑散，即茵陈、五灵脂、蒲黄。慢性肾功能衰竭病人可长期服用。

三、补肾壮腰膏

【组成】　生、熟地各 5g，山萸肉 5g，山药 5g，茯苓 5g，丹皮 3g，泽泻 3g，桂枝 3g，杜仲 5g，续断 5g，寄生 5g。

以上为一日量。

【按语】　肾虚腰痛是临床常见病症，本方以六味地黄丸加桂枝，阴阳并补，再加补肾壮腰、祛风湿通经络的杜仲、续断、寄生，合方治疗肾虚感受风寒湿的慢性腰痛、有较好疗效，可长期服用。

四、补肾通利膏

【组成】　生、熟地各 5g，山萸肉 5g，山药 5g，茯苓 5g，丹皮 3g，泽泻 3g，桑螵蛸 5g，五味子 3g，乌药 3g，益智仁 5g，山药 5g，煅牡蛎 5g，覆盆子 5g。

以上为一日量。

【按语】　本方是治疗前列腺肥大的效方，该方补肾的六味地黄丸加补肾固涩的覆盆子、五味子为基础，辅佐缩泉丸，即乌药、益智仁、山药，以及补肾固涩的桑螵蛸，煅牡蛎共同组方，治疗老年肾虚而致的夜尿增多，尿流变细、尿流中断、尿后余沥等症，标本兼治，疗效甚佳。

五、精品虫草三七膏

【组成】　冬虫夏草 1g，西洋参 5g，石斛 3g，三七 2g，麦冬 3g，五味子 3g，丹参 5g，砂仁 5g，生黄芪 5g。

以上为一日量。

【按语】　本方为高级精品补肾活血膏方。张大宁老师在 20 世纪 80 年代末，根据其提出的"补肾活血法"，配制成高级精品的虫草三七膏。该方以补肾要药冬虫夏草为主，辅助西洋参心肾并补，石斛、五味子的补肾，田三七、丹参活血化瘀，加之生黄芪补气，砂仁健脾消食，尤其西洋参、麦冬、五味子又为著名生脉散、通脉养心，共同组成如此高级精品的补肾活血养心之方，实为中老年常用之优秀保健膏方。

六、新制龟苓膏

【组成】　生、熟地黄 10g，仙茅 6g，仙灵脾 6g，巴戟 5g，覆盆子 5g，川芎 6g，蛇床子 5g，鹿角胶 3g，龟板胶 3g。

以上为一日量。

【按语】　该膏方为治疗男子性功能障碍的有效组方。古来中医治疗男子阳痿、性欲低下多以补肾为治，尤以壮阳，但疗效并不满意。20 世纪 80 年代初，张大宁老师根据《内经》的有关论述，加上自己多年的临床经验，提出"以肾为主，肝肾并治，活血化瘀，辛温香窜"的十六字方针，所谓"治肝"，张老师解释道，《内经》上有"肝主筋，为罢极之本"，所谓阳痿，系指肝气不舒，血瘀停滞，筋脉不伸所致，故在补肾壮阳的同时，必加活血化瘀行气之品，而川芎一味，血中气药，古人谓辛温香窜，行血中之气，故尤为适合，再加上补肾壮阳的二仙汤（仙茅、仙灵脾），巴戟、蛇床子，以及滋阴补肾的生、熟地，尤其加上阴阳双补的血肉有形之品龟鹿二仙胶（龟板胶、鹿角胶），共同组成治疗男子性功能障碍，包括阳痿、性欲减退等的有效组方，我们曾以该方制剂"起阳胶囊"，广受病人欢迎。

七、补肾通脉活血膏

【组成】 生、熟地各5g，山萸肉5g，山药5g，茯苓3g，丹皮3g，泽泻3g，桂枝5g，党参5g，丹参5g，川芎5g，桃仁5g，枳实5g，鳖甲5g。

以上为一日量。

【按语】 此方为滋补肾中阴阳，补气振奋心阳，活血化瘀的复方。该方中六味地黄丸滋补肾阴，加之桂枝助肾阳，又可振奋心阳，以佐活血化瘀药丹参、川芎、桃仁以通心脉，党参补气、枳实行气，加之鳖甲以软坚散结，合之治疗心肾俱虚，心血瘀阻之胸痹、冠心病等，实为治本为主、标本兼治之剂。

八、补肾止喘膏

【组成】 蛤蚧5g，五味子5g，生、熟地各3g，山萸肉2g，山药2g，丹皮2g，茯苓2g，泽泻1.5g，白芥子1.5g，莱菔子1.5g，苏子1.5g，肉桂1g。

以上为一日量。

【按语】 本方由补肾纳气之金匮肾气丸加减纳气平喘的蛤蚧、五味子，以及下气平喘的三子养亲汤组成，治本为主，标本兼治，功用补肾止喘，主治各种慢性哮喘，四季均可服用。

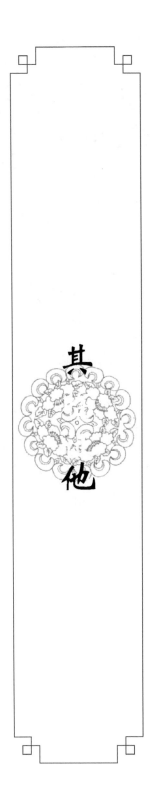

其他

第二十五章 关于《神农本草经》的研究

《神农本草经》是中医学的四大经典之一，是中药学最早、最权威的经典著作，在中医药学长达 2000 多年的历史过程中，所产生的《新修本草》、《证类本草》、《本草纲目》等著名中药学专著，都是在《神农本草经》的基础上发展起来的。这部产生于春秋战国至东汉初年的中药学专著所搜集的药物之多，性味功效论述之详，君臣佐使配伍之妙，都是空前的，而且至今有着重要的指导意义。张大宁老师特别重视对《神农本草经》的研究，对其中不少论述有着自己独特的看法和观点，以下仅择要介绍。

一、关于"中药"与"中药学"

严格地讲，或说从某一个角度讲，"中药早于中医"。当然，这里讲的"中医"指"中医学"，换句话说，"中医学"作为一门系统完整的科学学科，它是有大体的形成年代的，一般说是春秋战国至东汉，其标志就是《内经》的产生。而"中药"不等于"中药学"，"中药学"作为一门系统完整的学科，学术界有两个说法，一是认为在西汉末年至东汉初年，其标志是《神农本草经》的产生；二是认为在先秦时期，原因是 1975 年在湖南长沙马王堆出土的《五十二病方》，这是迄今为止，我国已发现的最古老的方书，今书共有医方 280 个，用药 242 种，疾病涉及内、外、妇、儿、五官等多门临床学科，在药物使用方面，除内服法外，尚有外敷、药络、重蒸、煨法等，其中对药物的贮藏炮制方法等，也有较详细的论述，所以有学者认为，这本方书的问世，已标志着"中药学"的形成。当然，需指出的是，《五十二病方》虽然成书早于《神农草本经》，但以论述方剂为主，而作为系统地、独立地论述个体"中药"性味、归经、功效、主治的药物等专著，当首推《神农本草经》。

实际上，在"中药学"形成之前的远古时期，人们就开始有了"中药"，张大宁老师经常说，"有了人类便有了中医药活动"，在这里，张老师特别强调"是有了中医药活动"，而不是有了"中医学"、"中药学"，换言之，只是"活动"，而远远未构成一门学科。

远古时期，原始人群在"饥不择食"的生活过程中，常常不可避免地误食一些有毒甚至剧毒的植物，以致发生呕吐、腹泻、昏迷、眩晕甚至死亡等中毒现象，如误服了瓜蒂、藜芦导致呕吐，误食了大量巴豆导致腹泻等，在此同时，人们还会发热，偶然吃了某些植物，又使原有的病痛减轻或完全消除。如有的人出现腹胀、腹满、腹痛、便秘时，偶因服食大黄而得到缓解或解除。也有的人因为长期服用人参、黄芪、当归等补益植物而觉得体力增强，身轻体健。还有的人有外伤，外敷了某些外用植物，而得到好转或痊愈。这样经过多年来世世代代无数次的反复试验，口尝身受，逐渐积累了一些辨别食物和植物的经验，并进而有意识、有目标地加以利用，这就形成了早期的植物药基础。

另外，古代人在狩猎和捕兽等活动的同时，也会相应地发现一些动物的治病作用，这也就是早期动物药的发现。总之，中药早期的出现，正是古代人民长期生活实践经验的积累，然后有意识地从事运动实践的结果。正如西汉刘安所撰的《淮南子·修务训》中所说"古者，民茹草饮水，采树木之实，食蠃蚘之肉。时多疾病毒伤之害，于是神农乃始教民播种五谷，相土地宜，燥湿肥墝高下，尝百草之滋味，水泉之甘苦，令民知所辟就。当此之时，一日而遇七十毒"。这就是今世人们常说的"神农尝百草"，"神农"可以说是古代广大劳动人民的化身。

顺便谈一下，"中药"的概念，《全国高等中医药院校规划教材·中药学》（中国中医药出版社，2012 年）中是这样论述的"人们习惯把凡是以中国传统医药理论指导采集、炮制、制剂、说明作用机理、指导临床应用的药物，统称为中药。简而言之，中药就是指在中医理论指导下，用于预防、治疗、诊断疾病并具有康复与保健作用的物质"，张大宁老师认为这段论述总的来讲是正确的，但严格来讲，不够准确，原因有三：一是"中药"应当是一个广义的概念，中国大地是一个多民族的地方，除了有传统的中药外，不少少数民族都有自己的传统医药，如藏药、维药、蒙药、傣药、苗药、彝药等，这些实际都是在吸收中医药学相关理论和经验的基础上，结合本民族、本地域特点而形成的一些民族性、地域性药物，也是中华民族传统医药的一个组成部分，换言之，也应该是中药的一部分。二是世界上不少国家也有中医药，尤其亚洲国家，如日本、韩国、泰国等，这些国家对中药的称呼不同，如称汉药、本药、韩药等，实际上都是古代由中国传到这些国家的结果，实质上与中药没什么区别，所以中药也应该包括这些。三是近几年来，随着现代医药学的发展，从中药中提取"有效成分"而制定的"药物"，已经出现不少，而麻黄素、黄连素、青蒿素、雷公藤多苷片等，这些药的研究起始无疑都是以中药古代典籍中的论述为基础的，如麻黄平喘、黄连止泻、青蒿治疟、雷公藤治风湿等，然后在此基础上，分离出某种成分精制而成，当然在说明其功能主治时，自然以西医理论、西医病名来说明的，但张老师认为这绝不能将其从中药中分离出去，变成西医的"口食"，而且能更加说明中药的有效性和科学性，尽管这些药的临床使用上，好像不是完全"在中医理论的指导下"，但无疑应当讲是在传统理论上的一个"科学创新的发展"，所以广义的"中药"应当包括这些药物。

此外，关于"本草"的概念，按文字理解，即"诸药以草为本"的意思，指虽然中药包括植物药、动物药、矿物及部分化学、生物制品类药物，但植物药居大部分，截止至 20 世纪末，我国包括土地和海洋在内，共有 12 807 种中药资源，其中植物类中药 11 146 种，动物类 1581 种，矿物类 80 种，五代时期，韩保升曾说："药有玉石草木虫兽，而直言本草者，草类药为最多也"，因此，自古以来相沿把中药称为本草，自然也就把记载中药的典籍和中药学称为"本草学"。至于"本药"一词，一般多指广泛流传于民间，在正规中药典籍中不多见，正规医生、医院中不常用，多为民间医生所习用，且性味、归经、功用、主治及炮制加工尚欠规范的中药。由此可见，草药、中药、中草药（包括中药和草药）、本草等没有负责区别，近年来，随着中医药的逐渐标准化、规范化，已逐渐统一使用"中药"一词。

二、关于《神农本草经》的成书

"神农"最早源于《周易》，《周易·系辞下》曰："包牺氏没，神农氏作，斲木为耜，揉木为耒，耒耨之利，以教天下，盖取诸《益》。日中为市，致天下之民，聚天下之货，交易而退，各得其所，盖取诸《噬嗑》神农氏没，黄帝、尧、舜氏作，通其变，使民不倦"。

上文中"包牺"即伏羲氏，意思是伏羲氏去世后，神农氏出现，开始了大办农业及开放各种商业交易的活动，使社会农业、工业、商业都得到发展。只是在神农氏去世后，黄帝、尧、舜相继出现，这也就是后世所谓的"五帝"。

在以后的《礼记》、《周礼》、《春秋左传》等古籍中，所载"炎帝"即为"神农氏"。《礼记·月令》曰："水潦盛昌，神农将持功，举大事则有天殃"，"其日丙丁，其帝炎帝，其神祝融"，东汉学者郑玄注此"炎帝，神农也"。至于《春秋左传》中"昔者，黄帝氏以云纪，故为云师，而云名。炎帝氏以火纪，故为火师，而火名"，晋朝杜预注："炎帝神农氏，姜姓之祖也"，指神农氏为当今"姜氏"之祖，则属于对这一段经文考据的一大发挥。

在中医学经典《内经》中，则上有一处载有"神农"字样，《素问·著至教论》云："雷公对曰……愿得受树天之度，四时阴阳合之，别星辰与日月光，以彰经术，后世益明，上通神农，著至教，疑于二皇"，系指一个人想要掌握医道，则必须精通神农之学。

中医学的另一部经典，医圣张仲景《伤寒杂病论》的三个后世传本《伤寒论》、《金匮要略》和《金匮函经》，均未找到"神农氏"的记载，但唐代贾公彦《周礼注疏》中则引用一条有关神农的佚文，其文曰："《张仲景金匮》云神农能尝百草，则炎帝者也"（据《十三经注疏》本），这个注解不仅提出了"神农氏"即"炎帝"，而且也又一次明确地提出了神农氏作为中药学鼻祖的论述。

当然，按历史本来的记载来看，神农氏还有诸多的贡献，如教人种植五谷、教种桑麻、制造历法、流通货币、开发水利、提倡养生、冶炼矿藏金属、推演八卦，以及发明耕作农具、发明生活用器皿和工具、发明酒酪食品、发明乐器、发明钻木取火、发明弓箭兵器等。

关于大家经常谈到的"神农尝百草"之说，古典记载甚多，以《淮南子·修务训》中论述被引证最多，前已论及，故不再赘述。同样，关于"本草"一词，系"诸药以草为本"的含义，此药已做解释，所以亦不再论及。

《神农本草经》一书是当今了解到的我国最早的一部药物类专著，原书著者不详，书名虽冠以"神农"，但绝非"神农氏"所著，更不是"神农氏"时代的产物。据后世医家考证，其成书立氏东汉之首，其中包括了夏、商、周各代早期医籍中所积累的药学成果，而其基本定稿至少不晚于战国末期。正如南北朝时代著名医家陶弘景在其《本草经集注》的序文中所说"（《神农本草经》）轩辕以首，文字未传，如画象稼穑，即事成迹。至于药性所主，当以识识相因。不尔，何由得闻？至于桐（君）雷（公），乃著于编简。此书应与《素问》同类，但后人多更修饰之尔"，这里所进的"识识相因"，系指古人在文字出现之前时，所取得的药学经验都是经过长期及反复实践而保留下来的知识财富。

《神农本草经》共分四卷，卷一为序录，即药物学总论，现存原文13条，内容包括药物三品分类原则、君臣佐使配合、七情、四气五味、采制方法及时月、土地存出、真伪降新、药物调剂原则、用药察源、毒药用法、用药规律、服药时间、临床主要病证等，应当说，在那个时代，已经很全面，很规范了；卷二至卷四为药物学各论，按上品（上药）、中品（中药）、下品（下药）分别论述，也就是后世所谓上经、中经与下经。

《神农本草经》载药365种，之所以取"365种"系合"一年365天"之意，显示其古人"天人合一"的哲学观念。365种中药中，分为上、中、下三品，即上、中下三药，"上首120种，为君，主养食以应天，无毒，多服久服不伤人，欲轻身养气，不老延年者，本上经；中药120种，为臣，主养性以应人，无毒，有毒，斟酌其宜，欲遏病补虚羸者，本中经；下药125种，为佐使，主治病以应地，多毒，不可久服，欲除寒热邪气，破积聚愈疾者，本下经"。

三、《神农本草经》应为中医学的四大经典之一

《神农本草经》是中医学四大经典之一，是现存最早的中药学书籍，简称《本经》。过去，在中医学四大经典中没有《神农本草经》，而是《内经》、《伤寒论》、《金匮要略》和温病，这种说法一直延续了很多年，一直到20世纪80年代，张大宁老师提出了将《神农本草经》引入中医学四大经典的观点，以下将张老师的论述罗列于下。

"四大经典"是中医学常用的术语，被广泛地应用于中医教学、医疗、科研中。但究其命名却众说纷纭，莫衷一是。为此，张大宁老师提出自己的看法，并进行了详细的论述。张老师认为，

中医学的"四大经典",应该是《内经》、《伤寒论》、《金匮要略》和《神农本草经》。

(一)"四大经典"的提出

张老师认为,"四大经典"一词源于"四圣"一说。清代著名医家黄元御著有《四圣心源》一书,所谓"四圣",系指黄帝、岐伯、扁鹊、张仲景四位医家,黄氏为四圣之著——《内经》、《难经》、《伤寒论》、《金匮要略》著家释义,实有"四大经典"之义,这应是最早的提法。

正式明确提出"四大经典"一词,系1955年卫生部在中国中医研究院第一届西学中班教学计划中明确提出的"学习中医必须要系统为'四大经典',即内经、神农本草经、伤寒论、金匮要略四部著作"。1960年,卫生部组织全国五大中医学院主编全国第一版中医院校教材时,曾作这样的说明"本教材取材于四部古典医籍——黄帝内经、神农本草经、伤寒论、金匮要略"。

但后来由于种种原因,中医界对"四大经典"的说法越来越不统一,如北京中医学院曾提出,"以内经、伤寒论、金匮要略、温病条辨为四大经典",近年来在执业医师考试、各种晋升考试中多以《内经》、《伤寒论》、《金匮要略》和"温病"为四大经典,其中"温病"的含义,并非《温病条辨》,而是指"温病学"。

(二)"经典"的含义

《中华大字典》载:"经,经书也";《文心雕龙》云:"三极彝训其书曰经";《博物志》云:"圣人制作曰经",所以"经典"的含义应该是在某个学科的建立和发展中起到重要的奠基作用或做出巨大贡献的著作。儒家把诗、书、易、乐、礼、孝、论语等列为经典,当今把《资本论》、《自然辩证法》等列为马列主义的经典,都是出于这个道理。

具体到中医学的经典,张大宁老师认为应该是在中医学理论体系(其中自然包括中药学)的形成、发展中起到过重要的典籍作用,或对中医学辨证论治体系的确立上做出过巨大贡献,成书年代较早,至今仍有重要指导意义的著作。

(三)"四大经典"的命名

正是基于上述原因,张老师认为中医学的"四大经典",应该为《内经》、《神农本草经》、《伤寒论》、《金匮要略》四部古典医药学巨著。

《内经》是我国现存最早的一部医学理论巨著,约成书于春秋战国至秦汉时期。在这以前还尚未形成一门系统完整的中医学。因此,《内经》的产生,在中医学的学科形成和发展史上,起到了划时代的作用。以后的2000多年中,虽有所发展,但在最基本的理论上并未越出该书的范围,至今仍有着指导意义。

《神农本草经》是我国最早的一部药物学专著,约成书于公元2世纪,它总结了东汉之前在药物方面的实践经验,把中药学提高到理论高度,奠定了中药学的基础。后世的中药学专著,包括《本草纲目》在内,都是在此基础上发展起来的。

东汉末年张仲景编著的《伤寒杂病论》,即《伤寒论》和《金匮要略》,总结了汉以前的临床实践经验,充实和发展了《内经》中的热病理论,强调理法方药的严谨,奠定了中医学辨证论治的基础。可以毫不夸张地讲,《伤寒杂病论》是继《内经》、《神农本草经》之后中医学的又一次"质"的飞跃。总之,将上述四部医著定为中医学的"四大经典"是当之无愧的。

(四)关于《难经》和"温病"

《难经》原名《黄帝八十一难经》,相传为战国时期名医扁鹊所著。"难",有"问难"之义,即以问答形式,阐发《内经》中的医理,好似《内经》的一部参考读物,虽有重要价值,但称之为"经典"，仍似欠妥。

关于近年来不少人将"温病"列为"四大经典"之一的问题，张大宁老师认为，这不但贬低了"经典"的水平，而且混淆了理论与临床、著作与疾病的概念。"温病"是一类外感病的总称，是"病"不是"书"。至于"温病学"，则是"研究四时温病发生发展规律及其诊治方法的一门临床学科（中医学院教材《温病学》）"，同内科学、妇科学等一样，属于临床医学的范畴，是由现代专家编写的不断更新的学科，怎么能称为"经典"呢？

关于《温病条辨》，系200多年前的著作，尽管它在温病学的发展史上做出了重要贡献，但在此前后，亦有《外感温热论》、《温热经纬》等专著，论起贡献，亦相差无几，如称其为温病学的"经典"，尚可考虑，若为中医学"经典"，并与《内经》等齐名，则显然不妥。为此，张老师还建议，将"四大经典"安排在中医学院教学最后，其中《神农本草经》也可作为选读课。

近年来，有些书将《内经》、《伤寒杂病论》、《难经》、《神农本草经》列为四大经典，学术界似有争论，意见尚无统一，但《神农本草经》作为中医学四大经典之一已意见统一，似无争议了。

四、关于《神农本草经》"书"的研究

（一）《神农本草经》药味研究

前已论及，《神农本草经》作者为了符合古代"天人合一"的哲学思想，牵强附会地将所载药物定为365种，以合"一年365天"之意，但实际从书中所列真实药物，绝非365种，因其有以下三种情况。

一是所列药物有正品、副品之分，正品即每条条文开头有论述的药物，副品即正品后又在同一条文字中又论述的其他药物，有的有关系，有的甚至没有关系。如郁李仁条中又记有郁李根一药，桑白皮中又记有桑叶等药物。

二是与正品药物不同基源的其他药物，如大豆黄卷的论述中，不仅记有大豆黄卷，还记有同一基源的生大豆和不同基源的赤小豆，海恰条中还记有不同基源的文恰等。

三是有时一种正品药物不能有多种来源，如麻黄一药，麻黄科植物麻黄、本贼麻黄和中麻黄三种植物的本质茎均为麻黄，临床中都作为麻黄使用等。

以上是由于古代限于当时的历史条件，对某些中药的认识尚有局限性所致。所以我们又将《神农本草经》中的365种药物理解为365条药物论述经文，其中论述正品药物甚为精细，包括异名、性味、毒性、功能、主治、生长环境、产地、采治、服用和副品药物等，副品药物叙述很为简略，故不作为重点。

（二）陶弘景与《神农本草经》

应该非常肯定地说，陶弘景对《神农本草经》是有重大贡献的，过分一点说，"没有陶弘景，就没有今天的《神农本草经》"。

陶弘景，南朝齐梁时期的著名医药学家，也是一个大思想家、大科学家、大哲学家。丹阳秣陵（今江苏南京市江宁县）人，生于公元456年，卒于公元536年，字通明，号隐居先生。崇奉道家思想，又能融儒家、佛家于一身，终生研究医药，又精通天文历算、地理、山川等。41岁辞官隐居茅山，全心研究学问。

当时，社会上流传着各种《神农本草经》的文本，真伪不一，加之一批医家以附经注释为名，将自己的一些认识经验等直接增补在《神农本草经》原文之中，形成所谓"名医别说"，或称"名医别录"，时间一久，原文、后文，加之脱漏、错乱丛生，用陶弘景所言"三品混糅，冷热舛错，草石不分，虫兽无辨，且所主治，互有得失，医家不能备见"。所以，陶弘景把当时流传的各种传本收集起来，首先进行校勘整理，将《神农本草经》原文以红色大字，即朱色大字抄写，将各个医家插补的文字用黑色大字书写，将自己的研究心得以黑色小字书写，泾渭分明，一目了然，这也就是后世流传的陶弘景的七卷本《本草经集注》七卷之中，卷一为序录，卷二为玉石，卷三为草本（上），卷四为草本（中），卷五为草本（下），卷六为虫兽，卷七为果、菜、米食，有名无实。其内容来自三部分，一部分是《神农本草经》，二部分是《名医别录》，三部分是陶弘景的注文。所谓《名医别录》即为名家医家们对于《神农本草经》原文的理解、临床体会等，陶弘景在完成《本草经集注》后又将这部分内容单独编集起来，编成《名医别录》一书。在以后的 1000 多年中，我们见到的《神农本草经》一书的传本，主要来自于陶弘景的《本草经集注》中经陶弘景整理完的《神农本草经》原文，此外需要指出的是《本草经集注》中的自然属性分类与功效分类相结合的分类法，已经成为后世本草著作中常用的分类法。

顺便指出的是，《本草经集注》原书早佚，今天我们所见到的版本是通过《新修本草》、《证类本草》、《太平御览》等后世的本草学专著及其他书籍中的引录被辗转保存下来的。

（三）《新修本草》与《神农本草经》

《新修本草》是我国，也是世界上的第一部国家药典，比欧洲西药的纽伦堡药典早了 800 多年。该书作者为唐代名医苏敬等 23 人。公元 657 年，即唐代显庆二年，时值名医苏敬等，鉴于当时流传影响甚广的《本草经集注》中在药物性味、功效等方面有不少不准确，甚至错误的地方需要纠正，同时在多年的中医药发展中，又发现了不少新的中药并且积累了不少用药的经验，故急需对《本草经集注》进行一次新的修订和增补，于是上书朝廷，很快得到朝廷的批准，成立了以位列三公的长孙无忌、李勣领衔，并汇集了当时最著名医药家组成的班底，与苏敬一道开展工作，以《本草经集注》为基本，在全国范围内开展药物普查，绘制药物图谱，修订原《本草经集注》中的一些错谬之处，增补新发现的，以及一些从国外新传进中国的药物，于公元 659 年（显庆四年），完成编撰出世界上第一部国家药典——《新修本草》。

《新修本草》全书由正经 20 卷，药图 25 卷、图经 7 卷三部分加上目录组成。正经即正文及注释 20 卷，收药 850 种，包括《神农本草经》361 种，《名医别录》181 种，有名未用药 193 种，新增 115 种，分类改为玉石、草、本、禽兽、虫鱼、果、蔬、米谷、有名未用 9 类。除有名未用类外，每类之中又分上、中、下三品。文字由陶弘景《本草经集注》不加改动的原文加《新修本草》新论组成，体例沿用陶弘景的朱墨分书标示。陶弘景注文不加任何记号，修订时新增的小字注文，一律冠以"谨案"二字。大字正文记述药味的味、性、良毒、主治及用法、别名、产地等；正文之下是小字注文，引录《本草经集注》中的原文或新增补的注文，《新修本草》的注文涉及对《本草经集注》的纠正和药物的形态、鉴别、产地、炮制、功效、别名等。《药图》是药物形态描绘图谱；《图经》则是《药图》的说明，以及记述形态、产地、采集、炮制等。

总之，《新修本草》作为我国第一部国家颁布的药典，是在《神农本草经》的基础上，对唐以后的中药学成就进行了一次大的总结、整理和发展，是中药学发展史上一次成功的总结，以后又流传到国外，有力地推动了世界医药学的发展。

五、关于《神农本草经》的序录

《神农本草经》的序录是整部著作的总论部分，内容丰富，文字精练，请看如下原文：

序　录

上药一百二十种为君，主养命以应天，无毒，多服久服不伤人，欲轻身益气不老延年者，本上经。

中药一百二十种为臣，主养性以应人，无毒，有毒，斟酌其宜，欲遏病补虚羸者，本中经。

下药一百二十种为君，主治病以应地，多毒，不可久服，欲除寒热邪气、破积聚、愈疾者，本下经。药有君臣佐使，以相宣摄合和者，宜用一君二臣五佐，又可一君三臣九佐使也。

药有阴阳配合，子母兄弟，根茎花实草石骨肉。有单行者，有相须者，有相使者，有相畏者，有相恶者，有相反者，有相杀者。凡此七情和合视之，当用相须相使良者，勿用相恶相反者。若有毒宜制，可用相畏相杀者，不尔，勿合用也。药有酸咸甘苦辛五味，又有寒热温凉四气及有毒无毒，阴干暴干，采治时日，生熟，上地所出，真伪陈新，并各有法。

药性有宜丸者，宜散者，宜水煮者，宜酒浸者，宜膏煎者，亦有一物兼宜者，亦有不可入汤酒者，并随药性，不得违越。

凡欲治病，先察其源，先候病机。五脏未虚，六腑未竭，血脉未乱，精神未散，服药必活。若病已成，可得半愈。病势已过，命将难全。

若用毒药疗病，先起如黍粟，病去及止。不去，倍之；不去，十之。取去为度。治寒以热药，治热以寒药。饮食不消，以吐下药。鬼注蛊毒，以毒药。痈肿疮瘤，以疮药。风湿，以风湿药。各随其所宜。

病在胸膈以上者，先食后服药。病在心腹以下者，先服药而后食。病在四肢血脉者，宜空腹而在旦。病在骨髓者，宜饱满而在夜。

夫大病之主，有中风、伤寒、温疟、中恶、霍乱、大腹、水肿、肠澼下利、大小便不通、贲肫、上气、咳逆、呕吐、黄疸、消渴、留饮、澼食、坚积癥瘕、惊邪、癫痫、鬼注、喉痹、齿痛、耳聋、目盲、金创、踒折、痈肿、恶疮、痔、瘘、瘿瘤、男子五劳七伤、虚乏羸瘦，女子带下、崩中、血闭，虫蛇蛊毒所伤，此皆大略，宗兆。其间变动枝节，各宜依端绪以取之。

这段序文简要赅备地论述了中药学的基本理论，如四气五味、毒性有无、配伍法变、用药原则、服药方法，以及丸、散、膏、汤、酒等多种剂型，并简要地介绍了中药的产地、采集、加工、贮存、真伪鉴别等。如序文中写道"药有君臣佐使，以相宣摄。合和者宜用一君、二臣、三佐、五使。又可一君、三臣、九佐使也"，意思是说，任何一个方剂，之所以称之为"方剂"或"方"，并不是几味单独药物的简单堆砌，而是要有一定的组方规律。一个方剂，首先要有君药，然后要有臣药，还要有协助君药、臣药的佐药，君药、臣药主要治疗病证，但佐药使药则起着调和、控制或引导作用，是一个方剂中所必不可少的。当然，文中所谈君臣佐使各药的味数未免有些机械，但所论的这种组方原则，确为后世处方用药奠定了理论基础。

其次，文中提出了药物七情和合的理论，如文中说："药有阴阳配合，子母兄弟，根茎花实，草石骨肉，有单行者，有相须者，有相使者，有相畏者，有相恶者，有相反者，有相杀者，凡此七情，合和时视之，当用相须相使良。勿用相恶、相反者。若有毒宜制，可用相畏、相杀者，不尔，勿食用也"，就是说，并不是所有药物都可以配合使用。有的药物合用后，能相互加强作用。有的能抑制另一种药物的毒性，适宜于配合使用，而有的药物合用后，会产生剧烈的副作用，则不应同用。

再有，序文中还特别阐述了药物的性味及采集加工炮制方法，包括四气五味、毒性有无、药物采集、真伪鉴别、丸散膏丹等。在临床用药的指导思想上，序文中特别指出"欲疗病，先察起源"，"疗寒以热药，疗热以寒药，饮食不消以吐下药"等，这些原则和方法，也为后世医药家的用药原则奠定了基础。

六、关于《神农本草经·上品》

《神农本草经》收载药物365种，其中植物药252种，动物药67种，矿物药46种。按药物功效的不同分为上、中、下三品，上品120种，功能滋补强壮，延年益寿，无毒或毒性很弱，可以久服；中品120种，功能治病补虚，兼而有之，有毒或无毒，斟酌使用；下品125种，功能治病祛邪，多具毒性，不可久服。

原文是这样的"上药一百二十种伪君，主养命之应天，无毒，多服久服不伤人，欲轻身益气不老延年者，本上经"，我们所熟悉的人参、白术、地黄、菟丝子、牛膝、玉竹、甘草、天冬、麦冬、山药、石斛、巴戟天、丹参、肉苁蓉、续断、草决明、蛇床子、枸杞、茯苓、枣仁、五加皮、女贞子、大枣、覆盆子、龙骨、鹿角胶、阿胶等，都列在其中。

在论述这些药物的性味、别名、功效、主治时，内容极详，而且特别注解不同药物的采集时期、注意事项等。

需要指出的是，限于当时的历史条件和科学水平，书中不可避免地存在一些不准确、不科学、错误，甚至非常错误的地方，再加上东汉时期谶纬神学盛行，书中还掺杂了一些神仙道教思想的内容。如书中有这样的记载"水银……久服神仙不死"，"紫苏……久服轻身不老，延年神仙"，"泽泻……久服耳目聪明，不饥，延年轻身面生光，能行水上"等，现在看起来，显然是非常错误，甚至是非常荒谬的。

由于历史的原因，《神农本草经》有多种版本，虽然大体相同，但仍有不少不同的地方，如药物的上、中、下三品分类，不同版本就有不同分类，以下用马继兴的版本，介绍一下张大宁老师关于"上品"中三味中药的临床体会。

（一）人参

《神农本草经》曰："人参，味甘微寒，主补五脏，安精神，安魂魄，止惊悸，除邪气，明目开心，益智，久服轻身延年。一名人衔，一魂盖，生山谷"。

《本草纲目》曰："人参能补肺中之气，肺气旺则四脏之气皆旺，肺主诸气故也。仲景以人参为补血者，盖血不自生，需得阳气之药乃生，阳生则阴长，血乃旺矣……人参得黄芪、甘草，乃甘温除大热，泻阴火，补元气，又为疮家圣药。"

《本草家鉴》曰："大抵人参补虚，虚寒可补，虚热亦可补；气虚宜用，血虚亦宜用。虽阴虚火动，劳咳吐血，病久元虚甚者，但恐怖能抵当其补，非谓不可补尔。古方书云，诸痛不宜服参、芪，此亦指暴病气实者而言，若久病气虚而痛，何尝拘于此耶？"

《本草新编》曰："人参，宜同诸药共用，始易成功。如体气也，必加升宜同诸药共用，始易成功。如提气也，必加升麻、柴胡；如和中也，必加陈皮、甘草；如健脾也，必加茯苓、白术；如定怔忡也，必加远志、枣仁；如止咳嗽也，必加薄荷、苏叶；如消痰也，必加半夏、白芥子；如降胃火也，必加石膏、知母；如清阴寒也，必加附子、干姜。如败毒也，必加芩、连、栀子；如下食也，必加大黄、枳实。用之补则补，用之攻则攻，视乎配合得宜，轻重得法而已。"

【按语】 人参，中医药最早、最有名、最有影响、故事最多、流传最长最远的补益中药。《神农本草经》中对其性味、功效、主治、别名等已作了很为全面、很为经典的论述，说明人参一药，在我国运用之久，认识之深，1000多年来，其功效基本上没跳出这个范围。当然随着古今医家的共同努力，其品种、种植炮制方法、药性归经、功效，以及有效成分的研究等，都有了很大的进展，但基本认识并没有很大改变，当今认识大体如下。

在规格方面，随着产地不同，有中国人参、朝鲜人参、东阳人参的不同；加工方法方面，又分为红参、边条参、生目西参、白人参、白干参、大力参、糠参、掐皮参、参须等的不同。

性味方面提出了甘、微苦、微温；并提出归心、肺、脾、肾四经的论述。

功效方面，提出大补元气，补脾益肺，生津，安神的观点。

临床应用上，气虚欲脱、阴阳欲竭者可急补元气，回阳救逆；肺虚喘咳、气短乏力者可补肺益气、平喘止咳；津伤口渴、虚热消渴者可补益脾肺，助气养阴；失眠健忘、心悸怔忡者可补益心气，安身定志；血虚气弱，面色不佳者，如面色㿠白、萎黄、黧黑者，当以人参以大补元气益气生血、气虚不摄之崩漏者，可以人参补气健脾、统摄血运；阳虚宫冷、不孕不育者，可以人参补肾益气，助阳祛寒；气虚血瘀、胸痹中风者，可以人参配伍治血之药，以补气治血，疗效甚佳；又对气虚神乱，风痰惊痫者，人参可益气安神、祛风化痰；气虚反胃，呕吐呃逆者，可以人参补气和胃、和胃止呕等。总之，人参一药，实为"广谱的补益药"。

现代研究证实，人参含有多种人参皂苷，总皂苷量约5%，迄今为止，共分离出30多种人参皂苷；其他如柠檬酸、亚油酸、人参酸等有机酸；维生素B、维生素B_2、维生素B_{12}、维生素C，以及铜、锌、铁、锰等20多种微量元素等。实验证实，人参对心脏功能，如强心作用、扩张血管作用、血压作用、耐缺氧能力作用、心肌保护作用、降血脂及振动脉粥样硬化作用等，都有一定的防治效果，且有些方面，都反映出双向的调节作用。

另外，人参对物质代谢的影响，如对糖代谢的影响，对糖尿病的治疗作用，对蛋白代谢的作用，对脂代谢的作用，对水代谢的作用，以及人参对中枢神经系统的作用，如对中枢神经系统的调整作用、对脑血流和脑能量代谢的影响，对神经组织的保护作用，对脑内神经递质的影响，对脑血栓和蛋白质合成的影响等，也都有一定的治疗作用。

此外，人参对造血功能的影响，对血小板功能的影响，对内分泌系统的影响，对免疫系统的影响，对特异性抗体形成的影响，对淋巴细胞软化的影响，对天然杀伤细胞—干扰素—白细胞介素–2调节网的作用等亦有一定作用。其他如抗衰老、抗疲劳、抗应激、抗肺癌等的研究，也都显示出人参的药理作用。

（二）天门冬

《神农本草经》曰："天门冬，胃苦平，主治诸暴风湿偏痹，强骨髓，杀三虫，去伏尸，久服轻身益气，延年。一名颠勒，生山谷。"

《别录》曰："保定肺气，去寒热，养肌肤，利小便，冷而能补。"

《本草纲目》曰："天门冬清金降火，益水之上源，故能下通肾气，入滋补方，合群药用之有效。若脾胃虚寒人，单饵既久，必病肠滑，反成痼疾。此物性寒而润，能利大肠故也。"

《本草蒙筌》曰："天、麦门冬并入手太阴经，而能驱烦解渴，止咳消痰。功用似同，实亦有偏胜也。天门冬清金降火天门东清金降火，故消痰殊功。盖痰系津液凝成，肾司津液者也，燥盛则凝，润多则化，天门冬润剂，且复走肾经，津液纵凝，亦能化解。"

《本草汇言》曰："天门冬，润燥滋阴，降火清肺之药也。统理肺肾火燥为病，如肺热叶焦，发为痿痹，吐血咳嗽，烦渴传为肾消，骨蒸热劳诸证，在所必需者也。前人有谓除偏痹、强骨髓者，因肺热成痿，肾热髓枯，筋槁不荣而成偏痹者也。天门冬阴润寒补，使燥者润，热者清，则骨髓坚强，偏痹可利矣。然必以元虚热胜者宜之。"

【按语】　天门冬，简称天冬，因其功效与麦门冬相似，故名。应当讲，中医药对天门冬的认识是有一个较长的过程的。在《神农本草经》中，关于天门冬补益作用的论述，仅仅有"强骨髓……久服轻身益气延年"的条文,而关于麦门冬,从《神农本草经》云:"麦门冬,胃甘、平。主心腹结气伤中伤饱,胃络脉绝,羸瘦短气。久服轻身,不老,不饥",似乎较天门冬的论述更为丰富、广泛,而实际上作者以一句"强骨髓……久服轻身益气,延年",强化了天门冬的补肾——这个"人体生命之本"、"人体先天之本"的作用,"强骨髓"自然指对于补益"肾"的精气作用,也就是说作者以专一地强化天门冬的补肾作用,突出了该药对于人体整体的"轻身益气",从而达到"延年"益寿的作用。当然在以后的1000多年中,人们对于天门冬的各方面认识都有了较大发展,大体如下。

性味方面,提出甘、苦、寒,并提出归肺、肾、胃三经。

功效方面,提出养阴润燥,生津清热。

临床应用上,单纯肺阴虚、肾阴虚者可用之,肺肾两脏阴虚、金水不足者亦不可用。前者可治肺阴不足,燥热火炽之干咳少痰、咳血咽干之症;两者可治肾阴虚乏之眩晕、耳鸣、腰膝破痛、骨蒸劳热之症;若脾肾两脏阴虚,双症并见时,亦可以天门冬之甘寒,养阴滋补,润燥生津。

现代研究证实,天门冬含天门冬素、黏液质、B-谷甾醇及5-甲氧基甲基糖醛、甾体皂苷、多种氨基酸、新酮糖等成分。实验证实,天门冬具有升高外周白细胞,增强网状内皮系统吞噬能力及体液免疫功能的作用;补益剂或醇提取液可促进抗体生成,延长抗体生存时间;对实验动物有非常显著的抗细胞突变作用,可升高肺癌细胞 cAMP 水平,抑制肺癌细胞的增殖。

(三) 石斛

《神农本草经》曰:"石斛,一名林兰。味甘,平、无毒。主伤中,除痹,下气,补五脏虚劳、羸瘦,强阴。久服厚肠胃、轻身、延年。长肌肉,逐皮肤邪热,痱气,定志,除惊。生山谷,水旁石上。七月、八月采茎,阴干。陆英为之使。恶凝水石、巴豆。畏僵蚕、雷丸。"

《名医别录》曰:"石斛,益精、补内绝不足,平胃气,长肌肉,腰膝冷痛痹弱,定志除惊。"

《本草通玄》曰:"石斛,甘能悦脾,咸能益肾,故多功于水土二脏。但气性宽缓,无捷之功,古人以此代茶,甚清膈上。"

《神农本草经读》曰:"石斛补脾而阴及五脏,则五脏之虚劳自复,使肌肉之消瘦而生矣。"

《本草正》曰:"石斛……用除脾胃之火,去嘈杂善饥及营中蕴热,其性轻清和缓,有从容分解之妙,故能退火、养阴、除烦、清肺之气,亦止消渴热汗.而诸家谓其厚肠胃、健阳道、暖水脏,岂苦凉之性所能也?不可不辨。"

【按语】 石斛,中医用药也可谓最早,但一直没有"太红",而近几年炒得"很红",有点要与冬虫夏草、西洋参比美。有人说,这完全是一种"炒作",是一种"商业运作",但张大宁老师不这样认为。张老师说:石斛是一味中医学重要的滋补药之一,以其产地、种类、炮炙方法的不同,而有环草石斛、马鞭石斛、黄草石斛、铁皮石斛、金钗石斛、霍山石斛、耳环石斛、干石斛、鲜石斛等数十余种。但从一个临床大夫的角度出发,一般将石斛只分为铁皮石斛、金钗石斛、霍山石斛、耳环石斛和铁皮石斛五种。

关于石斛的功效,张老师认为《神农本草经》有关石斛的论述,实际上已经很完善、很全面了。首先石斛在《神农本草经》中定在"上品"、"补益"无疑。别名林兰,"山于山谷,水旁石上",指出了它生长的特点,"七月、八月采茎,阴干",既有采集时间、采集部位,又有炮炙方法,可以说,在"药材学"方面,已经应有尽有了。性味上,指出石斛甘、平,绝对无毒,甘而补、平而不热不燥,没有任何毒性。在这里虽然没提到它的归经,但《神农本草经》经文明确指出"补五脏虚劳",那就应另理解为归肝、心、脾、肺、肾五脏。其功效为"补五脏虚劳、强阴、久服厚肠胃",达到轻身、延年益寿的目的。

"补五脏虚劳"可以理解为"五脏之阴阳并补",后面两句,一句"强阴"应理解为"在阴阳并补"当中，特别"以补阴、强阴为主"，"强阴"解释为"补肾阴尤强"；"久服厚肠胃"是指长期服用，可以治疗"阳虚"，尤其"脾胃阳虚"。前者"补肾"为"补先天"，后者"健脾"为"补后天"，故石斛"实乃补益先天、后天双补之要药"。此外，《神农本草经》讲，"石斛……除痹"实指石斛的活血作用，"石斛……下气"指石斛的行气作用，合之，"可荣气血、行气血"，再加上"石斛定志"，即安神定志，综而述之，石斛是一味既可补益先后天，又可行气血，且可安神定志的优秀中药。正如明代医家李士林在其代表著作《本草通玄》中所指出的"石斛，甘能悦脾，咸能益肾，故多功于水土二脏。但气性宽缓，无捷奏之功，古人以此代茶"，清代名医叶天士更以其多年的临证经验，解读《神农本草经》石斛，他在其著述《神农本草经论》中说："石斛补脾而阴及五脏，则五脏之虚劳自复。"正是由于石斛的这些功效，故张大宁老师说，在成书于唐代的道教经典总集《道藏》中，将石斛列为人类"九大仙草"之首，《道藏》中云："铁皮石斛，天山雪莲、千年人参、百二十年首乌、花甲之茯苓、沙漠苁蓉、深山灵芝、海底珍珠、冬虫夏草为九大仙草。"

临床上，著名的石斛散（《太平圣惠方》）、甘露饮（《太平惠民和剂局方》）、大建中汤（《重订严氏济生方》）、石斛夜光丸（《原机启微》）、石斛浸酒方（《普济方》）、养元汤（《奇方类编》）、名目地黄丸（《医略六书》）、生地黄饮子（《杂病源流犀烛》）、玉液煎（《医醇剩义》）、苍玉潜龙汤（《医醇剩义》）等，都是石斛组方的典范，广泛受到赞誉。所以张老师说，石斛是一味既能治病，又能防病，还能养生保健、延年益寿的优秀中药。在张老师那个流传甚广、效果甚佳的"补肾活血方"中的四味药中即有石斛（四味药：西洋参、冬虫夏草、石斛、三七）。

现代研究证实，石斛中主要含有生物碱，包括石斛碱、石斛次碱、石斛星碱、石斛因碱、6-羟基石斛星碱、石斛宁碱、石斛安定及季铵盐 N-甲基石斛碱等。此外，尚有黏液质、淀粉和石斛酚等。

药理研究表明，石斛对于人体消化系统、免疫系统等都能起到有益作用。如石斛浸膏剂能刺激实验动物小肠平滑肌收缩，提高其紧张性，大剂量可抑制，促进胃液分泌，帮助人体消化。石斛煎剂还可以提高小鼠巨噬细胞的吞噬功能，似乎金钗石斛最为突出。

此外，石斛碱对豚鼠、家兔有中等抑制血糖升高的作用，大剂量还可以降低血压。

七、关于《神农本草经·中品》

《神农本草经·中品》载药 120 种，原书本义是既能补虚，又能祛邪，所谓"补攻兼有"；药物毒性亦可有可无，临床可根据"正邪"情况，酌情使用。原文是这样的"中药一百二十种为臣，主养性，以应人，无毒，有毒，斟酌其宜。欲遏病，补虚羸者，本中经"，临床常用的葛根、川芎、当归、麻黄、瞿麦、秦艽、知母、白芷、黄芩、狗脊、泽兰、黄芪、黄连、五味子、沙参、栀子、厚朴、猪苓、鬼箭羽、石膏、鹿茸、牛黄、麝香、桑螵蛸等，都列在其中。

同上品药一样，《神农本草经》在论述这些药时，其别名性味、功效、主治病症、采集日期、方法等，都内容其详。以下介绍张大宁老师关于"中品"中三味中药的论述。

（一）五味子

《神农本草经》曰："五味子，一名会及，味酸，温，无毒。主益气，咳逆上气，劳伤羸瘦，补不足，强阴，益男子精。生山谷。"

《用药心法》曰："五味子收肺气，补气不足，升也；酸以收逆气，肺寒气逆，则此药与干姜同用治之。"

《本草纲目》曰："五味子酸咸入肝而补肾，辛苦入心而补肺，甘入中宫益脾胃……入补药热用，入嗽药生用。"

《本草备要》曰："五味子，性温，五味俱全，酸咸为多，故专收敛肺气而滋肾水，益气生津，补虚明目，强阴涩精，退热敛汗，止呕住泻，宁嗽定喘，除烦渴。"

《本草经疏》曰："五味子主益气者，气虚则上壅而不归元，酸以收之，摄气归元，则咳逆上气自除矣。劳伤赢瘦，补不足，强阴，益男子精。《别录》养五脏、除热，生阴中肌者，五味子专补肾，兼补五脏，肾藏精，精盛则阴强，收摄则真气归元，而丹田暖，腐熟水谷，蒸糟粕而化精微，则精自生，精生则阴长，故主如上诸疾也。"

《本草汇言》曰："五味子敛气生津之药也。故《唐本草》主收敛肺虚久嗽耗散之气。凡气虚喘急，咳逆劳损，精神不足，脉势空虚，或劳伤阳气，肢体赢瘦，或虚气上乘，自汗频来，或精元耗竭，阴虚火炎，或亡阴亡阳，神散脉脱，以五味子治之，咸用其酸敛生津，保固元气而无遗泄也。然在上入肺，在下入肾，入肺有生津济源之益，入肾有固精养髓之功。"

《药品化义》曰："五味子，五味咸备，而酸独胜，能收敛肺气，主治虚劳久咳。益肺性欲收，若久嗽则肺焦叶举，津液不生，虚劳动则肺因气乏，烦渴不止，以此敛之，润之，遂其脏性，使咳嗽宁，精神自旺。但未久不可骤用，恐肺火都遏，邪气闭束，必致血散火清，用之收功耳。"

《本草求真》曰："五味子，为咳嗽要药，凡风寒咳嗽，伤暑咳嗽，伤燥咳嗽，劳伤咳嗽，肾水虚嗽，肾火虚嗽，久嗽喘促，脉浮虚，按之弱如葱叶者，天水不交也，皆用之。光贤多疑外感用早，恐有收气太骤，不知仲景伤寒咳喘，小青龙汤亦用之，然必合用细辛，干姜以升发风寒，用此以敛之，则升降灵而咳嗽自止，从无舍干姜而单取五味以治咳嗽者。丹溪又谓其收肺气之耗散，即能除热，潜江亦谓其滋肺以除热，补肾以暖水，而联属心肾，凡嗽在黄昏，是虚火浮入肺中，忌用寒凉，止宜重用五味以敛降，此则不合干姜，而合炒麦冬是也。"

【按语】　五味子，中药学中列入"收涩药"的范畴，也称"固涩药"。中医学的治法有八个大法，即汗、吐、下、和、温、清、消、补，以此八个大法来看，固涩法属于"补法"的范畴。盖"补法"有两种类型，一是"补其不足"、"补益虚弱"；二是"固涩住正气的消耗"，即"止住消耗"也当属于"补法"的范畴。如"固涩"、"止住"肾精的流失、汗液的外泄、大小便的超量排出、妇女经血的大量外流等。也就是说"收涩药"属于"补法"的范畴。

一般中药学专著中这样介绍五味子：性味酸、甘而温，归肺、心、肾经。功效敛肺滋肾、生津敛汗、涩精止泻、宁心安神。临床上用于久咳虚喘、津伤口渴、阴虚消渴、自汗、盗汗、遗精、滑精、久泻不止、心悸、失眠、多梦等病症。用量在 3～6g，研粉服 1～3g。

五味子是张大宁老师临床常用药，不但应用范围较广，而且用量较大。张老师说：五味子这味药，具有中医"补法"中两方面的功能，严格来讲，完全放在"收涩药"的章节中是不准确的。五味子一药一则可以"收涩"，二则可以"补益"。"收涩"可固涩肺肾气虚所致的咳喘；可固涩过多的汗出，如自汗、盗汗；可固涩男子的遗精、滑精；可固涩大便的泄泻。总之，可"止住"一切不应当或过多地"正气"流失。另一方面，五味子还可以直接补益人体正气的虚弱，如肺阴不足、肾阴不足、心血不足等。

围绕着五味子，古来不少临床行之有效的著名方剂，为张老师所常用。如《医学启源》中的生脉散，以五味子配伍人参、麦门冬，计三味药，益气生津、敛阴止汗，原方系治疗温热、暑热之邪，耗气伤阴，或久咳肺虚，气阴两伤之证，方中人参甘温，益气生津以补肺，为君药；麦门冬甘寒，养阴清热，润肺生津，为臣药；两药合用，则益气养阴之力尤强。五味子酸温，敛肺止汗，生津止渴，为佐药。三药组方，一补一清一敛（实则三补），共奏益气养阴，生津止渴，敛阴止汗之效，气阴双足，则脉得复生，而称之为"生脉散"。临床上若热邪较重时，可以西洋参替代人参。张老师临床上经常以生脉散加活血药治疗冠心病，意在补益心气，鼓舞心血运行以治本，再加上活血化瘀药，标本兼治，较之单用活血药治疗冠心病，疗效更为显著。

慢性泄泻也是临床常见的病证，从中医学角度慢性泄泻可分为肝木乘脾土、脾虚和脾肾阳虚三种。就临床真正常见的实际来讲，多为脾肾阳虚的类型。该证见症为晨起即泻，便不成形，或早点后再次泄泻，有的病人表现为饮后即泻，重者表现为稍一遇寒，或饮冷、或坐凉地，即刻即泻，中医称之为五更泻、饭后泻。中医治以温脾肾、补脾肾、止泄泻，张老师以四神丸加黄芪、五倍子、诃子肉、肉桂、覆盆子等，收敛甚佳，四神丸由补骨脂、吴茱萸、肉豆蔻、五味子四味药组成。

长期慢性治疗虚喘病证时，张老师以《医贯》之都气丸加减，都气丸即六味地黄丸加五味子，滋肾纳气以治之。若阴虚较重时，张老师以《寿时保元》中的麦味地黄丸，即都气丸加麦门冬。张老师在临床使用时，常加用冬虫夏草、蛤蚧等药，提炼浓缩后制成胶囊制剂，长期服用，反映很好。

张老师在治疗尿频、尿急、夜尿多的病症，包括男子前列腺肥大，或妇女尿不禁病症时，常以《本草衍义》中的桑螵蛸散加五味子治之，该方由桑螵蛸、远志、菖蒲、龙骨、人参、茯神、当归、龟甲组成，调补心肾、涩精止遗，加用五味子，既可固涩，又可滋补心肾，确又是一个"补、涩"共同的范例。

另外，五味子水煎剂可保护肝脏，降低转氨酶，改善肝功能，已为中西医药界所公认，在此基础上，张老师的弟子张勉之博士经过长期实验，证实了以五味子为主的"补肾活血方"，对肾小球硬化、肾间质纤维化、肾小管萎缩等，有一定治疗作用，打破了西医认为"不可逆"的理论，所以张老师在治疗慢性肾脏疾病时，广泛使用五味子，且用量多在 15~60g。

现代研究证实，五味子的主要成分为挥发性成分和木脂素类。挥发性成分主要含 α-蒎烯、茨烯、β-蒎烯、月桂烯、α-萜品烯、柠檬烯、γ-萜品烯、乙酸冰片酯、芳樟醇、苯甲酸、五味子丙素、去氧五味子素、前五味子素、五味子酚、环五味子烯醇等。

实验表明，五味子对心血管系统、中枢神经系统、对肝脏、对呼吸系统、对免疫、对肾脏，以及抗氧化、抗衰老，都有一定的作用。如由氨基核苷酸诱发的肾病变大鼠，在给予五味子制剂后，可抑制尿蛋白排泄的增加，且可改善高胆固醇血症。再如五味子水提液对老龄小鼠脑、肝 SOD 活性均有明显增强作用，对脑作用强过肝脏，起着抗衰老的作用。此外，五味子制剂治疗慢性肝炎，改善肝功能指标，改善肝功能早已为中西医界所公认。

（二）石膏

《神农本草经》曰："石膏，一名细石，味辛，微寒，无毒，治中风寒热，心下逆气，惊喘，口干，舌焦，不能息，腹中坚痛，除邪鬼，产乳，金疮。生山谷。"

《名医别录》曰："除时气头痛身热，三焦大热，皮肤热，肠胃中膈热，解肌发汗，止消渴烦逆，腹胀暴气喘息，咽热。"

《本草衍义补遗》曰："石膏，本阳明经药，阳明主肌肉，其甘也，能暖脾补气，止渴去火；其辛也，能解肌出汗，上行至头；又入手太阴，少阳，而可为三经之主者。"

《本草经疏》曰："石膏本解实热，祛暑气，散邪热，止渴除烦之要药。温热二病，多兼阳明，若头痛，遍身骨痛而不渴不引饮者，邪在太阳也，未传阳明不当用；七、八日来，邪已结里，有燥粪，往来寒热，宜下者勿用；暑气兼湿作泄，脾胃弱甚者勿用；疟邪不在阳明则不渴，亦不宜用；产后寒热由于血虚或恶露未尽，骨蒸劳热由于阴精不足而不由于外感，金疮、下乳，更非其职，宜详察之，并勿误用。"

《疫疹一得》曰："石膏性寒，大清胃热，味淡气薄，能解肌热；体沉性降，能泄实热……非石膏不足以治热疫，遇有其证辄投之，无不得心应手，三十年来，颇堪自信。"

《医学表中参西录》曰："石膏，凉而能散，有透表解肌之力。外感有实热者，放胆用之，直胜金丹……是以愚用生石膏以治外感实热，轻症亦必至两许；若实热炽盛，又恒重至四、五两，或七、八两，或单用，或与它热同用，必煎汤三、四茶杯，分四、五次，徐徐温饮下，热退不必尽剂。"

【按语】 石膏，古来临床常用中药，有生、煅之分，即生石膏、煅石膏。生石膏多用于清热泻火，石膏多用于敛疮。生肌、收敛止血。《中药学讲义》记载"性味辛甘、大寒，归肺、胃二经。功能清热泻火、除烦止渴；煅用收湿生肌、敛疮止血"。

张大宁老师认为，临床上主要以用生石膏为主，煅石膏多用于外科疮疡病症之中。而由于生石膏的清肺胃热及清气分热的特点十分突出，故在历代医家中，以医圣张仲景和清代温病大家中使用最为广泛。前者如《伤寒论》中的麻杏甘石汤，《伤寒论·辨太阳病脉证并治中》载："汗出而喘，无大热者，可与麻黄杏仁甘草石膏汤"，取麻黄与石膏配伍，可清宣肺中郁热，佐杏仁降肺气以定喘，甘草安胃和中，合之共奏清热宣肺定喘之效。再如《伤寒论》中的白虎汤，原文云："伤寒，脉浮滑，此表有热，里有邪，白虎汤主之"，这里指伤寒脉浮滑，浮为热盛于外，滑为热盛于里，是表里俱热，太阳化热已转阳明的脉象。阳明病热盛，大汗、烦、渴等症状俱见，故以白虎汤清泄实热，方由石膏、知母、甘草、粳米四味药组成。后世医家称之为"清气分热"之要剂，治疗所谓"四大"之症，即"大热、大汗、大渴、脉洪大"，亦取石膏清阳明、气分热盛之功效。

在此基础上，张仲景及后世医家根据不同辨证，又分别组成白虎加人参汤、白虎加桂枝汤、白虎加苍术汤等，取效甚佳。

上面讲的"后者"，即清代温病等大家中，在张仲景用石膏的基础上，又有了进一步的发展。如吴鞠通《温病条辨》中，以石膏配伍杏仁、滑石、通草等，组成三石汤，治疗暑湿郁遏，烦热欲吐等症；再如《疫疹一得》中的清瘟败毒饮，以大剂量的石膏（6~8两），配伍水牛角、生地、黄连、黄芩、栀子、连翘、元参等，清热解毒，凉血泻火，治疗瘟疫热毒、气血两燔，症见壮热渴饮、头痛如劈、干呕狂躁，甚则谵语神昏、发斑吐衄、四肢抽搐等，不少为当今西医诊断为某些急性烈性传染病者，均取得较好的效果。

其他如胃火牙痛、头痛、风湿热痹等，也多以石膏为主，如与升麻、黄连配伍的清胃散；与菊花、川芎配伍的芎芷石膏汤等。此外治疗消渴病，即当今糖尿病，中医多辨证为阴虚胃热，常以石膏与地黄、麦冬等配伍，最典型、最常用的如张景岳的玉女煎，组方石膏、熟地、麦冬、知母、牛膝五味药，用于糖尿病"三多"症状明显者，效果较好。

关于生石膏的用量，古今医家论述很多，不少医家认为用量宜大，近代最典型的如张锡纯、孔伯华等。张锡纯在《医学衷中参西录》中论及石膏时说："用石膏以治外感实热，轻证亦必至两许；若实热炽盛，又恒重用至四五两，或七、八两"。四大名医中的孔伯华也以用石膏而见长，用量较大，治疗各种外感热病，包括当今多种急性发热性传染病疗效较好。另外，关于《神农本草经》原文中"除邪鬼"一文的理解，张老师认为应理解为"治疗热盛高热中的神昏谵语"。

尤其要提出的是，张大宁老师临床上治疗"无名热"，即"冷、热、汗、解"的发热时，使用小柴胡加石膏汤加减，重用柴胡、黄芩、石膏三味药，加上贯众、丹皮、板蓝根等，疗效甚佳，具体可参考本书关于"张大宁治疗发热临床体会"一章。

现代研究证实，石膏即生石膏，其成分主要为含水硫酸钙（$CaSO_4 \cdot 2H_2O$），经炮制即煅后，为无水硫酸钙（$CaSO_4$）。此外，还含有一些微量元素铁、钛、铜、镁、锌等。其药理作用中，解热退热作用早已为中西医界所公认，如以生石膏$1:1$的煎液直肠给药，对兔的伤寒发热有一定退热作用，而煅石膏即无水硫酸钙则无此作用。

此外，石膏对人体心血管系统、对肌肉及外周神经、对机体免疫功能等亦有一定作用。

（三）桑螵蛸

《神农本草经》曰："桑螵蛸，一名蚀疣。味咸，平，无毒。治伤中，疝瘕，阴痿。益精生子，女子血闭，腰痛，通五淋，利小便水道。生桑枝上。"

《名录别录》曰："桑螵蛸，男女虚损，肾衰阴痿，梦中失精，遗尿，白浊疝瘕，不可缺也。"

《本经逢原》曰："桑螵蛸，肝肾命门药也。功专收涩，故男子虚损，肾虚阳痿，梦中失精，遗溺白浊方多用之。《本经》又言通五淋，利小便水道，盖取以泄下焦虚滞也。"

【按语】 桑螵蛸为临床常用的收涩药，为螳螂科昆虫大刀螂、小刀螂或巨爷螳螂的卵蛸，炮制时将其置于沸水中浸杀其卵，或蒸透晒干使用。李时珍曰："其子房名螵蛸者，其状轻飘如绡也。"现代中药学指其为"甘，咸，平入肝、肾两经。功效固精缩尿，补肾助阳"。考《神农本草经》中有关桑螵蛸功效主治的记载，已经很为全面了，但有些功能却为后代人及当代人所忽视。

《神农本草经》中"治阴痿（即指男人阳痿），益精生子……腰痛"等可以说被后人继承下来，如临床上治疗"男子肾虚阳痿、精少不育时，常以桑螵蛸与肉苁蓉、鹿茸、补骨脂、蛇床子、菟丝子等配伍；治肾虚腰痛时，常以桑螵蛸与杜仲、桑寄生、续断等配伍。

后人在此基础上，又发现了其固涩的功能，即可以"固精、固尿"，如临床上治疗"遗精、滑精、白浊"等病症时，可用该药与龙骨、五味子、制附子等配伍的桑螵蛸丸（《世医得效方》）；治小儿遗尿时，可单用为粉末，米汤送服；治心肾两虚的心神恍惚、小便频数、遗尿、白浊、遗精时，可与远志、龙骨、石菖蒲等配伍，名桑螵蛸散（《本草衍义》）；若兼中气不足时，可与补中益气汤合用，如《杂病源流犀烛》的沈氏固脬汤等。张大宁老师说桑螵蛸的"固涩"功能，无论是"固精"也好，"固尿"也好，都是后人在《神农本草经》"治阴痿、益精生子、腰痛"基础上的一个发展。

但张老师说，有关《神农本草经》中桑螵蛸的一些其他功能，如"女子血闭"、"通五淋，利小便水道"等，都被后人忽视了。张老师认为，关于桑螵蛸的"通五淋，利小便水道"，并不是与后人的"固尿"相矛盾，恰恰相反，这里的"利"的功能，是指一种"调节"，换言之，桑螵蛸的"固涩"不应当简单地理解为一种"固涩"，而应当理解为一种"调节"，是"利"与"涩"的平衡，它是将"遗尿""调节"为正常，而不是简单的"固涩"。至于"女子血闭"，实指其具有滋补肝血的功能，张老师在临床上常以四物汤与桑螵蛸同用，治疗妇女因血虚气弱而致的经血少、经血闭等，常取得很好疗效。

近代研究证实，桑螵蛸含有丰富的蛋白质、脂肪、粗纤维等，并含有铁、钙及胡萝卜素样的色素。药理实验证实，其具有抗利尿及敛汗作用，可促进消化液分泌，降低血糖、血脂及抑制癌症的作用。

八、关于《神农本草经·下品》

《神农本草经·下品》载药 125 种，与上品 120 种，中品 120 种一起，合之为 365 种，以"合天数"。原书指下品 125 种为"主治病，以应地，多毒，不可久服。欲除寒热邪气、破积聚，愈疾者，本下经"。意思是说，下品的药以治病为主，多有毒，主要是祛邪，不可久服。正如本文上面所论述的，限于当时的历史条件，它不可能很准确地定位每一味药品的毒性和功能，所以自然有一些不准确的地方，但必须承认，有很多非常准确、非常科学的论述，如下品中的水银、铅丹、石灰、附子、乌头、天雄、藜芦、大戟、甘遂、贯众、商陆、巴豆、雄黄、蟾蜍、斑蝥、蜈蚣、水蛭、䗪虫等。但也有一些小毒、无毒，甚至补益之品也列其中。如半夏、大黄、葶苈、青蒿、旋覆花、射干、青葙子、萹蓄、白头翁、连翘、夏枯草、郁李仁、雷丸、桃核仁、杏核仁、大豆黄卷、犀角、龟甲、鳖甲、猬皮等。

以下介绍张大宁老师关于下品中三味中药的临床体会。

（一）附子

《神农本草经》曰："一名茛。味辛，温，有大毒。治风寒，咳逆，邪气，温中，金疮，破癥坚。积聚，血瘕，寒湿踒躄，拘急，膝痛，不能行步。生山谷。"

《汤液本草》曰："附子，有手少阳三焦、命门之剂，浮中沉，无所不至，味辛大热，为阳中之阳，故行而不止，非若干姜止而不行也。非身表凉而四肢厥者不可僭用，如用之者以其治逆也。"

《本草汇言》曰："附子，回阳气，散阴寒，逐冷痰，通关节之猛药也。诸病真阳不足，虚火上升，咽喉不利，饮食不入，服寒药愈甚者，附子乃命门之药，能入其窟穴而招之，引火归原，则浮游之火自熄矣。凡属阳虚阴极之候，肺肾无热症者，服之有起死之殊功。"

《伤寒蕴要》曰："附子，乃阴证要药，凡伤寒传变三阴及中寒夹阴，虽身大热而脉沉者必用之，或厥冷腹痛，脉沉细，甚则唇青囊缩者，急须用之，有退阴回阳之力，起死回生之功。近世阴证伤寒，往往疑似不敢用附子，直待阳极阳气顿衰，必须急用人参健脉以益其原，佐以附子，温经散寒，舍此不用，将何以救之。"

《本草经读》曰："附子，味辛气温，火性迅发，无所不到，故为回阳救逆第一品药。"

《本草正义》曰："附子，本是辛温大热，其性善走，故为通行十二经纯阳之要药，外则达皮毛而除表寒，里则达下元而温痼冷，倾内倾外，凡三焦经络，诸脏诸腑，果有真寒，无不可治。但生者尤烈，如其群阳用事，汩没真阳，地加于天，仓猝暴症之肢冷肤清，脉微欲绝，或上吐下泻，澄澈不臭者，非生用不为功。而其他寒症之尚可缓缓图功者，则皆宜熟用较为驯良。"

【按语】　附子，一味很有效、很有毒的中药，从《神农本草经》记载至今，已有2000多年历史，历代医家、历代本草都有记载。

附子原指物为毛茛科植物乌头，乌头为多年生草本植物，植株高60～200cm，因其主根似乌鸦之头，故名乌头。其附生的子根曰附子，主根名乌头，无子根者名天雄。

早在春秋战国时期，附子已在临床上广泛使用。一般来讲，附子必须炮制，生附子的毒性是很大的，古代曾用生附子、生乌头的粉末及乌头全草的提取品作为狩猎及战争中制作毒箭、宫廷暗杀等。陶弘景在《本草经集注》中曾说："草乌，捣茎汁日煎为射罔，猎人以傅箭，射禽兽，十步即倒"；《汉书·外戚传》中记载了西汉宣帝时期，大将军霍光之女霍成君为宣帝妃，霍光之妻想让自己的女儿登上皇后宝座，行贿患通女医淳于衍，皇后许氏分娩之后，淳于衍暗中将捣打的生附子粉掺在许皇后要吃的药丸内，许皇后服后不久，即出现附子中毒症状，很快昏迷死亡，这就是历史上著名的以生附子作为毒药的宫廷谋杀案。张大宁老师曾在20世纪90年代，鉴定过一例医疗事故，天津郊县的一位农村医生，为给其嫂子治疗"寒腿"，以生附子30g泡白酒饮服，病人一次饮服3两酒后死亡，这也是一例生附子中毒的病例。

附子的炮制，古来方法很多，商品规格不一，多到数十余种，近年来，经过各方协调、研究，只保留以下三种：第一种是以食盐为主要炮制材料而成，称为"盐附子"；第二种是将生附子浸入食用胆巴的水溶液中数日后，再经过若干工艺，制成"黑顺片"；第三种是"白附片"。其中，黑顺片、白附片直接入药，盐附子须制成湿附片后使用。当然临床使用同时，还须先煎0.5～1h，至口尝无麻辣感为准。

张大宁老师自年轻时即开始使用附子，尤以肾病中更为多用。张老师说："医圣仲景在《伤寒论》中含附子的方剂有22方，《金匮要略》中有13方，合之35方，可见用药其多。20世纪挖掘出来的《武威汉代医简》、《五十二病方》等古代文献中均有大量使用附子的记载；《淮南子》

中就提到"物莫无所不用，天雄、乌啄，药之凶毒也，良医以治人"，即指附子、乌头、天雄为治病之毒药。至现代张景岳更将附子、人参、熟地、大黄归为药中四维；清代著名医家郑钦安更以大量使用附子（据不完全统计，竟占其处方的3/4）开创了扶阳学派的先河，可见附子在中医药中的地位。

现代中药学在记载附子时是这样介绍的"附子，辛，甘，热，有毒。归心、肾、脾经。功效回阳救逆，助阳补火，散寒止痛"。短短的几句话，其临床使用范围是相当广泛的，可以说在几十个病证中应用，但其核心，抓住一个"阳虚"，一个"寒证"。"阳虚"可以是"肾阳虚"，可以是"心阳虚"，可以是"心肾阳虚"，可以是"脾阳虚"，可以是"脾肾阳虚"；"寒证"必须是"阳虚致寒"，也就是"虚寒"。张老师说，凡此种种引起的各种病证，论程度讲，以"阳虚"到"亡阳"的程度，附子都是优选的药物，但必须准确、必须准量、必须准时。

论一般肾阳虚证，张仲景的金匮肾气丸可以说是人所皆知，2000多年来，作为补肾助阳的基础经典方剂，可谓"誉满全球"。慢性水肿，所谓"阴水"，中医诊之为脾肾阳虚、水湿泛滥者，仲圣《伤寒论》真武汤，以附子与白术、茯苓、干姜等配伍，亦为当今治疗慢性肾炎、肾病综合征的基础方剂。长期中下焦虚寒，久泻久痢不止，可予附子之大辛大热、峻补元阳、益火消阴、去除内寒，张仲景曾以白通汤，以附子配伍干姜、葱白两味药，"以水三升，煮取一升，去滓，分温再服"，治疗"少阴病，下利"，若"利不止，厥逆无脉，干呕烦者，白通加猪胆汁汤主之。服汤，脉暴出者死，微续者生"，即以白通汤再加人尿、猪胆汁同用。至于临床上所见黄疸病中的"阴黄"，即症见身目发黄，黄色晦暗，或如烟熏，脘闷腹胀，食欲减退，神疲乏力，肢冷畏寒，大便溏薄，舌质淡，舌体大，苔白腻，脉象濡缓等，可以温化寒湿，健脾补肾之茵陈术附汤加减，此方为清代名医程钟龄所著《医学心悟》中的名方，方中以附子、干姜温中补气，助阳散寒，化湿祛邪，茵陈利湿退黄，白术、甘草健脾利湿，合之共治阴黄，疗效较佳。

还有临床上常见的慢性虚寒腹痛，如大便溏泻等症，多为脾肾阳虚，虚寒内生之症，临床上常用《太平惠民和剂局方》中的附子理中汤，多为奏效，多年来制成中成药，反映甚好。另外，张仲景还有一"奇巧"的治法方剂，即《金匮要略》中的大黄附子汤，以附子与大黄、细辛同用，治疗虚寒腹痛便秘，既发挥了附子的"温阳祛寒"作用，又发挥了大黄的"通便"作用，遇阴寒积聚，腹痛便秘，胁下疼痛者，不妨一试。

此外，对于风寒湿痹症中的"寒痹"，《伤寒论》以附子与桂枝、白术、甘草等配伍，组建甘草附子汤；与桂枝、生姜等同用的桂枝附子汤；与人参、白术等同用的附子汤等，都是张仲景的经典杰作。对于妇女宫寒不孕、宫寒痛经等，亦多使用附子，如景岳的右归丸，《简易方论》中的小温经汤等。临床上胸阳不振、心阳不足所致的胸痹一症，不少医生也以附子辛温通阳、助心行血，宣痹活血，如《金匮要略》中的薏苡附子散。至于临床上"少阴寒化症"而致的头痛、四肢疼痛等症，张老师以张仲景的麻黄附子细辛汤治之获得显著效果，已在有关章节介绍，故在此不再赘述。

最后要提出的是，张老师特别强调附子的"回阳救逆"作用，张老师经常讲，这可能是中医在"急症领域"中的一大贡献，多次讲"附子是回阳救逆的第一要药"。"亡阳证"，中医学特有的一个病证，指久病体虚，阳气衰微，阴寒内盛，或大汗、大吐、大泻所致亡阳证，脉微欲绝；或各种原因所致出血过多，气随血脱，四肢厥冷等，均可用以附子为主的方药，如仲景的四逆汤，附子、干姜、炙甘草；《校注妇人良方》中的参附汤，附子、人参两味药；甚至用"大附子三枚为末，每服三钱，姜汁、冷酒等各半盏调服"，以回阳救逆，起死回生（《济生方》），名曰回阳散。总之，附子是一味很有前途的中药，只是由于它的毒性，不少医生望而生畏，张老师说，如果从临床、炮制、提取、制剂等各方面共同下手研究，附子一药一定会为医学，不仅是中医，而是中西医的发展，尤其急症学的发展做出贡献。

现代研究证实，附子的化学成分主要为剧毒的二萜双酯类生物碱、次乌头碱、乌头碱、新乌头碱、塔拉第胺、川乌碱甲、川乌碱乙等。其对心血管的作用，尤其是明显的强心作用，已为中外医学学术界所公认。其他如对心率和心律的影响，对血管和血压的影响，包括对抗缓慢性心律失常、升高血压等，都为实验所证实。此外，附子还有抗炎作用，对急、慢性炎症，对血管渗出及免疫性炎症，以及对中枢神经系统、对植物神经系统、对免疫功能等，都有一定的作用。

（二）水蛭

《神农本草经》曰："一名至掌。味咸，平，有毒。主逐恶血、瘀血，月闭，破血瘕、积聚，无子，利水道。生池泽。"

《名医别录》曰："堕胎。"

《本草衍义》曰："治折伤。"

《本草汇言》曰："逐恶血、瘀血之药也。方龙潭曰，按药性论言，此药行蓄血、血症、积聚，善治女子月闭无子而成干血痨者，此皆血留而滞，任脉不通，月事不以时下而无子。月事不以时下，而为壅为瘀，渐成为热、为咳、为黄，为瘦，斯干血痨病成矣。调达冲任，辟而成娠，血通而痨去矣。故仲景方入大黄䗪虫丸而治干血痨，骨蒸、皮肤甲错、咳嗽成痨者；入鳖甲煎丸而治，寒热面黄，腹胀而似劳者；入抵当汤、丸而治伤寒小腹硬满，小便自利，发狂而属蓄血证者。"

【按语】 水蛭一药，从《神农本草经》至今，似乎其功效没有太大的变化，"咸，苦，平，有小毒。归肝经。功效破血逐瘀，散结消癥"（《中医药学高级丛书·中药学》），一般中药学将其列入"破血消癥药"的范畴。中医学有这样一个理念：气滞→血瘀→成块（癥瘕）→癌变四个阶段。再有一个概念：养血活血→活血化瘀→破血消癥，水蛭正是"破血消癥"这一类别。"破血"，顾名思义，自然比"活血"之力更大、更猛，如果再加上"破癥"，自然其破血之余，还可软坚消块，其中自然可看出"水蛭"的功效。一般认为，水蛭的破血逐瘀作用，功效峻猛，故多用于妇女经闭、癥瘕积聚之重证，常与大黄、桃仁、虻虫等同用，如张仲景《伤寒论》之抵当汤；若人体衰弱者还可与人参、当归、熟地黄等补益气血之药合用，如吴鞠通《温病条辨》中的化癥回生丹等。根据《神农本草经》中水蛭治疗"瘀血"、"利水道"的功效，张大宁老师将水蛭用于慢性肾脏疾病的治疗当中，尤其是糖尿病肾病，病程日久，血瘀积深，单用普通的丹参、川芎、红花、桃仁等活血药，已不能达到活血化瘀的目的，故多以水蛭、三棱、莪术等破血化瘀、散结消癥的药物，收效较好。

另外，水蛭在跌打损伤中的应用，亦取其破血化瘀的作用，如《普济方》的接骨火龙丹、《济生方》的夺命散等。至于外用，多以活水蛭放置于瘀肿的局部，配以清热解毒药，以活血消肿。

现代研究证实，水蛭的唾腺中含有水蛭素，是一种由碳、氢、氮、硫等元素组成的酸物质，易溶于水，但在干燥药材中的水蛭素则已被破坏。

此外，水蛭的分泌物中含有一种组织胺样物质，以及肝素、抗血栓素等。

药理实验证实，水蛭的水煮物或提取物有明显的抗凝血作用、抗血栓作用，并能降低大鼠的全血比黏度和血浆的黏度，缩短红细胞电泳时间。水蛭水煮剂给肌内注射地塞米松所致血液流变性异常的大鼠灌胃，可使全血黏度、血浆黏度、血细胞比容显著降低，纤维蛋白原含量明显下降，并使 TG 含量和 β-脂蛋白含量明显降低。水蛭素的注射剂，有明显增加小鼠心肌摄取[86]RB 的作用，有增加心肌营养性血流量的作用。

另外，动物实验证实，水蛭的治疗肾病的机理，表现在能明显地抑制血清 BUN 和 Cr 的升高幅度，以及对显著升高的血清肿瘤坏死因子有明显的降低作用。这些从动物实验角度支持了以水蛭治疗慢性肾脏疾病，包括慢性肾功能衰竭的临床效果。

（三）白头翁

《神农本草经》曰："一名野丈人，一名胡王使者。味苦，温，有毒。治温疟、狂易、寒热，癥瘕积聚，瘿气，逐血止痛，治金疮。生山谷及田野。"

《本草经疏》曰："白头翁……暑伏足阳明经，则发温疟；伏手阳明经，则病毒痢，滞下纯血；狂易鼻衄者，血热也；寒热者，血瘀也；癥瘕积聚，瘿气，靡不由血凝而成。积滞停留则腹痛，金疮血凉则痛自止。苦能下泄，辛能解散，寒能除热凉血，具诸功能，故悉主之，殆散热凉血行瘀之要药欤？"

《药理论》曰："止腹痛及赤毒痢，治齿痛，主项下瘤疬。"

《本经逢原》曰："白头翁，《本经》言苦温者，传写之误也。其治温疟狂易寒热等症，皆少阳、阳明热邪固结之病，结散则积血去而腹痛止矣。《别录》止鼻衄，弘景止毒痢，亦是热毒入伤血分之候。"

《本草求真》曰："白头翁，何以用此以治温疟寒热，齿痛、骨痛、鼻衄，秃疮，疝瘕等症？亦因邪结阳明，服此热解毒清，则肾不燥扰而骨固，胃不受邪而齿安，毒不上侵而止衄，热不内结而疝与瘕皆却，总皆清解热毒之力也。"

《本草汇言》曰："凉血，消瘀，解湿毒。"

《本草正义》曰："白头翁，味微苦而淡，气清质轻，《本经》虽谓苦温，然以主治温疟狂易，而仲景且以专治热利下重，则必非温药可知。石顽《本经逢原》改作微寒，盖从阅历中体验得来，其说较为可信。今以通治实热毒火之滞下赤白，日数十次者，颇见奇效。"

【按语】 为什么我们要选择白头翁呢？意思正是如张大宁老师所说的"中药学还是发展的，后世不少医家对《神农本草经》中的记载，都有所发展、有所修正"，白头翁就是一个例子。

首先要说明的一点是，白头翁在《神农本草经》中记载为"有毒"，实则"基本无毒"，其性亦不是"温"，而是"寒性药"，属于"清热解毒药"的范畴，莫怪《本经逢原》中认为《神农本草经》中的"苦温"为"苦寒"之误。其功效主治病证也已与《神农本草经》有了很大的修正和补充。后世医家以大量的临床实践，发现了白头翁的最大功效，即"清热解毒，凉血止痢"，临床上各种热毒血痢，如症见热痢腹痛，里急后重，下痢脓血，以及当今诊断为细菌性痢疾、阿米巴痢疾等，有着非常良好的疗效。张仲景《伤寒论》中的白头翁汤，以白头翁与黄连、黄柏、秦皮同用，"热利，下重者，白头翁汤主也"（《伤寒论·辨厥阴病脉证并治》），至今为医家所喜用。张老师曾以此论证《神农本草经》的初始成书可能在张仲景东汉之前，因为像白头翁汤这样治疗热痢的疗效甚佳的方药，为什么在《神农本草经》中没有充分体现出来，所以可能《神农本草经》的主要作者没有见过《伤寒论》，也就是说没有见过"白头翁汤"。此外，张仲景在《金匮要略》中，还有白头翁加甘草阿胶汤，以白头翁加阿胶、甘草、黄柏等，治疗妇女产后，血虚下痢等症。这以后在张仲景使用白头翁的基础上，后世医家又有了较大的发展，如《太平圣惠方》的白头翁散、《备急千金要方》的白头翁汤等，都是治疗湿热痢疾的有效方剂，但基本上没跑出仲景白头翁汤的范围。

现代研究证实，白头翁含皂苷（$C_{45}H_{76}O_{20}$）约9%，水解产生三萜皂苷元（$C_{30}H_{48}O_4$）、葡萄糖等，并含白头翁素、白头翁灵、白头翁因等强心成分。临床与动物实验均证实，白头翁煎剂有很强的抗阿米巴原虫及抗菌作用，如对金黄色葡萄球菌、绿脓杆菌、疟疾杆菌、枯草杆菌、伤寒杆菌、沙门氏菌等都有明显的抑制作用。体外实验证实，以白头翁为主的白头翁汤对志贺氏、福氏、施氏、宋内氏等痢疾杆菌均有明显抑制作用。

第二十六章 关于《难经》的研究

一、总 论

（一）《难经》的作者与成书

《难经》全名《黄帝八十一难经》，或称《八十一难》。张仲景在《伤寒论》原序中有"撰用素问九卷，八十一难"的说法，其中所称"八十一难"即指此书，据今考证，这可能是《难经》书名最早出现的地方。另，《太平御览》中也有"岐伯论经脉，傍通问难八十一为《难经》"的记载。

关于《难经》的作者与成书年代，史学上主要有两个说法：一是"黄帝"所著，理由是书名即有"黄帝"之名，且宋代《太平御览》一书引用《帝王世纪》中云"黄帝有熊氏命雷公、岐伯论经脉，傍通问难八十一为《难经》"。二是秦越人所著。秦越人，又名扁鹊，渤海郡郑人，战国时代名医，《史记·扁鹊列传》中有不少关于扁鹊神话般的记载，如"长桑君乃悉取其禁方书，尽予扁鹊。扁鹊过齐，齐桓侯客之，入朝见，曰：君有疾在腠理，不治将深，桓侯曰：寡人无疾，扁鹊出，桓侯谓左右曰，医之好利也，欲以不疾者为功。后五日，扁鹊复见，曰：君有疾在血脉，不治恐深，桓侯曰：寡人无疾，扁鹊出。桓侯不悦，后五日，扁鹊复见，望见桓侯而退走，桓侯使人问其故，扁鹊曰：疾之居腠理也，汤熨之所及也；在血脉，针石之所及也；其在肠胃，酒醪之所及也；其在骨髓，虽司命无奈之何，今在骨髓，臣是以无请也。居五日，桓侯体病，使人召扁鹊，扁鹊已逃去，桓侯遂死"，"天下至今言脉者，由扁鹊"等，以及后世《旧唐书·经籍志》更明确指出的"《黄帝八十一难》二卷，秦越人撰"的记载，更使至今为止，不少医家均认为《难经》系战国名医秦越人所著。

但近年来，中医史学界开始怀疑以上关于秦越所著《难经》的看法，原因是"为什么《史记·扁鹊列传》这部专门介绍扁鹊的史书中没有记载，为什么《汉书·艺文志》这部比较完整地介绍当时名著的书中也没有记载"，特别是从其内容来看，受"谶纬"学说影响，把阴阳五行神秘化的内容很多，如"男子生于寅，属阳，女子生于申，属阴"，"脉脱阳者见鬼"等。故推测不可能是西汉以前之作，而东汉张仲景的《伤寒论·序》中，又特别强调了"八十一难"，故又不可能在东汉之后，所以有的近代学者推测认为从战国至东汉年间，一批学者当然包括扁鹊在内的大家们不断补充修改，共同完成。正如《四库全书总目提要》中所论"《难经》八十一篇，《汉书·艺文志》不载，隋唐史始载《难经》二卷，秦越人著，吴太医令吕广尝注之，则其文当出于三国前"。

关于《难经》书名的解释，古来大体有三种意见：一是"难者，问难之意"，即问答问题的意思。如皇甫谧的《帝王世纪》中说："黄帝问岐伯、雷公论经脉，傍通问难八十一，为《难经》。"二是解释为"难易"的难，如黎泰辰说："谓难者，得非以人之五脏六腑隐于内，为邪所干，不可测知，惟以脉理，究其仿佛耶，若脉有重十二菽者，又有按车盖而若循鸡羽者，复考内外之病以参考之，不其难乎。"三是认为"难"是"解释疑难"之意，如徐灵胎说："夫素灵之微言奥旨，引端未发者，设为问答之言，俾畅厥义也。"

以上三个解释，各具有理由，但究其含义，基本是"问难、释难"之意，这也是古今大多医家的共识。

（二）《难经》的注释与分类

《难经》注释，古来数十余家，三个时代东吴医家吕广首家注释《难经》，这可能是最早的《难经》注释，原注已佚，其说于王翰林《集注黄帝八十一难经》中可见。唐代初期杨玄操有补注本；后至宋代有丁德用、虞庶、周仲立、庞安时等；金时有纪天锡、张元素等；元代有袁淳甫、谢坚白、滑伯仁等；明有张天成、虞天民等；清代有徐灵胎、丁履中、黄坤载等；民国及新中国成立以后，也有不少医家对《难经》进行了白话文的注释，均为《难经》的研究做出贡献。

关于对《难经》章节的划分，大体有两种分类法，一是以杨玄操的分类为基础，将 1~24 难为经脉证候，25~26 难为经络大数，27~29 难为奇经八脉，30~31 难为营卫三焦，32~37 难为脏腑配象，38~47 难为脏腑度数，48~52 难为虚实、邪正，53~54 难为脏腑传病，55~56 难为脏腑积聚，57~60 难为五泄伤寒，61 难为神圣工巧，62~68 难为脏腑经俞，69~81 难为用针补泻，其计 13 章。由于此分类法过于细腻，有些地方又有些牵强，故不为多数医家所采纳。

第二种划分法，也就是现在常用的分类法，是以吴澄的分类法为基础划分的。吴澄将《难经》分为 6 章，即 1~22 难为脉学，23~29 难为经络，30~47 难为脏腑，48~61 难为疾病，62~68 难为腧穴，69~81 难为针法。这种分类法概括性强，条理清楚，被医界广泛采用。

（三）《难经》主要内容简释

《难经》主要是配合《内经》而言，有解释、补充、修正、发展之意，包括中医学基础理论中各个方面，如阴阳五行、解剖形态、脏象经络、病因病机、诊断治疗等多个方面。正如元代医家滑伯仁在《难经本义》序文中所说的"《难经》盖本黄帝《素问》、《灵枢》之旨，设为问答，以释其义，其间营卫度数、尺寸部位、阴阳五行、脏腑内外、脉法病能与夫经络流注。针刺俞穴，莫不该备，约其辞、博其义，所以扩前圣而启后贤，为生民虑者，至深切也"。

如果谈及《难经》的贡献，张大宁老师认为主要有以下八个方面。

一是关于脏腑解剖形态的研究，包括对于五脏六腑形态的记载，尤其是人体消化道从唇到肛门的"七冲门"的描述，都是和当今现代医学的记载非常一致的。

二是在论述脏腑功能时，特别提出了肾与命门的关系，实际上是提高了"肾"在人体生命活动中的地位。其他如关于"三焦"的部位、功能的论述等，都成为后世医家论述"命门与三焦学说"的基础。

三是《难经》着重论述了经脉的长度、流注次序、奇经八脉、十五络脉及其有关病证。

四是关于狭义腧穴的阐述，包括背部的五脏六腑俞、四肢部位的五脏五输、六腑六输，以及某些特定穴位与经气运行的关系。

五是在病因方面，《难经》特别强调了"忧愁、思虑、恚怒及饮食"因素的影响，丰富了中医学"三因"学说的理论。

六是诊脉"独取寸口"的提出，将《内经》中的"上中下三部九候全身诊脉法"，简化为"独取寸口"诊断全身疾病的方法，从而形成后世医家诊脉方法的先河。

七是对疾病论述的贡献，如《难经·五十八难》中关于广义伤寒包括中风、伤寒、热病、温病、湿温五种病证的论述，以及某些病证传变规律的论述等。

八是关于针刺补泻手法的论述，如迎随补泻、刺井泻荥法、补母泻子法等。

总之，虽然《难经》中有些内容带有明显的"不正确"，甚至"不科学"的色彩，但论其整体、绝对不乏大量的、丰富的中医学科学理论与有效实践，所以近期医家将其划为中医学"四大经典"之一，虽不准确，但也有一定道理。

但张大宁老师认为，《难经》究竟为《内经》的一部"问难、释难"之作，且其中受"谶纬"之学影响颇深，又内容所及极为狭窄，故很难与《内经》、《伤寒论》、《金匮要略》和《神农本草经》相并列，故张老师不同意将其列入中医四大经典之一。

二、关于人体脏腑解剖的论述

【原文】 "人肠胃长短，受水谷多少，各几何？然：胃大一尺五寸，径五寸，长二尺六寸，横屈受水谷三斗五升，其中常留谷二斗，水一斗五升。小肠大二寸半，径八分分之少半，长三丈二尺，受谷二斗四升，水六升三合合之大半。回肠大四寸，径一寸半，长二丈一尺，受谷一斗，水七升半。广肠大八寸，径二寸半，长二尺八寸，受谷九升三合八分合之一。故肠胃凡长五丈八尺四寸，合受水谷八斗七升六合八分合之一。此肠胃长短，受水谷之数也。

肝重二斤四两，左三叶右四叶，凡七叶，主藏魂。心重十二两，中有七孔三毛，盛精汁三合，主藏神。脾重二斤三两，扁广三寸，长五寸，有散膏半斤，主裹血，温五脏，主藏意。肺重三斤三两，六叶两耳，凡八叶，主藏魄。肾有两枚，重一斤一两，主藏志。

胆在肝之短叶间，重三两三铢，盛精汁三合。胃重二斤二两，纡曲屈伸，长二尺六寸，大一尺五寸，径五寸，盛谷二斗，水一斗五升。小肠重二斤十四两，长三丈二尺，广二寸半，径八分分之少半，左回叠积十六曲，盛谷二斗四升，水六升三合合之大半。大肠重二斤十二两，长二丈一尺，广四寸，径一寸，当齐右回十六曲，盛谷一斗，水七升半。膀胱重九两二铢，纵广九寸，盛溺九升九合。

口广二寸半，唇至齿长九分，齿以后至会厌，深三寸半，大容五合。舌重十两，长七寸，广二寸半。咽门重十二两，广二寸半，至胃长一尺六寸。喉咙重十二两，广二寸，长一尺二寸，九节。肛门重十二两，大八寸，径二寸大半，长二尺八寸，受谷九升三合，八分合之一"。

【按语】 这个记载，非常精彩地记载了人体脏腑的解剖形态，其中关于六腑中胃、小肠、回肠（大肠）、广肠（即大肠末端）等的长度、大小和容量记载，与当今解剖学是非常接近的。《难经》载：咽门至胃（即食管）长 16 寸，小肠长 320 寸，回肠长 210 寸，广肠长 28 寸，肠总长 558 寸。而现代解剖学载：食管长 25cm，小肠长 750cm，大肠长 175cm，肠总长 925cm。如以比例而言，《难经》食管比肠道为 16：558＝1：34.9，而现代解剖食管比肠道为 25：925＝1：37，可见如此相近，可见这种 1800 多年前的记载是多么准确与科学。

当然，对于五脏形态的描述，与现代科学记载不完全符合，但能指出"肝有多叶，心有空腔、肺有多叶"等，则已属不易了。

三、关于肾与命门的论述

【原文】 "脏各有一耳，肾独有两者，何也？然：肾两者，非皆肾也，其左者为肾，右者为命门，命门者，诸神精之所舍，原气之所系也；男子以藏精，女子以系胞，故知肾有一也"。

【按语】 这一段是《难经》一段重要的，也可谓是精彩的论述。我们知道《内经》中"心"是最高的，"君主之官，神明出焉"，"主明则下安，主不明则十二官危"，但对于肾，虽然也提出"作强之官，伎巧出焉"，可总是属于"从属"的位置。而《难经》则通过"命门"的论述，实则提高了"肾"的位置，也解释了《内经》中关于"命门者，小心也"的经文。

语释一下上段经文：五脏都只有一个，其中只是肾有两枚，这是什么意思？答道：肾两枚，并不完全是肾，左边是肾，右边的便称命门。命门，它是精气和神气所居住的地方，原气所关系的根本，所以在男子来说是藏蓄精气，女子是联系子宫，故而说肾只有一枚。所以提出命门，是指它在人体生理功能上的重要性，因为它有藏精神和系原气的重要作用，而精神和气血都是关系到人的生死存亡，故而曰"命门"。所以滑伯仁说："肾之两，虽有左右命门之分，其气相通，实皆肾而已。"故而所谓左右，不能以人体部位来理解，当以阴阳的含义来分析，实质上是肾包括肾阴肾阳两方面的功能，如临床上治疗肾脏不足，景岳有左归丸、右归丸，而前者治肾阴不足，后者治肾阳不足。

"男子以藏精，女子以系胞"，这是从男女两性在病理的反映与治疗的效果上来体会肾藏精和系胞的功能，故男子遗精，属虚者治以固肾涩精之法；属火者，治以滋肾泻命门之火；女子胎不安及或易滑胎流产者，在治疗过程中，亦多数要兼顾治肾固本。

四、关于三焦部位与功能的论述

【原文】　"三焦者何禀何生？何始何终？其治常在何许？可晓以不？然：三焦者，水谷之道路，气之所终始也。上焦者，在心下下膈，在胃上口，主纳而不出，其治在膻中，玉堂下一寸六分，直两乳间陷者是。中焦者，在胃中脘，不上不下，主腐熟水谷，其治在齐旁。下焦者。当膀胱上口。主分别清浊，主出而不纳也，以传导也，其治在齐下一寸，故名曰三焦，其府在气街。"

【按语】　关于"三焦"问题，《内经》中有些论述，如"三焦者，决渎之官，水道出焉"，但对其具体部位与功能，确缺乏解释。而《难经》中的第31难，对此做出解释。

语释一下："三焦"是受什么而生成的？它在人体从哪里起始和终止？主要地区在何处？这些情况可以知道吗？答道：三焦是水谷的道路，气机活动的终始。上焦的位置在心下到横膈一段，在胃的上口，主纳入而不主排出，其治疗在膻中穴，膻中穴的位置在玉堂下一寸六分，在两乳中间陷下的地方。中焦在胃的中脘，不上不下，它的功能，主要是消化水谷，其治疗在肚脐的旁道。下焦的位置在脐下，恰当膀胱的上口，主要是泌别清浊，所以专主排出而没有纳入的作用，是起着传导的功能，其治疗在脐下一寸的地方。合并起来，所以称它为三焦，三焦的聚汇处是在气街部。

六腑中的三焦，历来注家提出了各种不同的看法，主要是在有名无形，有名有形上的争执；另外还有做体腔的三个部位，也有单指六腑中通利水道的下焦。而本节所讲的三焦是指体腔的三个部位及其中脏器的部分功能，并且谈到治疗的主穴，现根据经文内容作扼要的归纳，列表如下（表26-1）。

表 26-1　三焦部位、功能及主治经穴

名称	位置	主要功能	主治腧穴
上焦	在心下横膈，在胃上口	主纳而不出	其治在膻中（玉堂下一寸六分直两乳间陷者）
中焦	在胃中脘，不上不下	主腐熟水谷	其治在脐旁（天枢穴）
下焦	当膀胱上口	主泌别清浊，主出而不纳	其治在脐下一寸

五、关于经脉长度、流注次序以及奇经八脉、十五络脉的论述

【原文】　"手足三阴三阳，脉之度数，可晓以不？然：手三阳之脉，从手至头，长五尺，

五六合三丈。手三阴之脉，从手至胸中，长三尺五寸，三六一丈八尺，五六三尺，合二丈一尺。足三阳之脉，从足至头，长八尺，六八四丈八尺。足三阴之脉，从足至胸，长六尺五寸，六六三丈六尺，五六三尺，合三丈九尺。人两足蹻脉，从足至目，长七尺五寸，二七一丈四尺，二五一尺，合一丈五尺。督脉任脉，各长四尺五寸，二四八尺，二五一尺，合九尺。凡脉长一十六丈二尺，此所谓十二经脉长短之数也"。

【按语】 这里主要是叙述十二经脉和督、任、蹻脉的长度及循行的方向，同时说明十二经脉手足三阴三阳的联系，期间循环贯注，是一个完整的如环无端的整体。所说经脉的长度，是以同身寸计算的，这些经脉的长度，在生理上别无深义，可是对人体营卫的运行，"卫气行于阳二十五度"和"行于阴二十五度"等脉气的流注，以此为理论根据。

【原文】 "经脉十二，络脉十五，何始何穷也？然：经脉者，行血气，通阴阳，以荣于身者也。其始从中焦，注手太阴，阳明；阳明注足阳明，太阴，太阴注手少阴，太阳；太阳注足太阳少阴；少阴注手心主，少阳，少阳注足少阳，厥阴，厥阴复还注手太阴。别络十五，皆因其原，如环无端，转相灌溉，朝于寸口人迎，以处百病，而决死生也"。

【按语】 这篇经文主要论述了经脉在人体的主要功能、十二经脉的循环，以及诊寸口脉的重要意义。

"经脉者，所以行血气，通阴阳，以荣于身者也"是说明了经络在人体总的功能，它与《灵枢·本藏》篇所说的"经脉者，所以行血气，营阴阳，濡筋骨，利关节"的意义是相同的，总的说气血的运行，是依赖了经气的作用，同时机体内外的荣养，亦必须依赖经脉，才能内外灌输，因经脉是内联于脏腑，外络于肢节的，如以络脉、孙络来说，则更是联系肌肉皮毛，无微不至，所以说"通阴阳，以荣于身者"。

本文清楚地说明了它的起始与循环通路，其起点是始于中焦，从手太阴肺经脉开始，由手太阴而注手阳明，再从手阳明而注足阳明，如此手足阴阳相互传注，直至足厥阴肝经，再回复到手太阴，彼此联系传注，便形成十二经的整体循环。

十二经脉的阴经和阳经的整体循环，期间虽然是循行无间，诚如经文所谓如环无端，转相灌溉，但是阴经和阳经之间联系，它们还不能相互发生关系，必须要通过十五别络的作业，才能连缀相互传注，所以说十五别络，是阴经阳经之间传注的纽带。寸口和人迎在脉诊上是一个主要的部位，在诊断上有着极其重要的价值，所以说"朝于寸口、人迎，以处百病，而决死生也"。寸口、人迎在古代有两种说法，一以手太阴经脉太渊为寸口，侠喉两旁动脉为人迎；一以左手前部为人迎，右手关前部为寸口。据滑伯仁的意见，本文的寸口、人迎，当以前者为是，他说："盖人迎为足阳明胃经，受谷气而养五脏者也，气（寸）口为手太阴肺经，朝百脉而平权衡者也。"但就难经独取寸口的切脉法及本难所述的内容来看，应以后者为妥。

六、关于狭义五输穴的论述

【原文】 "脏井荥有五，腑独有六者，何谓也？然：腑者阳也。三焦行于诸阳，故置一俞，名曰原。所以腑有六者，亦与三焦共一气也"。

【按语】 本篇经文主要论述了"脏井荥有五"、"脏井荥有六"的区别，以及六腑多一原穴的道理。另外还说明了六腑中原穴与三焦之气的关系。

语释一下，五脏经脉都有井、荥、输、经、合五个穴位，分布在本经循行的径路上。六腑的经脉，除了各有井、荥、输、经、合五穴外，还多一个穴位，名叫原穴。

《灵枢·九针十二原》篇说："五脏五俞，五五二十五俞。六腑六俞，六六三十六俞。"《灵枢·本输》篇说"五脏六腑之俞，五五二十五俞，六六三十六俞。"这都是计算脏腑井荥输穴的数字。关于井荥输经合的意义，见后第64难，这里引证一段注释，以资参考，杨玄操说："五脏之脉，皆以所出为井，所流为荥，所注为输，所行为经，所入为合，是谓五腧，以应木火土金水也。六腑亦并以所出为井，所流为荥。所注为俞。所过为原。所行为经。所入为合。其五腧亦应五行。惟原独不应五行。原者、元也。元气者、三焦之气也。"

本文提到六腑多一原穴，每井共为六穴，实际是五脏五穴之中，亦有原穴，即以"输"为"原"，后第66难上所说的肺之原出于太渊、心之原出于太（大）陵等，就是以五脏中的输穴代替了原穴。六腑中独多一个原穴，这是因为三焦气化的关系，所以称之"所过为原"。

五脏与六腑的表里配合，多一三焦无匹配，故三焦称孤腑。但它在人身的作用是很大的，就上中下划分三个部位来说，它概括了内在有关脏器的功能，主水液，甚至水谷的运化、输布与排泄。这一气化过程是非常复杂的。因此说，五脏六腑的气化和三焦的气化密切有关，所以六腑的原穴，又是沟通气化的要道。

对"共一气"的解释，历来各注家的意见不一，有人认为属于原穴的所过；有人认为即属三焦之气。徐灵胎说："《灵枢·本输》篇以所过之穴为原，盖三焦所行者远，其气所流聚之处，五穴不足以以尽之，故别置一穴名曰原；共一气谓亦行于诸阳，非谓其气皆出于三焦也"。黄元御说："腑有六俞者，以五腑之外，又有三焦一腑，故多置一原穴以配之，此亦与三焦共一气也。"两者的实质精神是一致的，均可作为参考。

七、关于病因的特别论述

【原文】 "有正经自病，有五邪所伤，何以别之？然，忧愁思虑则伤心；形寒饮冷则伤肺；恚怒气逆，上而不下则伤肝；饮食劳倦则伤脾；久坐湿地，强力入水则伤肾。是正经之自病也。何谓五邪？然，有，有伤暑，有饮食劳倦，有伤寒，有中湿，此之谓五邪。假令心病，何以知中风得之？然，其色当赤。何以言之？肝主色，自入为青，入心为赤，入脾为黄。入肺为白，入肾为黑。肝为心邪，故知当赤色。其病身热，胁下满痛，其脉浮大而弦。何以知伤暑得之？然，当恶臭。何以言之？心主臭，自入为焦臭，入脾为香臭，入肝为臊臭，入肾为腐臭，入肺为腥臭。故知心病伤者得之当恶臭。其病身热而烦，心痛，其脉浮大而散。

何以知饮食劳倦得之？然，当喜苦味也。虚为不欲食，实为欲食。何以言之？脾主味，入肝为酸，入心为苦，入肺为辛，入肾为咸，自入为甘，故知脾邪入心，为喜苦味也。其病身热而体重嗜卧，四肢不收，其脉浮大而缓。何以知伤寒得之？然，当谵言妄语。何以言之？肺主声，入肝为呼，入心为言，入脾为歌，入肾为呻，自入为哭，故知肺邪入心，为谵言妄语也。其病身热，洒洒恶寒，甚则喘咳，其脉浮大而涩。何以知中湿得之？然，当喜汗出不可止。何以言之？肾主湿，入肝为泣，入心为汗，入脾为涎，入肺为涕，自入为唾。故知肾邪入心为汗出不可止。其病身热而少腹痛，足胫寒而逆。其脉沉濡而大，此五邪之法也"。

【按语】 这里主要指《难经》在中医病因等方面，发展了《内经》中"情志伤人"及"饮食所伤"的观点，特别强化了"七情伤人"及"饮食伤人"的病因学观点。

一是忧愁思虑则伤人。心为一身之主宰，《素问·灵兰秘典论》说："心者，君主之官也，神明出焉。"凡人因忧愁思虑的情志太过与不及，均会伤其心神。吕广说："心为神，五脏之君，聪明才智，皆由心出，忧劳之甚则伤其心，心伤神弱也。"因此，七情太过与不及均属于不正常的情绪活动，耗神伤心，引起疾患。

二是行寒饮冷则伤肺。肺为娇脏，喜暖而恶寒，故外感风寒，内伤生冷，均能伤之。张世贤说："肺主气而宜温，形寒者，皮毛寒也。形寒于外，而饮冷于内，则气机不利而肺受伤矣。"总的来说，肺为娇脏，不耐邪侵，特别是与形寒饮冷的关系更大。所以《素问·咳论》说："皮毛者，肺之合也，皮毛先受邪气，邪气以从其合也，其寒饮食入胃，从肺脉上至于肺则肺寒，肺寒则外内合，邪因而客之，则为肺咳。"

三是恚怒气逆上而不下则伤肝。肝主谋虑，性喜舒畅调达，在志为怒，如恚怒太过则肝气抑郁不舒，因而伤肝。如《灵枢·邪气藏府病形》篇说："若有所大怒，气上而不下，积于胁下则伤肝。"这就说明了凡人恚怒后引起胁痛、胁胀等证，是气逆伤肝之候，近代大医家秦伯未称此为"肝之疏泄太过，以四逆散治之，疗效甚佳"。

四是饮食劳倦则伤脾。脾主运化，若饮食失节则伤脾，而致运化失常。又因脾主肌肉与四肢，劳力过度，肢体困倦，亦能伤脾，所以张世贤说："脾受谷味而主四肢，善养脾者，调其饮食，弗劳其形，苟或饮食不节、起居无常，脾受伤矣。"

五是久坐湿地强力入水则伤肾。《素问·灵兰秘典论》说："肾者作强之官，伎巧出焉。"如因强力过度，又复入水及久坐湿地等，都足以伤肾，日本玄医《难经注疏》说："肾主骨而属水，故用力作强，久坐湿地则伤肾。"

八、关于首创"独取寸口"诊脉法

【原文】 "十二经皆有动脉，独取寸口，以决五脏六腑死生吉凶之法，何谓也？然：寸口者，脉之大会，手太阴之脉动也。人一呼脉行三寸，一吸脉行三寸，呼吸定息，脉行六寸。人一日一夜，凡一万三千五百息，脉行五十度，周于身。漏水下百刻，营卫行阳二十五度，行阴亦二十五度，为一周也，故五十度复会于手太阴寸口者，五脏六腑之所终始，故法取于寸口也。

脉有尺寸，何谓也？然：尺寸者，脉之大要会也。从关至尺是尺内，阴之所治也；从关至鱼际是寸口内，阳之所治也。故分寸为尺，分尺为寸。故阴得尺内一寸，阳得寸内九分。尺寸终始一寸九分，故曰尺寸也"。

【按语】 这是中医学四诊法中"独取寸口"的首创者。《内经》中的诊脉是以人体整体三部九经诊脉法为主的，而后世至现在我们所使用的诊脉法是《难经》首先提出的。

释义一下：十二经都有其动脉，为什么单独以寸口来诊断五脏六腑的疾病和预后好坏呢？答道：寸口是十二经脉聚汇的地方，属于手太阴肺经的动脉。正常人一呼脉行三寸，一吸脉行三寸，故一次呼吸终了时，脉行共六寸，人在一日一夜中，共呼吸一万三千五百次，脉行五十个周次，环绕全身。在漏水百刻的时间内，荣卫在白天循行二十五周次，在黑夜也循行二十五周次，这样为一周，所以到五十周次时重又汇于手太阴的寸口。因为寸口是五脏六腑气血循环的起止点，所以脉诊要取于寸口。

诊脉的方法，在《素问·三部九候论》中有全身三部九候诊脉法，这和十二经都有联系，同时，十二经和内在的脏腑均有络属关系，这种诊法之所以能够诊断疾病，其原理是易于理解的。而"寸口"只是属于手太阴肺经的部位，这里提出了独取寸口，以诊断五脏六腑的病变，这在诊脉的方法上是一大创造，给后世带来很大的方便。其原理正如经文中所指出的，"寸口者，脉之大会"，即寸口为十二经脉经气汇聚之处，因肺和所有的经脉都有着密切的关系，如《素问·经脉别论》说："脉气流经，经气归于肺，肺朝百脉。"由于其他经脉都和肺有密切联系，所以五脏六腑有病，气血的运行失常，可以影响到肺经，从而反映于气（寸）口，同时与胃气的作用也有关，如《素问·五藏别论》说："胃者，水谷之海，六腑之大源也……是以五脏六腑之气味，皆出于胃，变见于气（寸）口。"实际上这关系到真气的生成和真气与疾病的关系问题，所以独取寸口，可以诊断疾病。

九、对疾病的论述

【原文】 "伤寒有几？其脉有变不？然：伤寒有五，有中风，有伤寒，有湿温，有热病，有温病，其所苦各不同。中风之脉，阳浮而滑，阴濡而弱。湿温之脉，阳浮而弱，阴小而急。伤寒之脉，阴阳俱盛而紧涩。热病之脉，阴阳俱浮，浮之而滑，沉之散涩。温病之脉，行在诸经，不知何经之动也，各随其经之所在而取之"。

【按语】 "伤寒有五"，实则提出了广义"伤寒"的概念。广义"伤寒"正如《素问·热论》所谓"今夫热病者，皆伤寒之类也"，即外感热病的总称，也即本文所说"伤寒有五"的伤寒；狭义"伤寒"仅指外伤寒邪而言，即本文所说"伤寒之脉"的伤寒，"其所苦各不同"，意思是说这五种病的症状痛苦各有不同，以下就是分别讨论这五种疾病的脉象问题，兹分述于下。

"中风"是风邪直伤肌腠的病候。风为阳邪，善行而数变，偏寒即风从寒化而为风寒之邪，偏热则风从热化而为风热之邪。本书所言的"中风"实即《伤寒论》中之太阳表虚证，所以脉来"阳浮而滑，阴濡而弱"。《伤寒论·辨脉》篇中说："寸口脉浮而紧，浮则为风，紧则为寒，风则伤卫，寒则伤营。"这是说明风邪伤阴以后，使寸脉浮而滑，卫虚不能固阴，致令汗出阴虚，故尺脉濡而弱，也正如《伤寒论》上所说的"太阳中风阳浮而阴弱"一样。

"湿温"是湿邪与暑邪交合而成的疾患。湿为阴邪，阻遏阳气，但又属表，故阳脉见浮弱；暑热为阳邪，郁遏内蒸，故阴脉小急。叶霖说："先受暑后受湿，热为湿遏者，则其脉阳濡而弱，阴小而急。濡弱见于阳部，湿气搏暑也，小急见于阴部，暑气蒸湿也。"

"伤寒"是寒邪客于太阳之表，搏于肌肤，致令头项强痛，体痛呕逆，恶风寒、无汗，其脉尺寸俱盛而紧涩，这是由于寒邪抑遏营气，故表实无汗，脉得阴阳俱紧，气血运行不畅，故脉见涩象。正如《伤寒论》中所述的麻黄汤证。

"热病"是指感受了湿热之邪而发的疾病，是夏季常见的一类暑热病。其脉象所以是阴阳俱浮，浮之而滑，沉之散涩者，正如叶霖所说"脉阴阳俱浮者，《金匮要略》云：'浮脉则数，阳气盛故也'。浮之而滑，沉之散涩者，滑则阳盛于外，涩则阳衰于内也"。

"温病"是指春日所见的温热病，其脉象，根据原文所说"温病之脉，行在诸经，不知何经之动也，各随其经所在而取之"。其意是说本病的范围很广，脉象亦必须根据病因、病位而求之。

十、关于针刺补泻手法的论述

【原文】 "经言能知迎随之气，可令调之，调气之方，必在阴阳，何谓也？然：所谓迎随者，知荣卫之流行，经脉之往来也。随其逆顺而取之，故曰迎随。调气之方，必在阴阳者，知其内外表里，随其阴阳而调之，故曰：调气之方，必在阴阳"。

【按语】 这是一些关于针刺补泻手法的早期论述，为后世针刺补泻打下基础。原文解释为：医经上说：能够知道在刺针手法上的迎随经脉之气，可以调整不协调的病变。调气的方法，根本在于阴阳，这是什么道理？答道：所谓迎随，是明确营卫之气在经脉中往来运行。根据它们循行的方向，从而定出逆取顺取的手法，所以名叫迎随。调气的方法，根本在于阴阳，是要知道病变有内外表里，根据其阴阳偏颇所在而做出调治，所以说调气的方法，根本在于区别阴阳。

我们知道，"迎"、"随"就是逆顺的意思。主要用于针刺方法，"随"为补法，"迎"为泻法。本文又强调了不论补与泻，根本方法在于调节阴阳，故杨玄操说："阴虚阳实，则补阴泻阳，阳虚阴实，则补阳泻阴，或阳并于阴，阴并于阳，或阴阳俱虚，或阴阳俱实，皆随病所往，而调其阴阳，则病无不已。"迎随逆顺，主要是以手足三阴三阳经的循行方向为标志，所以原文谈到营卫的循行问题，营在脉中，卫在脉外，营运周身，十二经脉的循行方向是：手足三阳，手走头而头走足；手足三阴，胸走手而足走胸，周而复始，环周不休。所以十二经脉必须调和，使其阴阳平衡，若失去调和，则产生疾病，故治疗的方法，便可运用迎随不泻，如肺经实证，须用迎（泻）而夺之之法，泻尺泽穴，以针锋向上臂方向刺之，即逆其所流行方向刺之。相反的如肺经虚证，用随（补）而济之之法，用针随其流注的方向刺入。因此说，使用针治方法，首先要明白十二经阴阳表里的道理，而后结合临床具体的病情来灵活运用。

关于调气的方法，根本在于阴阳之说，在于调阴阳，正如《素问》所云"调气之方，必别阴阳，定其中外，各守其乡"。

第二十七章　张大宁谈葛洪《肘后备急方》和《抱朴子·内篇》

张大宁老师非常推崇葛洪和他的两部著作——《肘后备急方》和《抱朴子·内篇》，认为葛洪是一个了不起的、博采广识而又实实在在的医药家、大养生家、大化学家和大道家，他留传至今的《肘后备急方》、《抱朴子·内篇》、《抱朴子·外篇》等著作，在中国哲学史、中国医学史、中国科学史、中国宗教史上都有着很高的位置，影响是深远的。2011 年，被人们称为医药学术界诺贝尔奖的美国拉斯克金奖，颁给了我国中医科学院的女科学家屠呦呦，以奖励她成功地研制了高效、速效、低毒的抗疟新药——青蒿素，每年救治了数百万非洲人的生命，而这个从中药青蒿中的提取物，正是屠呦呦教授根据葛洪在《肘后备急方》中的记载研制成功的。

一、葛 洪 其 人

葛洪，晋代人，自稚川，自号抱朴子，生于公元 283 年，即晋武帝太康四年，卒于晋哀帝兴宁元年，即公元 363 年，终年 81 岁。亦有史家考证，认为其卒于公元 343 年，即晋康帝建元元年，终年 61 岁。葛洪是丹阳句容，即今江苏句容县人。

葛洪自号"抱朴子"，系向世人表明其朴实、守真、不为物欲诱惑之志。"抱朴"一词首见于《老子》第 19 章，曰："见素抱朴，少私寡欲"，意思是"行为单纯，内心淳朴"，葛洪自我解释："洪期于守常，不随世变，言词率实，杜绝嘲戏，不得其人，终日默然。故邦人咸称之为'抱朴之士'，是以洪著书，因以为号焉"。

葛洪出身于高贵的士族家庭，先祖葛浦卢，曾辅佐汉光武帝刘秀平定天下，祖父葛系，父亲葛悌均为吴、晋时期任官职。葛洪有一从祖，叫葛玄，以炼丹闻名，号称"葛仙公"，葛玄将其炼丹秘术传于弟子郑隐，葛洪正是从郑隐处开始学到的炼丹术，后又从师于南海太守鲍靓，所以，郑隐和鲍靓应该是对葛洪最有影响的两位老师。

葛洪，13 岁丧父，家境贫寒，性格内向，寡欲少言，不好荣利，操持农活之余，发愤读书。至 16 岁时，已习读《易经》、《论语》、《诗经》等经典大作，又旁列诸史、百家之言，涉猎之中，尤对养生修仙之法兴趣之至，其妻鲍姑，擅长灸法养生，夫妇的共同兴趣，奠定了葛洪道家养生思想的基础。

在以后的若干年中，葛洪曾从军至将军侯爵，但很快"不论功行赏，经至洛阳，欲搜求异书以广其学"（《晋书·葛洪外传》），到洛阳读书研究，至广州罗浮山，专学炼丹、养生、著述。

读到葛洪的治学特点，张老师说，葛洪思想上是儒道合一，遵古而又泥古，认为"古书虽多，未必尽善"；内容上炼丹与医学双兼，养生与治病并重；行医实践上继承古书同时，注重亲自搜集民间验方。在认真地总结自己临床心得的基础上，完成了百卷巨著《玉函方》，由于读书卷帙浩繁，难于携带阅读，他便将书中临床常见急病的简易治疗方药汇编成《肘后救卒方》3 卷，以应日常临床或生活所急需，后经陶弘景增补，更名为《补阙肘后百一方》，至金著名医家杨用道，摘录编入《证类本草》的单方，取名《附广肘后方》，即为当今《肘后备急方》的定本。书中的葛、陶部分因系混编，已无从分辨，唯杨用道的增补部分，因题有"附方"字样，显然可别。

二、《肘后备急方》简述

《肘后备急方》，初名《肘后救卒方》，简称《肘后方》共8卷，53类。"肘后"即随身携带之意，古人多着装长袍，两袖宽大，"肘后"即可将读书藏于两袖"肘后"，随时备急，立时可取，故名"备急"。"救卒"亦为急救"卒然所发之病"，所以实际上这部著作可以理解为我国第一部临床急救手册。

在现存的《肘后备急方》8卷中，第1~4卷，为原书上卷，内容为论"内疾"，包括中恶、心腹痛、伤寒、时气、中风、咳嗽、水病等急性病。原书中卷，即第5~6卷，内容为论"外发"，包括痈疽、疮疥、耳目喉咙头面等疾；下卷为第7~8卷，内容为论"他犯"，包括虫兽伤、中毒、百病备急丸和牲畜病等。全书内容涉及急救、传染病、内、外、妇、五官、精神、骨伤各科及疾病的预防、诊断、治疗等。

《肘后备急方》目录

卷之一

救卒中恶死方第一

救卒中尸蹶死方第二

救卒客忤死方第三

治卒得鬼击方第四

治卒魇寐不寤方第五

治卒中五尸方第六

治尸注鬼注方第七

治卒心痛方第八

治卒腹痛方第九

治心腹俱痛方第十

治卒心腹烦满方第十一

卷之二

治卒霍乱诸急方第十二

治伤寒时气温病方第十三

治时气病起诸劳复方第十四

治瘴气疫疠温毒诸方第十五

卷之三

治寒热诸疟方第十六

治卒发癫狂病方第十七

治卒得惊邪恍惚方第十八

治中风诸急方第十九

治卒风喑不得语方第二十

治风毒脚弱痹满上气方第二十一

三、《肘后备急方》特点与主要成就

纵观整个《肘后备急方》全书，可以清晰地看出，全书突出的是三个字：一是"治"字，二是"卒"字，三是"方"字，"治"是治疗之意，"卒"是突然之意，"方"是方剂中药之意，连起来是说"本书是治疗急症的中药方剂手册"，我们统计了一下，在本书八卷的目录中，"治"字除了卷一的前三篇以"救"字代替外，其余67个题目均以"治"字开头；"卒"字用了44个；70个题目中均以"方"字收尾。

在"卒"然发生的病证中，有临床常见的各种病证，包括突然心痛、突然腹痛、突然心腹俱痛、突发霍乱、突发时气温病、疫疠、突发疟疾、突发中风、突发惊厥、突发癫狂、突发哮喘、突发水肿、突发胃痛、突发呕吐、突发黄疸、突患腰痛、突遭虫兽蛇伤、突发药物中毒，以及醉酒、牲畜传染疾病等，可以说应有尽有。如前所述，正是在这个"卒"发疾病中，中医科学院屠呦呦教授在该书"治疟病方、青蒿一握，以水二升，渍绞取汁，尽服之"的记载中得到启迪，从青蒿中提取出高效、速效、低毒的抗疟新药——青蒿素，广泛运用于世界各地，每年救治百万人的生命，为世界医学做出贡献。

在通本著述中，葛洪的治疗方药以"简、便、廉、验、效"为特色，特别适合农村、山区、基层，很多药物可就地采集，就地使用，葱、姜、豆等也都成为常用的急救药物，如治疗"醉酒不醒"者，以"菘菜子二合细研，井花水一盏，调为二服"，或以"豉葱白各半升，水二升，煮取一升，顿服"等，均为简单而又经济的方法。其他在治疗方法上，也创立了一批方法简便可靠的方法，包括人工呼吸、止血、导尿、润肠、引流、骨折外固定、关节脱位整复等急症治疗技术。

此外，葛洪在《肘后备急方》中对于一些传染病的记载，也堪称世界最早。如对天花病的记载"比岁有病时行，仍发疮，头面及身，须臾周匝，状如火疮，皆戴白浆，随决随生，不即治，剧者多死。难治瘥后，疮瘢紫黑，弥岁方灭"，可以说，这是世界上对天花病最早的记载。对于狂犬病这个危害剧烈的传染病，葛洪不仅详细地记载了病因、病状，而且提出用狂犬的脑组织敷贴在咬伤的创面上，以防治狂犬病的方法，虽然没有什么效果，但这种带有一定当今免疫学想法的思路是难能可贵的。

总之，在1700多年前，葛洪的《肘后备急方》就以今天看起来是简单、有效、方便、经济的家庭、医师可以共同使用的临床急救手册形式出现，实是世界医学史上的一大奇迹。

四、《抱朴子·内篇》

葛洪一生著述甚多，涉列多个学科领域，《晋书·葛洪外传》云："其所著碑、诔、诗、赋百卷，移檄、章表三十卷，神仙、良吏、隐逸、集异等传各十卷，又抄《五经》、《史》、《汉》、百家之言、方技杂事三百一十卷，《金匮药方》一百卷，《肘后要急方》四卷。"这些著作大都佚失，保留至今的只有《抱朴子·内篇》二十卷、《抱朴子·外篇》五十卷、《神仙传》十卷、《肘后急方》八卷。

《抱朴子·内篇》主要讲述道家的养生成仙及炼丹术，侧重于医药学和博物学；《抱朴子·外篇》主要介绍葛洪的治国安民理政思想观点。两部书合之，比较完整地反映了葛洪的以科学的道家养生为主，以儒学的做人治国为辅，内外并举，儒道兼修的大科学家、大医学家、大哲学家的气质与学识。

《抱朴子·内篇》有20卷，计"畅玄卷一、论仙卷二、对俗卷三、金丹卷四、至理卷五、微旨卷六、寒难卷七、释滞卷八、道意卷九、明本卷十、仙药卷十一、辨问卷十二、极言卷十三、勤求卷十四、杂应卷十五、黄白卷十六、登涉卷十七、地真卷十八、遐览卷十九、祛惑卷二十"。纵观20卷原文，其核心内容是阐述道家的修道成仙的思想、理论和方法，分为三层内容：第一是阐述修道成仙的理论基础，即为"玄"、"一"、"玄一"、"真一"为代表的道家哲学思想；第二是论述神仙的实有和仙道的可学性；第三是介绍养生成仙的具体方法。

第一，修道成仙的理论基础。作为道家道教的坚定推崇者，葛洪修道成仙的思想，自然是以"道"为最根本的理论基础。道家也好、道教也好都是以"道"为核心，而"道"的字解是"道路"，实际上是指"规律、原则"的意思，也有"道理"的含义。

葛洪所称的"道"，首先是强调老子"一"道的理论，所谓"天得一以清，地得一以宁，神得一以灵，谷得一以盈，万物得一以生"（《老子·三十九章》），在此基础上，葛洪将"一"分解为"玄一"和"真一"两个层次，前者接近老子的"一"，后者则将老子"一"的理论完全升华为神仙层次了，这也就把老子"道"的理论从人间升华为神坛了。"真一"实际上就是"神"。

第二，论述神仙的实有和仙道的可学性。葛洪从内心上是相信"神仙"的存在的，是一个虔诚的信仰者。他在《抱朴子·内篇》中，以大量篇幅引经据典、旁征博引，试图证明神仙的存在实有，甚至引用正史以外的大量神话传说、民间故事，如在"论仙"一文中有这样的描述："郊间两瞳之正方，邛疏之双耳出乎头巅，马皇乘龙而行，子晋躬御白鹤"等。在神仙"实有"、可信的基础上，葛洪还强调"成仙"、"成道"的可学性，他认为人是可以通过一定程序将自己凡人之体变化为神仙的。

第三，论述修仙的方法。葛洪认为，"人成神仙"是一个人的最高境界，而"修仙"的前提必须"人善"、"行善"，一个"恶人"或做了"恶事"的人，是永远不能"成仙"的，葛洪的这种思想，至今应该说也是有积极意义的。换言之，"劝人行善"、"劝人宽厚"、"多做好事"应该说是一种正能量的思想。

但论到具体养生成仙的方法时，葛洪的"服食金丹可成神仙"的说法今天看来肯定是错误的，但炼制金丹的方法技术等，却无疑推进了化学的发展。如他在"金丹"一篇中，详细地介绍了各种金丹的制作原料、制作程序、服用方法等内容。此外，关于炼丹制药地点的选择在"名山之中"；制药者的卫生要求——"沐浴五香，致加精洁"等，都可以称为当今"GMP"

的先驱。

其他，葛洪还介绍了不少养生、长寿的方法，他特别强调"精神因素"对人体健康的影响，强调"恬淡虚无"的积极意义，并且提出"内丹"、"行气"等自身修炼方法，为后世气功的发展，起到积极作用。

总之，《抱朴子·内篇》是一部在道教发展史上，具有很高价值的著作，其对我国古代儒道之学、博物学尤其是化学，以及养生学、医药学都做出了很重要的贡献。

第二十八章 张大宁谈临床常见发热的中医证治及 1000 例临床观察

发热是临床常见的症状，许多疾病都可导致发热。现代医学根据发热程度、持续时间将其分为稽留、弛张、间歇、复发等热型；以及急性发热、长期发热、周期性发热、慢性发热等类别；病因上亦可归纳为感染性与非感染性两大种。按照祖国医学的观点，引起发热的原因有外感和内伤两种，其中外感者居多，内伤较少。外感发热多属急性病发热较高，由六淫邪气外袭所致；内伤发热多属慢性病，系脏腑气血偏盛偏衰而成，发热较低。一般来说，外感发热多以六经、卫气营血、三焦辨证方法、内伤发热多以脏腑、气血津液等辨证方法，而这种辨证方法复杂重复，不易掌握应用。张大宁老师通过临床上 1000 例发热病人的中医治疗观察，将发热分为：伤寒发热、伤风发热、风热发热、阳明经证发热、肺热发热、肺胃实证发热、阳明腑实发热、少阳证发热、暑热发热、热入营血发热、热毒发热、食滞发热、肝郁发热、血瘀发热、阴虚发热、气血虚弱发热十六种类型，执简驭繁，辨证准确，屡收效验。

一、证治类型

（一）伤寒发热

【主症】　发热恶寒，发热轻，恶寒重，无汗，头痛项强，骨节疼痛，鼻流清涕等。

【舌脉】　舌苔薄白，脉象浮紧。

【治法】　辛温解表法。

【方剂代表】　麻黄汤。

【药物及加减】　麻黄、桂枝、杏仁、甘草。项强重者可加葛根；骨节疼痛重者可加羌活、川芎；鼻流清涕者可加防风。

【按语】　这种感冒发热系由于单纯感受寒邪所致，临床较为少见，辨证用药时，需严格掌握不能有热证，如咽红肿痛、舌苔黄等。

（二）伤风发热

【主症】　发热恶风，自汗头痛，鼻流清涕，或喷嚏干呕等。

【舌脉】　舌苔薄白，脉浮缓。

【治法】　解肌发表，调和营卫法。

【方剂代表】　桂枝汤。

【药物及加减】　桂枝、白芍、甘草、生姜、大枣。头痛项强者加葛根；兼有喘咳者加厚朴、杏仁；喷嚏较重者加杏仁、防风。

【按语】　这种发热一般表现为两种类型：一是感冒风寒轻型，即所谓"伤风"；二是表现为一些旧病卧床或妇人产后，由于营卫不和所致的微热、汗出、恶风等症，使用本法本方治疗，疗效较好。

（三）风热发热

【主症】 发热微恶风寒，有汗不多或无汗，头晕或痛，咳嗽咽痛，口微渴等。

【治法】 辛凉解表法。

【方剂代表】 银翘桑菊饮。

【药物及加减】 银花、连翘、桑叶、菊花、薄荷、杏仁、桔梗、竹叶、荆芥穗、豆豉、牛蒡子、芦根、甘草。发热较高者加石膏、知母；咽痛较重者加马勃、元参；咳嗽痰稠者加贝母、瓜蒌等。

【按语】 风热感冒是临床上最常见的感冒，中医称为"温病初起，邪在卫分"。就其范围来说，无论上呼吸道感染、气管炎、急性扁桃体炎，还是流行性感冒、麻疹初起、乙脑、腮腺炎等，如见上症时，均可采用本法治疗，故古人称之为"辛凉平剂"。

（四）阳明经证发热

【主症】 发热较高，不恶风寒，大汗大渴，或兼有头痛等。

【舌脉】 舌苔黄燥，脉洪大有力或滑数。

【治法】 清热生津法。

【方剂代表】 白虎汤。

【药物及加减】 石膏、知母、粳米、甘草。若发热日久，津气两伤，脉大无力，可予本方加人参；若症见发热、汗出、关节肿痛等，可予本方加桂枝。

【按语】 阳明经证发热指外邪入里而致的发热，其症状特点是不恶寒而见"四大症状"，即大热、大汗、大渴和脉洪大。临床上流行性感冒（简称流感）、乙脑、流行性脑膜炎（简称流脑）及急性风湿热见症如上时，可加减使用本方。

（五）肺热发热

【主症】 发热无汗或有汗，咳逆气急，甚则鼻翼煽动，口渴等。

【舌脉】 舌苔薄白或黄，脉浮滑而数。

【治法】 宣泄肺热，清肺平喘法。

【方剂代表】 麻杏甘石汤。

【药物及加减】 麻黄、杏仁、石膏、甘草。一般来说，汗出者，石膏用量可五倍于麻黄；无汗者，石膏应三倍于麻黄；如痰多气急者，可加葶苈子、桑白皮；痰黄稠者，可加瓜蒌、贝母等。

【按语】 肺热发热的咳喘，多由于外邪入里所致，不同于不发热的肺热咳嗽。临床上主见于急性气管炎，小、大叶性肺炎，对于小儿麻疹，疹毒内陷，出现合并肺炎者，亦可酌情使用。

（六）肺胃实证发热

【主症】 发热面赤，咽喉肿痛，胸膈烦热，大便秘结等。

【舌脉】 舌苔黄，脉滑数。

【治法】 清肺胃热，泻火通便法。

【方剂代表】 凉膈散。

【药物及加减】 连翘、薄荷、黄芩、栀子、大黄、芒硝、竹叶、甘草。若咽喉肿痛较重者，可加蒲公英、大青叶等。

【按语】　肺胃实证发热与肺热发热的不同点，主要在于"大便秘结"一症。古人用方取名"凉膈"之意，无非由于该方有清除膈上实热的缘故。临床上急性气管炎，小、大叶性肺炎及肺性脑病见于本证者用之有效。

（七）阳明腑实发热

【主症】　发热较高，大便秘结，腹部胀满，硬痛拒按，或虽下利清水臭秽，但利后腹满胀痛不减，按之仍坚硬有块等。

【舌脉】　舌苔黄厚而干，脉沉实或滑数。

【治法】　峻下热结法。

【方剂代表】　大承气汤。

【药物及加减】　大黄、芒硝、枳实、厚朴。若腑实不甚重者，可予原方去芒硝；若虽便结而腹满胀不慎者，可予原方去枳实、厚朴，加甘草；若气胀较明显者，可加莱菔子。

【按语】　阳明腑实发热系热与大便互结，形成燥屎所致，与阳明经无形热相比，被称为有形热，予通里寒下的承气汤类。临床上急性单纯性肠梗阻、急性阑尾炎及某些热性病过程中，见于本证者均可使用。

（八）少阳证发热

【主症】　寒热往来，口苦，咽干，目眩，胸胁苦满，默默不欲饮食，心烦，喜呕等。

【舌脉】　舌苔白，脉弦细。

【治法】　和解少阳法。

【方剂代表】　小柴胡汤。

【药物及加减】　柴胡、黄芩、半夏、人参、甘草、生姜、大枣。若寒热往来之中，以发热为主者，可予原方中去半夏、人参，加石膏；以发冷为主者，原方去半夏、人参，加桂枝；治疟时，可以原方加常山、青蒿、草果。

【按语】　小柴胡汤原为《伤寒论》中少阳证的代表方剂，其对于寒热往来的治疗多如上面所述。临床上每见到一种西医称之为"无名热"的发热，其中有一种见症是每日午后发冷，而后发热，至傍晚开始汗出，慢慢热退，张老师称之为"冷、烧、汗、解"，化验白细胞、红细胞沉降率等均正常，可以冷为主，也可以热为主，前者使用柴胡、黄芩、桂枝，后者使用柴胡、黄芩、石膏，用量应大，临床每每收到意想不到的效果。2003年，SARS流行时，张大宁老师担任天津市抗SARS中医总指挥，以小柴胡加石膏汤治疗，取得很好效果。

（九）暑热发热

【主症】　夏伤及暑热，发热头昏，口渴不甚，胸闷呕恶等。

【舌脉】　舌苔微黄，质淡红，脉濡或数。

【治法】　清热祛暑法。

【方剂代表】　清络饮。

【药物及加减】　鲜荷叶边、鲜银花、西瓜翠衣、鲜扁豆花、丝瓜皮、鲜竹叶心。若发热较高者，可加石膏；呕恶较重者，可加竹茹；若日久津气两伤，身热汗多，体倦少气，脉虚数者，可于原方加石斛、麦冬、太子参、沙参等。

【按语】　夏月外感暑热，治法当以清热祛暑为主，不可以一般辛凉解表之法，如清络饮之类；若暑热日久，还易伤及津气，故有清暑益气之法。近年来，一些小儿夏季热的病人，也参考本法治疗。

（十）热入营血发热

【主症】　发热，神昏谵语，斑疹隐隐，烦躁不眠等。

【舌脉】　舌绛而干，脉细数。

【治法】　清营凉血法。

【方剂代表】　清营汤。

【药物及加减】　犀角、生地、元参、竹叶心、麦冬、丹参、黄连、银花、连翘。若昏迷较重者，可合用安宫牛黄丸、局方至宝丹；抽搐者合用紫雪散，原方加羚羊角、钩藤；若并发出血，如吐血、衄血、尿血等，可于原方加旱莲草、地榆、槐花、茅根等。

【按语】　热入营血，系温病后期所见证候，多为重证、危证，临床上许多种急性发热性传染病如流脑、乙脑、猩红热、肠伤寒等后期，多参考本证论治。

（十一）热毒发热

【主症】　外症局部有疮肿，即红、肿、高、大者，并伴有发热。

【舌脉】　舌苔黄，质红，脉数有力。

【治法】　清热解毒活血法。

【方剂代表】　仙方活命饮。

【药物及加减】　银花、穿山甲、白芷、花粉、皂刺、当归尾、赤芍、乳香、没药、防风、贝母、陈皮、甘草。一般应加连翘、蒲公英、紫花地丁等，以加大清热解毒之力；便秘者加大黄、芒硝以泻下通便。

【按语】　热毒发热系由于局部热毒而引起的全身发热，局部热毒不清，全身发热不退，故治疗应以清热解毒为治，然热毒之成，无不有血瘀参与，所以治疗上又当佐以活血。临床上各种急性疮疡多可参考论治。

（十二）食滞发热

【主症】　发热不高，纳呆乏味，胃脘胀闷，恶心呕吐，或腹痛泄泻等。

【舌脉】　舌苔厚腻而黄，脉滑。

【治法】　消食导滞清热法。

【方剂代表】　保和丸。

【药物及加减】　山楂、神曲、半夏、茯苓、连翘、陈皮、莱菔子、麦芽、甘草。一般可加黄连，以加强清热之力。

【按语】　食滞发热多见于小儿，大凡小儿多饮食不调，而成食滞，食滞日久则发热，故治疗当以消食清热法，临床上切不可单用清热而不用消导之药，"食滞热清身自凉"。

（十三）肝郁发热

【主症】　发热不高，心烦急躁，胸胁闷胀，口苦纳呆等。

【舌脉】　舌苔黄，脉弦或数。

【治法】　疏肝清热法。

【方剂代表】　丹栀逍遥散。

【药物及加减】　丹皮、栀子、柴胡、当归、薄荷、白芍、茯苓、白术、生姜、甘草。发热较重者可加连翘、龙胆草；血虚者加地黄。

【按语】　肝郁发热多由肝气郁滞、郁久化热所致，临床上慢性肝炎、更年期综合征、神经衰弱等病在某一时期，均可见到上证，治疗应根据"木郁达之"的道理，以疏肝理气为主，佐以清热之法。

（十四）血瘀发热

【主症】 发热午后夜晚较甚，身体常有痛处或腹中有症块，甚则肌肤甲错，面色萎黄或黯黑，妇女经血不下，或恶露不下等。

【舌脉】 舌青紫，脉细涩。

【治法】 活血化瘀法。

【方剂代表】 血府逐瘀汤。

【药物及加减】 桃仁、红花、赤芍、当归、川芎、生地、枳壳、柴胡、牛膝、桔梗、甘草。血瘀甚者酌加丹皮、地鳖虫制大黄等。

【按语】 血瘀发热一般发热多在午后及夜晚为甚，见症如上。笔者曾治疗一例妇女，发热持续达半个月之久，体温高达39℃，夜晚尤甚，血常规、肝功能等多项检查均正常，曾用各种中西药无效，余以血府逐瘀汤加没药、血竭等治疗痊愈。

（十五）阴虚发热

【主症】 午后或夜间潮热，五心烦热，两颧发红，或有盗汗，腰酸等症。

【舌脉】 舌红而干，无苔或苔少，脉细数。

【治法】 滋阴清热法。

【方剂代表】 清骨散。

【药物及加减】 银柴胡、胡黄连、秦艽、鳖甲、地骨皮、青蒿、知母、甘草。阴虚重者可加生地、元参、麦冬、何首乌；盗汗可加浮小麦、生黄芪、麻黄根。

【按语】 阴虚发热多由肝肾阴虚所致。慢性日久，发热不高，如结核、低热待查等，参考本证本法治疗，可有一定疗效。

（十六）气血虚弱发热

【主症】 劳累后加重，身倦乏力，气短懒言，纳呆便溏等。

【舌脉】 舌淡体胖大，脉弱无力。

【方剂代表】 补中益气汤。

【药物及加减】 人参、黄芪、升麻、柴胡、白术、陈皮、当归、干姜、大枣、甘草。自汗者加龙骨、牡蛎；恶风加桂枝。

【按语】 此为李东垣"甘温除大热"所指病证，临床上确有一种由于气血虚弱所导致的发热，各项临床化验指标多正常，一般中西药无效，必以补中益气汤"甘温"之剂，方可收效。

二、临床发热1000例中医证治观察

（一）临床资料分析

1000例发热病人中，男性528例，女性472例。其中年龄最小的6岁，最大的78岁，平均年龄38.47岁。以16～35岁病人最多，占45%（表28-1）。

表 28-1　1000 例发热病人性别年龄分布

年龄 性别	6～15	16～25	26～35	36～45	46～55	56～65	66～75	>75	共计
男性	81	92	143	112	61	20	15	4	528
女性	44	118	97	68	84	42	14	5	472
小计	125	210	240	180	145	62	29	9	1000
%	12.5%	21%	24%	18%	14.5%	6.2%	2.9%	0.9%	100%

此 1000 例病人均为门诊病人，其中上呼吸道感染 392 例，急、慢性支气管炎 227 例，肺部感染 45 例，泌尿系感染 56 例，急、慢性肾小球肾炎、肾盂肾炎 96 例，胆系感染 58 例，急慢性阑尾炎 47 例，风湿热 16 例，类风湿性关节炎 34 例，无名热 29 例。体温在 37～39.5℃，平均体温为 38.4℃（表 28-2）。

表 28-2　体温情况分析

体温（℃）	37～37.5	37.6～38	38.1～38.5	38.6～39	39.1～39.5
例数	88	104	476	295	37

（二）疗效评定标准

（1）痊愈：服药后热退，临床症状消失，理化检查指标恢复正常。

（2）显效：服药后热退，临床主要病状基本消失，理化检查指标接近正常。

（3）有效：服药后体温下降 0.5～1.5℃，临床主要症状有所改善，理化检查指标仍有异常现象。

（4）无效：服药后高热不退，体温下降小于 0.3℃，临床症状无改善，理化检查无变化。

（三）治疗方法

本组 1000 例发热病人均经临床辨证分型后（表 28-3），施以中药汤剂治疗每日一剂，早、晚各一煎，每煎约 200ml，饭后服用，急性发热者 3 天为 1 个疗程，慢性发热者 10 天为 1 个疗程。服药期间嘱病人休息，保持心情舒畅，忌烟、酒辛辣刺激性食物，饮食宜清淡。

表 28-3　发热类型分析

类型	伤寒	伤风	风热	阳明 经证	肺热	肺胃 实证	阳明 腑实	少阳证	暑热	热入 营血	热毒	食滞	肝郁	血瘀	阴虚	气血 虚数
例数	14	68	303	32	176	38	30	29	58	17	72	36	14	9	82	22

（四）疗效效果

通过对 1000 例发热病人的临床观察表明，其总有效率为 96.8%，无效率为 3.2%，说明单纯应用中药治疗各种发热，只要认证准确，用药得当效果是显著的（表 28-4）。

表 28-4　总疗效分析

疗效	痊愈	显效	有效	无效
例数	381	34.9	238	32
百分率	38.1%	34.9%	23.8%	3.2%

当今，现代医学发展迅速，各种抗菌新药不断问世，而古老的中医药在医学之林能够处于不败之地，确有其独到之处。对于急性发热西药虽疗效快，但毒副作用大，且全身症状改善较差。中医从整体出发辨证施治，运用中药的配伍，虽然疗效相对慢些，但基本上无毒副作用，全身症状改善较好，远期疗效好。对于一些慢性发热及无名热，现代医学尚无良策，中药的疗效是确切的。

第二十九章　张大宁谈中药单味药提取

药物学中将一些单味中药提取"有效成分"后而制成的"精品"，如麻黄素、黄连素等，一直当西药对待，西医认为是必然的，中医也不反对，甚至不少中医反对将这类药品划在中药范围之内，张大宁老师坚决不赞成这样的意见，而且在很多场合提出自己的见解——"凡是由单味中药提炼出有效成分的药物，一律属于中药的范围"，近些年来，已逐渐为中医药界所接受。

关于"中药"的定义，一些中药著述，甚至中医院校中药学讲义中都是这样表述的"在中医理论指导下使用的植物药、动物药……是为中药"，或"在中医药理论指导下，用于防治疾病的药物，便称为中药"，这其中重点强调了"必须在中医理论指导下使用"，换句话说，必须严格地根据"四气五味、性味归经地进行'辨证'后使用的才可以划为中药"即指"中药必须针对的是中医的'证'，而不是西医的'病'"。张大宁老师认为其实不然，一则本来中药在大多数"辨证论治"的同时，有些就是直接针对"病"的，如使君子治疗蛔虫、青蒿治疗疟疾等。再者，我们在前面论及中医学以"证"为核心时，也曾提到中医学在辨证论治的同时，也不断地总结出一些针对西医"病"的方剂和药物，这在一定程度上，也可以说是"中医学的一个发展"。

另外，还有人说，"单味药的提取"不能算作中药，实际上这也是一个误区。张老师说，我们煎药的过程不就是提炼、提取有效成分的过程吗？至于"单味药"的问题，我们有的方剂不也是由一味药组成的吗？如张景岳创立的独参汤，不就是一味人参构成的吗？何况单味药的提取都是根据原来我们中医药著作中有关某一味药的功能来进行的。我们可以以"麻黄素"的发明为例：麻黄是一味用了几千年的发汗、平喘中药，西药研究者，从1885年日本的山梨开始，到20世纪30年代美籍华人陈克恢、冯志东，从中药麻黄中分离出有平喘作用的麻黄素为止，整个研究成果都是在中医药"麻黄平喘"的基础上进行的，据陈克恢自己介绍，他的舅舅是位名中医，在他在北京协和医院工作期间，经常向他介绍一些中医药知识，又特别推荐了麻黄，使陈克恢对中药产生了浓厚的兴趣，才着手在日本山梨、长井长义、三浦谨之助和久保田晴光的研究基础上，开展了麻黄提取的进一步研究。张老师说，我们的独参汤不就是一味人参煎汤提取吗？不能说西医提炼得比我们更纯一些，我们就不承认它是中药了，我们老祖宗传下来的东西，为什么非要推给西医呢？张老师甚至调侃地说："我们这儿就好像是大烟，他们那就是提炼后的海洛因，那也不能因为他提炼得纯一些就不是罂粟了吗？"所以说，单味中药提炼后所制成的"精品"，应当也必须属于中药的范围。

至于中药的定义，张老师认为很难表述，因为"定义"应该是很严谨的，只能说"概念"吧，"中药"应是除了在中医药理论指导下的药物称之为中药外，还应该包括一些我国的民族医药（包括一些由我国早期传至国外而形成的传统医药）和由此而提炼出有效成分的"单味药精品"，如青蒿素、麻黄素、黄连素、雷公藤多苷片、黄葵胶囊等，都属于中药的范围。

第三十章 从"日本的明治维新废除中医" 谈日本中医学的发展

改革开放以来，张大宁老师应日本中西医界和高等院校的邀请，10余次赴日讲学，并为日本一些高官名人会诊诊病，张老师以其博大、深厚的医学理论、医学实践，获得日本中、西医学术界的赞誉，并以高超的临床疗效广受日本病人的欢迎。期间，张老师仔细地考察了日本中医界的学术进展、人才情况，并翻研了不少有关日本中医的历史状况，尤其对日本明治维新运动对中医的影响有着自己独特的看法，特介绍如下。

日本称中医为"汉医"，其来源可能有二：一是以"汉"字代"中国"之意；二是日本所用的中医方剂，多以东汉医圣张仲景《伤寒杂病论》中的经方为主，如麻黄汤、小柴胡汤等，故称之为"汉医"。至于后来有的日本学者称中医为"东洋医学"，则多不为学术界所公认，故影响甚小。所以本文中使用"中医"一词。

发生在19世纪60年代的日本"明治维新"运动，在整个日本国历史中，是一个非常重要的事件，是日本在封建社会向资本主义社会转变时期发生的自上而下的改革运动。1867年，日本的老天皇亡故，皇太子睦仁即位，称"明治天皇"。在这以前，日本国的天皇只是名义上的国家元首，实权掌握在"幕府"德川一家手里，他们名义上是"大将军"，实际上自称"大君"，对外代表国家，对内主持政府，大权独揽，当时幕府不设在国家首都京都，而在江户（即今东京）办公。19世纪的日本，城乡不断发生农民和市民暴动，致使以江户幕府为中心的幕藩体制发生动摇，加之西方列国强迫日本签订各种通商条约，造成幕府威权丧失。在这种情况下，西南各藩下级武士发动"尊王攘夷"、"倒幕维新"运动，最终让德川一家交出政权，1868年1月天皇睦仁发布《王政复古大号令》，废除幕府制度，维新派军队进入江户（后改为东京），改元明治，维新运动由此得名。接着实行一系列改革政策，包括迁都东京、建立中央集权政府、解除土地买卖禁令、实行地税改革、兴办教育、兴办工商企业、大力引进西方科技等，从此日本走上了富国强兵的资本主义道路，逐渐走进了世界列强的国家。有人比喻为我国的"改革开放"，虽然从根本上是不同的，但确有些形式上的相似之处。

应当说，日本的明治维新运动对于日本的整个国家发展、社会发展都起到了重要的推进作用，但用今天不少日本政界、科技界，尤其是医药卫生界学者常说的一句话"明治维新运动唯一的一件错事就是取缔了中医"，也就是说，在明治维新之后，在政治、经济、科技、文化等方面完全崇尚欧美、一切西方化的思想促进下，于1875年以政府法令形式取缔了中医，当时日本的中医学家们虽经24年的艰苦努力，但都没有成功，致使本来在日本发展得较快的中医学实际上倒退了很多年。

但科学究竟是科学，医学究竟是医学，有效终归是有效，有病人总归会有病人，中医学是以其科学的内涵存在，是以其防治疾病的效果存在，从根本上讲，不靠政府，不靠政策，中医是取缔不了的，更是消灭不了的，这是张大宁老师在谈到日本明治维新运动时经常讲给我们的一席话。

虽然明治维新后，在政府层面取缔了中医，但在民间，中医仍然流行着、使用着。至20世纪30年代，即昭和年代，日本掀起了复古风潮，一批西医深感西医的不足及中医的有效，改学中医，并在社会上大力呼吁振兴中医，从而中医出现了复兴的萌芽。

第二次世界大战后，美国医学进入日本，西医出现许多新的理论、新的诊断方法、新的治疗方法，但随着西医的越发展，就会越感到自身的不足，相反一些有头脑的西医专家越发感到复兴古老中医学的必要性，于是中医学在日本渐渐呈现复兴的景象。尤其近几十年来，日本医学界看到中国中医学的快速发展，看到中医学在中国大陆取得的越来越多的科技新成果，也就开始逐渐越发重视中医学、发展中医学，并在不少领域取得了不少优异的成绩。

一、中医学传入日本和古代的中日医学交流

中医学开始传入日本，有两个说法：一是直接由中国传入日本，二是经朝鲜传入。医学界大都同意后者，即初始时是经朝鲜传入的。据文献考据，中医学传入日本，其早期经由朝鲜百济或新罗传入的，稍后中日开始了直接的交往。

公元 562 年吴人知聪携《明堂图》及各种中医书籍 164 卷东渡日本，开启了将中国医学直接传入日本之始，对日本医学的发展起到了深远的影响。后知聪之子继承父业，在日行医，疗效很好，颇受日人赞誉。以后又献医药方书 130 卷，药臼一等，被日本孝德天皇赐以"和药使主"的称号，至此，知聪子孙世袭此荣誉称号，均为中医学在日本的发展发挥了重要的作用。到了 7 世纪，大和朝廷和隋朝互派使节进行文化交流，其中中医学是一个重要内容，每年日本均要有不少留学生和学问僧来中国学习中医。公元 608 年，日本圣德太子派小野妹子为特使访隋，带走 300 卷的《四海类聚方》返日。同年，日本推古天皇又派遣药师惠日、福田来中国学医，于公元 623 年学成回国，带回《诸病源候论》等重要著作，成为日本来中国学习中医的先驱者。这以后，两国医学家往来甚为频繁，中国各种医著也就源源不断流向日本，如《备急千金要方》、《千金翼方》、《外台秘要》等，都在日本大量印刷发行。

公元 701 年，日本文武天皇颁布"大宝令"，其中的医事制度、医学教育、医官设置等，完全采用我国唐代制度、医生、针生分科习业，医生必修《针灸甲乙经》、《脉经》、《小品方》、《集验方》；针生必修《素问》、《针经》、《明堂》、《脉诀》、《流注经》等。同时，根据我国唐代太医署中设医博士、针博士、按摩博士等职称，"大宝令"中也设有医博士、针博士和按摩博士。

公元 743 年，日本天宝十二年，唐高僧鉴真和尚率数十名弟子，并携带一大批中医书籍和中药，6 次渡海，历时 10 年，于 754 年抵达日本。他在日本大力传播中国文化，包括佛学，中医药学等。初到日本，即为光明皇太后治愈病患，被封为"大僧正"。鉴真高僧以其毕生精力将中医学理论和技术毫无保留地传授给日本学者。后来，他的视力逐渐减退，最终失明，但他仍可用鼻嗅、口尝，以及用手扪捏，准确地鉴别药物和进行中药炮制，编著了《鉴上人秘方》一书，在日影响很大。公元 763 年，鉴真逝世于日本奈良招提寺，日本人尊称他为"初祖"、"海上大师"，直到江户时代，日本包药纸上还印着鉴真的肖像。

此后，日本对中医的重视越发强烈，学习研究中医的人日益渐多，中医学的著作也不断层出，如公元 808 年日本安部真直等编著的 100 卷《大同类聚方》，就是以《内经》、《脉经》、《针灸甲乙经》、《小品方》、《新修本草》等为基本蓝本写成的，该书在日流传甚广，影响颇大。此后掘原性全把《诸病源候总论》摘译日文，名为《顿医抄》，还用汉文编写了《万安方》不仅搜集了唐宋的处方，还加入了自己的临床经验，很有一定学术水平。

公元 984 年，日本御医丹波康赖编著了医学全书《医心方》30 卷。该书以我国隋唐时代医学著作为基础，参考各代名家经验，其中包括在我国已失传的《虾墓经》、《葛氏方》、《小品方》、《玉房指要》等医书，所以，该书不仅有医学价值，而且对考据、辑撰一些佚失古籍，也有很高的文献价值。其他如日本医家编著的《太素经集注》、《药经太素》、《摄养要诀》、《辅仁本草》

等，也是在我国古代医著的基础上编撰的，这些都有力地推动了日本医学的发展。

以后在公元 7～9 世纪的 200 多年间，日本共派使 19 次、30 船、5000 人左右。大批医师来往于中日之间，交流中日间医学学术经验，并将大量中医著作带回日本，据日本史记记载，日本官方所存的中医著作当时已达 163 部，1309 卷，基本上都是中国隋唐以前的著作，在日本逐渐形成了习称"汉方医学"，一直到明治维新以后，汉方医学一直处于日本医学的主导地位。

二、古代日本中医学的三大学术学派

15 世纪之后，由于中医学、日本称之为汉方医学的逐渐发展普及，中日医学交流的日益频繁，中国古代不同朝代的中医各家学派也不断地影响着日本的中医学术界，而逐渐形成日本医学学术界的不同流派。至 10 世纪以后，日本汉方医学界逐渐形成了较为完整的三大派系，即"后世方派"、"古方派"和"折衷派"。

后世方派，该派创始人为田代三喜（1465～1537 年），由于他在 23 岁，即 1487 年时来中国留学中医，11 年返日，在华留学近 12 年。而当时中国正值金元四大家的高潮时期，他对其中补土派的李东垣和滋阴派的朱丹溪尤感兴趣，主攻此两学派，造诣颇深，故返日积极宣传此两学派理论，并付之实践，逐渐形成以李朱两派为基础的学术流派——后世方派，田代三喜遂之变成该流派鼻祖。而后，其弟子曲直濑道三（1507～1594 年）在田代三喜的基础上，进一步提高，在理论实践上均为发展，著有《启迪集》，并建立启迪院。为此，受到天皇嘉奖，该学派一直延续至今，代表人物为日本东亚医学协会理事长矢数道明，曾多次来华考察中医。

古方派，该派创始人并河天民，鼎立崇拜医圣张仲景，学术上以《伤寒论》、《金匮要略》为主体，通过自身实践，总结出一整套理论与辨证论治体系，故称古方派。该派集大成者为坂净运，留学中国，深钻仲景学说，熟用经方，疗效甚佳。他的后人吉益东洞（1702～1733 年）实践仲景理论经方，编著《类聚方》、《药微》等医籍，该学派也一直持续至今，后来的代表人物为日本北里研究所附属东洋医学综合研究所所长的大冢敬节。

折衷派，该学派代表人物华冈青川（1760～1835 年）学术观点位于上述两大学派之中间，故曰"折衷派"。这个学派的另一特点是大胆吸收现代医学的一些新观点，有些用今天的话说叫"古今结合、中西结合"之意，后来代表人物如浅田流、中野康章和木村长久等。

以上三个学派，各有长短，延续至今，都为日本中医学的发展作出了贡献。

三、近百年来日本中医学的发展

前已论及，日本的明治维新虽然促进了整个日本政治、经济、科技、社会的发展，在日本的历史长河中起到了巨大的促进作用，但"取缔中医"的错误决策，却对当时正在日本蓬勃发展的中医学，给予了致命的打击，换句话说，中医学从政府层面消失了。但正如张大宁在前面所讲的，"中医学永远消灭不了，因为它是科学，它有疗效"，所以明治维新后的日本，中医仍在广大民众中，在社会上使用、流传。

1910 年以和田启十郎（1871～1916 年）为代表的一批西医学习中医人士，重新提出"要重视中医，复兴中医"的口号，并结合自己的临床实践，编著了《医界之铁椎》一书，较详细地阐述了中医学的理论和临床。他的第一代弟子就是中国中医界所熟悉的日本著名医学家汤本求真（1875～1941 年），汤本求真利用西医理论阐述中医学的名著《皇汉医学》的出版，极大地震动了日本的中西医学术界，后被翻译成中文在中国出版，受到我国医学界的欢迎。以下是《皇汉医学》自序，阅后可见一斑。

"余少以钦命学医于金泽医学专门学校,明治 34 年毕业,旋供职医院,嗣后自设诊所,从事诊疗。至明治 43 年,长女以疫痢殇,恨医之无术,巾怀沮丧,涉月经时,精神几溃乱,欧读兄师和田启十郎所著之《医界之铁椎》,始发奋学中医,经十有八年,其间虽流转四方,穷困备至,未尝稍易其志,用力既久,渐有悟入,乃知此学虽旧,苟能扶其蕴奥,而活用之,胜于今日之新法多矣。无如举世之人,竟以欧美新医相矜炫,中医之传,不绝如缕,此余所为日夜悼叹者也,既以稍知此学,不忍终默,窃振而起之。故不揣浅陋,撰为是书,以俟天下具眼之士"。

1926 年,即昭和初年,中医在日本开始复兴,著名医家山中忠直出版了《汉方医学新研究》,广受赞誉。这以后,1928 年东京成立东洋医道会,出刊月刊《皇汉医学》,开设学校培养中医人才。1932 年,东京成立东洋古医学研究会,机关刊物为《古医》月刊。名古屋也发行《古医学》杂志。1934 年,在社会各界的广泛呼吁下,日本中医界成立了全国性的中医学术团体——日本汉方医学会,出刊杂志《汉方与汉药》。1935 年马场和光、内山孝一、杉靖三郎等在东京创办日本医学研究会,并公开提出要集中医学与西医学之大成,建设日本医学的口号。

在这以后的几十年中,随着现代医学发展中出现的与中医学不少相似相同理念的产生,如当时新出现的加拿大病理学家塞里应激学说与中医学整体观念的高度相似,以及在临床上中药的有效使用,尤其是看到新中国成立后中医学的飞速发展,使得日本古老的中医学,再次受到政府及医界的广泛重视,从而中医工作者日益增多,中医药进医院、开诊厅、进医保、办学校、成立各种学会协会等,呈现一派大发展的情景,张大宁老师多次告诫我们,一定要忠实于中医,学习好中医,继承好中医药学,否则以后再过若干年,我们就要到日本去学中医了。

第三十一章 关于纠正中医学临床实践中的三个"误区"

张大宁老师对祖国医学有着深厚的感情，可以说"酷爱中医"，也许正是这个原因，所以他对中医学中出现的一些偏差也会毫不留情地指出，用他本人的话说，叫"对于这一偏差、误区，必须客观地指出来，这样才能让后学者更爱中医，让社会更信中医，让中医学更好地、更健康地发展"。

我们在日常随老师临证或听课时，张老师曾指出中医如下的三个"偏差"，或称"误区"。

1. 第一个"误区"

由于历史的原因，中医没有现代化的客观检查手段，没有各种尿的化验、血的化验，没有B超、CT、核磁，只是根据望、闻、问、切的结果来决定疾病的好坏及痊愈与否，这样就易造成这样一个结果，一则即将一些暂时没有"症状或体征"，但已经有"病"的病人漏掉，但这绝对不是中医的错误，而是历史上的各种条件所造成的，所以这就要求中医必须掌握一定的现代医学知识，这也正是国家中医药管理局所要求的中西医病名的"双重诊断"。当然我们也需要、也必须存在一些"纯中医"，他们几乎不懂西医，但对中医学理论造诣很深，在临床实践中，只是以高超的、完整的、系统的、纯真的望、闻、问、切四诊八纲来辨证论治。二则中医主要是"辨证"治疗，治疗效果主要反映在"证"的改变上，当然有些疾病随着"证"的改善，"病"也随之改善，但确有不少疾病，"证"好转了，但西医诊断的"病"却变化很少，如各种检验变化不大，有些中医即认为"中医无效"，这是一个"误区"，从根本意义上讲，只要"证"改善了，中医就是有效了，当然"病"好，则更好，但"病不好"，"证"好，也应该是有效的。

2. 第二个"误区"

至今都有一些中医认为"无论多复杂的病症，都可以一个方剂而包收全功"，我们知道，有些疾病是可以通过一个方剂、一个治法，甚至一味药即可治愈，但有些病证非常复杂，涉及多个脏器，这就不是能在一个方剂中即能完全医治好的，所以必须运用多种方剂、多种治疗手段来共同配合才能完成。正是基于此，张老师在1984年全国尿毒症学术会议上即提出"肾衰系列方"的概念，即由11个方剂组成，包括口服汤药、口服成药及中医灌肠等联合组成的系列治疗方案，共同完成对慢性肾功能衰竭的治疗，取得了较好的结果，受到与会者的共同赞成与欢迎。至今，全国各地在治疗尿毒症或其他复杂病证时，不少学者使用"系列方"这个概念，采取多种方剂，各种治疗方法同时并用的治法，获得较好的效果，体现广大中医学术界对这一认识的认可。

3. 第三个"误区"

关于正确认识"治愈疾病"与"控制疾病"的区别。我们知道，临床上有些疾病是可以治愈的，或者是"根治"的，但有些疾病按现在的医学水平来讲，是不可以"治愈"的，只能是靠药物来"控制"，我们知道，"治愈"疾病、"根治"疾病固然是最好的，但如果达不到"根治"，而是靠药物能控制疾病的发展、控制疾病的恶化，使疾病稳定在一个阶段，那也是值得推荐、值得使用、值得赞扬的。迄今为止的现代医学对于高血压、糖尿病等多种慢性病，还都停留在"控制"的阶段，尚未达到"治愈"、"根治"的水平。但在中医学的历代著作中，有一个给人的"错觉"，即有一病，便有一证，有一证便有一法，有一法便有一方，有一方便有一药、有一针，这一切如果都用对了，用准了，病症便会痊愈，也就是根治了。中医的"医案"多为治疗后的追记，多不是治疗过程的原始记录，而且多以疗效好的"医案"记载，所以更存在一些问题。如古代医案最习惯的写法是："以××疗法而收全功"。张老师曾举了一个自身经历的例子，有一次他查房时，一个青年大夫在汇报一个慢性肾功能衰竭的病历时，说了这样一番话"这个病人在我们这里治了七八年了，没什么效果，血 Cr 一直在 $300\mu mol/L$ 上下徘徊"。这表明在这位青年大夫的眼里，只能把这个慢性肾功能衰竭的病人完全治愈，才称中医有效，这就是上面谈的这个"误区"。反而，病人自己说："我经常到北京协和医院复查，西医专家说，中医效果真不错，这么多年一直控制得很好。"所以中医必须跳出这个"误区"，有些病可以完全治愈，但有些病能"控制"好，让它发展慢一些，也是中医的疗效。

所以，张老师说，要从学中医的学生开始，就教育他们"不是所有疾病都可以治愈的"，在医学的发展道路上，还有很多"未知之谜"，有些病证可以治愈，有些病证可以控制，有些病证现在还根本无法治疗，还需要一代又一代的奋斗。

另外，在教学、著述中，还要总结、介绍一些"不成功"的病历，分析它失效的原因，讨论修正建立新的治疗方法，只有这样，中医学才能更快地进步和发展。

第三十二章 从"轴承学说"谈中西医结合

中西医结合，一个非常熟悉，实则又非常深奥、非常难解的词汇。从明末清初，西方医学伴随着西方文化开始传入中国，中国一些有志之士开始在逐渐接受西方文化的同时，探讨西方文化与中国传统文化的关系，不断有人提出"中学为本，西学为用"的观点，以化解两种文明的冲突。但随着西医学开始为部分中国人所接受，两种医学的冲突开始越来越显现出来。最早接受西医学的中医学家应当是明末清初的王宏翰，王宏翰字惠源，号浩然子，江苏华亭人，为天主教徒，学识渊博，他在系统地学习了一些西医学知识，尤其是解剖学、生理学、病理学之后，于1688年著有《医学原始》一书，试图把中医学的内容与西医学的内容相融合，如他在书中试图从胎生学角度阐述中医的命门学说。以后王学权的《重庆党随笔》、陈定泰的《医谈传真》、罗定昌的《脏腑图说证治要言合璧》等，都对如何处理好中西医的关系做了有意义的探讨，总的来说，是一种"接受性的"。1890年李鸿章为西医药学《万国药方》一书作序时，曾提出"倘学者合中西医之说而会其通，以造于至精极微之境，与医学岂曰小补"，首出"中西汇通"之说。在此前后的唐宗海可谓"中西汇通"之典型。唐宗海，自容川，四川彭县人，因其父曾患吐血、下血等症，延请名方名医医治无效，故下决心苦钻医学，苦读经典及历代各家名著，遂成一代名医。于1884年首先推出《血证论》一书，以后又推出《中西汇通医经精义》、《金匮要略浅注补正》、《伤寒论浅注补正》、《本草问答》四种著述，合称《中西汇通医书五种》，明确提出"中西汇通"之说，认为中西医各有所长、各有所短，主以"损益乎古今"，"参酌乎中外，以求尽美尽善之医学"，"兼中西之说解之，不存疆域异同之见，但求折中归于一是"，指出中西医原理相通，并不矛盾，并对当时对中医的种种贬低观点，予以驳斥。

在这以后的恽铁樵、张锡纯两位大家，也从不同角度探讨了中西医之间的关系。如恽铁樵认为"西医之生理以解剖，《内经》之生理以气化"，"《内经》之五脏，非血肉之五脏，乃四时之五脏"，"中医而有演进之价值，必能吸收西医之长，与之化合"，以至1929年，他在上海国医学院专门作了一次"中西医化合是必然的趋势"的学术报告，影响很大。张锡纯，河北盐山人，自幼熟读四书五经、中医经典，年轻时又接受西医学说，一生从事中西医汇通工作，提出"衷中医而参西医"的观点，理论上，中西医可以相互借鉴、相互沟通，临床上中西药可以共同使用，认为"西医用药在局部，其重在病之标也，中医用药求原因，是重在病之本也。究之，标本原宜兼顾。若遇难治之证，以西药治其标，以中药治其本，则奏效必捷"。如创有阿司匹林麻黄汤、阿司匹林白虎汤等。

总之，"中学为本，西学为用"也好，"中西化合"、"中西汇通"也好，"表中参西"也好，其愿望、努力都是值得赞扬、值得提倡的，但作为两种完全不同的医学体系，其真正做到融合绝非容易、绝非简单，更不是一蹴而就的，但是不断地探讨中西医结合的途径、方法也是非常必须、非常重要的，以下介绍一种"轴承学说"，作为一种尝试吧。

"轴承学说"是张勉之在一次听完张大宁老师学术报告后，"灵感"出来的一个"词"，本来，张老师是这样讲的。

中医学是一门以"证"为核心的医学科学体系，"辨证论治""、"辨证施护"、"辨证康复"、"辨证养生"等，都是以"证"为核心。而"证"的产生，是在古代解剖学受到禁锢后，人们从另外一个"切入点"、另外一个"角度"观察、分析、归纳人体正常生命活动、异常生命活动和以各种方法治疗、纠正这种异常生命活动后，而产生、升华出来的一个"特殊的概念"，而这种"特殊的概念"，在一定程度上反映了人体"整体"的状态，也就是说人体对"致病因子"，作出的一种"整体反应"，有人把这种"反应"，称之为"机体反应性"，似乎不甚准确，从认定它为一种人体"整体"的"状态"也好、"病态"也好，总之是人体"整体"的一种"表达"，似乎应该是没有什么疑义的。相对于此，现代医学似乎更着眼于人体的"局部"。开始，古希腊学者希波克拉底曾把疾病的发生归于人体内四种液体（血液、黏液、黄胆汁、黑胆汁）的平衡失调所致，这种认识大约统治了2000多年，至18世纪莫干尼开始把内服见到的尸体解剖结果和生病的临床表现联系起来，认为疾病的发生是人体器官遭到了损害所致，这就是"器官病理学"的产生。至19世纪，随着光学显微镜的出现，德国著名医生魏尔啸首创"细胞病理学"，认为细胞的形态机能障碍，是一切疾病的基础。再到20世纪30年代以后，超薄切片技术与电子显微镜相继产生，人们对于疾病的认识逐渐深入到分子水平，甚至深入到更微小的量子水平。西医由人体水平—器官水平—细胞水平—分子水平，由宏观到微观，应该说是一种医学上的进步，但由此而产生的过分强调"微观"、强调"外因"、强调"客观检查指标"等，而忽视了人体"整体"的变化，忽视了人体"内因"、忽视了"人体主观能动性"等，实质是一种"缺陷"，是一个"缺项"。我们在临床上，经常看到一种现象：西医对于一些体温不高的自觉身热、五心烦热；找不出原因的头痛、头晕；血色素不低的面色㿠白、萎黄等，既说不出病名，也束手无策，无以治疗，称之为"亚健康状态"，也不过是"没说法中的说法"，相反这种状态，中医学则可以根据病人病状、体征给予一个"证型"的判断，同时还可以根据这种状态给予相应的治疗，即"辨证论治"，这种认识疾病、治疗疾病的方法，也可以说是着眼于人体的"整体"、着眼于"宏观"。而西医呢，相对于中医而言，从诊断到治疗，多着眼于人体的局部，而且随着自然科学越来越发展，各种检查治疗设备越进步，从器官、组织、细胞到分子，甚至更小，越来越微观化，用西医自己的话讲，是"认识越来越深入"，当然这应当算是西医学的一个发展、一个进步。但相比之下，西医在重视了"微观"的同时，却在某种程度上忽视了"宏观"，忽视了"整体"。我们在临床上经常看到西医认为"病"治好了，但"证"、"症状"还存在。张老师用了一个"大小圆"图（图32-1），形象地说明了这点，而且也以此形象地说明了中西医结合治疗疾病的长处与优势。图中大圆代表人体整体，一层层的小圆代表局部越来越细分，越来越微观。当人体发生疾病时，西医先从诊断上"找"出哪个圆有问题，是A圆还是B圆、C圆，如果是A圆，再找是A圆中的A1圆还是A2圆、A3圆，如此逐步微观深入。找到后，采取"靶向"治疗，或者手术方法，针对"局部"直接给予治疗，一旦认为治疗"好了"，就万事大吉。而中医多从人的整体进行观察、分析，然后归纳出若干"证"，也就是"整体失调"的若干类型，根据这些不同的"证"、不同的"整体状态"，进行治疗，通过"整体治疗"促进"局部的改变"。当然一般来说，前者检查时间长，治疗时间短；后者检查时间短，治疗时间长。所以张老师认为，如果将中西医两者有机地结合起来，大小圆一起治疗，也就是"病、证"，"整体、局部"一起治疗，势必不但提高了疗效，而且对疾病的认识也深入了。

当然，张老师也讲到，近年来现代医学也开始注意到"过于微观化"的缺点，并开始向"宏观化"、"整体化"发展，如著名学者贝格朗菲在20世纪后半叶提出的"普通系统论"，其核心是系统观点、动态观点和等级观点。系统观点指一切有机体都是一个整体系统；动态观点指一切生命现在本身都处在不断运动的状态；等级观点指各种有机体都按照严格的等级组织起来，说明把有机体描述成一个整体系统，无疑这都是一种进步。

张勉之正是根据张大宁老师上述理论及把它形容为一种"轴承"，即整个大轴承是"整体"、是"宏观"，而小的轴承是"局部"、是"微观"，如果把这两者有机地结合，势必会在提出临床

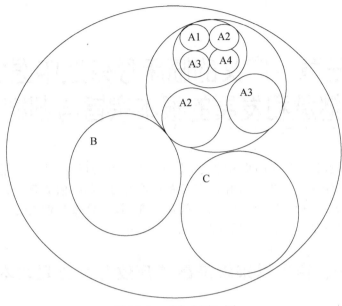

图 32-1 "大小圆"图

疗效的同时，对疾病的认识，对人体生命活动的认识也会逐渐深化了。正是如此张勉之教授称之为"轴承学说"。

张老师认为，中西医是两种根本不同的医学体系，论整合、讲结合，都是一件非常不容易的事，都会是一个漫长的历史过程，"轴承学说"可以算是一个尝试吧。

第三十三章 广义的临床疗效是中医学立足、继承和发展的根本宗旨与归宿

张大宁老师经常强调，广义的临床疗效是任何一门医学的根本宗旨与归宿。任何一门医学，无论是现代医学、传统医学，包括中国的、印度的、埃及的、阿拉伯的等，要立足、要继承、要发展，最根本的一条是"疗效"，有"疗效"就有一切，没"疗效"就失去一切，所以说，广义的临床疗效是中医学立足、继承和发展的根本宗旨与归宿。

一、自古以来就是靠"疗效"为立足之本

中医学从它的产生到今天，大约有2000多年的历史，2000多年前它的理论体系的建立，它的《内经》、《神农本草经》、《伤寒论》、《金匮要略》四部经典的出现，都是建立在长期的、大量的、丰富的临床实践经验的基础上，换言之，都是建立在"有效"的基础上。这个"有效"指的是"广义的临床疗效"，即包括治病、防病、养生、康复、保健及延年益寿等。可以这样讲，之所以我们经常讲"几千年来，中医学对中华民族的医疗保健事业，对中华民族的繁衍长生作出了重大的贡献"，根本的原因是因为它有效，或可以治病，或可以防病，或可以养生，或可以康复，或可以延年益寿，离开这五条，中医学就不复存在。尤其是近200多年来西医传入中国，这对中医来讲可以说是一次重大的挑战，世界上许多国家的传统医学都在这种挑战下失败了，消失了，而作为有着2000多年历史的中医学不但没被淘汰，相反地出现更加高速发展的态势，固然其中有两个重要因素，一是中医学已经自成一个非常完整的、非常严谨、非常科学的理论体系，另一个重要的是新中国成立以后党和政府对中医的大力支持和有力领导，这就像"催化剂"一样，有力地促进了中医学的发展。但它能立足、能发展的最根本一条，是它的"疗效"，即上面讲的"广义临床疗效"，没有"疗效"，一切无从谈起。

二、从古至今中医学发展的根本也在于"发展疗效"

几千年来，中医学从四部经典，发展到"各家学说"，发展到历代数以千计的名家著述，从基础理论到诊断方法，从病因到病机，从治疗法则到具体治法，从几百种中药发展到几千种中药，从简单的十几个方剂，发展到数以万计的方剂，尽管有些理论、学说、方法上还相互争鸣、相互探讨，以致学派林立，但可以说中医学在各个方面都有了长足的进步与发展，然而从根本上讲，还是说发展了"疗效"，发展了"广义的临床疗效"。

近几十年来，尤其是20~30年来，作为建立在自然科学基础上的现代医学出现了突飞猛进的发展，甚至可以说是"质"的飞跃。张老师说，他在年轻时，西医的检查无外乎三大常规加上血的肝功能、肾功能、心电图、X线等，药物也无外乎几种抗生素、降压药、降糖药等，比起丰富多彩的中医学，简直是"小巫见大巫"，所以一般病人都是先去看中医，如果中医看不好，再去看西医。可现在不同了，随着自然科学的飞速发展，西医很快地、几乎是"同时"

地把自然科学的研究成果，运用到它的诊断、治疗、防病中来，迅速地变成了它的一部分，甚至连同它的基础理论也在不断地更新，上百项的大生化、CT、核磁、B超；不断更新的抗生素、降压药、降糖药、缓释剂、靶向药；微创手术、支架、人工关节等，几乎使人眼花缭乱、目不暇接，在这种"严重的态势"下，作为传统医学的中医学，如何立足、如何继承、如何发展，确是一个大的、值得所有中医界同仁共同思考的问题。医学市场是没有爱国主义和卖国主义之分的，也没有计划调节与人为管理之说，"哪儿疗效好就上哪去治"几乎变成一条颠扑不破的真理，用达尔文"自然选择和生存斗争"的理论来讲，医疗市场也是"适者生存"、"优胜劣汰"。有些领导、有些百姓处于各种原因包括对于自身中华民族传统文化的感情，力挺中医、赞扬中医，但从内心世界却不一定相信中医，或说是"使用"中医，而都只停留在"赞扬的口号"上。所以张大宁老师再三强调，我们作为中医专业人员，一方面固然要利用各种机会呼吁发展中医，但更重要的是用自己高超的中医临床疗效赢得病人、赢得市场、赢得社会、赢得历史。张老师说，只有在医疗一线工作的同仁，才能感觉到医疗市场竞争的激烈，甚至说是残酷，这就好比一个完整的蛋糕，中医、西医各置一刀，"谁切走就是谁的"，在过去的若干年中，西医的抗生素，把急性炎症"切走了一大块儿"，但慢性炎症、内毒素等，还在中医的手中；糖尿病的"降糖"，包括及时、准确、缓释、改变排泄途径等，西医又"切走了一大块儿"，但糖尿病肾病完整的掌握在中医手中，当然还可以举出很多很多的例子，如亚健康状态、胃肠疾病、内分泌疾病、脑中风、心病，以及各种妇科病的调理、儿科病证等，总的来说，就是"谁有效，谁就切走了这一块儿"，所以中西医竞争的根本，就是"广义临床疗效"的竞争，从根本上说，要继承中医、发展中医，就是要"继承中医的疗效、发展中医的疗效"。正如我们在随张老师临证时，经常看到不少外国人不远万里来天津就诊，不仅有亚洲人，而且还有不少欧美人，不就是为了"疗效"吗？他们也可以接受诊脉望舌，甚至也可以接受服用汤剂，而每当他们的化验指标正常时，都会激动地用生硬的中国话大声喊："中医就是好！"

三、医学竞争的五个层次

在疗效第一的基础上，医学的竞争，张老师分为四个等级，即副作用的大小、治疗速度的快慢、治疗方法的繁简、经济负担的轻重。也就是说，在疗效相同的情况下，比副作用，谁的副作用小用谁的；在"疗效"、"副作用"都相同的情况下，比谁的"效果快"；在"疗效"、"副作用"、"疗效快慢"都相同的情况下，比"治疗方法的繁简"，谁的方法简单，病人就用谁的，能打针的就不输液，能吃药的不打针，能吃一次药的不吃两次等；最后，在上述四个条件都差不多的时候，才比"经济"，也就是比谁花的钱更少一点。总之，临床疗效是第一，在疗效好的前提下，再谈其他，这就是中医学继承和发展的根本。

在这里，张老师还提到一个"衡量中医疗效"的问题，因为中医是"辨证论治"、它治疗的是"证"，而不是西医的"病"，当然不排除不少"疾病"通过"证"的治疗达到痊愈，但完全以西医"病"的"检查"标准来衡量中医"证"的疗效，显然是不准确、不科学的。

我们在临床上经常看到这一种现象：两个在各项检查上都非常接近的重度尿毒症病人，一个服中药，一个没服中药，后者几乎接近死亡边缘，躺在床上，活动不得，各种尿毒症症状，应有尽有，而前者服中药，却几乎一点症状都没有，每天在病房中跑来跑去，活动自如，甚至还帮助别人，也就是说"证"很轻，这就是中医治疗的效果，这种"疗效"也应该被业内所承认。

此外，张大宁老师还谈到近年来蜂拥而起的"治未病"问题。他说"治未病"是中医学的特色和优势，是中医学宝库中的重要组成部分，但绝不是中医学的全部内容，中医学是一门防病治病的科学，它既能防病，更能治病，所以，只有发展中医学"治未病"和"治已病"的两套经验，才谈得上"完整地继承与发扬"。

第三十四章　系统完整地继承中医学，科学创新地发展中医学

自古以来，"继承"与"发展"始终是对立统一的两个方面。谈"对立"，是指人们经常争论的"继承重要"，还是"发展重要"；谈"统一"，是指"没有继承"，或"继承不好"，就"没有发展"，或"发展不好"，两者有着密切的"互为因果关系"。作为中华民族传统文化的重要组成部分、作为一门"独立于现代医学之外的完整的医学科学体系"、作为一门"有着丰富的临床实践经验和高超临床疗效"的中国传统医学，用张大宁老师的话讲，叫既要"完整系统地继承"，又要"科学创新地发展"。

一、系统完整地继承中医学，既是"发展中医学"的基础，又是当务之急

张大宁老师反复地强调，系统地而不是断章取义地，完整地而不是零散地继承中医学，既是"发展中医学"的基础，又是当前最紧迫的任务，可谓当务之急。

首先要认真地、系统地、完整地把中医学的四部经典学好、用好、继承好。《内经》、《伤寒论》、《金匮要略》、《神农本草经》是中医学的四部经典著作，是奠定中医学理论体系的经典之作，内容博大精深，从基础理论、诊治方法、辨证论治、临床病症、方剂中药、养生康复、延年益寿等各个方面，都作了系统完整的论述，字字精辟、句句精炼，一方一药，严谨无隙，至今仍然有效地指导着中医学的学术与临床，"言必称仲景，用必讲伤寒"，"半部论语治天下，一部伤寒治百病"，虽然有点言之有过，但是绝对是有一定的道理的，更何况四部经典中至今还有很多内容尚未完全解释清楚，这就更加显示它的重要意义，所以要继承的第一条就是要继承好，要完整地、系统地继承好中医学的四部经典。

要继承的第二条是要继承好历代各个名家的重要学术著作、重要学术思想。前已论及，中医学不同于现代医学，它既有自然科学的属性一面，又着传统文化的属性一面，纯自然科学的东西是"后者替代前者"，"后者取代前者"，有了汽车就取代马车，有了现代物理学就取代了经典物理学，是取代、是完全替代了过去的东西，前提是"后者完全、肯定超过前者"，"现代的肯定超过了古代的"。但中医学不然，中医学有它传统文化的一面，"文化"是不讲"后者超过前者，后者取代、替代前者的"，谁也不能说"唐诗超过了诗经、离骚"，更不能说"用唐诗取代、替代诗经、离骚"，"文化"是"诗经、离骚、唐诗并存"，"百花齐放、百家争鸣"，中医学也是这样，四部经典之后，具体来说，从东汉之后的1800多年中，中医学也在不断地实践、不断地研究探讨中，无论是基础理论、诊治方法、药物针灸、养生防病等，都取得很大的提高与发展。《难经》在"独取寸口诊脉"、"肾与命门学说"上的贡献；《针灸甲乙经》在奠定针灸学上的贡献；《诸病源候论》在中医病理学上的贡献。金元四大家在脾胃学说、滋阴学说、攻下泻火等方面的贡献；《新修本草》、《太平惠民和剂局方》、《本草纲目》等在中药学方面的贡献；赵献可《医贯》在"肾与命门学说"及"补肾法"方面的贡献；吴又可《温疫论》和温病四大家在温病学方面的

贡献等，都构成中医学宝库中的重要组成部分。另外，一些看似"小部头的论著"，如葛洪的《肘后备急方》、《抱朴子·内篇》，王清任的《医林改错》等，虽然字数不多，但其学术观点明确、新颖、有突破，治疗方法、方剂药物上有新意、临床疗效甚佳，都是不可多得的著作，也都必须认真学习解读，前面讲过的青蒿素的发现，不就是在《肘后备急方》的提示下发现的吗？

第三，由于中医学的特有原因，大量的临床经验存在于数以万计的老中医手中，甚至存在于民间的"偏方、单方"中，这些"活"的学术、活的著作、活的"国宝"，也是中医学宝库的重要组成部分，继承它，甚至叫要"挽救它"（有不少老中医已近耄耋之年，言之挽救，决不过分），确是当务之急，近些年来，我国政府，由国家人力资源部、卫计委、国家中药管理局联合搞的"国医大师"的评选，就是这方面工作的重要内容，在国内外产生很好的反映，受到我国党和国家领导人的高度赞扬，业内及社会反映甚佳。不少医院成立国医大师的学术思想工作室，带徒授业，系统整理国医大师的经验，整理国医大师的学术思想，为完整系统地继承中医学做出了重大贡献。

二、在完整系统地继承基础上，更要科学创新地发展中医

"要继承，更要发展"，只是要在完整系统地继承基础上，科学创新地发展"，这是张大宁老师经常讲的。有人说"中医是越老越好，只要念好四部经典，一切就都行了"，对于这个观点，张老师说："老中医临床经验丰富，实践多，见的病人多，自然疗效就好，这也就是人们常说的中医是越老的越好，四部经典很重要，必须念，而且必须念好，但这一切不等于中医是'今不如昔'，现在不如过去，今天不如昨天，换句话说，中医也是发展的，中医学绝对不是一门倒退的'科学'。"另外，之所以强调"继承"，强调"老中医"，强调一个"老"字，还是因为当今社会中医业内，由于种种原因，包括社会的浮躁、人心的浮躁、有些人对中医的误解、个别人对中医的歪曲，以及现代医学的迅速发展，加上社会节奏的加快，人们对医疗的要求"过高"等，使得能坐下来，认认真真地读中医书、读中医经典，读中医各家著作、认真地向老中医学习、认真地以望闻问切诊治疾病的人，逐渐减少，尤其是年轻一代，"弃中学西"、"崇西蔑中"的思想为数不少，如此下去，中医怎么能继承下去，继承不下来，何谈发展。有人说中医不是"乏人"，而是"乏术"，没有了学术，何谈中医学，所以一些老中医的担心是很有一定道理的。

当然，在这里还要谈"发展"，但要"科学地、创新地"发展。所谓"要科学"，指要用"各种科学，包括自然科学、社会科学等各个学科"，中医学本身就是一门以医学、自然科学为基础、为主流，综合了如哲学、心理学、社会环境学、文学等多种学科在内的综合学科，它充分体现了"生物—心理—社会—环境"的新的综合医学模式，一部经典著作《内经》就是一个鲜明的例子，它可以理解为"以医学为基础的，囊括了哲学、天文学、物候学、数学、化学等多种学科的百科全书"，所以"科学"发展中医，必须要多学科，要充分利用当代科学发展的最新成就，利用最新的理论、最新的技术、最新的方法、最新的手段，来研究中医、发展中医的基础理论、诊断方法、各种"证"的实质、治疗方法、方剂药物、养生防病等。

为什么在"科学地发展"后，还要加一个或说强调一下"创新"呢？主要是由于中医学这门学科的一个特点所决定的。

中医学习惯"引经据典，旁征博引"，无论是大部头的论著，还是小部头的论文，以致谈到、会诊、写病历，都要引证一些经典，引证一下古人著作、警句，这本身应该是好的，是值得提倡的，"有来处、有经言"，无可非议，但如果过于牵强附会，就失去了"引言"的价值。更有甚者，如果将"临床上疗效很好，但没有出处的方法、方剂、药物"，是"离经叛道"，"大逆不道"，这就大错特错了，这就阻碍了中医学的发展，阻碍了科学的发展。

张老师在讲课中，将这个问题列为下述一个表。

言之有据，行之有果——最为上乘。

言之有据，行之无果——存疑待考。

言之无据，行之有果——重点研究、重点发展。

言之无据，行之无果——废弃。

这里重点是说第四条，即"言之无据，行之无果"者，过去有些人采取的方法有二：一是牵强附会地找些经文或古人论述，实际看来"不伦不类"；二是索性"废而弃之"。张老师说，这两条都是不可取之，前者没有意义；后者对医学是个大损失，特大的损失。张老师在治疗慢性肾功能衰竭时，曾发明了一个"茵陈失笑散"，可以有效地降低血Cr，如果牵强附会地用中医理论解释，也未尝不可，但张老师没这样做。张老师就在几次全国肾脏病学术会议上，直接了当地提出，这是一个"言之无据，但行之有果"，即可以有效地降低血Cr的药方，其推理有待进一步研究，结果反而受到全国业内人士的欢迎，很快得到推广，甚至不少西医肾内科大夫也广泛使用，我们想，这就应该算是一个"创新地"发展。

总之，医学要发展，中医学也要发展。今天，科学技术飞速发展，现代医学日新月异，作为一门传统医学——中医学的工作者，我们为什么不充分利用这些理论、方法、技术来研究、发展我们的中医学呢，这些年来，我们利用现代科学技术，现代医学不仅从临床验证了张老师治疗肾脏疾病的有效方法和经验，而且从基础实验上探讨了这些方药的基理，尤其是对张老师的"补肾活血法"的研究，通过动物实验和细胞培养等手段，应用目前国际上最为先进的MsPGN动物模型，运用PAS、免疫组化、Western-blotting、RT-PCR及流式细胞术等实验方法检测了衡量细胞外基质降解减少的特异性标志物：MMP-2、TIMP-2、MT1-MMP、MMP-10、TIMP-1、TGFβ1、Col-Ⅳ和LN的表达，结果显示补肾活血法方药能上调MMP-2的表达及活性的部分恢复，同时下调TIMPs的表达，使得胶原合成减少，肾小球细胞外基质沉积减少，通透性降低，蛋白质滤过减少，尿蛋白降低；此外还采取大鼠肾小球系膜细胞培养，采用免疫细胞化学检测、蛋白组学、蛋白免疫印迹检测离体实验观察和证实补肾活血法对慢性肾脏疾病的可靠疗效，并从细胞组织学角度探讨了疗效的机制，补肾活血方药血清能使系膜增生性肾小球肾炎系膜细胞中的MMPs表达减少，TIMPs表达升高的程度减轻，减少培养液上清中Ⅳ型胶原的分泌。提示系膜增生性肾小球肾炎ECM的积聚可能通过补肾活血法中药影响系膜细胞MMPs/TIMPs的表达来拮抗。

再如，在慢性肾功能衰竭的动物模型上，使用张老师的"补肾活血法组方"治疗，发现轻度的"慢性肾衰动物，可以完全治愈；中度的部分治愈、部分控制；重度的改善生活质量、延长寿命"，这项研究成果不但在一定程度上探讨、明析了中医治疗慢性肾功能衰竭的机制，而且从实验学角度打破了西医所谓"慢性肾衰只能发展，不可逆转"的论断。

上述研究成果的取得，为"补肾活血法"治疗各种慢性肾脏疾病，尤其是当前高发的糖尿病肾病、高血压肾病、痛风肾及慢性肾功能衰竭、尿毒症等，提示了重要的科学实验方法与理论基础。

张大宁老师作为一代名医，一代国医大师，不但不保守，相反十分开放创新，他认为中医学的发展，要充分调动各方面力量，从文献史料研究、临床研究，到基础研究、药物研究等，齐心合力才能取得重大突破。对于中西医结合，张老师也非常支持，他特别推崇吴咸中院士"抓法求理带方药的研究思路"、沈自尹院士"肾的研究"及陈可冀院士"活血化瘀法"的研究，评价他们是"现代中西医结合的奠基人"，多次鼓励弟子张勉之等年轻的中西医结合后来者向他们学习，学习他们终生立志中西医结合的崇高志向，学习他们认真治学的精神，学习他们中西医结合的思路与方法，立志终生为祖国医学的发展做出贡献。